国家卫生和计划生育委员会“十三五”规划教材配套教材

全国高等学校配套教材

供康复治疗学专业用

临床疾病概要

学习指导及习题集

主　编　王　嵘　夏晓玲

副主编　王　嫱　刘　凡

第2版

人民卫生出版社

图书在版编目（CIP）数据

临床疾病概要学习指导及习题集 / 王嵘，夏晓玲主编.—2版.—北京：人民卫生出版社，2019

ISBN 978-7-117-28002-0

Ⅰ.①临… Ⅱ.①王…②夏… Ⅲ.①疾病－诊疗－高等学校－教学参考资料 Ⅳ.①R4

中国版本图书馆CIP数据核字（2019）第011227号

人卫智网	www.ipmph.com	医学教育、学术、考试、健康，购书智慧智能综合服务平台
人卫官网	www.pmph.com	人卫官方资讯发布平台

临床疾病概要学习指导及习题集

第2版

主　　编：王　嵘　夏晓玲
出版发行：人民卫生出版社（中继线 010-59780011）
地　　址：北京市朝阳区潘家园南里19号
邮　　编：100021
E - mail：pmph @ pmph.com
购书热线：010-59787592　010-59787584　010-65264830
印　　刷：三河市尚艺印装有限公司
经　　销：新华书店
开　　本：787×1092　1/16　　印张：30
字　　数：768千字
版　　次：2013年3月第1版　　2019年2月第2版
　　　　　2022年6月第2版第3次印刷（总第4次印刷）
标准书号：ISBN 978-7-117-28002-0
定　　价：65.00元
打击盗版举报电话：010-59787491　E-mail：WQ @ pmph.com
（凡属印装质量问题请与本社市场营销中心联系退换）

编者

（以姓氏笔画为序）

马现仓（西安交通大学第一附属医院）
王　嵘（首都医科大学附属北京天坛医院）
王　嫱（南京医科大学第一附属医院）
王爱兰（长治医学院附属和平医院）
韦　红（重庆医科大学附属儿童医院）
毛恩强（上海交通大学医学院附属瑞金医院）
孔晓丹（大连医科大学附属第二医院）
邓　兰（南方医科大学附属珠江医院）
毕新宇（中国医学科学院肿瘤医院）
刘　凡（厦门大学医学院）
刘海雷（南京医科大学第一附属医院）
刘献增（北京大学人民医院）
刘福祥（四川大学华西口腔医学院）
许军英（华中科技大学同济医学院附属协和医院）
李　昕（同济大学附属东方医院）
李　颖（山东大学齐鲁医院）
李国标（广东药科大学健康学院）
杨　军（上海交通大学医学院附属新华医院）
吴　静（中南大学湘雅医院）
汪　勇（浙江大学医学院附属邵逸夫医院）
沈　杨（东南大学附属中大医院）
张　谦（首都医科大学附属北京天坛医院）
张怡元（厦门大学附属福州第二医院）
苗劲柏（首都医科大学附属北京朝阳医院）
范慧敏（同济大学附属东方医院）
金　伟（复旦大学附属肿瘤医院）
周　蕾（南京医科大学第一附属医院）
胡志全（华中科技大学同济医学院附属同济医院）
侯生才（首都医科大学附属北京朝阳医院）
班润武（哈尔滨医科大学附属第五医院）
夏晓玲（昆明医科大学第二附属医院）
翁景宁（福建医科大学附属协和医院）
曹孟淑（南京大学医学院附属鼓楼医院）
彭　晖（中山大学附属第三医院）
蔡　莉（哈尔滨医科大学附属肿瘤医院）

秘　书　张　谦（兼）
　　　　刘海雷（兼）

前言

《临床疾病概要》第3版是康复治疗学专业使用的临床课程教材，简要阐述与康复治疗学专业相关的临床各主要学科常见疾病的病因、发病机制、临床表现、诊断标准、治疗原则及预防方法，使学生在今后临床康复治疗工作中，对患者的疾病有一定的认识和了解，并注意防治康复治疗中可能出现的并发症。为了使康复治疗学专业学生加深对疾病的认识，我们同步编写了《临床疾病概要学习指导及习题集》，受到了老师和学生的一致好评。《临床疾病概要》第3版教材在第2版基础上作了较大篇幅修改，内容更加详实，强调临床应用性。为了紧扣第3版教材，我们编写了《临床疾病概要学习指导及习题集》(第2版)。本书分21章，包括诊断学基础、外科学基础、危急重病、呼吸系统疾病、循环系统疾病、消化系统疾病、泌尿系统与男性生殖系统疾病、血液造血系统疾病、内分泌与代谢性疾病、风湿性疾病、传染性疾病、神经系统疾病、精神疾病、运动系统疾病、妇产科疾病、儿科疾病、口腔科疾病、耳鼻咽喉科疾病、眼科疾病、皮肤病学与性病学、肿瘤性疾病。另外本书列出了每一节的学习目标，包括掌握、熟悉和了解内容，同时列出了重点和难点内容。并按大纲要求编写了相应的习题，在上版基础上新增了填空题型，删减了A4题型，其内容以基础知识、相关专科知识和实践操作技能为主。习题涵盖了主干教材所涉及的重点内容，做到了知识点全覆盖，希望通过本教材的学习，同学们能加深对疾病的全面认识，为康复治疗奠定夯实基础。

习题包括了以下题型：

一、选择题

1. A型题　又可以分为

(1)A1型题：单句最佳选择题。每道试题由1个题干和5个备选答案组成。只有1个正确答案。

(2)A2型题：病例摘要最佳选择题。题干是1个叙述性主体(如简要的病例)，有5个备选答案，只有1个正确答案。

(3)A3型题：病例组最佳选择题。先描述1个病例，然后以病例为背景提出2~3个相关问题，每个问题均有5个备选答案，其中只有1个正确答案。

2. B型题　标准配伍题。2个或2个以上问题共用5个备选答案，针对每个问题只有1个正确答案每个备选答案可以选用数次，也可以1次也不选。

3. X型题　又称为多选题，每道试题由1个题干和5个备选答案组成，有2个或2个以上的正确答案。

二、名词解释

三、填空题

四、简答题

标准答案在每一章的题目最后，按照出题的顺序集中排列。

感谢本书所有编委作出的巨大贡献，由于我们水平有限，本书难免存在缺点和不当之处，敬请读者谅解并提出宝贵的意见。

王　嵘　夏晓玲

2018 年 12 月

目录

第十一章　传染性疾病

第十二章　神经系统疾病

第十三章　精神疾病

第十四章 运动系统疾病

第十五章 妇产科疾病

第十六章 儿科疾病

第十七章 口腔科疾病

第一章 诊断学基础

第一节 症 状 学

发 热

一、学习目标

1. 掌握 发热的起病方式、过程及分度，临床常见的几种热型。
2. 熟悉 发热的原因。
3. 了解 发热的概述与伴随症状。

二、重点和难点内容

发热的临床常见热型

1. 稽留热
2. 弛张热
3. 间歇热
4. 波状热
5. 回归热
6. 不规则热

三、习题

（一）选择题

【A1 型题】

1. 体温在 39℃以上，且一天内波动大于 2℃以上，此种热型是

A. 波状热　　B. 不规则热
C. 稽留热　　D. 弛张热
E. 间歇热

2. 高热的口腔温度范围在

A. 37.3~38℃　　B. 38.1~39℃
C. 39.1~41℃　　D. 41℃以上
E. 37.5~39℃

3. 疟疾的典型热型为
   A. 波状热　B. 不规则热　C. 稽留热
   D. 弛张热　E. 间歇热
4. 正常人体温(肛测法)为
   A. 36~37℃　B. 36.3~37.2℃
   C. 36.2~37.2℃　D. 36.5~37.5℃
   E. 36.6~37.7℃
5. 感染性发热最常见的病原体是
   A. 病毒　B. 肺炎支原体　C. 真菌
   D. 细菌　E. 立克次体

【A2 型题】

6. 患者,女性,20 岁,淋雨后出现发热 1 周,每天体温持续在 39.1~40℃以上,最低体温 39.1℃,该热型属于
   A. 波状热　B. 不规则热　C. 稽留热
   D. 弛张热　E. 间歇热

(二)名词解释

1. 稽留热
2. 弛张热
3. 回归热
4. 间歇热

(三)填空题

急性发热临床经过三个阶段:____________、____________、____________。

(四)简答题

简述发热的分度及分类。

呼 吸 困 难

一、学习目标

1. **掌握** 呼吸困难的临床意义及表现。
2. **熟悉** 呼吸困难的病因。
3. **了解** 呼吸困难常见疾病。

二、重点和难点内容

呼吸困难的分类及临床特点

1. **肺源性** 吸气性、呼气性、混合性。
2. **心源性** 左心衰竭、右心衰竭。
3. **中毒性** 酸中毒、药物、化学性。
4. **精神神经性**
5. **血液系统疾病**

三、习题

（一）选择题

【A1 型题】

1. 吸气性呼吸困难，严重时可出现"三凹征"，常见病是
   A. 重症肺炎　B. 肺结核　C. 胸腔积液
   D. 气管肿瘤　E. 气胸
2. 心源性呼吸困难特点为
   A. 常伴有高调吸气性喉鸣　B. 卧位加重　C. 呼吸节律异常
   D. 吸气时三凹征　E. 活动时减轻

【B 型题】

（3~5 题共用备选答案）
A. 吸气性呼吸困难　B. 呼气性呼吸困难　C. 混合性呼吸困难
D. 心源性呼吸困难　E. 中毒性呼吸困难

3. 气管异物是
4. 急性左心衰竭是
5. 糖尿病酮症酸中毒是

（二）名词解释

呼吸困难

胸　痛

一、学习目标

1. 掌握　胸痛的部位、性质、程度、影响疼痛的因素（包括诱因、加重与缓解的因素）、持续时间。

2. 熟悉　胸痛的伴随症状。

3. 了解　胸痛的病因。

二、重点和难点内容

胸痛的部位、性质、程度、影响疼痛的因素（包括诱因、加重与缓解的因素）、持续时间及伴随症状。

三、习题

（一）选择题

【A1 型题】

1. 引起胸痛的胸壁疾病是
   A. 肺癌　B. 带状疱疹　C. 自发性气胸
   D. 胸膜炎　E. 心绞痛

【A2 型题】

2. 患者男，24 岁，骨折后长期卧床制动，今晨突发胸痛，伴有咯血、呼吸困难，胸片未见异常，该

患者胸痛的原因应考虑为

A. 肺栓塞　　B. 急性心包炎　　C. 急性心肌梗死

D. 气胸　　E. 肋软骨炎

【B 型题】

（3~5 题共用备选答案）

A. 心绞痛　　B. 主动脉夹层动脉瘤　　C. 食管炎

D. 带状疱疹　　E. 肺癌

3. 胸骨的烧灼痛
4. 胸部压榨性疼痛,休息后缓解
5. 突发胸背部撕裂样疼痛伴呼吸困难

（二）简答题

简述胸痛的常见病因。

心　　悸

一、学习目标

1. **掌握**　心悸的定义及临床表现。
2. **熟悉**　心悸的伴随症状。
3. **了解**　心悸的病因。

二、重点和难点内容

心悸的临床表现。

三、习题

（一）选择题

【A2 型题】

患者,男性,35 岁,心悸 1 年,伴怕热、多汗、脾气暴躁、突眼。该患者心悸病因是

A. 贫血　　B. 冠心病　　C. 风湿热

D. 甲状腺功能亢进　　E. 心包炎

（二）名词解释

心悸

腹　　痛

一、学习目标

1. **掌握**　腹痛的部位、性质、程度、诱发因素、发作时间与体位及伴随症状。
2. **熟悉**　腹痛的病因。
3. **了解**　腹痛的常见疾病。

二、重点和难点内容

腹痛的部位、性质、程度、诱发因素、发作时间与体位及伴随症状。

三、习题

选择题

【A1 型题】

1. 阑尾炎的压痛部位
   A. 剑突下　B. 左上腹　C. 右上腹
   D. 转移性右下腹　E. 左下腹
2. 突发全腹部持续剧烈疼痛伴腹肌紧张
   A. 急性胆囊炎　B. 泌尿系统结石　C. 消化性溃疡
   D. 急性胰腺炎　E. 急性弥漫性腹膜炎
3. 胃黏膜脱垂腹痛的特点
   A. 仰卧位加重　B. 仰卧位减轻　C. 左侧卧位加重
   D. 左侧卧位减轻　E. 俯卧位加重

【A2 型题】

4. 患者，男性，40 岁，周期性、阵发性剑突下疼痛 2 个月，多在空腹时发生，常出现夜间疼痛，同时伴有反酸、嗳气等症状，该患者考虑
   A. 急性胃炎　B. 胆囊炎　C. 胰腺炎
   D. 消化性溃疡　E. 反流性食管炎
5. 患者，男性，52 岁，近 2 个月来出现上腹部疼痛，仰卧位加重，前俯卧减轻，近期体重明显下降，该患者考虑
   A. 胆道蛔虫症　B. 胃溃疡　C. 慢性阑尾炎
   D. 机械性肠梗阻　E. 胰腺癌

【B 型题】

（6~9 题共用备选答案）
A. 胆道蛔虫症　B. 泌尿系结石　C. 消化性溃疡穿孔
D. 胰腺癌　E. 宫外孕破裂

6. 女性患者，28 岁，停经 40 天，突发下腹痛 2 小时
7. 男性患者，12 岁，腹部钻顶样疼痛 3 小时
8. 男性患者，50 岁，突发腹部绞痛伴血尿
9. 女性患者，68 岁，阵发性左上腹隐痛伴持续黄疸

呕血与便血

一、学习目标

1. **掌握**　呕血与便血的临床表现。
2. **熟悉**　呕血与便血的常见病因。
3. **了解**　呕血与便血的概述。

二、重点和难点内容

呕血与便血的临床表现及其意义。

三、习题

（一）选择题

【A1 型题】

1. 上消化道出血引起的便血是
   A. 果酱样大便　　B. 柏油样黑便　　C. 洗肉水样大便
   D. 脓血便　　E. 鲜血便
2. 出现头晕、无力症状，但无血压、脉搏变化，出血量占循环血容量
   A. 10%以下　　B. 10%～20%　　C. 20%～30%
   D. 30%～40%　　E. 40%以上

（二）名词解释

1. 呕血
2. 便血

（三）简答题

简述呕血的常见病因。

腹泻与便秘

一、学习目标

1. **掌握**　关节痛的临床表现。
2. **熟悉**　关节痛的常见病因。
3. **了解**　不同类型关节痛的鉴别。

二、重点和难点内容

关节痛的临床表现及其意义。

三、习题

（一）选择题

【A1 型题】

1. 慢性腹泻是指病程超过
   A. 2 周　　B. 3 周　　C. 1 个月
   D. 2 个月　　E. 3 个月
2. 腹泻伴重度脱水的是
   A. 溃疡性结肠炎　　B. 肠结核　　C. 霍乱
   D. 肠易激综合征　　E. 慢性细菌性痢疾
3. 便秘是指一周内排便次数少于
   A. 2 次　　B. 3 次　　C. 4 次　　D. 5 次　　E. 1 次

（二）名词解释

腹泻

（三）填空题

腹泻与便秘交替出现应当考虑疾病：__________、__________及__________。

黄 疸

一、学习目标

1. 掌握 溶血性黄疸、肝细胞性黄疸、胆汁淤积性黄疸的鉴别要点。
2. 熟悉 黄疸的常见原因。
3. 了解 黄疸的概念。

二、重点和难点内容

溶血性黄疸、肝细胞性黄疸、胆汁淤积性黄疸的鉴别点。

三、习题

（一）选择题

【A1 型题】

1. 出现临床可见黄疸，血液中胆红素浓度是

A. >1.7μmol/L　B. >17.1μmol/L
C. >171μmol/L　D. >34.2μmol/L
E. >342μmol/L

2. 全身黄疸，粪便呈白陶土色的疾病是

A. 新生儿溶血　B. 病毒性肝炎
C. 胰头癌　D. 肝硬化
E. 系统性红斑狼疮

【B 型题】

（3~5 题共用备选答案）

A. 溶血性黄疸　B. 肝细胞性黄疸
C. 胆汁淤积性黄疸　D. 先天性黄疸
E. 隐性黄疸

3. 血清中非结合胆红素增高、尿中尿胆原阳性、尿胆红素阴性
4. 血清中结合胆红素增加
5. 血中结合胆红素与非结合胆红素均增加

（二）名词解释

1. 隐性黄疸
2. 胆汁淤积性黄疸

（三）简答题

简述三种临床常见黄疸的临床表现及鉴别要点。

水 肿

一、学习目标

1. 掌握 水肿的分类及特点。
2. 熟悉 水肿的病因。
3. 了解 水肿的发病机制。

二、重点和难点内容

水肿的分类及特点。

三、习题

（一）选择题

【A1 型题】

1. 不是全身性水肿的是
   A. 心源性水肿　B. 肝源性水肿　C. 肾源性水肿
   D. 营养不良性水肿　E. 淋巴性水肿
2. 肾源性水肿，其水肿最先出现在
   A. 下肢　B. 全身　C. 眼睑
   D. 腹腔　E. 胸腔

【A2 型题】

3. 患者，女性，40 岁，因怕冷，腹胀 2 个月就诊，体格检查示双下肢非凹陷性水肿，B 超示甲状腺肿大，该患者考虑
   A. 心源性水肿　B. 肝源性水肿　C. 肾源性水肿
   D. 甲状腺功能低下　E. 经前期水肿

（二）名词解释

水肿

（三）填空题

按照水肿波及的范围将水肿分为________、________。

关 节 痛

一、学习目标

1. 掌握 关节痛的分类及特点。
2. 熟悉 关节痛的病因。
3. 了解 关节痛的常见疾病。

二、重点和难点内容

关节痛的分类及特点。

三、习题

（一）选择题

【B 型题】

（1~3 题共用备选答案）

A. 类风湿关节炎　　B. 强直性脊柱炎　　C. 骨关节炎

D. 痛风　　E. 系统性红斑狼疮

1. 男性患者,54 岁,关节出现肿痛,与饮酒或进食海鲜等有关
2. 女性患者,28 岁,关节痛伴颜面蝶形红斑,光过敏
3. 女性患者,62 岁,掌指、近端指间关节等小关节对称性肿痛伴晨僵

（二）名词解释

晨僵

头　　痛

一、学习目标

1. **掌握**　头痛的临床表现特点。
2. **熟悉**　头痛的常见病因。
3. **了解**　头痛的发病机制。

二、重点和难点内容

头痛通常指局限于头颅上半部,包括眉弓、耳轮上缘和枕外隆突连线以上的疼痛,主要是由于颅内、外痛敏结构内的痛觉感受器受到刺激,经痛觉传导通路传导到大脑皮层引起。不同的头痛可根据其发病年龄、头痛的性质和程度、发病急缓、部位、发作时间和持续时间、加重和缓解因素、伴随症状及治疗效果等特点进行诊断。

三、习题

（一）选择题

【A1 型题】

1. 急剧的持续性头痛并伴有不同程度的意识障碍而无发热者,提示

A. 颅内血管性疾病（如蛛网膜下腔出血）　　B. 感染性疾病

C. 神经症　　D. 颅内占位性病变

E. 脑部肿瘤

2. 男性患者,31 岁,情绪激动后突发剧烈头痛,程度难以忍受,伴恶心、呕吐,查体发现颈部强直,最有可能的诊断是

A. 蛛网膜下腔出血　　B. 脑炎　　C. 偏头痛

D. 鼻窦炎　　E. 脑梗死

3. 应用脱水剂后缓解的头痛是

A. 颅内压增高性头痛　　B. 低颅压头痛　　C. 耳源性头痛

D. 高血压性头痛　　E. 紧张性头痛

4. 常伴视觉先兆的头痛是
A. 高颅压头痛　B. 紧张性头痛　C. 偏头痛
D. 血管性头痛　E. 腰穿后头痛

（二）填空题

头痛的常见原因包括＿＿＿＿＿＿、＿＿＿＿＿＿、＿＿＿＿＿＿和＿＿＿＿＿＿等。

眩　晕

一、学习目标

1. **掌握**　眩晕的概念及分类。
2. **熟悉**　眩晕的临床表现。
3. **了解**　眩晕的发病机制。

二、重点和难点内容

眩晕是对自身平衡觉和空间位象的自我感知错误，感受自身或外界物体的运动性或位置性幻觉，如旋转、升降和倾斜等。

按病变的解剖部位可将眩晕分为系统性眩晕和非系统性眩晕，前者由前庭系统病变引起，后者由前庭系统以外病变引起。系统性眩晕又分为周围性眩晕和中枢性眩晕。

三、习题

（一）名词解释

眩晕

（二）简答题

周围性眩晕与中枢性眩晕的异同点。

意识障碍

一、学习目标

1. **掌握**　意识障碍的定义与分类。
2. **熟悉**　意识障碍的临床表现特点。

二、重点和难点内容

意识是中枢神经系统对内外环境刺激作出应答反应的能力，或机体对自身及周围环境的感知和理解能力。临床分类为发作性意识障碍、意识内容改变、觉醒度改变和特殊类型的意识障碍。

三、习题

（一）选择题

【A1 型题】

1. 25 岁女性，既往体健，坐地铁时长时间站立后感觉胸闷，随后突发意识丧失，无大小便失禁，

无抽搐。将患者平躺、环境通风后意识好转，该女性最可能的原因是

A. 癫痫　B. 晕厥　C. 脑出血
D. 脑梗死　E. 神经症

2. 影响意识的最重要的结构是

A. 脑干上行性网状激活系统　B. 脑干下行性网状激活系统
C. 大脑半球　D. 小脑
E. 基底核

3. 诊断浅昏迷最有价值的体征是

A. 对呼叫无反应　B. 对疼痛刺激无反应
C. 眼球浮动　D. 角膜反射消失
E. Babinski 征(+)

【B 型题】

（4~6 题共用备选答案）

A. 嗜睡　B. 昏睡　C. 昏迷
D. 谵妄状态　E. 神志模糊

4. 意识完全丧失，各种强刺激均不能使其觉醒，无有目的的自主活动，不能自发睁眼，称为
5. 一种急性的脑高级功能障碍，患者对客观环境的认识及反应能力均有下降，伴有睡眠-觉醒周期紊乱，常有错觉、幻觉，表现为紧张、恐惧、兴奋不安，甚至有冲动和攻击行为，症状有波动性，称为
6. 注意力减退，情感反应淡漠，随意活动减少，言语缺乏连贯性，对时间、地点、人物的定向力完全或部分障碍，对外界刺激有反应，但低于正常水平，称为

（二）简答题

昏迷程度的判断。

步态异常

一、学习目标

1. **掌握**　常见步态异常的表现。
2. **熟悉**　步态异常的分类。

二、重点和难点内容

步态异常包括痉挛性偏瘫步态、痉挛性截瘫步态、慌张步态、小脑性共济失调步态、感觉性共济失调步态、肌病步态和跨阈步态等。

三、习题

选择题

【A1 型题】

1. 帕金森病典型的步态是

A. 醉酒步态　B. 慌张步态　C. 痉挛性截瘫
D. 共济失调　E. 剪刀样步态

2. 痉挛性截瘫步态又称
A. 跨阈步态　B. 醉汉步态　C. 慌张步态
D. 划圈样步态　E. 剪刀样步态

【B 型题】

（3~4 题共用备选答案）
A. 跨阈步态　B. 醉汉步态　C. 慌张步态
D. 剪刀样步态　E. 划圈样步态

3. 小脑病变的步态是
4. 腓神经麻痹的步态是

瘫　痪

一、学习目标

1. **掌握**　瘫痪的分类。
2. **熟悉**　瘫痪的临床表现。

二、重点和难点内容

瘫痪是上、下运动神经元、周围神经和骨骼肌病变所致。按照瘫痪的程度可分为完全性瘫痪和不完全性瘫痪，按照瘫痪时的肌张力高低可分为痉挛性瘫痪和弛缓性瘫痪，按照瘫痪的部位可分为偏瘫、截瘫、四肢瘫和单瘫，按照运动传导通路上不同病变部位可分为上、下运动神经元性瘫痪。

三、习题

选择题

【A1 型题】

1. 上运动神经元瘫痪的特点**不包括**
A. 病理征阳性　B. 肌张力增高　C. 肌张力减低
D. 腱反射亢进　E. 肌肉多不萎缩

2. 大脑皮质运动区的瘫痪多表现为
A. 单瘫或上下肢不均等偏瘫　B. 完全性上下肢均等偏瘫
C. 交叉性瘫痪　D. 四肢瘫
E. 截瘫

3. 下运动神经元瘫痪的特点
A. 痉挛性瘫　B. 肌张力增高　C. 出现病理反射
D. 迟缓性瘫　E. 腱反射亢进

【B 型题】

（4~5 题共用备选答案）
A. 单瘫　B. 偏瘫　C. 交叉瘫
D. 截瘫　E. 四肢瘫

下列部位受损可发生哪种瘫痪：

4. 一侧内囊病变
5. 颈髓横贯性病变

不自主运动及共济失调

一、学习目标

1. 熟悉　不自主运动及共济失调的类型。
2. 了解　不自主运动及共济失调的临床表现。

二、重点和难点内容

不自主运动是患者意识清醒时出现不能控制的无目的的骨骼肌异常运动，一般在情绪激动时加重，睡眠时停止，为锥体外系病变所致，临床可表现为震颤、舞蹈样动作、手足徐动症、扭转痉挛、偏身投掷运动和抽动秽语综合征。

共济失调是小脑、本体感觉及前庭功能障碍导致运动笨拙和不协调，累及四肢、躯干及咽喉肌可引起姿势、步态和语言障碍。临床可分为小脑性共济失调、大脑性共济失调、感觉性共济失调和前庭性共济失调。

三、习题

选择题

【A1 型题】

1. 偏身投掷运动的损害部位是
   A. 同侧丘脑　B. 同侧丘脑底核　C. 对侧丘脑
   D. 对侧丘脑底核　E. 对侧壳核
2. 肌束震颤的病损部位在
   A. 上运动神经元　B. 下运动神经元　C. 神经肌肉接头
   D. 肌肉　E. 锥体外系统
3. 意向性震颤见于
   A. 大脑半球受损　B. 小脑半球受损　C. 深部感觉受损
   D. 基底节受损　E. 前庭神经受损

【B 型题】

（4~5 题共用备选答案）
A. 静止性震颤　B. 意向性震颤　C. 肌束震颤
D. 手足徐动　E. 舞蹈样动作

4. 小脑病变患者当手指向目标时临床表现为
5. 帕金森病患者肢体出现不自主运动时临床表现为

失语、失用与失认

一、学习目标

1. 熟悉　失语、失用与失认的类型。

2. **了解** 失语、失用与失认的临床表现。

二、重点和难点内容

失语是大脑皮质语言功能区病变导致的语言交流功能障碍，根据大脑语言功能区受损部位可分为外侧裂周围失语综合征、经皮质性失语综合征、完全性失语、命名性失语、皮质下失语。失用包括观念运动性失用、观念性失用、结构性失用、肢体运动性失用、面口失用、穿衣失用。失认根据病损部位不同可表现为视觉失认、触觉失认、听觉失认、体象障碍。

三、习题

选择题

【A1 型题】

1. 感觉性失语，其病变部位在
   A. 左侧大脑半球　B. 右侧大脑半球
   C. 主侧（优势）半球额下回后部　D. 角回
   E. 优势侧半球颞上回后部
2. 传导性失语特点为
   A. 口语表达不流利　B. 听理解障碍较重
   C. 书写完全正确　D. 复述不成比例受损
   E. 病变位于优势侧半球额下回后部
3. 小脑病变可以产生哪种语言障碍
   A. 发音障碍　B. 语调低　C. 失语症
   D. 吟诗性语言　E. 语言单调
4. 写字越来越大常见于下列哪种疾病
   A. 大脑半球病变　B. 前庭系统病变　C. 小脑病变
   D. 脊髓病变　E. 锥体外系病变

【B 型题】

（5~7 题共用备选答案）
A. 失语　B. 失认　C. 剪刀样步态
D. 去皮层综合征　E. 偏身投掷运动

5. 是大脑皮质语言功能区病变导致的语言交流功能障碍，包括各种语言符号（口语、文字、手语等）表达或理解能力受损或丧失，发音器官正常，称为
6. 脑损害患者无视觉、听觉、躯体感觉、意识及认知障碍，但不能通过某一种感觉辨认以往熟悉的物体，却能通过其他感觉识别，称为
7. 双侧皮质脊髓束受损步态，患者站立时双下肢伸直，双足下垂、内旋，行走时双下肢强直内收，用足尖走路，称为

第二节　病史采集

一、学习目标

1. **掌握** 病史的组成内容及记录方法。

2. 熟悉 病史采集的方法及要领。

3. 了解 病史采集的重要性。

二、重点和难点内容

病史的组成内容及病史采集的要领。

病史组成内容包括一般资料、主诉、现病史、既往史、个人史、月经史、性生活史或婚姻史和家族史等。临床各专科如儿科和神经科、精神科等还常根据专科的需要增减有关项目。

三、习题

（一）选择题

【A 型题】

1. 不是现病史内容的是

A. 诱因　　B. 主要症状的特点及持续时间

C. 有意义的鉴别诊断　　D. 就诊经过及一般情况

E. 过敏史及既往用药史

【B 型题】

（2~4 题共用备选答案）

A. 现病史　　B. 主诉　　C. 个人史

D. 既往史　　E. 家族史

2. 由发病到就诊这段时间内全部症状的详细描述

3. 患者本次就诊的主要症状及其持续时间

4. 直系亲属或近亲的健康状况、患过何种疾病或死因等

（二）名词解释

主诉

（三）简答题

1. 简述病史组成内容。

2. 简述月经史的记录内容和记录方式。

第三节 体格检查

一、学习目标

1. 掌握 视诊、触诊、叩诊、听诊检查的基本方法；生命体征的内容、检查方法与正常范围；头颈部检查的顺序与方法；肺和胸膜视、触、叩、听诊检查的具体内容、基本方法及重要异常体征；心脏视、触、叩、听诊检查的内容、方法及重要异常体征；腹部视、触、叩、听诊检查的具体内容、基本方法及重要异常体征；神经系统检查的浅反射、深反射、病理反射、脑膜刺激征。

2. 熟悉 脊柱、四肢检查的方法及其重要异常体征。

3. 了解 外生殖器及肛门检查方法。

二、重点和难点内容

1. **体格检查基本方法** 体格检查的五种基本方法为视诊、触诊、叩诊、听诊和嗅诊。

2. 生命体征内容及检查方法

(1)体温:腋测法为最常用测量方法,正常值为36~37℃。

(2)脉搏:常选择触诊桡动脉检查,正常成人脉搏为60~100次/分。

(3)呼吸:通过观察胸壁和腹壁的起伏运动来观察呼吸,正常成人静息状态下呼吸频率为16~18次/分。

(4)血压:常用间接测压法测量血压,根据Korotkoff 5期法,听到动脉搏动声第一响时的血压值为收缩压,声音消失时的血压值即为舒张压。

3. 头颈部淋巴结检查顺序及方法 检查时按耳前、耳后、乳突、枕骨后、颌下、颏下、颈后、颈前、锁骨上顺序,采用滑动触诊法。触到肿大淋巴结需注意其大小、数目、部位、硬度、压痛、活动度、有无粘连等。

4. 甲状腺触诊及分度 甲状腺触诊包括甲状腺峡部和甲状腺侧叶的检查,甲状腺肿大分为三度:不能看出肿大但能触及者为Ⅰ度;能看到肿大又能触及,但在胸锁乳突肌后缘以内者为Ⅱ度;超过胸锁乳突肌后缘者为Ⅲ度。

5. 肺及胸膜检查内容与方法 肺和胸膜检查包括视诊、触诊、叩诊和听诊。视诊内容包括呼吸运动、呼吸频率及节律。触诊内容包括胸廓的扩张度、语音震颤及胸膜摩擦感。叩诊内容包括正常胸部叩诊音和异常叩诊音。正常成人肺下界移动范围约为6~8cm。听诊内容包括正常呼吸音、异常呼吸音、啰音及胸膜摩擦音。

6. 心脏检查内容与方法 心脏检查分为视诊、触诊、叩诊和听诊。视诊内容包括心前区隆起与凹陷、心尖搏动和心前区异常搏动。正常成人心尖搏动位于第五肋间左锁骨中线内0.5~1.0cm处,搏动范围直径为2.0~2.5cm。触诊内容包括心尖搏动与心前区搏动、震颤和心包摩擦感。触及心尖区呈抬举性搏动,是左室肥厚的可靠体征。叩诊用以确定心界的大小及其形状。左心室增大时心浊音界向左下扩大;右心室显著增大时心浊音界向左扩大;左、右心室增大时心浊音界向两侧扩大,左界向左下扩大,呈普大型;心包积液时心界向两侧扩大且随体位而改变,坐位时心浊音界呈烧瓶样。听诊内容主要包括心率、心律、心音和额外心音、杂音及心包摩擦音。

7. 血管检查内容与方法 血管检查包括脉搏、血管杂音及周围血管征等内容。周围血管征包括水冲脉、枪击音、Duroziez双重杂音及毛细血管搏动征。

8. 腹部检查内容与方法 腹部检查包括视诊、触诊、叩诊和听诊。

(1)视诊内容包括腹部外形、呼吸运动、腹壁静脉、胃肠型和蠕动波等。

(2)触诊内容包括腹壁紧张度、压痛及反跳痛、肝、脾、胆囊等脏器触诊、腹部包块触诊、液波震颤及振水音等。压痛、反跳痛及腹肌紧张,统称为腹膜刺激征。胆囊点压痛标志胆囊的病变;McBurney点标志阑尾的炎症。肝脏触诊有单手触诊法和双手触诊法,触诊时应注意的内容有大小、质地、表面状态及边缘、压痛、搏动、肝区摩擦感及肝震颤。脾脏触诊用右手单手触诊。脾肿大分为轻、中、高三度。脾缘不超过肋下2cm为轻度肿大;超过2cm但未过脐水平线为中度肿大;超过脐水平线或前正中线则为高度肿大。胆囊炎时可有胆囊触痛,如因剧烈疼痛而致吸气终止称Murphy征阳性。当腹水量达3000~4000ml以上时可有液波震颤。

(3)叩诊内容包括肝、脾叩诊、移动浊音及肋脊角叩痛等。腹水超过1000ml以上可出现移动性浊音。肋脊角叩痛主要用于检查肾脏病变。

(4)听诊内容包括肠鸣音、血管杂音及摩擦音。正常时肠鸣音每分钟约4~5次。

9. 神经检查内容

(1)浅反射:角膜反射、腹壁反射、提睾反射、跖反射。

(2)深反射:肱二头肌反射、肱三头肌反射、桡骨膜反射、膝反射、跟腱反射。

(3)病理反射:Oppenheim 征、Babinski 征、Gordon 征、Chaddock 征、Hoffmann 征。

(4)脑膜刺激征:颈强直、Kernig 征、Brudzinski 征。

三、习题

(一)选择题

【A1 型题】

1. 扁桃体Ⅱ度肿大为
   A. 不超过咽腭弓　B. 超过咽腭弓　C. 不超过舌腭弓
   D. 超过舌腭弓　E. 超过咽后壁中线
2. 甲状腺肿块区别于颈部其他肿块的简单方法
   A. 肿物的部位　B. 触诊时嘱病人做吞咽动作
   C. 注意肿物的性质　D. 听诊观察有无血管杂音
   E. 触诊时有无震颤
3. 皮肤黏膜下出血点为 10mm 时称为
   A. 瘀斑　B. 瘀点　C. 血肿
   D. 红痣　E. 紫癜
4. 额窦的物理检查方法
   A. 紧压双眼内眦处　B. 压按两眉之间
   C. 深压眼眶上缘内侧　D. 拇指置于左右颧部向后按压
   E. 不能在体表检查
5. 鉴别诊断胸腔积液与气胸时,下列最有鉴别价值的物理检查是
   A. 望诊　B. 触诊　C. 叩诊
   D. 听诊　E. 嗅诊
6. 叩诊时肝浊音界消失,见于
   A. 肝硬化　B. 肝坏死　C. 急性胃肠穿孔
   D. 胃肠胀气　E. 十二指肠溃疡
7. Murphy 征阳性见于
   A. 急性胰腺炎　B. 阑尾炎　C. 急性胆囊炎
   D. 胃,十二指肠溃疡　E. 肠梗阻
8. 头颈部淋巴结检查顺序正确的是
   A. 耳前、耳后、颌下、颏下、颈前、枕部、颈后、锁骨上
   B. 耳前、耳后、枕部、颏下、颌下、颈后、锁骨上、颈前
   C. 耳前、耳后、颌下、颏下、颈前、颈后、枕部、锁骨上
   D. 耳前、耳后、枕部、颌下、颏下、颈前、颈后、锁骨上
   E. 耳前、耳后、枕部、颌下、颏下、锁骨上、颈前、颈后
9. 关于血压测量正确的是
   A. 抽带应紧缚于被测肢体,不留空隙
   B. 测右手血压时取右卧位,测左手血压时取左手血压时取左侧卧位
   C. 被测肢体位应与心脏处于同一水平

D. 听诊器应置于袖带下面，使动脉音更清楚
E. 袖带放气时，汞柱下降速度以10毫米汞柱/秒为宜

10. 用来确定肺下界的垂直线常使用的标志线是
A. 腋前线，腋中线，肩胛线
B. 锁骨中线，腋中线，肩胛线
C. 腋后线，后正中线，胸骨中线
D. 锁骨中线
E. 腋前、中、后线

11. 提示心包积液的血管检查是
A. 水冲脉
B. 交替脉
C. 奇脉
D. 脱落脉
E. 迟脉

12. 十二指肠溃疡并发幽门梗阻的腹部体征为
A. 肝浊音界缩小
B. 明显压痛和反跳痛
C. 胃型及蠕动波
D. 移动性浊音
E. 腹肌抵抗感

13. 以肺组织含气量由多到少为序，叩诊音的排序是
A. 过清音-鼓音-清音-实音-浊音
B. 鼓音-过清音-清音-实音-浊音
C. 鼓音-清音-过清音-浊音-实音
D. 鼓音-过清音-清音-浊音-实音
E. 过清音-鼓音-清音-浊音-实音

14. 正常人腋测法体温值为
A. 36.5~37℃
B. 36~37℃
C. 36.3~37.2℃
D. 36.5~37.5℃
E. 36.5~37.7℃

15. 医师用手握挤腓肠肌时，表现为足大踇趾缓缓背伸，其他四趾呈扇形展开，此为
A. Oppenheim 征
B. Babinski 征
C. Gordon 征
D. Chaddock 征
E. Hoffmann 征

16. 腹部听诊肠鸣音至少要听
A. 20~30秒
B. 1分钟
C. 2分钟
D. 3~5分钟
E. 10分钟

17. 通常心脏听诊中，老年人会出现
A. P2>A2
B. no P2
C. P2=A2
D. P2<A2
E. no A2

18. 患者，男，24岁，诊断为“蛛网膜下腔出血”入院，可能出现的脑膜刺激征
A. Babinski 征
B. kernig 征
C. Gordon 征
D. Hoffmann 征
E. Chaddock 征

19. 患者腹部移动性浊音阳性，游离腹水量至少达
A. 300ml
B. 500ml
C. 800ml
D. 1000ml
E. 1500ml

20. 常见的浅反射包括
A. 角膜反射
B. 肱二头肌反射
C. 膝反射
D. 跟腱反射
E. 桡骨骨膜反射

21. 血压测量按 Korotkoff 5期法，听到何种声响时的汞柱数值为收缩压
A. 听到动脉搏动声第一响
B. 声音逐渐加强
C. 出现柔和吹风样杂音
D. 音调突然变低钝

E. 最终声音消失

22. 正常成人静息状态下的呼吸频率是

A. 12~16次/分　B. l6~18次/分　C. 12~18次/分　D. 15~18次/分　E. 15~20次/分

23. 端坐呼吸最常见于

A. 代谢性酸中毒　B. 慢性支气管炎　C. 肺叶切除术后　D. 充血性心力衰竭　E. 肺气肿

24. 吸气时出现三凹征最常见于

A. 阻塞性肺气肿　B. 上呼吸道阻塞　C. 支气管哮喘　D. 大量胸腔积液　E. 一侧全肺不张

25. 不是支气管呼吸音的特征是

A. 强度响亮　B. 高音调　C. 吸气相与呼气相比为1∶1　D. 呈管样性质　E. 正常人于胸骨上窝可闻及

26. 不是湿啰音的特征是

A. 持续时间较短　B. 强度性质异变　C. 多呈断续性　D. 吸气时较为明显　E. 咳嗽后可减轻或消失

27. 正常情况下肠鸣音大约每分钟

A. 1~2次　B. 2~3次　C. 4~5次　D. 6~8次　E. 10次以上

28. 年轻女性，劳累后呼吸困难5年。视诊面色晦暗，双颊紫红，口唇轻度发绀，该患者为何种面容

A. 二尖瓣面容　B. 甲亢病容　C. 苦笑面容　D. 黏液性水肿面容　E. 肝病面容

29. 脊柱后凸多发生于

A. 颈椎　B. 胸椎　C. 腰椎　D. 骶椎　E. 尾椎

30. 匙状甲多见于

A. 缺铁性贫血　B. 肺癌　C. 紫绀型先心病　D. 类风湿性关节炎　E. 风湿热

31. 双手近端指间关节梭状畸形多见于

A. 风湿性关节炎　B. 老年性骨关节炎　C. 类风湿性关节炎　D. 痛风　E. 慢性肺脓肿

32. 主动脉瓣关闭不全的周围血管征不包括

A. 枪击音　B. 奇脉　C. 毛细血管搏动征　D. 水冲脉　E. Duroziez双重杂音

33. 卧床休息片刻后，数1分钟的脉搏，再用手指压迫双侧眼球20~30秒，再数脉搏，正常每分钟可减慢10~20次。迷走神经紧张减慢次数增加，迷走神经麻痹者无反应。交感神经紧张者不减慢甚至加快。称为

A. 迷走神经反射　B. 交感神经反射　C. 眼心反射　D. 竖毛反射　E. 角膜反射

34. 用竹签在患者足底沿外侧缘向前轻划至小趾根部再转向内侧,阳性为踇趾背屈,常伴有其他各趾呈扇形散开,称为

A. Babinski 征　B. Chaddock 征　C. Gonda 征
D. Oppenheim 征　E. Hoffman 征

35. 40 岁男性,长期大量饮酒,出现平衡障碍,头颅 MRI 显示小脑萎缩,查体发现共济失调,最有可能出现的步态为

A. 慌张步态　B. 蹒跚步态　C. 鸭步
D. 剪刀步态　E. 失用步态

36. 患者 70 岁,高血压病史,出现右侧偏身无力,诊断脑梗死,查体发现右侧下肢能从床面抬起,但无法抵抗重力,肌力为

A. 1 级　B. 2 级　C. 3 级
D. 4 级　E. 5 级

【A2 型题】

37. 男性患者,54 岁,因反复上腹痛 5 年来医院就诊。入院体查:左侧锁骨上窝出现 $2\times3cm^2$ 淋巴结,压痛不明显,请问此肿大淋巴结可能为

A. 梅毒　B. 血行弥漫型肺结核　C. 胃癌、食管癌转移
D. 干燥综合征　E. 肺癌

38. 男性患者,20 岁,因发热 2 天入院。体查:左侧呼吸运动减弱,左侧语颤增强,叩诊浊音,并可听到水泡音,最可能的情况是

A. 左肺实变　B. 肺气肿　C. 左侧气胸
D. 左侧胸腔积液　E. 哮喘

39. 患者,男,51 岁,体查 BP130/65mmHg,主动脉瓣第二听诊区可闻及叹气样杂音,最可能出现的脉型

A. 奇脉　B. 水冲脉　C. 交替脉
D. 无脉　E. 重搏脉

40. 女性,30 岁,右上肢血压 135/75mmHg、左上肢血压 90/70mmHg,应考虑为

A. 多发性大动脉炎　B. 心包积液　C. 主动脉瓣狭窄
D. 主动脉瓣关闭不全　E. 正常人

41. 男性,21 岁,反复发作胸闷,气促,呼吸困难,喘息 4 年,秋季及凌晨发作较多。发作时体检肺部叩诊过清音,两肺满布干啰音,诊断最可能是

A. 支气管肺炎　B. 渗出性胸膜炎　C. 肺不张
D. 支气管哮喘　E. 自发性气胸

42. 男性,20 岁,突然发作,左侧胸痛,严重呼吸困难,唇指发绀,大汗淋漓,体检时最可能发现的体征是

A. 左胸明显压痛　B. 左侧肋间隙回缩　C. 左侧语音震颤强
D. 气管移向左侧　E. 左肺叩诊呈鼓音

43. 患儿 2 岁,前额左右突出,头顶平坦呈方形,多汗。该患儿最可能患

A. 甲状腺功能低下　B. 佝偻病　C. 脑积水
D. 头颅畸形　E. 结核

44. 男性,40 岁,吃油腻食物后 1 小时出现右上腹痛,查体 Murphy 征阳性。首先考虑的疾病是

A. 急性胃炎　　B. 急性阑尾炎　　C. 急性胰腺炎
D. 急性胆囊炎　　E. 急性肾炎

45. 某患者出现转移性右下腹痛 1 天，腹部检查右下腹 McBurney 点有压痛和反跳痛。应首先考虑的疾病是
A. 盲肠肿瘤　　B. 输尿管结石　　C. 急性阑尾炎
D. 肠系膜淋巴结炎　　E. 肝硬化自发性腹膜炎

46. 患者，69 岁，心悸 10 年。查体：心率 110 次/分，S1 强弱不等，律不齐，脉搏短绌。最可能的心律失常是
A. 期前收缩　　B. 窦性心动过速　　C. 阵发性室上性心动过速
D. 心房颤动　　E. 室性心动过速

【B 型题】

（47~50 题共用备选答案）
A. 清音　　B. 浊音　　C. 鼓音
D. 过清音　　E. 空瓮音

47. 大叶性肺炎实变期常叩得
48. 巨大空洞性肺结核可叩得
49. 张力性气胸时常可叩得
50. 阻塞性肺气肿时可叩得

（51~52 题共用备选答案）
A. 强迫坐位　　B. 强迫仰卧位　　C. 辗转体位
D. 强迫蹲位　　E. 角弓反张体位

51. 心功能不全
52. 破伤风

（53~54 题共用备选答案）
A. 扁平胸　　B. 桶状胸　　C. 鸡胸
D. 胸廓局限性隆起　　E. 胸廓一侧塌陷

53. 肺气肿的典型体征是
54. 佝偻病的典型体征是

（55~57 题共用备选答案）
A. P2 亢进　　B. 剑突下示心脏抬举性搏动
C. 心浊音界缩小　　D. 双下肺湿啰音
E. 肝-颈回流征阳性

55. 提示右心室肥大的体征是
56. 提示右心衰竭的体征是
57. 提示肺动脉高压的体征是

（58~62 题共用备选答案）
A. 心尖搏动最强点　　B. 胸骨左缘第 2 肋间
C. 胸骨右缘第 2 肋间　　D. 胸骨左缘第 3 肋间
E. 胸骨左缘第 4、5 肋间

心脏瓣膜听诊区
58. 二尖瓣区
59. 肺动脉瓣区
60. 主动脉瓣区
61. 主动脉瓣第二听诊区
62. 三尖瓣区位于

（63~65 题共用备选答案）
A. 闭目难立征　B. 脑膜刺激征　C. 肌张力升高
D. 卧立位试验　E. 霍夫曼征

63. 患者双足并拢站立，两手向前平伸，嘱其睁眼、闭目，分别观察躯干稳定状况。如闭目时出现摇摆甚至跌倒，称为
64. 平卧姿势突然站起后脉搏次数增加，称为
65. 肌肉坚硬，被动运动时阻力增大，关节的运动范围缩小，称为

（二）名词解释

1. 三凹征
2. 移动性浊音
3. 奔马律
4. 肌张力

（三）简答题

1. 甲状腺肿大如何分度？
2. 简述心脏的听诊顺序及听诊的内容。
3. 简述湿啰音的发生机制及听诊特点。

第四节 实验室及辅助检查

实验室检查

一、学习目标

1. 掌握 血液检查、尿液、脑脊液的正常参考值范围、变化的临床意义。临床常用生化酶学检验、碳水化合物及其代谢产物检验、蛋白质及其代谢产物、脂类及其代谢产物和血清电解质检验的临床意义。体液免疫、细胞免疫检查、病毒性肝炎血清标志物检测、感染免疫检测、肿瘤标志物检测的临床意义。

2. 熟悉 止血、凝血一般检查，自身免疫检查，血、尿、粪、痰液、脑脊液常规检查异常结果的临床意义。

3. 了解 了解各生化及免疫检查的检测方法及正常值。

二、重点和难点内容

1. 血液检查、尿液、脑脊液的正常参考值范围、变化的临床意义。

2. 临床常用生化酶学检验、碳水化合物及其代谢产物检验、蛋白质及其代谢产物、脂类及其代谢产物和血清电解质检验的临床意义。

3. 病毒性肝炎血清标志物检测、感染免疫检测、肿瘤标志物检测的临床意义。

三、习题

（一）选择题

【A1 型题】

1. 根据我国标准，诊断贫血的血红蛋白值正确的是
A. 成年男性低于 130g/L　　B. 成年女性低于 110g/L
C. 妊娠期低于 105g/L　　D. 哺乳期低于 115g/L
E. 新生儿低于 150g/L

2. 少尿是指
A. 24 小时尿量少于 1000ml　　B. 24 小时尿量少于 100ml
C. 24 小时尿量少于 500ml　　D. 24 小时尿量少于 400ml
E. 每小时尿量小于 20ml

3. 成人蛋白尿是指 24 小时尿蛋白定量
A. >20mg　　B. >200mg　　C. >500mg
D. >150mg　　E. >100mg

4. 重度贫血的血红蛋白含量为
A. <90g/L　　B. <70g/ L　　C. <60g/L
D. <50g/L　　E. <40g/L

5. 镜下血尿的诊断标准，应为尿沉渣镜检，每高倍视野大于多少个红细胞
A. >5 个　　B. >4 个　　C. >10 个
D. >3 个　　E. 满视野

6. 溶血性黄疸时，尿二胆表现为
A. 尿胆原(+)尿胆红素(+)　　B. 尿胆原(+)尿胆红素(-)
C. 尿胆原(-)尿胆红素(-)　　D. 尿胆原(-)尿胆红素(+)
E. 以上均不正确

7. 急性胰腺炎时，血中下列哪种酶升高
A. 谷丙转氨酶　　B. 淀粉酶　　C. 胆碱酯酶
D. 碱性磷酸酶　　E. 酸性磷酸酶

8. 肝癌最敏感的指标是
A. 丙氨酸氨酶(ALT)　　B. 甲胎蛋白(AFP)　　C. 碱性磷酸酶(ALP)
D. 门冬氨酸转氨酶(AST)　　E. 乳酸脱氢酶

9. 粪便外观呈白陶土色，主要见于
A. 消化道溃疡　　B. 阻塞性黄疸　　C. 胃癌
D. 服用铁剂、炭粉　　E. 肠道寄生虫感染

10. 随机血糖的参考值范围为
A. 2.8~7.8mmol/L　　B. 3.9~6.2mmol/L　　C. 4.5~5.9mmol/L
D. 7.0~11.1mmol/L　　E. <11.1mmol/L

11. 有机磷中毒比较特异性的酶学指标是
A. LDH B. ADA C. CK
D. ChE E. CK-MB
12. 人体内含量最多和最主要的免疫球蛋白是
A. IgG B. IgA C. IgM
D. IgD E. IgE
13. 单克隆免疫球蛋白增高最常见于
A. 系统性红斑狼疮 B. 类风湿关节炎 C. 慢性感染
D. 多发性骨髓瘤 E. 淋巴瘤
14. 乙型肝炎标志物的检测结果是:HBsAg(+)、抗-HBs(-)、HBeAg(+)、抗-HBe、抗-HBc(+),以下分析正确的是
A. 急性 HBV 感染,HBV 复制活跃 B. HBV 感染,HBV 复制减弱
C. HBV 停止复制,血清无传染性 D. 以往曾经感染过乙型肝炎病毒
E. 以上均不是
15. 前列腺癌的特异性抗原
A. AFP B. CEA C. CA125
D. PSA E. CA19-9
16. SLE 特异性标志的自身抗体是
A. ANA B. 抗 ssDNA 抗体 C. 抗 ENA 抗体
D. ANCA E. 抗 Sm 抗体
17. 青年男性,高热、咽痛、流涕 10 天,淋巴结肿大,周围血液单核细胞显著增多,并出现异常淋巴细胞,疑为传染性单核细胞增多症,血清学做
A. 冷凝集试验 B. 肥达试验 C. 冷球蛋白试验
D. ASO E. 嗜异性凝集试验
18. 隐性黄疸指
A. 血清胆红素 1.71~17.1μmol/L B. 血清胆红素 171~342μmol/L
C. 血清胆红素 17.1~34.2μmol/L D. 血清胆红素 1.71~3.42μmol/L
E. 血清胆红素 34.2~171μmol/L
19. 关于 T 淋巴细胞的描述**不正确**的是
A. CD3 分子是总 T 细胞的标志
B. CD19 分子是总 T 细胞的标志
C. CD4 分子是辅助性 T 细胞的标志
D. CD8 分子是抑制性 T 细胞的标志
E. $CD3^+$T 细胞降低,主要见于免疫缺陷病
20. 关于肝脏功能受损时可出现的情况,叙述最准确的是
A. ALT↑ B. A/G 比值↓
C. 糖原合成作用↓ D. 血浆胆固醇酯/胆固醇比值降低
E. 以上均是
21. 心肌梗死病人血清 CK-MB 值在发病几小时即开始升高
A. 2~4 B. 4~6 C. 6~10

D. 6～12　　E. 12～24

22. 监测口服抗凝剂(华法林)的首选指标是
A. 出血时间　　B. 活化部分凝血活酶时间
C. 凝血时间　　D. 血小板计数
E. 凝血酶原时间和国际标准化比率

23. 在判断血清转氨酶增高的临床意义时,哪种情况是**错误**的
A. 急性病毒性肝炎时 ALT 明显增高
B. ALT 增高是病毒性肝炎特异性指标
C. ALT 是反映肝细胞坏死的最敏感的指标
D. 慢性病毒性肝炎活动期 ALT 可轻度增高
E. 肝硬化如有转氨酶的异常以 AST>ALT 居多

【A2 型题】

24. 28 岁女性,头昏乏力、月经增多 2 个月。体查:贫血貌,皮肤无出血点,浅表淋巴结不大,胸骨无压痛,心肺(-),肝脾肋下未扪及。血常规:Hb 60g/L,RBC 2.0×10^{12}/L,WBC 5.4×10^{9}/L,N 0.55,L 0.45,PLT 230×10^{9}/L。MCV 75fl,MCHC 30%,该患者最可能的诊断是
A. 缺铁性贫血　　B. 地中海贫血　　C. 铁粒幼细胞性贫血
D. 铅中毒　　E. 慢性病性贫血

25. 20 岁男性,咳嗽、呼吸困难半月。体查:右侧语音震颤减弱,叩诊实音,右中下肺呼吸音消失。胸片见右侧中等量胸腔积液。胸腔积液常规:淡红色混浊,比重 1.020,Rivalta 试验(+),WBC 数 300×10^{9}/L,单核细胞 0.80,多核细胞 0.20。积液 ADA 60U/L,血清 ADA 20U/L。该患者最可能的诊断是
A. 化脓性胸膜炎　　B. 肺心病　　C. 结核性胸膜炎
D. 支气管肺炎　　E. 癌性胸膜炎

26. 患儿,12 岁,男性,因发热,呕吐伴抽搐 2 天入院。脑脊液检查:混浊,中性粒细胞 80%,蛋白质 0.94g/L,糖 1.05mmol/L,氯 90mmol/L。最可能的诊断
A. 化脓性脑膜炎　　B. 结核性脑膜炎　　C. 病毒性脑膜炎
D. 隐球菌性脑膜炎　　E. 流行性乙脑

27. 男性患者,45 岁。腰背及骨痛 2 个月。检验发现有蛋白尿、血清 IgG 水平增高,IgM 和 IgA 正常,M 蛋白呈阳性,可能是
A. 系统性红斑狼疮　　B. 类风湿关节炎　　C. 肾病综合征
D. 免疫缺陷病　　E. 多发性骨髓瘤

(二)简答题

1. 什么是抗核抗体?其临床意义是什么?
2. 何为 AFP?简述 AFP 检测的临床意义。

辅助检查:心电图检查

一、学习目标

1. 掌握　心电图基本操作;正常心电图的基本数据及窦性心律及窦性心律失常、急性心肌梗死、房室传导阻滞、心房颤动、期前收缩的心电图表现。

2. **熟悉** 左、右心室肥大、室性心动过速及心室扑动、颤动的心电图表现。

3. **了解** 心电图基本原理。

二、重点和难点内容

各类型异常心电图的临床意义。

三、习题

（一）选择题

【A 型题】

1. 在心电图上 P 波反映的是
A. 窦房结除极 B. 窦房结复极 C. 心房除极
D. 心房复极 E. 房室结除极

2. 关于胸导联电极的安放，下列哪项**不正确**
A. V_1——胸骨右缘第四肋间 B. V_2——胸骨左缘第四肋间
C. V_3——V_2 与 V_4 连线中点 D. V_4——左第 5 肋间锁骨中线处
E. V_5——左第 5 肋间腋中线处

3. 心肌梗死的"损伤型"心电图改变主要表现在
A. R 波电压降低 B. 异常 Q 波
C. T 波直立高耸 D. ST 段抬高呈单向曲线
E. T 波对称性

4. 关于室性期前收缩的心电图特点**不正确**的是
A. 提前出现的宽大 QRS 波 B. 宽大 QRS 波前无 P 波
C. 其 T 波方向与 QRS 主波方向相反 D. 代偿间期不完全
E. QRS 波时间>0. 12 秒

5. 病人突发心悸，心电图示心率 180 次/分，QRS 波时间 0. 10 秒，R-R 绝对整齐，诊断最可能是
A. 房室交界性逸搏心率 B. 阵发性室上性心动过速
C. 阵发性室性心动过速 D. 窦性心动过速
E. 房颤

6. 急性前间壁心肌梗死时出现梗死图形的导联是
A. Ⅱ、Ⅲ、AVF B. Ⅰ、aVF C. V_1、V_2、V_3
D. V_4、V_5、V_6 E. V_7、V_8、V_9

7. 诊断室性心动过速最有利的证据是
A. QRS 波群宽大畸形 B. 心率为 140~200 次/分
C. QRS 波群时限>0. 12S D. 房室分离且见心室夺获
E. 节律轻度不齐

8. 左心室肥大时，心电图上最重要的诊断指标是
A. 额面心电轴-15° B. 左心室高电压
C. ST-T 继发性改变 D. QRS 时限延长
E. QRS 时限缩短

9. 下列哪项**不是**“窦性 P 波”的指标
A. P 波时限 0.1 秒
B. P 波电压肢导 0.25mV
C. Ⅱ、Ⅲ、aVF 导联直立、aVR 导联倒置
D. P-R 间期 0.12 秒
E. Ⅱ、Ⅲ、aVF 导联倒置，aVR 导联直立

10. 心房纤颤的心电图指标，下列哪项**不正确**
A. P 波消失，代之为“f”波
B. “f”波频率为 350~600 次/分钟
C. 心室率规则
D. QRS 波群形态同窦性心律
E. V_1“f”波导联最明显

（二）简答题

典型心房纤颤的心电图特点有哪些？

辅助检查：肺功能检查

一、学习目标

1. **掌握** 肺功能的常用指标及其临床意义。
2. **熟悉** 通过肺功能检查明确肺功能障碍的程度和类型。
3. **了解** 通过肺功能检查熟悉呼吸生理功能的基本状况。

二、重点和难点内容

肺功能的常用指标及明确肺功能障碍程度和类型。

选择题

【A1 型题】

1. 肺功能正常的主要判断标准为
A. VC>80%，FEV_1%>70%
B. VC>85%，FEV_1%>80%
C. VC>80%，FEV_1%>85%
D. VC>90%，FEV_1%>80%
E. VC>80%，FEV_1%>75%

2. 以下肺阻塞性通气功能障碍的判断标准正确的是
A. FEV_1%明显下降
B. MVV 增加
C. VC 增加
D. 气速指数>1.0
E. 气速指数>2.0

3. 阻塞性肺气肿的判断标准为
A. RV/TLC%≤35
B. RV/TLC%≥35
C. RV/TLC%≥40
D. RV/TLC%≤30
E. RV/TLC%<40

4. 肺容积包括
A. 潮气量+补吸气量
B. 补吸气量+残气量
C. 补呼气量+残气量
D. A 项+B 项
E. A 项+C 项

5. 肺活量包括
A. 潮气量+补吸气量+补呼气量
B. 潮气量+补吸气量+残气量
C. 潮气量+补呼气量+残气量
D. 补吸气量+补呼气量+残气量
E. 潮气量+补吸气量

6. 以下情况时补吸气量下降，但哪项**除外**

A. 胸腔积液　B. 肺气肿　C. 胸膜粘连
D. 肺纤维化　E. 胸廓畸形

7. 肺气肿病人测定肺功能**不出现**下列哪项结果
A. 肺活量增加　B. 最大通气量减少　C. 残气量增加
D. 肺总量增加　E. 残气量/肺总量增加

8. 正常成人的潮气容积
A. 约500ml　B. 约800ml　C. 约1000ml
D. 约1500ml　E. 约4000ml

9. 患者女，60岁，有吸烟史，活动后气短明显，其肺功能有可能出现哪种情况
A. 阻塞性通气功能障碍　B. 限制性通气功能障碍
C. 阻塞性通气功能障碍，弥散量降低　D. 限制性通气功能障碍，弥散量降低
E. 以上都有可能

10. 阻塞性通气功能障碍见于
A. 慢性阻塞性肺疾病　B. 肺炎　C. 肺栓塞
D. 肺癌　E. 肺不张

11. 慢性阻塞性肺疾病患者的肺功能**不可能**出现以下哪种情况
A. 通气功能正常，弥散功能正常
B. 阻塞性通气功能障碍，弥散功能下降
C. 阻塞性通气功能障碍(轻度)，弥散功能正常
D. 阻塞性通气功能障碍，残/总比增高
E. 残/总比增高，弥散量降低

12. 判断患者阻塞性通气功能障碍的程度，应根据
A. FEV_1/FVC　B. $FEV_1\%$　C. RV/TLC
D. RV　E. RV/TLC

13. 最大呼气流速(PEF)的日变异率≥20%对以下哪种疾病的诊断有帮助
A. 肺纤维化　B. 支气管哮喘　C. 肺炎
D. 气胸　E. 胸腔积液

14. 支气管激发试验所使用的药物为
A. 组胺　B. 乙酰甲胆碱　C. A+B
D. 阿托品　E. 肾上腺素

15. 功能残气量与残气量的区别为
A. 都是反应肺容积的指标
B. 功能残气量是呼出气量
C. 残气量是呼出气量
D. 功能残气量是平静呼气后残留于肺内的气量
E. 残气量是平静呼气后残留于肺内的气量

16. 功能残气量及残气量增加的临床意义
A. 提示肺充气过度　B. 提示肺呼气过度
C. 提示有间质性肺水肿　D. 提示有肺不张
E. 提示有中等量以上的胸腔积液

17. 用力肺活量(FVC)减少在以下哪种情况**不常**出现
A. 间质性肺疾病　B. 支气管哮喘　C. 呼吸肌疲劳
D. 大面积肺不张　E. 广泛胸膜粘连

18. 以下哪些肺功能指标同时改变才符合慢性阻塞性肺疾病(COPD)的诊断
A. FEV_1 及 FVC　B. 功能残气量及 FVC
C. FEV_1 及 FEV_1/FVC　D. FEV_1 及 RC/TLC(残气量/肺总量)
E. FEV_1/FVC 及 FVC

19. 支气管激发试验主要用于何种疾病的诊断
A. 肺气肿　B. 哮喘　C. 肺炎
D. 肺不张　E. 肺纤维化

辅助检查:脑电图检查及肌电图检查、诱发电位

一、学习目标

1. **掌握**　正常脑电图判读。肌电图适用证、禁忌证及临床应用。
2. **熟悉**　异常脑电图、肌电图。
3. **了解**　脑电图及肌电图的基本原理

二、重点和难点内容

各类型脑电图、肌电图等的临床意义。

三、习题

(一)选择题

【A1 型题】

1. 在清醒、安静和闭目放松状态下,主要分布在顶枕部的正常脑电的基本节律为
A. α 节律　B. β 节律　C. θ 节律
D. δ 节律　E. γ 节律

2. 常用来判断腰骶神经根病变的诱发电位为
A. 体感诱发电位　B. 视觉诱发电位　C. 脑干听诱发电位
D. 事件相关诱发电位　E. 运动诱发电位

3. 5 岁小儿,夜间睡眠后出现阵发性面部抽搐,每次发作持续数分钟,反复出现,首先选择下列哪项检查
A. 脑电图　B. 神经传导速度　C. 诱发电位
D. 脑部 MRI　E. 头部 CT

4. 患者男性,30 岁,感冒后出现复视、上睑下垂及四肢轻度无力,需进行哪项检查
A. 脑电图　B. 肌电图　C. 头颅 MRI
D. 体感诱发电位　E. 神经传导速度

【B 型题】

(5~6 题共用备选答案)
A. 运动诱发电位　B. 视觉诱发电位　C. 听觉诱发电位

D. 体感诱发定位　　E. 事件相关电位

5. 用头皮电极记录枕叶皮层对视觉刺激的生物电反应活动，称为
6. 磁场经颅或椎骨刺激人大脑运动皮质或脊髓所记录到的肌肉动作电位称为

（二）名词解释

1. 脑电图
2. 肌电图

（三）简答题

简述常见的异常脑电图表现。

第五节　医学影像学检查

概论及腹部、盆腔及腹膜后疾病的影像学诊断

一、学习目标

1. **掌握**　常见疾病的各类基本影像学表现和诊断要点。
2. **熟悉**　X线、CT、MRI和超声等手段的图像特点及其相关疾病的解剖、病理特点。
3. **了解**　各类影像学手段成像的基本原理、应用范围与价值。

二、重点和难点内容

腹部、盆腔及腹膜后疾病在影像学中的常见异常表现及其临床意义，诊断与鉴别诊断。

三、习题

（一）选择题

【A1型题】

1. 普通X线透视检查最常用于
   A. 胸部透视　　B. 腹部透视　　C. 胆道透视
   D. 胰腺透视　　E. 泌尿系统透视
2. 普通X线造影检查属于
   A. 自然对比技术　　B. 人工对比技术　　C. 自然成像技术
   D. 数字成像技术　　E. 人工合成技术
3. CT图像是
   A. 立体图像　　B. 正位图像　　C. 侧位图像
   D. 斜位图像　　E. 断层图像
4. CT增强扫描可
   A. 大致判断病变的性质
   B. 反映组织和病变的血流特性和血管特性
   C. 将对比剂引入天然存在的体腔或后天形成的腔隙内，使其清晰显示
   D. 立体显示骨组织和血管结构
   E. 显示病变六个方位的解剖关系

5. DSA 是

A. 重点显示内脏的技术
B. 重点显示血管结构的技术
C. 重点显示骨骼的技术
D. 重点显示软组织的技术
E. 重点显示颅脑组织的技术

6. B 型超声检查的特点是

A. 主要应用于含气体多的器官
B. 具有检查方便、价格较低、对人体基本无损害等优点
C. 常用语对成人骨、颅脑的检查
D. 对人体完全无损害
E. 临床应用较少

7. 对肠梗阻诊断最常用的检查方法是

A. B 超
B. X 线立位平片
C. CT
D. MRI
E. 同位素检查

8. 对肠梗阻诊断最具有价值的是

A. B 超检查见到肿大的肠袢
B. X 线立位平片出现阶梯状液气平面
C. CT 扫描见肠管内散在积气，呈低密度，无液平
D. MRI 检查见各实质性器官呈等 T_1 等 T_2 信号
E. DSA 检查见肠壁血管异常血流征象

9. 肝癌最重要的影像学表现为

A. 超声检查肝内可见实性肿块，部分有低回声
B. CT 平扫肝脏内有低密度病灶，可有坏死与出血
C. CT 增强扫描动脉期病灶高密度强化，门静脉期略低密度或等密度，肝实质期低密度，呈现“快进快出”特征
D. CT 增强扫描动脉期病灶周边结节样强化，门静脉期与肝实质期增强范围逐渐增大，呈现“快进慢出”特征
E. 超声检查见类圆形无回声区，后方回声增强，壁薄而光滑，边界清晰

10. 胆囊结石超声检查可见

A. 肝内可见实性肿块，部分有低回声，可呈各种回声类型
B. 肝内类圆形无回声区，后方回声增强，壁薄而光滑，边界清晰
C. 胆囊内强回声光团，光团后方伴声影，光团可随体位改变而移动
D. 胆管内出现强回声，后伴声影，肝内胆管内强回声有的呈串珠状排列
E. 胆囊肿大，回声均匀，未见光团

11. 急性胰腺炎影像检查首选

A. 超声
B. CT
C. MRI
D. DSA
E. 放射性核素

12. 肾和输尿管结石多表现为

A. 强回声，后方伴声影，可随体位变化而移动
B. 强回声，后方伴声影，不随体位变化而移动
C. 低回声，后方伴声影，可随体位变化而移动

D. 低回声，后方伴声影，不随体位变化而移动
E. 低回声，后方不伴声影，不随体位变化而移动

13. 子宫肌瘤影像学检查
A. 以超声诊断为主　　B. 以 CT 诊断为主　　C. 以 MRI 诊断为主
D. 以 DSA 诊断为主　　E. 以放射性核素诊断为主

【A2 型题】

1. 男性，52 岁，既往有乙型病毒性肝炎病史，近 2 个月感觉肝区疼痛不适。影像学检查：超声检查肝内可见实性肿块，部分有低回声；CT 平扫见肝内低密度病灶，CT 增强扫描病灶动脉期为高密度强化、门静脉期为等密度、肝实质期为低密度，呈现“快进快出”征。该病人最可能诊断是
A. 肝脂肪瘤　　B. 肝血管瘤　　C. 肝纤维瘤
D. 肝囊肿　　E. 原发性肝癌

2. 男性，34 岁，腰痛伴下腹部疼痛 2 小时，疼痛性质为绞痛，向左侧腹股沟区放散，不伴肉眼血尿。影像学检查：腹部平片见左肾区密度增高影，超声检查见左肾区强回声、后方伴有声影、不随体位变化而移动。该病人最可能诊断是
A. 左肾囊肿　　B. 左肾血管瘤　　C. 左肾结石
D. 左肾被膜下血肿　　E. 左肾癌

（二）名词解释

1. CT
2. MRI

（三）填空题

1. X 线具有________、________、________和________四个重要特性。
2. X 线透视检查是利用 X 线的________。
3. ________是肠梗阻最敏感和最具特征的影像学征象。
4. 原发性肝癌在 CT 增强扫描时呈现________特征。
5. 肝血管瘤在 CT 增强扫描时呈现________特征。
6. 急性胰腺炎影像学检查首选________。

（四）简答题

1. 简述胰腺癌 CT 检查所见。
2. 简述尿路结石超声检查所见。

骨与关节疾病的影像诊断

一、学习目标

1. **掌握**　骨与关节的正常 X 线等影像表现及相关疾病的诊断。
2. **熟悉**　骨与关节的解剖、病理特点。
3. **了解**　各类影像学手段成像的基本原理、应用范围与价值。

二、重点和难点内容

影像学中的常见异常表现及其临床意义，诊断与鉴别诊断。

三、习题

（一）选择题

1. 颈部疼痛，四肢无力两年的患者，检查时出现第二肋间以下感觉明显减弱，对其诊断最有意义的检查是
   A. 胸椎的 X 线平片　　B. 颈椎的 X 线平片　　C. 颈椎的 MRI
   D. 胸椎的 MRI　　E. 全身详细的体检
2. 对胫骨下 1/3 螺旋形骨折的病人，拍摄 X 线片的要求是
   A. 拍摄骨折局部的正位和侧位片
   B. 拍摄骨折局部的正位和侧位片，并包括踝关节
   C. 拍摄骨折局部的正位和侧位片，并包括踝关节和膝关节
   D. 拍摄骨折局部的正位和侧位片，并拍摄健侧相应部位的正位和侧位片以对比
   E. 拍摄骨折局部的正位，侧位片和斜位片
3. “竹节样”脊椎见于
   A. 强直性脊柱炎　　B. 脊柱结核　　C. 脊柱侧弯
   D. 脊柱骨折　　E. 脊柱肿瘤
4. 良性骨肿瘤的 X 线表现特点是
   A. 边缘清楚，无骨膜反应　　B. 骨质破坏
   C. 边缘不清楚，有明显骨膜反应　　D. 可见 Codman 三角
   E. 呈多处虫蛀状破坏

（二）简答题

1. 慢性化脓性骨髓炎的 X 线表现如何？
2. 椎间盘突出的 X 线表现及 CT 表现？
3. 强直性脊柱炎的 X 线表现？

神经系统疾病的影像学诊断

一、学习目标

1. **掌握**　中枢神经的正常影像表现。
2. **熟悉**　中枢神经系统常见检查方法及适应证，各类神经系统疾病的基本影像学表现。

二、重点和难点内容

影像学中的常见异常表现及其临床意义，诊断与鉴别诊断。

三、习题

（一）选择题

【A1 型题】

1. 脑出血首选的检查方法为
   A. 头颅 MRI　　B. 头颅 CT　　C. TCD
   D. 脑血管造影　　E. MRA

2. Chiari 畸形后脑的发育异常首选的检查方法为

A. 脊髓 MRI　　B. 脊髓 CT　　C. 脊髓血管造影

D. 脊柱 X 光片　　E. 头颅 MRA

【A2 型题】

3. 患者老年男性，70 岁，有高血压、糖尿病病史，近期间断出现头晕、眼花，为明确脑血管情况，最快速、简便的检查方法为

A. TCD　　B. 头颅 CT　　C. 头颅 MRI

D. CTA　　E. MRA

4. 患者青年男性，20 岁，无高血压、糖尿病，近 1 月来感到头痛，有癫痫发作，且出现右侧肢体无力，头颅 CT 显示左侧额叶占位，为进一步明确诊断，首选进行下列哪项检查

A. TCD　　B. CTA　　C. MRA

D. 脑血管造影　　E. 头颅 MRI 增强

（二）名词解释

1. 模糊效应

2. 经颅多普勒（transcranial Doppler，TCD）

（三）简答题

简述 TCD 的临床应用。

第一章　诊断学基础答案

第一节　症　状　学

发　　热

（一）选择题

【A1 型题】

1. D　　2. C　　3. E　　4. E　　5. D

【A2 型题】

6. C

（二）名词解释

1. 稽留热是体温升到高热水平后持续数日或数周，且 24 小时波动范围不超过 1℃。

2. 弛张热是体温常在高热范围内，24 小时波动在 2℃以上，但都高于正常体温水平。

3. 回归热是体温急骤上升到高热水平，持续数日后骤降至正常。经过数日的无热期后，又出现高热，如此交替出现。

4. 间歇热是体温骤升达高热水平，数小时后骤降至正常，经数小时或数日的无热间歇后，体温又骤升至高热，如此高热期和无热期反复交替出现。

（三）填空题

体温上升期　高热期　体温下降期

（四）简答题

简述发热的分度及分类。

临床上根据发热的热度高低分为（以口腔测温为准）：低热：37.3～38℃；中等度热：38.1～39℃；高热：39.1～41℃；超高热：41℃以上。发热的常见病因有感染性与非感染性两大类，前者是由于病原体（细菌、病毒、真菌等）侵入机体所引起的体温升高，后者是体内产生的致热原及体温中枢损伤、抗原-抗体反应等所致的发热。多数发热属感染性发热。

呼 吸 困 难

（一）选择题

【A1 型题】

1. D　　2. B

【B 型题】

3. A　　4. D　　5. E

（二）名词解释

呼吸困难是体温升到高热水平后持续数日或数周，且 24 小时波动范围不超过 1℃。指患者主观感到空气不足、呼吸费力，客观上表现呼吸运动用力，严重时可出现张口呼吸、鼻翼扇动、端坐呼吸、甚至发绀、呼吸辅助机参与运动，并且可有呼吸频率、节律和幅度的异常。

胸 痛

（一）选择题

【A1 型题】

1. B

【A2 型题】

2. A

【B 型题】

3. C　　4. A　　5. B

（二）简答题

简述胸痛的常见病因。

引起胸痛的主要病因有：冠状动脉粥样硬化性心脏病（心绞痛，心肌梗死）、主动脉夹层动脉瘤、肺动脉栓塞、张力性气胸、急性心包炎、带状疱疹、肌肉、软骨和骨骼病变引起的胸痛、支气管肺癌及肋骨转移癌等。

心 悸

（一）选择题

【A2 型题】

D

（二）名词解释

心悸是一种自觉心脏跳动的不适感或心慌感。心悸时心率可快可慢，快时感觉心跳不已，慢时感觉心跳搏动有力。心悸的病因很多，除心脏本身病变外，某些全身性疾病也可引起心悸，还有生理性和功能性心悸。

腹 痛

选择题

【A1 型题】

1. D　　2. E　　3. D

【A2 型题】

4. D　　5. E

【B 型题】

6. E　　7. A　　8. B　　9. D

呕血与便血

（一）选择题

【A1 型题】

1. B　　2. B

（二）名词解释

1. 呕血是上消化道疾病（指屈氏韧带以上的消化道，包括食管、胃、十二指肠、肝、胆、胰及胃空肠吻合术后的空肠上段疾病）或全身性疾病所致的上消化道出血，血液经口腔呕出。

2. 便血是指消化道出血，血液由肛门排出。便血可呈鲜红色、暗红色或黑色。引起便血的原因很多，常见于小肠疾病、结肠疾病、直肠肛管疾病、上消化道疾病以及全身性疾病。

（三）简答题

简述呕血的常见病因。

呕血原因以消化性溃疡最为常见，其次为食管或胃底静脉曲张破裂，再次为急性糜烂性出血性胃炎和胃癌。

腹泻和便秘

（一）选择题

【A1 型题】

1. A　　2. C　　3. B

（二）名词解释

腹泻指排便次数增多，粪质稀薄，或带有黏液、脓血或未消化的食物。如解液状便，每日 3 次以上，或每天粪便总量大于 200g，其中粪便含水量大于 80%。

（三）填空题

肠结核　溃疡性结肠炎　肠易激综合征

黄　疸

（一）选择题

【A1 型题】

1. D　　2. C

【B 型题】

3. A　　4. C　　5. B

（二）名词解释

1. 隐性黄疸指胆红素在 17. 1～34. 2μmol/L，临床不易察觉。

2. 胆汁淤积性黄疸是由于胆道阻塞，胆管扩张，导致小胆管和毛细胆管破裂，胆汁中的结合胆红素反流入血，引起黄疸。可见于肝内阻塞性胆汁淤积和肝内胆汁淤积。

（三）简答题

1. 简述三种临床常见黄疸的临床表现及鉴别要点。

常见黄疸的临床表现及鉴别要点

分类	临床特点	实验室检查
溶血性黄疸	黄疸呈浅柠檬色，无皮肤瘙痒，有各种溶血性原发病的表现	血清非结合胆红素增高、尿中尿胆原阳性、尿胆红素阴性、粪色加深、贫血、网织红细胞增多、血片见有核红细胞、骨髓象红系增生
肝细胞性黄疸	黄疸为浅黄至深黄色，皮肤轻度瘙痒，有肝脏病的表现	血中结合胆红素增高的幅度高于非结合胆红素，尿中结合胆红素和尿胆原均为阳性，血生化显示肝功能损害
胆汁淤积性黄疸	黄疸为暗黄色至黄绿色，有皮肤瘙痒，可出现心动过缓、尿色加深、粪便颜色变浅或呈白陶土色	血中结合胆红素增高，尿胆红素阳性，尿胆原减少或缺如，血清碱性磷酸酶和总胆固醇增高

水　肿

（一）选择题

【A1 型题】

1. E　　2. C

【A2 型题】

3. D

（二）名词解释

水肿是指人体组织间隙有过量的液体积聚使组织肿胀。产生水肿的机制有毛细血管血流动力学改变、钠水潴留、静脉或淋巴回流障碍等。

（三）填空题

局部性水肿　全身性水肿

关 节 痛

（一）选择题

【B 型题】

1. D　2. E　3. A

（二）名词解释

晨僵是关节部位静置一段时间后出现僵硬的感觉，常发生在晨起，是诊断关节炎和判定疾病活动性及治疗效果的重要指标之一。

头　痛

（一）选择题

【A1 型题】

1. A　　2. A　　3. A　　4. C

（二）填空题

颅脑病变　颅内病变　全身性疾病　神经症

眩 晕

（一）名词解释

眩晕是对自身平衡觉和空间位象的自我感知错误，感受自身或外界物体的运动性或位置性幻觉，如旋转、升降和倾斜等。

（二）简答题

周围性眩晕与中枢性眩晕的异同点。

	周围性眩晕	中枢性眩晕
眩晕	突然发生，持续时间短，为剧烈旋转或上下摇晃；头位改变可使症状加重	程度较周围性轻，持续时间长，与头位、体位改变无关
眼震	多为水平或水平加旋转，无垂直性眼震	粗大，持续存在，与眩晕程度不一致
平衡障碍	倾倒方向与眼震方向一致	旋转性或向一侧运动感，站立不稳
自主神经症状	恶心、呕吐、出汗、面色苍白	不如周围性明显
伴随症状	常伴有明显的耳鸣、听力减退等；无脑部功能损害的表现	无明显耳鸣、听力减退、耳聋等症状，多有脑功能损害表现
前庭功能试验	无反应或减弱	前庭功能试验正常

意识障碍

（一）选择题

【A1 型题】

1. A　　2. A　　3. A

【B 型题】

4. C　　5. D　　6. E

（二）简答题

昏迷程度的判断。

浅昏迷：意识完全丧失，仍有较少的无意识自发动作，对周围事物及声光刺激均无反应，但强烈的刺激，如压迫眶上切迹可出现痛苦表情和回避动作。角膜反射、瞳孔对光反射、吞咽反射、咳嗽反射等均存在。生命体征无明显改变。

中昏迷：对外界刺激一般无反应，对强刺激的防御反射、角膜反应和瞳孔对光反射均减弱，尿便潴留或失禁，此时生命体征已有改变。

深昏迷：意识完全丧失，对任何强烈刺激均无反应，腱反射、瞳孔、吞咽、咳嗽等反射均丧失，四肢肌肉松弛，眼球固定，瞳孔散大，尿便失禁，生命体征亦出现不同程度的障碍，呼吸不规则，有暂停或叹息样呼吸，血压下降。

步态异常

选择题

【A1 型题】

1. B　　2. E

【B 型题】

3. B 4. A

瘫 痪

选择题

【A1 型题】

1. C 2. A 3. D

【B 型题】

4. B 5. D

不自主运动及共济失调

选择题

【A1 型题】

1. D 2. B 3. B

【B 型题】

4. B 5. A

失语、失用与失认

选择题

【A1 型题】

1. E 2. D 3. D 4. C

【B 型题】

5. A 6. B 7. C

第二节 病 史 采 集

（一）选择题

【A 型题】

1. E

【B 型题】

2. A 3. B 4. E

（二）名词解释

主诉是迫使患者本次就诊的主要症状及其持续时间。

（三）简答题

1. 简述病史组成内容。

病史组成内容包括一般资料、主诉、现病史、既往史、个人史、月经史、性生活史或婚姻史和家族史等。临床各专科如儿科和神经科、精神科等还常根据专科的需要增减有关项目。

2. 简述月经史的记录内容和记录方式。

初潮年龄、月经周期、行经天数、月经量和性状、行经症状和末次月经终止日期等。接近绝经年龄者，要询问是否已绝经以及绝经年龄和绝经期症状等。通用的记录格式是以行经天数为分子，月经周期日数为分母，分式前写初潮年龄，分式后写末次月经终止日期或绝经年龄。

第三节 体格检查

（一）选择题

【A1 型题】

1. B	2. B	3. A	4. B	5. C	6. C	7. C	8. D	9. C	10. B
11. C	12. C	13. D	14. B	15. C	16. B	17. D	18. B	19. D	20. A
21. A	22. B	23. D	24. B	25. C	26. B	27. C	28. A	29. B	30. C
31. C	32. B	33. C	34. A	35. B	36. C				

【A2 型题】

37. C	38. A	39. B	40. A	41. D	42. E	43. B	44. D	45. C	46. D

【B 型题】

47. B	48. C	49. E	50. D	51. A	52. E	53. B	54. C	55. B	56. E
57. A	58. A	59. B	60. C	61. D	62. E	63. A	64. D	65. C	

（二）名词解释

1. 三凹征是指吸气时胸骨上窝、锁骨上窝、肋间隙出现明显凹陷，是由于上部气道部分梗阻所致吸气性呼吸困难。

2. 移动性浊音是腹腔内游离腹水在 1000ml 以上，病人移动体位时，液体因重力而移动，浊音区也随之变动，这种因体位不同而出现浊音区变动的现象称为移动性浊音。

3. 奔马律为舒张期额外心音的一种，是出现在第二心音后的附加心音，与原有的第一、第二心音组合而成的韵律酷似马奔跑时马蹄触地发出的声音，故称奔马律。根据出现时间的不同分为舒张早期奔马律、舒张晚期奔马律和重复性奔马律。

4. 肌张力是指肌肉松弛状态的紧张度和被动运动中所遇到的阻力。检查时嘱患者尽量放松，检查可触摸肌肉的硬度及被动伸屈患者肢体时所感知的阻力来判断。

（三）简答题

1. 甲状腺肿大如何分度。

甲状腺肿大分为三度：不能看出肿大但能触及者为Ⅰ度；能看到肿大又能触及，但在胸锁乳突肌后缘以内者为Ⅱ度；超过胸锁乳突肌后缘者为Ⅲ度。

2. 简述心脏的听诊顺序及听诊的内容。

从心尖部（二尖瓣区）开始—肺动脉瓣区—主动脉瓣区—主动脉瓣第二听诊区—三尖瓣区。听诊内容主要包括心率、心律、心音和额外心音、杂音及心包摩擦音。

3. 简述湿啰音的发生机制及听诊特点。

呼吸时，气流通过含有稀薄的分泌物的气管或支气管时，使分泌物形成水泡并迅即爆破而产生的声音。水泡音有大、中、小之分（或称粗、中、细湿性啰音），分别产生于大、中、小支气管内。大水泡音，音强而调低；小水泡音，音弱而调高；中水泡音介于两者之间。小水泡音，最细者犹如捻发时所产生的声音，称为捻发音。

第四节 实验室及辅助检查

实验室检查

（一）选择题

【A1 型题】

1. B　2. D　3. D　4. C　5. D　6. B　7. B　8. B　9. B　10. B
11. D　12. A　13. D　14. A　15. D　16. E　17. E　18. C　19. B　20. E
21. B　22. E　23. B

【A2 型题】

24. A　25. C　26. B　27. E

（二）简答题

1. 什么是抗核抗体？其临床意义是什么？

抗核抗体是一组将自身真核细胞的各种细胞核成分作为靶抗原的自身抗体的总称，其无器官和种属特异性。抗核抗体检查是自身免疫性疾病筛选试验。抗核抗体在多种自身免疫病中均呈不同程度的阳性率。

2. 何为 AFP？简述 AFP 检测的临床意义？

甲胎蛋白（AFP），是在胎儿早期由肝脏合成的一种糖蛋白。出生后逐渐消失，当肝细胞或生殖腺胚胎组织恶变时，有关基因重新被激活而使 AFP 重新开始合成，使血中 AFP 含量增高。它的检测对诊断肝癌有重要的价值。

临床意义：①血清中 AFP≥300 时，对诊断原发性肝细胞性肝癌有重要的临床价值；②生殖腺胚胎癌（睾丸癌、卵巢癌、畸胎瘤）胃癌、胰腺癌时，AFP 含量也升高；③病毒性肝炎、肝硬化 AFP 含量也升高；④妊娠时 AFP 可增高。

辅助检查：心电图检查

（一）选择题

【A1 型题】

1. C　2. E　3. D　4. D　5. B　6. C　7. D　8. B　9. E　10. C

（二）简答题

1. 典型心房纤颤的心电图特点有哪些？

心房颤动时，正常 P 波消失，代之大小不等、形状各异的颤动波（f 波），通常以 V_1 导联最明显；f 波频率为 350~600 次/分；心室律绝对不规则，QRS 波群一般不增宽，伴室内差异性传导时除外。

辅助检查：肺功能检查

选择题

【A1 型题】

1. A　2. A　3. C　4. A　5. A　6. A　7. A　8. A　9. E　10. A

11. A　12. B　13. B　14. C　15. D　16. A　17. B　18. C　19. B

辅助检查:脑电图检查及肌电图检查、诱发电位

（一）选择题

【A1 型题】

1. A　2. A　3. A　4. B

【B 型题】

5. C　6. A

（二）名词解释

1. 脑电图是一项用于脑生物电活动检查的基本技术,通过测定自发的有节律的生物电活动以了解脑功能状态,是进行癫痫诊断及分类最客观的手段。

2. 肌电图是指记录肌肉在安静状态、随意收缩及周围神经受刺激时各种电生理特性的技术。EMG 检查反映的是脊髓前角细胞及其以下的病变。主要包括:前角细胞和神经轴索、神经-肌肉接头以及肌肉。

（三）简答题

1. 简述常见的异常脑电图表现。

常见的异常脑电图表现有:①弥漫性慢波背景活动:为弥漫性慢波,是最常见的异常表现,无特异性。见于多种原因引起的弥漫性脑损害、缺氧性脑病、中枢神经系统变性病、脱髓鞘性脑病等。②局灶性慢波:是局部脑实质功能障碍所致。见于局灶性癫痫、单纯疱疹病毒性脑炎、脑脓肿、硬膜下血肿等。③癫痫样放电:包括棘波、尖波、多棘波、棘-慢复合波、尖-慢复合波等,50%以上患者在癫痫发作的间期可记录到癫痫样放电。

第五节　医学影像学检查

概论及腹部、盆腔及腹膜后疾病的影像学诊断

（一）选择题

【A1 型题】

1. A　2. A　3. E　4. B　5. B　6. B　7. B　8. B　9. C　10. C

11. B　12. B　13. A

【A2 型题】

14. E　15. C

（二）名词解释

1. CT 是利用 X 线成像原理通过扇形 X 线束对人体检查部位一定厚度的层面进行旋转扫描得到人体断层图像,再利用计算机技术,提高图像的密度分辨率的检查技术。

2. MRI 是利用人体中的氢原子核在磁场内发生共振所产生的信号经计算机图像重建的成像技术。MRI 不是 X 线成像,没有辐射损伤,是其优点。

（三）填空题

1. 穿透性　荧光作用　感光效应　电离效应

2. 荧光效应
3. X线中的阶梯状液气平面
4. 快进快出
5. 快进慢出
6. CT

(四)简答题

1. 简述胰腺癌CT检查所见。

胰腺局部肿块,胰腺外形可增大,胰头癌时胰头钩突部圆钝。肿块等密度或混杂密度,中心坏死,胰体尾萎缩,肝内外胆管与胰管扩张。进展期癌可见淋巴结肿大。增强CT肿瘤坏死显示更清楚,进展期癌可见周围组织侵犯。

2. 简述尿路结石超声检查所见。

肾和输尿管结石多表现为强回声,后方伴有声影,不随体位变化而移动。膀胱结石表现为膀胱强回声,后方伴声影,可随体位变化而移动。

骨与关节疾病的影像诊断

(一)选择题

【A1型题】

1. C　2. C　3. A　4. A

(二)简答题

1. 慢性化脓性骨髓炎的X线表现如何?

在大量骨质破坏和死骨形成的同时,伴有明显的骨质增生硬化,表现为骨质密度增高,变形,无效腔形成。死骨密度较高。无效腔和死骨是瘘管长期不愈的根源。

2. 椎间盘突出的X线表现及CT表现?

(1)X线平片:侧位片上椎体正常生理曲度消失,椎间隙变窄;Schmorl结节:椎间隙变窄的相邻椎体内出现半圆形骨缺损,其周边呈致密硬化影;椎体后缘增生后翘,上下关节硬化。

(2)CT:椎间盘软组织块影:椎间盘后缘正中或偏侧有局限性突出的软组织密度块影,突出物的CT值高于硬膜囊的CT值,此块影使邻近的硬膜囊或神经根受压移位;钙化:脱出髓核可有钙化;碎块:可由脱出的髓核突破后纵韧带后形成,游离于椎管内硬膜外脂肪中;滑移:较大的髓核突出虽未形成碎块,但可向椎管上下方滑移,表现为逐层变小而保持突出髓核的原有形状。

3. 强直性脊柱炎的X线表现?

病变从骶髂关节开始,早期表现为关节面凹凸不平,边缘模糊,病变逐渐向上发展,侵犯脊柱小关节,以后关节间隙逐渐狭窄,以致完全消失,形成骨性强直,晚期导致椎旁韧带钙化,脊椎呈"竹节样"改变。CT骶髂关节扫描可以发现更早期的病变。

神经系统疾病的影像学诊断

(一)选择题

【A1型题】

1. B　2. A

【A2型题】

3. A　4. E

（二）名词解释

1. 缺血性梗死（ischemic infarct）时 CT 为低密度灶，其部位和范围与闭塞血管供血区一致，呈扇形，基底贴近颅骨内板，2~3 周时因脑梗死周围渗出痫性，称为模糊效应。

2. 经颅多普勒（transcranial Doppler，TCD）利用颅骨薄弱部位为检查声窗，应用超声多普勒效应研究脑底动脉主干血流动力学变化的一项无创性检测技术。TCD 无创伤、快速、简便，可早期发现颅脑血管病变的存在，动态观察血管病变产生的血流动力学变化。

（三）简答题

简述 TCD 的临床应用。

①诊断脑血管狭窄和闭塞-判定病变范围和程度（包括颅内血管、颈内、颈外、颈总动脉和椎动脉）；②诊断血管痉挛-判定病变的部位和程度（尤其对蛛网膜下腔出血的监测）；③评判锁骨下动脉闭塞性病变和窃血综合征；④监测脑动脉血流中的微栓子；⑤探测颅内压增高；⑥诊断非动脉粥样硬化性脑供血动脉狭窄（如烟雾病、大动脉炎）；⑦评判脑死亡。

第二章 外科学基础

第一节 无 菌 术

一、学习目标

1. 掌握　无菌术的概念、常用的灭菌和消毒方法。
2. 熟悉　参加手术人员的无菌要求、病人手术区域准备。
3. 了解　用于灭菌和消毒的化学制剂的类别与效能。

二、重点和难点内容

1. 无菌术是针对致病微生物及其感染途径所采取的一系列预防措施，包括除菌法、灭菌法、消毒法和相关操作规则及管理制度。

2. 灭菌是指杀灭一切活的微生物（包括细菌芽胞）的方法；消毒是指杀灭病原微生物和有害微生物，不要求杀灭所有微生物（如细菌芽胞）。

3. 高压蒸汽灭菌法是器械、敷料最常用的灭菌方法。

4. 目前医务人员手臂消毒的常用化学制剂是洁芙柔。

5. 目前手术病人手术区域皮肤消毒和伤口、切口换药时周围皮肤消毒的常用化学制剂是碘伏。

6. 参加手术人员，手术前首先进行手臂消毒，用洗手液按“六步洗手法”彻底清洗手臂，然后用消毒剂做皮肤消毒，范围为指尖至肘上5cm。然后按无菌术的具体要求穿无菌手术衣、戴无菌手套。

7. 手术区域皮肤消毒范围根据手术部位不同而有不同，一般要求包括手术切口周围15cm的区域。消毒顺序一般应由中心部开始向四周进行，感染手术或肛门区手术由四周开始向中心部进行。

三、习题

（一）选择题

【A1型题】

1. 医院对敷料、手术器械等最常用的灭菌方法是
   A. 高压蒸汽法　　B. 煮沸法　　C. 火烧法
   D. 紫外线照射法　　E. 电离辐射法
2. 目前病人手术区域消毒常用的化学制剂是

A. 乙醇　　B. 碘酊　　C. 碘伏
D. 苯扎溴铵　　E. 甲醛

3. 目前参加手术人员手臂消毒常用的是
A. 乙醇　　B. 洁肤柔　　C. 碘伏
D. 苯扎溴铵　　E. 戊二醛

4. 参加手术人员若手指皮肤破损,要求是
A. 破损处需经消毒包扎后方可参加手术
B. 若伤口不深,无需特殊处理即可参加手术
C. 若伤口较深,需清创缝合后方可参加手术
D. 不能参加手术
E. 可以参加手术

【B型题】

(5~6题共用备选答案)
A. 四周开始向中心部进行　　B. 中心部开始向四周进行
C. 由上向下进行　　D. 由左向右进行
E. 无序任意方向进行

5. 清洁手术皮肤消毒顺序
6. 感染手术或肛门区手术皮肤消毒顺序

(二)名词解释

无菌术

(三)填空题

1. 灭菌是指________的方法。
2. 手术区域皮肤消毒范围,一般要求________的区域。

(四)简答题

请说出参加手术人员手术前的无菌要求。

第二节 体液平衡失调

一、学习目标

1. **掌握** 各型缺水、低钾与高钾血症、四种单纯性酸碱平衡失调的临床表现与诊断,补钾的原则。
2. **熟悉** 各型缺水、高钾血症、四种单纯性酸碱平衡失调的防治。
3. **了解** 各型缺水、低钾血症与高钾血症、四种单纯性酸碱平衡失调的病因。

二、重点和难点内容

(一)水和钠的代谢紊乱

1. 有缺水和水中毒两大类,缺水分为等渗性缺水、高渗性缺水和低渗性缺水三种类型。

2. **三种类型缺水的相同临床表现** 乏力、头晕,皮肤黏膜干燥、眼窝凹陷,尿量减少、心率加快,严重者血压下降、出现不同程度意识障碍;化验血常规结果红细胞、白细胞、血红蛋白、血

小板均增高，呈现“血浓缩”改变。

3. 三种类型缺水的不同临床表现 等渗性与低渗性缺水无口渴，高渗性缺水明显口渴；低渗性与高渗性缺水出现低钠血症和高钠血症的特异性表现；化验血清离子，等渗性缺水 Na^+ 浓度在 135～145mmol/L 之间、高渗性缺水 Na^+ 浓度>145mmol/L、低渗性缺水 Na^+ 浓度<135mmol/L。

4. 三种类型缺水的诊断 根据病史（存在缺水的病因及临床表现）可判定存在缺水及缺水的可能类型，根据化验 Na^+ 浓度可确定缺水类型。

5. 三种类型缺水的治疗 首先积极进行病因治疗，再根据缺水的类型及程度选择需补充液体的种类与量。

（二）钾的失调

1. 血清 K^+ 的正常值为 3.5～5.5mmol/L，血清 K^+ 浓度<3.5mmol/L 称为低钾血症，血清 K^+ 浓度>5.5mmol/L 称为高钾血症。

2. 临床表现 低钾血症的主要临床表现为肌肉软弱无力、腱反射减弱或消失，恶心、呕吐、腹胀、肠鸣音减弱或消失，心音低沉，神志淡漠，心电图检查可见异常波形，严重者可发生心脏骤停；高钾血症无特异性临床表现，可有肌肉乏力、麻木、软瘫等，心电图检查也可见异常波形，发生心脏骤停的几率明显高于低钾血症。

3. 诊断 根据病史及临床表现可判断存在低钾血症或高钾血症的可能，化验血清 K^+ 浓度可确定诊断。

4. 治疗 低钾血症和高钾血症都应首先积极解除病因，在此基础上低钾血症需要补钾，补钾原则包括能口服则口服、需要静脉给药者只能静脉滴注、滴注时需严格限制速度和浓度、无尿或少尿时不能补钾、补钾过程中要严密观察；高钾血症需要限钾、转钾和排钾。

（三）酸碱平衡失调

1. 分类 酸碱平衡失调可分单纯性酸碱平衡失调和混合性平衡失调两类，单纯性酸碱平衡失调分为代谢性酸中毒、代谢性碱中毒、呼吸性酸中毒、呼吸性碱中毒四种。

2. 临床表现 最常见的是代谢性酸中毒，轻者无特异性表现，较重者有乏力、头晕、嗜睡，突出的表现是呼吸深而快，有的呼气中带有酮味；代谢性碱中毒一般无明显症状，较重者表现呼吸慢而浅；呼吸性酸中毒表现为呼吸困难、缺氧、发绀；呼吸性碱中毒一般无明显表现，重者可出现呼吸不规则，手足及面部肌肉麻木、肌震颤、抽搐及 Trousseau 征阳性。各种类型酸碱平衡失调严重时都可引起血压下降、神志不清或昏迷。

3. 诊断 根据病史（存在酸碱平衡失调的病因和临床表现）考虑存在某一类型酸碱平衡失调的可能，根据血气分析结果可明确诊断。

4. 治疗 四种类型酸碱平衡失调的治疗首先都要积极解除病因，代谢性酸中毒与代谢性碱中毒轻者不做特殊治疗，重者可分别给予碳酸氢钠或稀盐酸液，同时纠正其他并发症；呼吸性酸中毒重点在于改善肺通气与换气，必要时行气管切开、应用人工呼吸机；呼吸性碱中毒可通过用纸袋扣住口鼻等方法增加呼吸道无效腔，减少 CO_2 的呼出。

三、习题

（一）选择题

【A1 型题】

1. 感觉明显口渴的是

A. 等渗性缺水　　B. 高渗性缺水　　C. 低渗性缺水
D. 水中毒　　E. 任何类型的缺水

2. 正常 Na^+浓度为
A. 115~125mmol/L　　B. 125~135mmol/L　　C. 135~145mmol/L
D. 145~155mmol/L　　E. 155~165mmol/L

3. 血清钾的正常值为
A. 2.5~3.5mmol/L　　B. 3.5~4.5mmol/L　　C. 3.5~5.5mmol/L
D. 3.5~6.5mmol/L　　E. 4.5~6.5mmol/L

4. 低钾血症最主要临床表现为
A. 肌无力和腱反射减弱　　B. 心律失常　　C. 心电图改变
D. 四肢痉挛性抽搐　　E. 恶心呕吐

5. 低钾血症诊断最重要的依据是
A. 病史　　B. 肌无力和腱反射减弱
C. 心电图改变　　D. 血清钾低于 3.5mmol/L
E. 肌电图检查结果

6. 低钾血症治疗时静脉补钾速度过快、浓度过高可导致
A. 四肢痉挛性抽搐　　B. 胃肠痉挛　　C. 反常呼吸
D. 心脏骤停　　E. 应激性溃疡

7. 代谢性酸中毒突出的表现是
A. 呼吸深而慢　　B. 呼吸深而快　　C. 呼吸浅而快
D. 呼吸浅而慢　　E. 叹息样呼吸

8. 各种类型缺水、低钾与高钾血症、酸碱平衡失调相同的治疗措施为
A. 积极补充血容量　　B. 积极进行病因治疗
C. 积极给予葡萄糖和胰岛素　　D. 积极给予平衡盐溶液
E. 积极给予激素

【A2 型题】

9. 男性,剧烈频繁呕吐 2 天。自觉恶心、厌食、乏力,大便正常,尿量明显减少。查体:眼窝凹陷,皮肤干燥松弛。化验:血常规 WBC 11.6×10^9/L,RBC 6.5×10^{12}/L,Hb 135g/L;血清 K^+ 3.5mmol/L,Na^+ 140mmol/L,Cl^+ 97mmol/L。请根据以上资料判断该病人存在的体液平衡失调类型
A. 等渗性缺水　　B. 高渗性缺水　　C. 低渗性缺水
D. 低钾血症　　E. 高钾血症

10. 女性,56 岁,腹痛、发热 3 天,诊断为“急性弥漫性腹膜炎”。目前病人乏力、头晕、嗜睡,心率 94 次/分、呼吸 22 次/分,血气分析检查结果 pH 7.31、PCO_2 7.72(正常值 4.27~6.0)、AB 与 SB 均为 17(正常值 22~26)、BE 值为-5(正常值-3~3)。根据以上资料,该病人目前主要并发症为
A. 等渗性缺水　　B. 高渗性缺水　　C. 低渗性缺水
D. 代谢性酸中毒　　E. 代谢性碱中毒

(二)名词解释

1. 高渗性缺水

2. 低钾血症

（三）填空题

1. 缺水分为________、________和________三种类型。

2. 三种类型缺水时化验血常规都有________现象。

（四）简答题

1. 治疗低钾血症的补钾原则。

2. 简述代谢性酸中毒的临床表现。

第三节 输 血

一、学习目标

1. **掌握** 输血的适应证和主要并发症。
2. **熟悉** 输血注意事项。
3. **了解** 血液成分制品类型及应用。

二、重点和难点内容

1. 输血的适应证有急性大量失血、贫血或低蛋白血症、严重感染和凝血功能障碍。

2. 输血的注意事项有沟通、检验（血型、交叉配血）、核对（姓名、住院号、床号血型等）、检查（血液的性状、血袋与输血器等）、保存（适宜温度）、保护（轻拿轻放、避免受挤压）、观察（输血中、输血后病人情况）和保留（血袋与输血器保留至输血后 2 小时）。

3. 输血的主要并发症有发热反应、过敏反应、溶血反应和细菌污染反应，其他并发症有循环超负荷、输血相关肺损伤、免疫抑制、血源性传染病、血清离子异常和酸碱平衡失调等。

（1）发热反应：较多见，在输血过程中发生寒战高热。发现后应立即减慢或暂停输血，肌注异丙嗪 25mg 或静滴地塞米松 5~10mg。

（2）过敏反应：在输血过程中或输血后出现皮肤红斑、荨麻疹和瘙痒，严重者出现支气管痉挛、喘鸣、呼吸困难甚至休克。轻者可给抗组胺药物，严重者应立即停止输血，给予地塞米松、异丙嗪、肾上腺等药物。

（3）溶血反应：是最严重的输血反应，常见的原因是误输血型不合的血。典型的表现是输血 20~50ml 后，病人出现头痛、寒战高热、呼吸困难、心前区压迫感、腰背酸痛；继而出现面色苍白、皮肤湿冷，烦躁不安、脉搏细弱、血压下降、休克等，同时可出现血红蛋白尿、黄疸，甚至发生 DIC 及急性肾衰竭。疑有溶血反应，应立即停止输血、补充血容量、给予碳酸氢钠，必要时进行血浆交换。再次核对受血者、供血者的姓名和血型，重新测定血型和交叉配合试验，将血袋内剩血作涂片和细菌培养，以除外细菌污染反应。

（4）细菌污染反应：临床表现为输入 10~20ml 血液后，即发生寒战高热、呼吸困难、脉搏增快、血压下降等感染性休克的表现，并可有血红蛋白尿和创面渗血。应立即停止输血，取血袋内剩血做涂片和细菌培养，同时做病人的血、尿细菌培养，可明确诊断。治疗与感染性休克治疗相同，包括大剂量有效抗菌药物和激素的应用。

4. 成分输血

（1）血液成分制品：有血细胞、血浆和血浆蛋白三大类，输入血液成分制品而不输全血称为成分输血，是提高输血效能、节约血源的重要措施，应认真执行成分输血相关规定。

（2）血细胞成分制品：有红细胞、白细胞、血小板三类，其中红细胞制剂用于急性失血与慢性贫血，血小板制剂用于各种血小板低下的病人，白细胞制剂输注后并发症较多、很少应用。

（3）血浆成分制品：有新鲜冰冻血浆、冰冻血浆和冷沉淀三种，主要用于凝血因子缺乏的病人。

（4）血浆蛋白制品：有白蛋白制剂和免疫球蛋白制剂，前者用于各种疾病引起的低蛋白血症，后者用于提高机体免疫力。

三、习题

（一）选择题

【A1 型题】

1. 大量失血时，失血量至少达到多少时为输血适应证

A. 超过血液总量的 10%　　B. 超过血液总量的 15%
C. 超过血液总量的 20%　　D. 超过血液总量的 50%
E. 超过血液总量的 60%

2. 根据原卫生部数学指南建议，Hb>100g/L 时

A. 可输入浓缩红细胞　　B. 可输全血　　C. 可输血浆
D. 可输人血白蛋白　　E. 不需要输血

3. 最严重的输血并发症是

A. 非溶血性发热反应　　B. 过敏反应　　C. 溶血反应
D. 细菌污染反应　　E. 输血感染病毒性肝炎

4. 出现哪种输血反应必须立即停止输血

A. 发热反应　　B. 过敏反应　　C. 溶血反应
D. 输血相关急性肺损伤　　E. 变态反应

5. 发生溶血反应时尿液的特征性变化是

A. 呈深黄色　　B. 呈棕红色　　C. 呈黑色
D. 呈黄绿色　　E. 呈浅黄色

6. 输血过程中病人出现瘙痒、荨麻疹，应考虑存在

A. 发热反应　　B. 过敏反应　　C. 溶血反应
D. 细菌污染反应　　E. 循环超负荷

（二）名词解释

成分输血

（三）填空题

1. 输血前应作________鉴定和________试验。

2. 输注________是使用较多的一种成分输血。

（四）简答题

1. 简述输血的适应证。

2. 简述溶血反应的临床表现。

第四节 围手术期处理

一、学习目标

1. **掌握** 手术限时分类、手术前准备、手术后主要并发症的防治。
2. **熟悉** 手术后常规处理。
3. **了解** 手术后不适处理。

二、重点和难点内容

1. **围手术期** 是指从医生、病人及病人家属共同决定手术治疗时起，到与本次手术有关的医疗活动基本结束为止的一段时间，包括手术前、手术中、手术后三个阶段。按照手术的期限性，可分为三种：急症手术、限期手术和择期手术。

2. **手术前准备** 包括术前病人状态评估、一般准备和特殊准备。

（1）术前病人状态评估：包括心、肺、肝、肾、内分泌、血液、免疫系统功能以及营养和心理状态等。评估结果分为耐受力良好和耐受力不良两类。

（2）一般准备：包括心理准备和生理准备，如心理沟通、适应手术后变化的锻炼、预防感染、输血、补液、胃肠道准备等。

（3）特殊准备：伴有某些疾病者，需要做针对性治疗后方可手术，或有具体要求，如急性心肌梗死病人发病后6个月内不宜施行择期手术、心力衰竭病人控制3~4周后再施行手术、糖尿病人血糖以控制在轻度升高状态（5.6~11.2mmol/L）较为适宜、高血压病人血压在160/100mmHg以下可不必作特殊准备。

3. **手术后常规处理** 包括护理级别、监测项目、饮食要求、体位、用药、引流管和导尿管护理、切口拆线等。

4. **手术后各种不适的处理**

（1）疼痛：疼痛范围小、程度轻，病人能够忍受，可通过安慰缓解病人不愉快情绪。疼痛范围大、程度重，病人难以忍受，需给予止痛药物。

（2）发热：应根据病人具体情况判断原因，进行针对性治疗。非感染性发热可给予物理降温、抗过敏药物、镇静剂和退热剂。感染性发热需积极解除病因、降温退热并应用抗生素。

（3）恶心呕吐：若无其他原因，不作特殊处理，但要防止误吸。若伴有严重腹胀，可应用持续性胃肠减压。

（4）呃逆：可采用压迫眶上神经、短时间吸入二氧化碳、胃肠减压、给予镇静药物或针刺等。

5. **手术后并发症防治**

（1）术后出血：原因多为术中止血不完善，要求手术时务必严格止血、结扎牢靠，切口关闭前务必检查手术野有无出血点。

（2）切口感染：预防应着重于严格遵守无菌技术、手术操作轻柔精细、术中严格止血、增进病人抗感染能力、已形成脓肿者应予切开引流。

（3）切口裂开：以腹部较大切口裂开较多见，预防和治疗措施为加用全层减张缝合、在良好麻醉腹壁松弛条件下缝合切口、及时处理腹胀、腹带加压包扎等。

(4)肺膨胀不全:重在预防,主要措施为术前锻炼深呼吸、术后避免限制呼吸的固定或绑扎、减少肺泡和支气管内的分泌液、鼓励病人咳痰,帮助病人排痰、防止术后呕吐物或口腔分泌物误吸、给予抗生素。

(5)尿路感染:预防和处理措施包括及时处理尿潴留、应用有效抗生素、维持充分的尿量、保持排尿通畅。

三、习题

(一)选择题

【A1 型题】

1. 手术前 12 小时禁食、4 小时禁饮,以防止
   A. 胃内胀满平卧时影响呼吸
   B. 麻醉及手术过程中呕吐引起窒息或吸入性肺炎
   C. 手术后腹胀
   D. 手术后呃逆
   E. 手术后便秘
2. 高血压病人择期手术
   A. 不受影响
   B. 必须降至正常水平
   C. 血压在 160/100mmHg 以下,可不做特殊准备
   D. 血压控制正常 3 个月以后才可以手术
   E. 血压控制正常 6 个月以后才可以手术
3. 心肌梗死病人,择期手术
   A. 应在有效控制心肌梗死 2 周后进行手术
   B. 应在有效控制心肌梗死 6 周后进行手术
   C. 应在有效控制心肌梗死 3 个月后进行手术
   D. 应在有效控制心肌梗死 6 个月后进行手术
   E. 应在有效控制心肌梗死 12 个月后进行手术
4. 手术后并发肺梗死的特征性临床表现为
   A. 血压下降、心搏过速、尿量减少
   B. 发热、寒战、恶心、呕吐
   C. 突发性呼吸困难、胸痛、咯血、晕厥
   D. 发热、呼吸困难、肺部听诊可闻及散在湿啰音
   E. 发热、黄疸、血红蛋白尿
5. 手术后出血的主要原因为
   A. 病人凝血功能障碍　　B. 手术后未给予止血药物
   C. 手术中止血不完善　　D. 手术中未应用止血敷料
   E. 手术后病人体位不正确

【A2 型题】

6. 男性,56 岁,诊断"胃癌"入院。并有吸烟史 30 年,每日吸烟约 10 支。该病人手术应
   A. 立即进行　　B. 停止吸烟 1 周后进行

C. 停止吸烟 2 周后进行　　D. 停止吸烟 3 周后进行

E. 停止吸烟 4 周后进行

7. 女性,45 岁,因"左叶甲状腺多发结节"行"左叶甲状腺次全切除术"。术后 30 分钟病人出现明显呼吸困难,检查见切口敷料已经被血液湿透、颈前部肿胀、切口有较多渗血。此时应采取的最重要的措施是

A. 立即吸氧

B. 立即给予止血药物

C. 立即拆除切口缝线、清除积血、结扎出血血管断端

D. 立即吸氧、止血,待呼吸困难缓解后再次手术

E. 立即将病人送回手术室再次手术

(二)名词解释

围手术期

(三)填空题

1. 按照手术的期限性,手术可分为______________、______________和______________。

2. 心力衰竭病人控制______周后再施行手术。

(四)简答题

预防腹部手术后切口裂开的措施有哪些?

第五节 麻 醉

一、学习目标

1. **掌握** 麻醉方法分类、各种麻醉方法的适用手术。
2. **熟悉** 麻醉前准被和用药,各种麻醉方法的并发症。
3. **了解** 各种麻醉方法的具体操作。

二、重点和难点内容

1. 麻醉是用药物或其他方法使病人整体或局部暂时失去感觉,达到无痛目的,以利于进行手术和其他治疗的一项技术。

2. 根据麻醉作用部位和所用药物的不同,将临床麻醉方法分为全身麻醉(包括吸入全身麻醉和静脉全身麻醉)、局部麻醉(包括表面麻醉、局部浸润麻醉、区域阻滞和神经阻滞)、椎管内阻滞(包括蛛网膜下腔阻滞和硬脊膜外腔阻滞)、复合麻醉和基础麻醉。

3. 麻醉前准备和用药

(1)麻醉前准备:包括麻醉前病情评估、纠正或改善病理生理状态、麻醉设备与用具准备等。

(2)麻醉前用药:目的在于消除病人紧张恐惧情绪、减少全麻药用量及其副作用、提高病人的痛阈、抑制腺体的分泌功能、消除因手术或麻醉引起的不良反射。应根据麻醉方法和病情来选择用药的种类、用量、给药途径和时间。

4. 全身麻醉

(1)气管内插管:其目的在于麻醉期间保持病人的呼吸道通畅、防止异物进入呼吸道、及

时吸出气管内分泌物或血液，进行有效的人工或机械通气，防止病人缺氧和二氧化碳积蓄，便于吸入全身麻醉药的应用。

（2）吸入麻醉：麻醉药经呼吸道吸入进入血循环，作用于中枢神经系统而产生麻醉作用。常用的吸入麻醉药有安氟醚、异氟醚等。

（3）静脉麻醉：将麻醉药注入静脉，作用中枢神经系统而产生全麻状态。常用药有硫喷妥钠、氯胺酮、羟丁酸钠、依托咪酯和丙泊酚等。

（4）复合麻醉：复合麻醉根据需要可选择用地西泮、咪唑安定、氟哌啶、异丙嗪等药以达到镇静、催眠等目的；选用安氟醚、异氟醚、氯胺酮，联合应用镇痛药如芬太尼、吗啡、哌替啶等，达到镇痛和抑制反射目的；使用各种类型的肌肉松弛药达到肌肉松弛目的。

（5）并发症：有反流与误吸、呼吸道梗阻、通气不足、低氧血症、低血压、高血压、心律失常、高热、惊厥语抽搐等。

5. 局部麻醉

（1）常用局麻药：有普鲁卡因、丁卡因、利多卡因、布比卡因、罗哌卡因等。

（2）方法：有表面麻醉、局部浸润麻醉和神经阻滞等。

6. 椎管内麻醉

（1）蛛网膜下腔阻滞：适用于下腹部、盆腔、肛门会阴部及下肢手术。

（2）硬膜外腔阻滞：适用于腹部、腰部、盆腔及下肢的手术。

三、习题

（一）选择题

【A1 型题】

1. 蛛网膜下腔阻滞属于

A. 局部浸润　　B. 区域组织　　C. 神经阻滞

D. 椎管内阻滞　　E. 硬膜外腔阻滞

2. 为了做好麻醉前病情评估，对择期手术病人，麻醉师应当

A. 病人进入手术室后仔细阅读病历

B. 病人进入手术室后做认真全面的体格检查

C. 手术前到病房仔细阅读病历并访视病人

D. 手术前到病房向主管医生详细了解病人情况

E. 手术前到病房向护士详细了解病人情况

3. 全身麻醉方法为

A. 神经阻滞和椎管内阻滞　　B. 吸入麻醉和静脉麻醉

C. 神经阻滞和静脉麻醉　　D. 吸入麻醉和椎管内阻滞

E. 吸入麻醉和硬膜外腔阻滞

4. 麻醉效能较弱、黏膜穿透力很差的局部麻醉药物是

A. 普鲁卡因　　B. 利多卡因　　C. 丁卡因

D. 布比卡因　　E. 罗哌卡因

5. 蛛网膜下腔阻滞适用于

A. 头颈部、胸腹部手术　　B. 头颈部、躯干手术

C. 下腹部、盆腔、肛门会阴部及下肢手术　　D. 四肢手术

E. 全身各部位手术

【A2 型题】

6. 男性，32 岁，背部无痛性包块 2 年，查体于背部可触及大小约 3.0cm×2.5cm 大小的包块，质地较软，表面光滑，界限较清楚，诊断“背部脂肪瘤”，拟行“背部脂肪瘤切除术”，麻醉方法应选择

A. 表面麻醉　　B. 局部浸润麻醉　　C. 神经阻滞麻醉

D. 硬膜外腔阻滞麻醉　　E. 全身麻醉

7. 女性，62 岁，发现左乳腺无痛包块 3 个月。查体见左乳头凹陷，皮肤呈“橘皮样”外观，外上象限可触及 4.5cm×3.5cm 的肿块，质硬、固定、界限不清，左腋窝淋巴结增大、固定、表面不平。诊断“左乳癌”，拟行“左乳癌根治术”。该病人手术首选麻醉方法为

A. 局部浸润麻醉　　B. 神经阻滞麻醉　　C. 蛛网膜下腔阻滞麻醉

D. 硬膜外腔阻滞麻醉　　E. 全身麻醉

（二）名词解释

1. 麻醉

2. 全身麻醉

（三）填空题

1. 椎管内阻滞包括________________和________________。

2. 全麻时发生上呼吸道梗阻的常见原因为________。

第六节 疼痛治疗

一、学习目标

1. **掌握** 疼痛的定义、分类、程度评估、慢性疼痛的常用治疗方法。

2. **熟悉** 疼痛对生理的影响、癌症疼痛治疗。

3. **了解** 术后镇痛。

二、重点和难点内容

1. **定义** 与实际的或潜在的组织损伤相关联、或者可以用组织损伤描述的一种不愉快的感觉和情绪上的体验。

2. **疼痛分类** 按疼痛程度分轻微疼痛、中度疼痛和剧烈疼痛；按起病缓急分急性疼痛和慢性疼痛；按疼痛部位分浅表痛和深部痛。

3. **疼痛程度的评估** 有视觉模拟评分法和语言描述评分法。

4. **疼痛对生理的影响** 疼痛可引起精神情绪、内分泌系统、循环系统、呼吸系统、消化系统、泌尿系统、免疫系统及凝血功能发生相应变化。

5. **慢性疼痛治疗**

（1）诊治范围：头痛、颈肩痛、腰腿痛、四肢软组织慢性损伤、神经痛和四肢血管疾病等。

（2）常用的治疗方法：有药物治疗、神经阻滞、椎管内注药、针灸、按摩、物理疗法和心理疗法等。

6. 癌症疼痛治疗

（1）三阶梯疗法：第一阶梯非阿片类药、第二阶梯弱阿片类药、第三阶梯强阿片类药。

（2）椎管内注药：硬膜外腔注入吗啡、蛛网膜下腔内注入神经破坏性药物。

（3）放疗、化疗和激素疗法：都可作为癌症疼痛治疗方法。

三、习题

（一）选择题

【A1 型题】

1. 采用视觉模拟评分法，所得值为“10”，表明

A. 轻微疼痛　　B. 中度疼痛　　C. 最剧烈疼痛
D. 浅表痛　　E. 深部痛

2. 急性疼痛可引起病人

A. 焦虑烦躁　　B. 精神抑郁　　C. 表情淡漠
D. 欣快感　　E. 嗜睡

3. 慢性疼痛治疗最基本、最常用的方法为

A. 针灸治疗　　B. 物理疗法　　C. 药物治疗
D. 推拿按摩　　E. 手术治疗

4. 对头痛、牙痛、神经痛、肌肉痛或关节痛治疗首选

A. 麻醉性镇痛药　　B. 解热消炎镇痛药　　C. 催眠镇静药
D. 抗癫痫药　　E. 抗忧郁药

5. 星状神经节阻滞可用于康复科

A. 小儿脑瘫治疗　　B. 脑出血后下肢运动障碍治疗
C. 骨折后肢体肌肉萎缩治疗　　D. 乳腺癌术后上肢淋巴水肿治疗
E. 神经官能症治疗

（二）名词解释

疼痛

（三）填空题

1. 按疼痛部位可将疼痛分为____________和____________。

2. 疼痛程度的评估的方法有____________和____________。

（四）简答题

简述慢性疼痛有哪些治疗方法。

第七节　外科病人的代谢及营养治疗

一、学习目标

1. **掌握**　营养状态评定方法。

2. **熟悉**　肠外营养、肠内营养的概念、适应证与禁忌证。

3. **了解**　饥饿、创伤时机体代谢的变化。

二、重点和难点内容

1. 饥饿、创伤状态下机体代谢改变

(1)饥饿时代谢变化:消耗机体糖原储备、糖异生增加、脂肪动员增加、血浆葡萄糖及胰岛素浓度下降、血酮体及脂肪酸浓度增高。

(2)创伤时代谢改变:内源性葡萄糖异生作用明显增加、蛋白质分解增加、脂肪分解增加。

2. 营养状态的评定

(1)一般临床检查:包括病史采集和体格检查。

(2)人体测量:包括体重测量、体重指数计算、皮褶厚度与臂围测量。

(3)实验室检查:包括血浆蛋白、氮平衡与净氮利用率、总淋巴细胞计数。

3. 肠外营养

(1)概念:肠外营养是通过胃肠道以外途径(静脉),为病人提供各种必需的营养素。

(2)适应证:一周以上不能进食或因胃肠道功能障碍不能耐受肠内营养者、通过肠内营养无法达到机体需要的目标量者。

(3)肠外营养制剂:包括碳水化合物、氨基酸、脂肪乳剂、电解质、维生素与微量元素。

(4)肠外营养途径:包括外周静脉和中心静脉,最好利用中心静脉途径。

(5)肠外营养的并发症:导管相关并发症(气胸、空气栓塞、血管与神经损伤)、代谢性并发症(血糖异常、高脂血症、必须脂肪酸缺乏等)、肝脏损害和代谢性骨病。

4. 肠内营养

(1)概念:肠内营养是指经鼻胃、鼻肠管或经胃肠造瘘管滴入要素饮食的方式,为病人提供各种必需的营养素。

(2)适应证:不能正常经口进食者、正常经口进食量不能满足机体需要者。

(3)肠内营养制剂:有要素型、非要素型、组件型和疾病专用型。

(4)肠内营养途径:管饲(经鼻胃管、鼻十二指肠管、鼻空肠管)、造口(经胃造口、空肠造口给予营养制剂)。

(5)并发症:机械性并发症(鼻、咽、胃肠道损伤,饲管堵塞等)、倾倒综合征、腹泻或腹胀。

三、习题

(一)选择题

【A1 型题】

1. 饥饿时机体代谢变化,正确的是
   - A. 机体糖原储备增加、糖异生增加、脂肪动员减少
   - B. 消耗机体糖原储备、糖异生增加、脂肪动员增加
   - C. 消耗机体糖原储备、糖异生减少、脂肪动员增加
   - D. 消耗机体糖原储备、糖异生增加、脂肪动员减少
   - E. 消耗机体糖原储备、糖异生减少、脂肪动员减少
2. 营养状态评定常用方法有
   - A. 人体测量与实验室检查
   - B. 人体测量与影像学检查
   - C. 人体测量与病理检查
   - D. 人体测量与内镜检查
   - E. 实验室检查与影像学检查

3. 人体测量进行营养状态评定的指标有
A. 体重指数、皮褶厚度和体型
B. 体重指数、皮褶厚度和上臂周径测定
C. 体重指数、肌张力和握力测定
D. 体重指数、神经反射和皮褶厚度
E. 身高、体重和腰围
4. 肠外营养是指
A. 利用静脉途径补充营养
B. 利用鼻饲途径补充营养
C. 利用空肠造瘘置管途径补充营养
D. 利用胃管途径补充营养
E. 利用输血方法补充营养
5. 肠内营养是指
A. 正常经口进食
B. 直接把营养制剂注入任何一段肠道内
C. 经鼻把专用管道置入胃、十二指肠或空肠，经管道注入营养制剂
D. 利用静脉途径补充营养
E. 口服营养制剂

（二）名词解释

1. 肠外营养
2. 肠内营养

（三）填空题

1. 营养状态评估方法有________、________、________、________等。
2. 营养状态评估实验室检查指标包括________、________、________。

（四）简答题

简述肠外营养并发症。

第八节 外科感染

一、学习目标

1. 掌握 疖、痈、急性蜂窝织炎、丹毒、破伤风的临床表现、诊断和治疗。

2. 熟悉 外科感染的概念、特点与分类。急性淋巴管炎和淋巴结炎的临床表现、诊断和治疗。

3. 了解 疖、痈、急性蜂窝织炎、丹毒、急性淋巴管炎和淋巴结炎、破伤风的病因，破伤风的发病机制。

二、重点和难点内容

1. 概述

（1）概念：外科感染是指需要用外科方法治疗的感染性疾病和创伤、手术、器械检查或插管等引起的感染。

（2）特点：①多由几种细菌引起；②多数有明显的局部症状；③多为器质性病变，常有组织化脓坏死，需外科处理。

（3）分类：可分为特异性和非特异性，急性、亚急性和慢性，原发性和继发性，院内感染与

社区获得性感染。

2. 疖、痈

(1)概念:疖是一个毛囊及其所属皮脂腺的急性化脓性感染;痈是多个相邻的毛囊及其所属皮脂腺、汗腺的急性化脓性感染。

(2)病因:局部皮肤不洁、擦伤等导致细菌入侵,致病菌多为金黄色葡萄球菌及表皮葡萄球菌。

(3)临床表现:疖开始时为红、肿、痛的硬结,中央可有脓栓,局部皮温增高,称硬结期。之后红、肿、痛范围扩大,中央皮肤坏死塌陷,可触及波动感,称脓肿形成期;痈开始时为局部一小片皮肤红、肿、痛、硬、痛,病灶区可有多个脓栓,局部皮温增高,称硬肿期。之后红、肿、痛范围扩大,中央皮肤多处坏死塌陷,可触及波动感,称脓肿形成期。可伴有发热、畏寒、全身不适等全身症状,严重者可发生感染性休克。

(4)治疗:疖、痈在硬结期或硬肿期主要采取局部治疗,可用碘伏、酒精、硫酸镁湿敷,或外敷2%鱼石脂软膏。发生在口唇、鼻周围的疖(危险三角区)切忌挤压,以免引起化脓性海绵窦炎。疖、痈在脓肿形成后必须及时切开引流,有发热等全身症状者应给予抗生素。

3. 急性淋巴管炎和淋巴结炎

(1)病因:致病菌从皮肤、黏膜表浅的损伤或感染病灶侵入,经组织的淋巴间隙进入淋巴管,引起急性淋巴管炎。急性淋巴结炎多数由其他感染病灶的化脓菌沿淋巴管侵入淋巴结所致。致病菌多为金黄色葡萄球和溶血性链球菌。

(2)临床表现:急性淋巴管炎分为深、浅两种,浅层者在伤口近侧出现一条或数条“红线”,硬而有压痛,深层者不出现红线,但患肢可出现肿胀、压痛;急性淋巴结炎时,局部淋巴结肿大、疼痛、压痛,少数形成脓肿者局部有波动感。

急性淋巴管炎、淋巴结炎均可发生发热、周身不适等全身症状。

(3)治疗:主要措施为应用抗菌药物和处理原发病灶,淋巴结炎形成脓肿时需切开引流。

4. 急性蜂窝织炎

(1)概念:急性蜂窝织炎是发生在皮下、筋膜下、肌间隙或深部疏松结缔组织的急性化脓性感染。

(2)病因:皮肤或软组织受损后细菌侵入,致病菌多为溶血性链球菌,也可由金黄色葡萄球菌、厌氧菌引起感染。

(3)临床表现:局部红肿、发热、疼痛,色暗红,无明显界限,中央区的颜色较周围深,边缘不隆起。局部形成脓肿者,可有波动感。发生在深部的急性蜂窝织炎,局部红肿不明显,但局部皮肤有明显水肿、深压痛。发生在口底、颌下及颈部的蜂窝织炎,可能发生喉头水肿或压迫气管,引起呼吸困难窒息。由产气细菌引起者,局部可触及捻发音,又称捻发音性蜂窝织炎。一般有全身感染症状,如发烧、寒战、乏力、头痛。

(4)治疗:可用50%硫酸镁溶液湿敷或理疗。形成脓肿者,应及时作切开引流,尤其是发生在颌下及颈前的应早期切开减压。捻发音性蜂窝织炎应及早做广泛的切开引流,伤口开放,用过氧化氢或高锰酸钾溶液冲洗换药。选用对致病菌敏感的抗生素。

5. 丹毒

(1)概念:丹毒是乙型溶血性链球菌侵犯皮肤毛细淋巴管网引起的急性感染。

(2)病因:大多先有病变远端皮肤或黏膜受损,导致乙型溶血性链球菌侵犯皮肤毛细淋巴管网。

(3)临床表现:皮肤片状红斑,呈鲜红色,中央颜色稍淡,微隆起,与周围组织界限清楚,有烧灼样剧烈疼痛，可有水泡。附近淋巴结常肿大，有压痛。

（4）治疗：局部可用50%硫酸镁溶液湿敷或理疗，全身治疗选用对致病菌敏感的抗生素，如青霉素、头孢类。

6. 破伤风

（1）概念：破伤风是由破伤风梭菌侵入机体所引起的一种特异性感染。

（2）病因：外伤后破伤风梭菌侵入，产生的痉挛毒素引起全身随意肌痉挛。易发因素有伤口深而小、污染重、新生儿断脐带时用未消毒的刀剪、人工流产时器械消毒不合格。

（3）临床表现：潜伏期一般为6~10日，但也有24小时或长达数周、数月者。前驱期常有头晕、乏力、烦躁不安、咀嚼肌发酸等症状。发病期典型表现为牙关紧闭，张口渐困难，吞咽不便，流口水。面部表情肌痉挛，形成"苦笑"面容。颈项强直、头向后仰，呈"角弓反张"状。光、声、震动等刺激，可诱发抽搐，患者全身大汗，面唇发绀，呼吸急促，表情非常痛苦。喉头及呼吸肌痉挛可引起呼吸困难或窒息，是造成死亡的主要原因。

（4）预防治疗：预防有主动免疫和被动免疫两种方法；治疗措施包括避免刺激、清除毒素来源、解除痉挛、保持呼吸道通畅、预防并发症和全身支持疗法。

三、习题

（一）选择题

【A1 型题】

1. 外科感染是指
   A. 发生在外科病房的感染
   B. 外科疾病引起的感染
   C. 需要外科治疗或由外科操作引起的感染
   D. 必须进行手术治疗的感染
   E. 发生在体表的感染
2. 下列哪项是特异性感染
   A. 疖
   B. 痈
   C. 急性蜂窝织炎
   D. 破伤风
   E. 急性阑尾炎
3. 急性感染是指
   A. 连续病程在1周以内的感染
   B. 连续病程在3周以内的感染
   C. 连续病程在6周以内的感染
   D. 连续病程在8周以内的感染
   E. 连续病程在10周以内的感染
4. 下列关于疖的叙述哪项是正确的
   A. 发生于一个毛囊及其附属皮脂腺的急性化脓性感染
   B. 发生于相邻多个毛囊及其附属皮脂腺的急性化脓性感染
   C. 发生于皮肤全层的感染
   D. 发生于皮肤真皮层的感染
   E. 发生于皮肤表皮层的感染
5. 破伤风发病机制中最主要的因素为
   A. 破伤风梭菌对中枢神经的直接破坏
   B. 溶血毒素对组织的破坏
   C. 痉挛毒素对中枢神经的抑制
   D. 机体的免疫反应

E. 由于伤口受风引起机体的神经体液反应

【A2 型题】

6. 男性，52 岁，颈部疼痛 2 天，无发热。查体见项部有一凸于体表的丘形包块，直径约 2cm，表面皮肤呈暗红色、轻度水肿、中央有一黄白色脓栓，有触痛，局部皮温增高。该病人最可能诊断为

A. 急性淋巴结炎　　B. 疖　　C. 痈
D. 急性蜂窝织炎　　E. 丹毒

7. 女性，24 岁，从建筑工地四楼坠落，左侧股骨干开放性骨折，伤后 1 小时入院，行急诊“股骨干复位固定术”。术后第三天出现头晕、乏力、烦躁不安、腮部发酸发紧症状，随之出现阵发性抽搐，发作时牙关紧闭，面部表情肌痉挛、颈项强直、头向后仰。该病人最可能诊断为

A. 股骨干开放性骨折合并颅脑损伤
B. 股骨干开放性骨折合并破伤风
C. 股骨干开放性骨折合并癫痫
D. 股骨干开放性骨折合并低钙血症
E. 股骨干开放性骨折合并低镁血症

【B 型题】

（8~9 共用答案）

A. 急性淋巴结炎　　B. 疖　　C. 痈
D. 急性蜂窝织炎　　E. 丹毒

8. 病灶区局部红肿、发热、疼痛，色暗红，与周围组织无明显界限，中央区的颜色较周围深，边缘不隆起，应为

9. 病灶区皮肤片状红斑，呈鲜红色，中央颜色稍淡，微隆起，与周围组织界限清楚，有烧灼样剧烈疼痛，应为

（二）名词解释

1. 外科感染
2. 丹毒

（三）填空题

1. 急性蜂窝织炎是发生在皮下、筋膜下、肌间隙或________的急性化脓性感染。
2. 破伤风是由________侵入机体所引起的一种特异性感染。

（四）简答题

1. 简述外科感染的特点。
2. 简述破伤风典型临床表现。

第九节　烧伤、冻伤

一、学习目标

1. **掌握**　烧伤的伤情判定。
2. **熟悉**　烧伤的急救原则和治疗措施；局部冻伤的深度判定与治疗。

3. 了解 烧伤的补液，全身冻伤的治疗。

二、重点和难点内容

1. 烧伤面积计算

（1）手掌法：以病人自己的手掌计算面积，五指并拢时，手掌加手指面积相当于自身体表面积1%，此法适用于较小面积的计算。

（2）新九分法：头面颈9%（发部3%，面部3%，颈部3%）；双上肢为2×9%（双上臂7%，双前臂6%，双手5%）；躯干前后及会阴部为3×9%（躯干前13%，躯干后13%及会阴部1%）；双下肢包括臀部为5×9%+1%（双臀5%，双大腿21%，双小腿13%，双足7%）。

2. 烧伤深度判定

（1）Ⅰ度烧伤：又称红斑性烧伤。伤及表皮层，局部轻度红、肿、热、痛，表面干燥，不起水疱。

（2）浅Ⅱ度烧伤：又称水疱性烧伤。伤达真皮浅层，局部剧痛、肿胀，水疱大，疱破后见基底潮红湿润。

（3）深Ⅱ度烧伤：损伤达真皮深层。局部感觉迟钝，水疱小，基底微湿，红白相间，水肿明显。

（4）Ⅲ度烧伤：又称焦痂性烧伤。伤及皮肤全层，甚至达肌肉、骨骼。局部痛觉消失，创面蜡白、棕褐或焦黄，干燥无弹性或成皮革样干痂。

3. 烧伤程度判定

（1）轻度烧伤：Ⅱ度烧伤面积9%以下（儿童为5%）。

（2）中度烧伤：总面积在10%～29%（儿童为6%～15%）的Ⅱ度烧伤，或Ⅲ度面积小于10%（儿童为5%）。

（3）重度烧伤：总面积在30%～49%（儿童为16%～25%）的Ⅱ度烧伤或Ⅲ度面积10%～19%（儿童为6%～10%）。烧伤面积虽不到30%，但已发生休克等并发症，或存在严重吸入性烧伤。

（4）特重烧伤：总面积在50%以上或Ⅲ度烧伤面积超过20%。或有下列情况之一者：①病情重已发生休克；②有复合伤或化学中毒；③并有吸入性损伤。

4. 烧伤急救及治疗原则 消除致伤原因，保护受伤部位；保持呼吸道通畅；镇静、止痛；使用抗生素；尽快建立静脉补液通道，纠正低血容量性休克；注射破伤风抗毒素；争取早期切痂，自、异体皮移植覆盖创面。

5. 烧伤创面处理原则 Ⅰ度烧伤创面，保持创面清洁、减轻疼痛；浅Ⅱ度伤创面，防止感染，减轻疼痛，促进愈合；深Ⅱ度烧伤创面，防止感染，保留残存上皮组织，促进愈合；Ⅲ度烧伤创面，防止感染，保持焦痂完整、干燥，尽早除去坏死组织，消灭创面。

6. 局部冻伤的深度判定 Ⅰ度仅伤及表皮层；Ⅱ度伤至真皮层；Ⅲ度伤至全层皮肤及皮下组织；Ⅳ度伤可深达肌肉，骨骼组织。

7. 局部冻伤的治疗 Ⅰ～Ⅱ度伤创面可用1∶1000新洁尔灭溶液涂擦，再用网眼纱布包扎，如有水疱经引流后，用冻疮膏纱布包扎，定时换药。Ⅲ度、Ⅳ度伤多采用暴露疗法，待坏死组织边界清楚后，再行切除植皮；Ⅲ度、Ⅳ度冻伤者，可给予低分子右旋糖酐、妥拉苏林、罂粟碱，以改善肢体血循环，注射破伤风抗毒素。

三、习题

（一）选择题

【A1 型题】

1. 烧伤处有水疱，水疱内创面红润，疼痛明显，烧伤深度应为
   A. Ⅰ度　B. Ⅱ度浅　C. Ⅱ度深
   D. Ⅱ度与Ⅲ度之间　E. Ⅲ度
2. 患者右上肢与左手烧伤，其烧伤面积为
   A. 11.5%　B. 13%　C. 14.5%
   D. 17%　E. 21%
3. Ⅱ度烧伤面积 11%~30%，Ⅲ度 10%烧伤面积以下，属于
   A. 轻度烧伤　B. 中度烧伤　C. 重度烧伤
   D. 极重度烧伤　E. 危重烧伤
4. 烧伤造成休克的最主要原因是
   A. 大量水分蒸发　B. 大量液体渗出　C. 细菌感染中毒
   D. 强烈疼痛刺激　E. 病人饮水较少
5. 包扎疗法适用于
   A. 头面部较小面积的Ⅱ°烧伤　B. 头面部较大面积的Ⅱ°烧伤
   C. 会阴部较小面积的Ⅱ°烧伤　D. 四肢及躯干较小面积的Ⅱ°烧伤
   E. 四肢及躯干较大面积的Ⅱ°以上烧伤
6. 局部冻伤后复温应
   A. 用 30℃以下冷水浸泡或湿敷患处　B. 用 30~35℃温水浸泡或湿敷患处
   C. 用 38~48℃温水浸泡或湿敷患处　D. 用 48~58℃热水浸泡或湿敷患处
   E. 用火烤
7. 局部冻伤后复温时间
   A. 5 分钟以内　B. 5~7 分钟为好　C. 20~30 分钟为好
   D. 30~40 分钟为好　E. 时间越长越好

（二）名词解释

吸入性烧伤

（三）填空题

1. 烧伤面积计算中的手掌法应当用________的手测量。
2. 烧伤暴露疗法适用于________、________部烧伤。

（四）简答题

请说出烧伤创面处理原则。

第十节　创　　伤

一、学习目标

1. **掌握**　创伤的概念、检查诊断方法、急救与治疗。

2. **熟悉** 创伤的分类、病理与修复。

3. **了解** 严重创伤并发症。

二、重点和难点内容

1. **概念** 创伤指机械性因素作用于人体导致组织或器官解剖结构完整性的破坏，以及生理功能障碍。

2. **分类**

(1)按致伤因素分：分为刃器伤、挤压伤、火器伤、冲击伤、烧伤、冻伤等。

(2)按受伤部位分：分为颅脑伤、颌面伤、颈部伤等。

(3)按皮肤完整性：分为闭合伤、开放伤。

(4)按受伤程度分：分轻、中、重度创伤。

3. **病理生理**

(1)局部反应：表现为局部的炎症反应。

(2)全身反应：可引起神经-内分泌方面的变化，释放大量肾上腺素、肾上腺皮质醇、醛固酮等，使胰岛素释放减少，胰高血糖素释放增加，促进糖原分解、葡萄糖异生增加、脂肪分解。总体上，机体处于分解代谢状态，表现为基础代谢率增高、能量消耗增加，水-电解质代谢紊乱。

4. **组织修复的过程** 分为炎症反应阶段、组织增生和肉芽形成阶段和塑形阶段。

5. **创伤愈合类型**

(1)一期愈合：损伤轻、坏死组织少的伤口在无感染情况下愈合，组织修复以原组织细胞为主，仅含少量纤维组织。伤口对合良好，瘢痕小。

(2)二期愈合：损伤重、坏死组织多或已经感染伤口，伤口逐渐由肉芽填充，以纤维组织修复为主。伤口对合差，瘢痕明显。

6. **严重创伤并发症** 有休克、感染、脂肪栓塞、应激性溃疡和器官功能障碍等。

7. **创伤的诊断** 作用力小、损伤轻的创伤根据受伤情况与体格检查等容易作出诊断。作用力大、损伤重、多部位受创的严重创伤，需要认真了解受伤史和主要症状、抓住重点进行体格检查、优先选择最必要的辅助检查，尽快作出主要诊断，进行有效抢救治疗。

8. **创伤急救** 主要措施和需要重点注意的环节包括通气、复苏、止血、包扎和搬运。

9. **进一步救治**

(1)继续循环呼吸支持：快速建立静脉通道，一般需 3~4 条，补充血容量，给予复苏及维持循环稳定药物；呼吸不稳定伤员应进行气管插管、吸氧，使用人工呼吸机维持呼吸。

(2)针对性治疗：经必要的体格检查与辅助检查明确主要诊断后，内脏破裂、大血管破裂等需要紧急手术治疗；开放性损伤及时施行清创术；伤口污染严重者注射破伤风抗毒素。

(3)其他：注意及时纠正水、电解质及酸碱平衡失调，根据伤情给予镇静止痛、营养支持，选择性应用抗生素预防感染，积极防治 DIC 和器官功能障碍，密切观察伤情变化。

三、习题

(一)选择题

【A1 型题】

1. 在和平年代，占创伤发生率首位的是

A. 交通伤　　B. 机械伤　　C. 锐器伤
D. 火器伤　　E. 坠落伤

2. 创伤的局部病理反应为
A. 疼痛反应　　B. 应激反应　　C. 炎症反应
D. 发热反应　　E. 变态反应

3. 创伤时机体代谢变化是
A. 糖原合成、葡萄糖异生增加、脂肪分解
B. 糖原分解、葡萄糖异生增加、脂肪分解
C. 糖原合成、葡萄糖异生减少、脂肪分解
D. 糖原分解、葡萄糖异生减少、脂肪合成
E. 糖原合成、葡萄糖异生增加、脂肪合成

4. 创伤后有意识异常、生命指征不平稳者，体格检查应
A. 做全面细致的全身体格检查
B. 抓住重点进行体格检查，不要贻误抢救时机
C. 不做体格检查，马上抢救
D. 只查意识状态、脉搏、呼吸及血压
E. 只查受伤部位及程度

5. 脊柱损伤病人搬运时
A. 应将伤员平移至硬板担架运送　　B. 立即背起伤员运送
C. 一人抬肩、一人抬腿运送　　D. 能自己行走的伤员，可扶着去医院
E. 把病人放在棉被上，抬着棉被四角运送

6. 严重创伤，尤其是有意识障碍者，抢救时首先注意
A. 保持呼吸道通畅　　B. 补充血容量　　C. 镇静、止痛
D. 精神安慰　　E. 唤醒伤员

（二）名词解释

创伤

（三）填空题

1. 创伤按皮肤完整性可分为________和________。
2. 严重创伤并发症包括________、________、________、________和________。

（四）简答题

请说出创伤急救时需要重点注意的环节。

第二章 外科学基础答案

第一节 无 菌 术

（一）选择题

【A1 型题】

1. A　2. C　3. B　4. D

【B 型题】

5. B　6. A

（二）名词解释

无菌术是针对致病微生物及其感染途径所采取的一系列预防措施，包括除菌法、灭菌法、消毒法和相关操作规则及管理制度。

（三）填空题

1. 杀灭一切活的微生物（包括细菌芽胞）
2. 包括手术切口周围 15cm

（四）简答题

请说出参加手术人员手术前的无菌要求。

参加手术人员，手术前首先进行手臂消毒，用洗手液按"六步洗手法"彻底清洗手臂，然后用消毒剂做皮肤消毒，范围为指尖至肘上 5cm。然后按无菌术的具体要求穿无菌手术衣、戴无菌手套。

第二节 体液平衡失调

（一）选择题

【A1 型题】

1. B　2. C　3. C　4. A　5. D　6. D　7. B　8. B

【A2 型题】

9. A　10. D

（二）名词解释

1. 体液中水与钠都减少，但水的丢失比例大于钠的丢失比例，导致细胞外液钠离子浓度升高，细胞外液渗透压增高，称高渗性缺水。

2. 血清钾低于 3.5mmol/L 时，引起以肌细胞功能障碍为主的病症，称为低钾血症。

（三）填空题

1. 等渗性缺水　高渗性缺水　低渗性缺水

2. “血浓缩”

（四）简答题

1. 治疗低钾血症的补钾原则。

①能口服则口服；②静脉补钾只能静脉滴注，不能静脉推注；③静滴时须严格控制浓度和速度；④无尿与少尿病人不能补钾；⑤补钾过程中需严密观察病人。

2. 简述代谢性酸中毒的临床表现。

轻者无特异性表现，较重者有乏力、头晕、嗜睡，突出的症状是呼吸深而快，有的呼气中带有酮味。还可有面部潮红、心率细速、血压偏低，严重者神志不清或昏迷。

第三节 输 血

（一）选择题

【A1 型题】

1. C 2. E 3. C 4. C 5. B 6. B

（二）名词解释

凡以非全血的方式输注血液中的一种或几种成分，称为成分输血。

（三）填空题

1. 血型 交叉配血

2. 浓缩红细胞

（四）简答题

1. 简述输血的适应证。

①急性大量失血；②贫血和低蛋白血症；③严重感染；④凝血异常。

2. 简述溶血反应的临床表现。

输血 20～50ml 后，病人出现头痛、寒战高热、呼吸困难、心前区压迫感、腰背酸痛；继而出现面色苍白、皮肤湿冷，烦躁不安、脉搏细弱、血压下降、休克等，同时可出现血红蛋白尿、黄疸，甚至发生 DIC 及急性肾衰竭。

第四节 围手术期处理

（一）选择题

【A1 型题】

1. B 2. C 3. D 4. C 5. C

【A2 型题】

6. C 7. C

（二）名词解释

围手术期是指从医生、病人及病人家属共同决定手术治疗时起，到与本次手术有关的医疗活动基本结束为止的一段时间。

（三）填空题

1. 急症手术 限期手术 择期手术

2. 3～4

（四）简答题

预防腹部手术后切口裂开的措施有哪些？

①在依层缝合基础上，加用全层减张缝线；②应在良好麻醉、腹壁松弛条件下缝合切口；③及时处理腹胀；④病人咳嗽时，注意切口保护；⑤适当的腹部加压包扎。

第五节 麻醉

（一）选择题

【A1 型题】

1. D　2. C　3. B　4. A　5. C

【A2 型题】

6. B　7. E

（二）名词解释

1. 麻醉是用药物或其他方法使病人整体或局部暂时失去感觉，达到无痛目的，以利于进行手术和其他治疗的一项技术。

2. 麻醉药经呼吸道吸入或静脉、肌内注射进入人体内，产生中枢神经系统的抑制，表现为神志、痛觉消失，遗忘，反射抑制和一定程度的肌肉松弛，这种方法称为全身麻醉。

（三）填空题

1. 蛛网膜下腔阻滞　硬脊膜外腔阻滞

2. 机械性梗阻

第六节 疼痛治疗

（一）选择题

【A1 型题】

1. C　2. A　3. C　4. B　5. E

（二）名词解释

疼痛是与实际的或潜在的组织损伤相关联、或者可以用组织损伤描述的一种不愉快的感觉和情绪上的体验。

（三）填空题

1. 浅表痛　深部痛

2. 视觉模拟评分法　语言描述评分法

（四）简答题

简述慢性疼痛有哪些治疗方法。

①药物疗法；②神经阻滞；③椎管内注药；④痛点注射；⑤针灸疗法；⑥按摩疗法；⑦物理疗法；⑧经皮神经电刺激疗法；⑨心理疗法。

第七节 外科病人的代谢及营养治疗

（一）选择题

【A1 型题】

1. B　2. A　3. B　4. A　5. C

（二）名词解释

1. 肠外营养是通过胃肠道以外途径(静脉),为病人提供各种必需的营养素。

2. 肠内营养是指经鼻胃、鼻肠管或经胃肠造瘘管滴入要素饮食的方式,为病人提供各种必需的营养素。

（三）填空题

1. 临床检查　人体测量　实验室检查　人体组成测定

2. 血浆蛋白　氮平衡与净氮利用率　总淋巴细胞计数

（四）简答题

简述肠外营养并发症。

肠外营养的并发症有①导管相关并发症:气胸、空气栓塞、血管与神经损伤;②代谢性并发症:血糖异常、高脂血症、必须脂肪酸缺乏等;③肝脏损害;④代谢性骨病。

第八节 外科感染

（一）选择题

【A1 型题】

1. C　2. D　3. B　4. A　5. C

【A2 型题】

6. C　7. B

【B 型题】

8. D　9. E

（二）名词解释

1. 外科感染是指需要用外科方法治疗的感染性疾病和创伤、手术、器械检查或插管等引起的感染。

2. 丹毒是乙型溶血性链球菌侵犯皮肤毛细淋巴管网引起的急性感染。

（三）填空题

1. 深部疏松结缔组织

2. 破伤风梭菌

（四）简答题

1. 简述外科感染的特点。

①多由几种细菌引起;②多数有明显的局部症状;③多为器质性病变,常有组织化脓坏死,需外科处理。

2. 简述破伤风典型临床表现。

前驱期常有头晕、乏力、烦躁不安、咀嚼肌发酸不力等症状。发病期典型表现为牙关发紧,张口渐困难，吞咽不便，流口水。面部表情肌痉挛，形成“苦笑”面容。颈项强直、头向后仰，呈“角弓反张”状。

第九节 烧伤、冻伤

（一）选择题

【A1 型题】

1. B 2. A 3. B 4. B 5. D 6. C 7. C

（二）名词解释

物体燃烧时产生的有毒化学物质被吸入病人下呼吸道，引起呼吸道局部腐蚀或全身中毒，称为吸入性烧伤。

（三）填空题

1. 病人自己
2. 头面部 会阴

（四）简答题

请说出烧伤创面处理原则。

Ⅰ度烧伤创面，保持创面清洁、减轻疼痛；浅Ⅱ度伤创面，防止感染，减轻疼痛，促进愈合；深Ⅱ度烧伤创面，防止感染，保留残存上皮组织，促进愈合；Ⅲ度烧伤创面，防止感染，保持焦痂完整、干燥，尽早除去坏死组织。

第十节 创 伤

（一）选择题

【A1 型题】

1. A 2. C 3. B 4. B 5. A 6. A

（二）名词解释

创伤指机械性因素作用于人体导致组织或器官解剖结构完整性的破坏，以及生理功能障碍。

（三）填空题

1. 闭合伤 开放伤
2. 感染 休克 脂肪栓塞综合征 应激性溃疡 器官功能障碍

（四）简答题

请说出创伤急救时需要重点注意的环节。

①通气：严重的创伤，尤其是有意识障碍者，抢救时首先注意保持呼吸道通畅；②复苏：如有心脏和呼吸骤停，需立即进行心肺复苏；③止血：开放性创伤必须尽快止血；④包扎：开放性创伤应尽快包扎，目的是保护伤口、减少污染、止血；⑤固定：骨关节损伤必须尽快固定制动，尤其是怀疑有脊椎损伤者；⑥搬运：最好用硬板担架或门板类搬运，避免脊椎损伤者发生严重的次生损伤。

第三章 危急重病

第一节　心搏骤停与心脑肺复苏

一、学习目标

1. **掌握**　心搏骤停、心肺脑复苏的定义。

2. **熟悉**　心搏骤停的临床表现与诊断，心肺脑复苏的基本原则。

3. **了解**　心搏骤停的分类、病因，心肺脑复苏的基本过程。

二、重点和难点内容

（一）心搏骤停的诊断

1. **临床症状**　患者出现意识突然丧失伴有大动脉（如颈动脉、股动脉）搏动消失，心搏骤停的诊断即可成立，应立即进行心肺复苏。

2. **病因诊断**　通过病史、辅助检查等可提供可能病因推测，并根据推测进行及时救治。

（二）心肺脑复苏

1. 心搏骤停的诊断即可成立，应立即进行心肺复苏。

2. **基础生命支持**　根据2010年美国心脏协会（American Heart Association，AHA）心肺复苏及心血管急救指南，确认现场安全后，迅速将患者置于仰卧位，迅速判断患者意识、呼吸并进行呼救（专业人员进一步判断患者心率情况）；立即开始胸外按压，频率100次/分，建立人工循环（circulation，C）；按压30次后，使用仰头抬颏法开放气道（airway，A），去除义齿，清除可见的呼吸道分泌物、呕吐物、异物；并进行2次人工呼吸（breathing，B）；即CAB。持续循环进行CAB，直至其他救援人员及除颤仪或自动体外除颤仪（AED）到场，立即进行除颤（defibrillation，D），并持续CPR。

三、习题

（一）选择题

【A1型题】

1. 心搏骤停下列诊断**错误**的是

A. 意识丧失　　B. 颈动脉消失　　C. 股动脉消失

D. 呼吸停止　　E. 发绀

2. 心搏骤停后体内各种脏器对无氧缺血的耐受能力不同，大脑为

A. 3~4分钟　　B. 4~5分钟　　C. 5~6分钟

D. 7~8 分钟　　E. 8~10 分钟

3. 心肺复苏应用药物是首选给药途径为

A. 心内注射　　B. 气管内给药　　C. 静脉给药

D. 深部肌内注射　　E. 皮下注射

4. 基础生命支持(BLS)CAB 步骤中"C"是指

A. 建立人工呼吸　　B. 建立有效循环　　C. 心前区锤击

D. 畅通呼吸道　　E. 建立静脉通道

【A2 型题】

5. 张某,6 岁,在公园玩耍时不慎溺水窒息,急救的首要步骤是

A. 加压给氧　　B. 挤压简易呼吸器　　C. 清除呼吸道异物

D. 肌内注射呼吸兴奋剂　　E. 口对口人工呼吸

6. 患者刘某,无意识和呼吸,以下哪项是确保心跳骤停者呼吸道通畅的正确位置

A. 头后仰颈项过伸　　B. 平卧位、去枕　　C. 侧卧位

D. 头低足高位　　E. 俯卧位,头向侧

【B 型题】

(7~11 题共用备选答案)

A. ICU　　B. PEEP　　C. PCWP

D. BLS　　E. CPCR

7. 呼气末正压

8. 心肺脑复苏

9. 基础生命支持

10. 肺毛细血管楔压

11. 重症监护室

(二)名词解释

1. 心搏骤停(cardiac arrest)

2. 心肺脑复苏

(三)填空题

1. 心肺复苏成功的关键不仅是自主呼吸和心跳的恢复,更重要的是________。

2. 当病人的________丧失,________消失及________,即可诊断为呼吸循环骤停。

3. 心肺脑复苏的三个重要阶段包括________、________和________。

(四)简答题

1. 简述心搏骤停的一般临床表现。

2. 简述心肺脑复苏基础生命支持(BLS)的简要步骤。

第二节 昏　迷

一、学习目标

1. **掌握**　意识障碍的定义、昏迷的临床表现、诊断和治疗原则。

2. **熟悉**　熟悉昏迷的全身体检和有特征性的体征。

3. **了解** 昏迷的病因和发病机制。

二、重点和难点内容

(一)意识障碍的定义

1. 嗜睡
2. 昏睡
3. 浅昏迷
4. 深昏迷

(二)昏迷的临床表现

1. **获取患者的生命体征** 意识状态、体温、脉搏和心率、血压、呼吸。

2. **全身表现** 头面部、皮肤、黏膜、胸、腹、四肢、脊柱的体检。

(三)昏迷的诊断

昏迷的诊断需要根据病史、临床表现、辅助检查和化验进行综合判断。

1. **病史采集** 向家属和周围人员了解病史。

(1)昏迷起病的急缓和演变过程。

(2)昏迷的伴发症状。

(3)发病前有无服药史。

1)既往病史:有无各系统的慢性病史。

2)了解发病现场和环境:有无未服完药品、呕吐物;有无特殊气味。

2. **症状和体征**

(1)眼部:眼睑、眼球、角膜反射可以判断昏迷程度、瞳孔、眼底检查。

(2)面部:检查有无面瘫。

(3)肢体运动功能:检查上下肢有否瘫痪:深昏迷可出现四肢松弛性肌张力低下状态,肢体运动反应消失。

(4)感觉检查:浅昏迷对疼痛刺激表现推脱刺激或躲避反应。深昏迷患者对任何感觉刺激均无反应。

(5)反射:浅反射、深反射、病理反射、脑膜刺激征。

3. **昏迷的辅助检查**

(1)常规检查:血、尿、粪常规,必要时细菌培养、血糖和尿糖、酮体、血和尿淀粉酶、血氨、血电解质、肝肾功能、血气分析均能有助于昏迷的病因诊断。

(2)有关检查:血、尿和胃内容物毒物定性定量,血、尿、痰培养、胸部 X 片,碳氧血红蛋白测定判断一氧化碳中毒程度,心电图、血清酶、肌钙蛋白测定有否心肌梗死,肝、胆、胰疾病可作 B 超检查,对颅内感染性疾病还需做脑脊液测压,常规、生化、涂片、培养、免疫测定。

(3)特殊检查:脑电图、经颅多普勒超声、单光子发射计算机断层脑扫描(SPECT)、正电子发射断层扫描(PET)、脑血管造影、数字减影血管造影(DSA)、CT 和 MRI 等检查可以进一步明确颅内疾病。

(四)昏迷的治疗原则

昏迷病人病情危重,应尽快找出病因,针对病因治疗是关键,密切观察生命体征,进行必要抢救措施:保持呼吸道通畅、及时供氧,维持循环稳定,降低颅内压、控制脑水肿。对症治疗措施有维持水、电解质、酸碱平衡，镇静、止痛，降温、抗生素的应用；促进脑细胞代谢和苏醒剂的应用和高压氧治疗。

三、习题

（一）选择题

【A1 型题】

1. 昏迷病人，呼吸道梗阻的最常见原因是
   A. 舌根后坠　B. 呼吸道异物　C. 喉水肿
   D. 喉痉挛　E. 喉部分泌物阻塞
2. 面对一头外伤，深度昏迷，呼吸基本终止的病人，急诊医生应首先
   A. 脑 CT 检查　B. 缝合头皮裂伤减少出血
   C. 打通气道进行呼吸支持　D. 系统进行检查
   E. 与家属谈话发病危通知
3. 一病人突然剧烈头痛，伴恶心、呕吐，继出现意识丧失，脑膜刺激征阳性，锥体束征阴性，可能的诊断是
   A. 脑膜炎　B. 脑栓塞　C. 蛛网膜下腔出血
   D. 脑实质内出血　E. 肺型脑病
4. 对昏迷病人最有效的治疗是
   A. 保持气道通畅并供氧　B. 降温　C. 维持循环
   D. 针对病因治疗　E. 维持水、电解质、酸碱平衡

【A2 型题】

5. 患者：男，75 岁。因睡眠中突发头痛、恶心、呕吐，随即呼之不应 1 小时来院急诊。查体：T 38℃，P 126 次/分，R 18 次/分，血压 200/120mmHg。深昏迷，右侧鼻唇沟浅，双侧瞳孔不等大，对光反射迟钝，两肺呼吸音粗，可闻及少量干啰音，心率 120 次/分，律齐，腹部平软，肝脾肋下未及，双下肢无水肿，四肢肌张力低下、四肢无自主动作，右侧巴氏征阳性。患者既往有高血压史，否认手术外伤史。其最可能的诊断是
   A. 脑梗死　B. 脑出血　C. 脑挫伤
   D. 感染中毒性脑病　E. 代谢性脑病
6. 患者：36 岁的男性，在家里被发现意识不清而由 120 急救送至急诊室，途中救护人员给予了面罩吸氧。入院查体：浅昏迷，呼吸深慢（12 次/分）、鼾声呼吸，巩膜黄染，口唇无明显发绀、双侧瞳孔等大等圆，直径 3mm，血压 120/70mmHg，脉搏 82 次/分，体温 37℃。皮肤可见黄染，慢性肝病面容，颈部皮肤可见蜘蛛痣，颈软，两肺呼吸音粗，未闻及明显啰音，心率 82 次/分，律齐，腹部稍膨隆，软，肝脾肋下未及，移动性浊音阳性，双下肢轻度水肿。患者既往有慢性肝炎、肝硬化史，急查血生化提示总胆红素 80μmol/L，血氨 80μmol/L。根据上述病史，该患者的昏迷原因诊断为
   A. 肺性脑病　B. 肾性脑病　C. 肝性脑病
   D. 安眠药中毒　E. 脑梗死

【B 型题】

（7~8 题共用备选答案）

A. 颠茄中毒　B. 有机磷中毒　C. 巴比妥中毒

D. 脑疝　　　　　　　　　　E. 吗啡中毒

7. 以上疾病中瞳孔放大的是

8. 以上疾病中原发于颅内病变所致的是

（二）名词解释

1. 昏睡

2. 深昏迷

（三）填空题

1. 格拉斯哥（GCS）评分是根据对患者________、________、________进行的评分，GCS 分值越低，脑损害越严重，预后也越差。

2. 昏迷前有高热提示有严重的________疾病。

3. 呼吸气味呈酒味提示________；大蒜味提示________；苦杏仁味提示________。

4. 口唇皮肤呈樱桃色常见于________和________。

5. 双侧瞳孔缩小见于________、________、________、________和________中毒。

6. 脑膜刺激征包括________、________、________。

（四）简答题

简述昏迷的治疗原则。

第三节　休　　克

一、学习目标

1. **掌握**　休克的辅助检查。
2. **熟悉**　休克的定义及分类。
3. **了解**　休克的临床表现，治疗。

二、重点和难点内容

休克（shock）是指由多种强烈的致病因素作用于机体引起的急性循环功能衰竭，以器官缺血缺氧或组织氧及营养物质利用障碍、进行性发展的病理生理过程为特征，以微循环灌注不足和细胞功能代谢障碍为主要表现的临床综合征，临床常见。

休克按病理生理分类如下：①低血容量性休克；②分布性休克；③心源性休克；④梗阻性休克。

【临床表现】

休克早期即休克代偿期。患者表现为精神紧张、兴奋或烦躁不安。患者出现皮肤苍白、四肢发冷、心跳呼吸加快、尿量减少等。进一步发展，进入休克期。病人出现出冷汗、四肢冰凉、皮肤很明显的苍白、尿少或根本无尿、口唇肢端发青。表情淡漠、反应迟钝，严重时出现意识模糊、昏迷。测不出血压。

【诊断】

1. 病史
2. 症状和体征
3. 辅助检查

(1)血常规
(2)尿常规
(3)血气分析
(4)乳酸
(5)弥散性血管内凝血指标
(6)胃肠黏膜内 PH 监测(PHi)
(7)血流动力学监测

【治疗原则】

对于休克这个由不同原因引起、但有共同临床表现的综合征,应当针对引起休克的原因和休克不同发展阶段的重要生理紊乱采取相应的治疗。治疗休克重点是恢复灌注和对组织提供足够的氧。

三、习题

(一)选择题

【A1 型题】

1. 以下**不属于**低血容量性休克的常见病因为
   A. 创伤性大出血　　B. 内脏破裂出血　　C. 麻醉药物过量
   D. 烧伤　　E. 利尿
2. 关于休克治疗,以下**错误**的是
   A. 液体复苏输血及输液　　B. 积极处理原发病　　C. 纠正酸碱平衡失调
   D. 防治并发症　　E. 严格禁食
3. 以下属于梗阻性休克的是
   A. 创伤性大出血　　B. 感染　　C. 急性心肌梗死
   D. 张力性气胸　　E. 终末期心肌病
4. 休克早期的临床表现是
   A. 尿少,无尿　　B. 表情淡漠、反应迟钝　　C. 精神紧张、兴奋或烦躁
   D. 口唇肢端发青　　E. 意识模糊、昏迷

【A2 型题】

5. 张某,男,56 岁,入院前 3 日始感劳累后心前区闷痛,发病当日凌晨突感心前区剧烈压榨性疼痛,持续不缓解,向左肩、背部放射,伴大汗。入院后患者出现四肢湿冷,脉搏细弱,意识丧失,予以紧急气管插管,心肺复苏。心电图:窦性心律,频发房早,心率 160 次/分,Ⅱ、Ⅲ、aVF 导联分别呈 QS、QrS、QS 型,ST 段抬高 0.2~0.4mV,弓背向上呈单向曲线。肌钙蛋白 I(cTnI)0.2ng/L。该患者符合哪一种休克的表现
   A. 低血容量性休克　　B. 分布性休克　　C. 心源性休克
   D. 梗阻性休克　　E. 神经源性休克

【B 型题】

(6~7 题共用备选答案)
A. 血常规　　B. 尿常规　　C. 血气分析
D. 乳酸　　E. 弥散性血管内凝血指标

6. 诊断泌尿系统感染的简单有效的指标是

7. 常用于判断休克严重程度和预后的指标是

（二）名词解释

休克

（三）填空题

休克按病因分类如下：①________、②________、③________、④________。

（四）简答题

简述休克时检测乳酸的意义及注意事项。

第四节 急性中毒

一、学习目标

1. **掌握** 急性中毒的定义、诊断。
2. **熟悉** 急性中毒的临床表现、治疗原则。
3. **了解** 急性中毒分类、病因、中毒机制。

二、重点和难点内容

（一）急性中毒的诊断

1. **病史** 毒物接触史是诊断的重要环节。

2. **临床症状** 首先检查患者的生命体征，心肺功能和神经系统功能。另外不要忘记检查有无外伤和其他疾病。检查所有身体的入孔处（如鼻孔，耳道等）有无毒物的残留或烧伤的痕迹。皮肤的温度、有无烧伤或针眼痕迹。如胆碱样中毒综合征，阿托品化中毒综合征等都有比较特异的临床症状。

（1）呼吸、呕吐物及体表气味。

（2）皮肤黏膜：发绀、樱桃红、潮红、黄疸、红斑、水疱、灼伤。

（3）眼部症状：瞳孔缩小、瞳孔扩大、眼球震颤、视力障碍。

（4）神经系统：嗜睡昏迷、肌肉颤动和抽搐、瘫痪、周围神经病变。

（5）循环系统：休克状态、心律失常、直接心肌损害。

（6）呼吸系统：窒息状态、哮喘性支气管炎、急性肺水肿、肺纤维化。

（7）消化系统：呕吐、腹泻、腹痛、急性胃炎、上消化道出血、肝脏损害。

（8）泌尿系统：急性肾衰竭、中毒性肾病。

（9）血液系统：溶血性贫血、甲基血红蛋白血症、过敏性自身抗体溶血、白细胞减少或缺乏。

（10）代谢性紊乱：代谢性酸中毒、低血糖、高温、低血钾。

（二）辅助检查

1. **尿常规、尿色变化**
2. **腹部X片**
3. **心电图检查**
4. **脑电图检查**
5. **血流动力学检查**

6. **内窥镜检查**
7. **生化检查** 凝血功能、肝功能
8. **各种酶** 有机磷(假胆碱酯酶)。

(三)急性中毒的处理原则

抢救重要脏器功能衰竭,对症治疗,阻止中毒过程的继续和促进毒物的排除,即毒物的清除、排泄、滤过和特异性抗毒治疗。

三、习题

(一)选择题

【A1 型题】

1. 眼部不慎溅入强碱后,不能采取下列哪种措施
   A. 大量清水冲洗　B. 大量生理盐水冲洗
   C. 冲洗后予可的松眼药水滴眼　D. 5%稀盐酸冲洗眼部
   E. 大量井水冲洗
2. 以下哪种说法是错误的
   A. 洗胃液的温度应控制在 35℃左右　B. 洗胃的最佳时间是中毒后 6 小时
   C. 胃管应选择大口径且有一定硬度　D. 洗胃操作时不得转动体位
   E. 饱腹病人洗胃前尽可能催吐
3. 利尿排毒可选用
   A. 静脉大剂量快速补充 5%GNS　B. 静脉注射呋塞米(速尿)
   C. 伴发脑水肿病人可选用 20%甘露醇　D. 静脉点滴 5%碳酸氢钠
   E. 以上均可
4. 毒物在体内的主要代谢场所是
   A. 肾　B. 肝　C. 肺
   D. 心　E. 脾
5. 毒物主要从何种途径排除
   A. 肝脏　B. 肺　C. 肾脏
   D. 心脏　E. 脾脏
6. 测定胆碱酯酶活力是诊断哪种急性中毒
   A. 一氧化碳中毒　B. 肉毒类中毒　C. 有机磷中毒
   D. 有机氮中毒　E. 菊酯类中毒

【A2 型题】

7. 病人,男,25 岁。因发热、痰鸣、气促 5 小时,呼吸困难 2 小时入院。查体:T 38.5℃,P 48 次/分,R 32 次/分。浅昏迷状,瞳孔缩小 2mm,皮肤潮湿,口唇发绀,三凹征明显。双肺满布中、小水泡音,且肢体有抽动,并伴有细震颤。经再次详细询问病史,患儿母亲回忆起患儿发病前曾食用较多新鲜蔬菜。急查血清胆碱酯酶为 0.25。其最可能的诊断是
   A. 一氧化碳中毒　B. 肉毒类中毒　C. 有机磷中毒
   D. 有机氮中毒　E. 菊酯类中毒
8. 一个 23 岁的男性病人在家里被发现昏迷而由急救 120 送至急诊室,途中救护人员给予了面罩吸氧。入院查体:深昏迷,呼吸微弱(6 次/分)、轻度紫绀、双侧瞳孔缩小(2mm),血压

110/60mmHg，脉搏 80 次/分，体温 37.3℃。双上肢皮肤可见有多处注射痕迹。急诊医生对他施行了口咽气管插管，人工辅助通气，护士开放了静脉，并做了血糖 4.4mmol/L、血常规、血电解质和尿素氮、肌酐均正常，床边 X 线摄片：双肺纹理增粗，心影无增大，心电图：窦速 120 次/分，ST-T 无异常。其最可能的诊断是

A. 脑干出血　　B. 呼吸衰竭　　C. 海洛因中毒
D. 安眠药中毒　　E. 有机磷农药中毒

【B 型题】

（9~10 题共用备选答案）

A. 阿托品中毒　　B. 有机磷中毒　　C. 地西泮中毒
D. 脑疝　　E. 吗啡中毒

9. 以上疾病中瞳孔放大的是
10. 以上疾病需要测定胆碱酯酶活力的是

（二）名词解释

急性中毒

（三）填空题

1. 毒物可通过________、________、________等途径排出，其中以________最为重要。
2. 判断急性中毒病人的严重程度，主要依据为 ________、________和________。
3. 食物性中毒可采用________、________、________、________以排除毒物。
4. 毒物主要经 ________、________和________被机体所吸收。
5. 在实验室检查中，怀疑有机磷中毒时测定________，怀疑一氧化碳中毒时测定__________，怀疑亚硝酸盐中毒时测定________。
6. 阿托品中毒会引起瞳孔________，有机磷、吗啡类中毒会引瞳孔________。

（四）简答题

简述急性中毒的一般处理原则。

第五节　多器官功能障碍综合征

一、学习目标

1. **掌握**　多脏器功能障碍综合征的定义；多脏器功能障碍综合征的病因。
2. **熟悉**　多脏器功能障碍综合征的临床表现；多脏器功能障碍综合征严重程度评分；多脏器功能障碍综合征的防治原则。
3. **了解**　多脏器功能障碍综合征的发病机制；多脏器功能障碍综合征的分类。

二、重点和难点内容

1. 多器官功能障碍综合征（multiple organ dysfunction syndrome，MODS）是严重创伤、感染、大手术、大面积烧伤等疾病发病 24 小时后，同时或序贯出现两个或两个以上器官功能障碍，即急性损伤患者多个器官功能改变且不能维持内环境稳定的临床综合征。

2. MODS 分为原发性 MODS 是指某种明确的损伤直接引起器官功能障碍，即器官功能障碍由损伤本身引起，在损伤早期出现；继发性 MODS 并非是损伤的直接后果，而与全身炎症反

应综合征引起的自身性破坏关系密切,异常的炎症反应继发性造成远隔器官发生功能障碍。

3. MODS 病因 感染导致的 MODS(脓毒症,重症肺炎,重症急性胰腺炎后期)和非感染导致的 MODS(创伤,重症急性胰腺炎早期等,自身免疫性疾病)。

4. MODS 的发病机制 ①炎症反应学说;②缺血再灌注和自由基学说;③肠道动力学说。

5. MODS 的严重程度的评分 ①改良的 Marshall 评分;②SOFA 评分。

6. MODS 的防治原则 ①预防预防低血容量,早期抗感染,早期营养支持,严密检测,减少医源性感染;②治疗原则进入 ICU 治疗;治疗病因和诱因,改善氧代谢,各个器官功能支持治疗(呼吸、心血管、肾脏、肠道营养支持),代谢支持与调理,应该以整体观诊治 MODS。

三、习题

(一)名词解释

多脏器功能障碍综合征(MODS)

(二)填空题

目前对 MODS 严重程度的评分有____________和____________。

(三)简答题

简述 MODS 的防治原则。

第六节 急性呼吸窘迫综合征

一、学习目标

1. 掌握 ARDS 的定义、诊断标准。
2. 熟悉 ARDS 的临床表现、治疗原则。
3. 了解 ARDS 的常见病因、病理机制。

二、重点和难点内容

(一)ARDS 的诊断

1. 诱因 多种危险因素可诱发 ALI/ARDS,主要包括①直接肺损伤因素:严重肺部感染,胃内容物吸入,肺挫伤,吸入有毒气体,淹溺、氧中毒等;②间接肺损伤因素:严重感染,严重的非胸部创伤,急性重症胰腺炎,大量输血,体外循环,弥散性血管内凝血等。

2. 临床症状 ARDS 具有以下临床特征:①急性起病,在直接或间接肺损伤后 12~48 小时内发病;②常规吸氧后低氧血症难以纠正;③肺部体征无特异性,急性期双肺可闻及湿啰音,或呼吸音减低;④早期病变以间质性为主,胸部 X 线片常无明显改变。病情进展后,可出现肺内实变,表现为双肺野普遍密度增高,透亮度减低,肺纹理增多、增粗,可见散在斑片状密度增高阴影,即弥漫性肺浸润影;⑤无心功能不全证据。

3. 诊断标准 目前 ALI/ARDS 诊断仍广泛沿用 1994 年欧美联席会议提出的诊断标准:①急性起病;②氧合指数(PaO_2/FiO_2)≤200mmHg[不管呼气末正压(PEEP)水平];③正位 X 线胸片显示双肺均有斑片状阴影;④肺动脉嵌顿压≤18mmHg,或无左心房压力增高的临床证据。如 PaO_2/FiO_2≤300mmHg 且满足上述其他标准,则诊断为 ALI。

（三）ARDS 的处理原则

1. 治疗目标是改善低氧血症。

2. 原发病治疗。

3. 呼吸支持治疗包括氧疗、无创机械通气、有创机械通气。有创通气中可采用的策略有：使患者氧饱和度（SPO_2）在 88%～95%，PaO_2 在 55～80mmHg。实施肺保护性通气策略，限制潮气量≤7ml/kg，气道平台压≤30cmH_2O。允许动脉血二氧化碳分压（$PaCO_2$）高于正常；进行肺复张；选用合适的 PEEP；患者机械通气时有必要保留自主呼吸；患者均应保持 30～45 度半卧位，预防 VAP 的发生；对于重度 ARDS 患者（PaO_2/FiO_2≤100mmHg）实施俯卧位通气；早期中重度 ARDS 患者（PaO_2/FiO_2<150mmHg）进行机械通气时可段时间使用肌松药；建议给予重度 ARDS 患者机械通气联合 ECMO 治疗。

4. ARDS 药物治疗包括液体管理、前列腺素 E 和鱼油的应用。

三、习题

（一）选择题

【A1 型题】

1. 重症 ARDS 的重症监护病房（ICU）病死率大约多少
   A. 10%～20%　B. 20%～30%　C. 40%～50%
   D. 60%～70%　E. 80%～90%
2. 应用呼吸机对 ARDS 患者治疗的最佳通气模式是
   A. 呼气末正压　B. 压力支持　C. 同步间歇指令通气
   D. 控制通气　E. 辅助通气
3. ARDS 有创机械通气中采用的措施有
   A. 采用肺保护性通气
   B. 建议对中重度 ARDS 患者实施肺复张
   C. 建议对于中重度 ARDS 患者早期可采用较高 PEEP（>12cmH_2O）治疗
   D. ARDS 患者机械通气时有必要保留自主呼吸
   E. 以上均可
4. ARDS 的诊断标准，哪项**不正确**
   A. 急性起病
   B. 氧合指数（PaO_2/FiO_2）≤200mmHg
   C. X 线胸片显示双肺均有斑片状阴影
   D. 肺动脉嵌顿压≤18mmHg
   E. PaO_2/FiO_2≤300mmHg
5. 无创机械通气（NIV）治疗治疗 1～2 小时后，低氧血症和全身情况得到改善，可继续应用 NIV。若不能改善，应及时改为何种呼吸支持方式
   A. 鼻导管　B. 文丘里面罩
   C. 带贮氧袋的非重吸式氧气面罩　D. 简易球囊辅助呼吸
   E. 有创机械通气
6. 对 ARDS 诊断和治疗最有意义的指标是
   A. X 线胸片　B. 动脉血气　C. 氧合指数

D. 肺功能　　E. PCWP

【A2 型题】

7. 女性，76 岁，2 天前进食红枣后，反复呕血约 1500ml，当地医院考虑上消化道大出血，失血性休克，予以禁食、抑酸抑酶、止血药物应用、改善凝血功能、补液扩容抗休克等治疗。家属拒绝内镜及手术治疗，当地医院予以三腔两囊管压迫止血，输红细胞悬液 1000ml，血浆 800ml，后消化道出血控制，生命体征渐平稳。昨日患者开始出现呼吸困难，呈进行性加重，伴烦躁，无明显咳嗽咳痰，无发热，无胸痛，当地医院给予高流量吸氧患者呼吸困难症状无缓解，今日予以气管插管呼吸机辅助呼吸后转来我院。T 36.5℃，P 122 次/分，R 40 次/分，Bp 130/81mmHg，SPO_2 87% T 36.5℃，P 122 次/分，R 40 次/分，Bp 130/81mmHg，SPO_2 93%。口插管呼吸机辅助呼吸，SIMV 模式 f 12 次/分，Vt 400ml，PS 15cmH_2O，PEEP 8cmH_2O，FiO_2 90%，神志清楚，皮肤黏膜无黄染，口唇发绀，颈静脉无怒张；胸廓对称无畸形，双肺呼吸音对称，呼吸音粗，两肺肺底少量湿性啰音。未闻及哮鸣音，未闻及胸膜摩擦音；心尖搏动位于左第五肋间锁骨中线内侧 0.5cm 处，搏动无弥散。叩诊心脏浊音界无扩大，心率 122 次/分，心律齐，心音有力，各瓣膜听诊区未闻及杂音，未闻及心包摩擦音。腹部平软，肝脾肋下未触及，腹水征阴性，肠鸣音正常；四肢脉搏搏动对称良好，周围血管征阴性。双下肢无水肿，四肢肌力、肌张力正常，生理反射存在，病理反射未引出。
其最可能的诊断是
A. 张力性气胸　　B. 急性心梗
C. 肺栓塞　　D. 急性呼吸窘迫综合征
E. 重症肺炎

8. 患者，女，63 岁，因"发热 2 周，加重伴呼吸困难 2 天"来院。2 周前无明显诱因下出现发热，体温最高 39℃，咳嗽，咳少量黄色痰液。外院血常规示：WBC 12.4×10^9/L，N 85%，Hb 115g/L，PLT 132×10^9/L。予以青霉素抗感染治疗，效果不佳，反复发热。近 2 天患者出现呼吸困难。入院查体：HR 122 次/分，R 31 次/分，BP 152/87mmHg，SPO_2 93%。神志清，精神萎，口唇无发绀。双肺呼吸音粗，双下肺可闻及湿性啰音；心律齐，心音可，未闻及杂音；腹部体征阴性；双下肢无水肿。辅助检查：血常规：WBC 10.2×10^9/L，N 82%，Hb 112g/L，PLT 78×10^9/L。血气分析：PaO_2 52mmHg $PaCO_2$ 28mmHg，SaO_2 88%，HCO_3^- 22mmol/L，SBE −3.5mmol/L，面罩吸氧，FiO_2 50%胸片：双肺浸润性斑片影，外周为重。患者入院后予以面罩高流量吸氧，呼吸困难进行性加重，于入院后第 2 天气管插管，机械通气治疗。最有可能的原因是发生了
A. 急性呼吸窘迫综合征　　B. 气胸
C. 急性左心衰　　D. 脓毒症休克
E. 中枢性呼吸衰竭

【B 型题】

（9～10 题共用备选答案）
A. 肺保护性通气　　B. 镇静镇痛与肌松
C. 俯卧位通气　　D. 体外膜氧合（ECMO）
E. 液体管理

9. 建议对于新型甲型 HINI 流感所致重度 ARDS 患者，可以与机械通气联合使用的措施是

10. 高通透性肺水肿是 ALI/ARDS 的病理生理特征,什么措施对改善 ALI/ARDS 患者的肺水肿具有重要的临床意义

(二)名词解释

急性呼吸窘迫综合征

(三)填空题

1. 急性呼吸窘迫综合征以__________、__________、严重的__________为病理生理特征。

2. 急性呼吸窘迫综合征的呼吸支持治疗包括____________、____________和____________。

3. 急性呼吸窘迫综合征是在严重感染、休克、创伤及烧伤等__________疾病过程中,__________细胞和__________损伤造成弥漫性肺间质及肺泡水肿,导致的急性低氧性呼吸功能不全或衰竭。

4. 目前认为感染、创伤后的__________是导致 ARDS 的根本原因。

5. 在感染、创伤等导致的多器官功能障碍(MODS)中,__________往往是最早发生衰竭的器官。

6. 可根据低氧血症改善的程度和治疗反应调整氧疗方式。可采用______、______、带贮氧袋的非重吸式氧气面罩。ARDS 患者往往低氧血症严重,常规的氧疗常常难以奏效,______仍然是最主要的呼吸支持手段。

(四)简答题

简述 ARDS 的处理原则。

第七节 挤压综合征

一、学习目标

1. **掌握** 挤压综合征的定义,病因和临床表现。
2. **熟悉** 挤压综合征的临床和实验室诊断。
3. **了解** 院前处理和治疗原则。

二、重点与难点内容

1. 挤压综合征与挤压伤的区别 挤压综合征是指四肢或躯干等肌肉丰富的部位,受外部重物、重力长时间压榨、挤压造成肌肉组织的缺血性坏死,出现受压部位的肿胀、麻木或瘫痪,而且有肌红蛋白尿及高血钾为特点的急性肾损伤,常合并多器官功能衰竭。如只有肌肉等软组织损伤,而无急性肾衰竭等一系列全身变化,称为挤压伤。

2. 挤压综合征临床表现

(1)局部表现:骨筋膜室综合征。

(2)全身表现

1)低血容量性休克。

2)肌红蛋白尿。

3)急性肾衰竭。

4)挤压综合征常合并颅脑、胸部外伤和四肢骨折。

3. 处理原则 院前早期救治,及时转至重症监护病房加强治疗。

(1)原发病处理。

(2)补液水化治疗。

(3)碱化尿液,防止肌红蛋白沉积于肾小管。

(4)维持内环境稳定,纠正酸碱电解质平衡紊乱。

(5)连续血液净化。

三、习题

(一)选择题

【A1 型题】

1. 挤压综合征最主要最常见的并发症为
   A. 呼吸困难　B. 感染性休克　C. 肾衰竭
   D. 心力衰竭　E. 伤口疼痛
2. 身体上哪些部位损伤容易发生挤压综合征
   A. 头部　B. 胸部　C. 面颈部
   D. 下肢和臀部　E. 前臂和手部
3. 患者,男,30 岁。右前臂挤压骨折复位小夹板固定 24 小时后,患肢剧烈疼痛,进行性加重。此时应首先采取措施是
   A. 抬高患肢以减轻疼痛　B. 给予止痛药物镇痛　C. 立即解除夹板外固定
   D. 行 X 线检查　E. 静脉滴注脱水剂
4. 若患肢出现皮肤苍白、大理石花纹、感觉异常、肌力减弱、最可能的诊断是
   A. DIC　B. 缺血性肌挛缩　C. 骨筋膜室综合征
   D. 上肢静脉栓塞　E. 血栓闭塞性静脉炎

【B 型题】

(5~6 题共用备选答案)

A. 葡萄糖酸钙　B. 碳酸氢钠　C. 高渗糖水+胰岛素
D. 利尿剂　E. 连续血液净化

5. 能迅速稳定内环境,清除肌红蛋白等分子的措施是
6. 高钾血症处理中能拮抗高血钾对心肌毒性的措施是

(二)名词解释

1. 挤压综合征
2. 肌红蛋白尿

(三)填空题

1. 挤压综合征的临床表现__________,__________,__________,__________。
2. 肌酸激酶____小时开始升高,____小时为高峰,____小时开始消退。

(四)简答题

1. 挤压综合征的临床表现。
2. 挤压综合征的处理原则。

第八节 电 击 伤

一、学习目标

1. **掌握** 常见的电击伤实验室检查结果,电击伤的现场急救。
2. **熟悉** 电击伤的临床表现,电击伤的处理原则。
3. **了解** 电击伤的常见原因。

二、重点和难点内容

1. 电击伤的诊断中包括有明确的触电史,临床上可有全身表现或局部表现,而实验室检查则在病情严重的评估上有着重要的作用,故血液检查、尿液检查、影像学检查都非常必要,须掌握主要检查的异常结果的临床意义。

2. 电击伤的急救处理直接影响触电患者的预后,采取正确的方法十分重要:包括如何使患者脱离电源;心跳呼吸骤停生命体征不稳定者即刻现场急救行心肺复苏;保护体表电灼伤创面,局部无菌消毒包扎固定,并予以吸氧、止血、抗感染、维持水电解质内环境稳定,保护脏器功能对症处理等。

三、习题

(一)选择题

【A1 型题】

1. 电击伤伤员的现场急救,需立即
   A. 注意保温　B. 脱离电源　C. 包扎伤口
   D. 进行心肺复苏　E. 紧急呼救
2. 电击伤现场急救哪项是**错误**的
   A. 立即使病人脱离电源
   B. 如病人仍抓着电线抢救者应将病人推开
   C. 如衣着在燃烧应将其扑灭
   D. 如有心跳骤停应及时抢救
   E. 有合并伤者应一并处理
3. 电击伤主要损害
   A. 心脏　B. 肺　C. 肝
   D. 肾　E. 皮肤
4. 电击伤导致的致命性伤害是
   A. 高血钾　B. 心室颤动和呼吸衰竭
   C. 肢体的麻木和疼痛　D. 急性肾衰竭
   E. 皮肤的烧伤

【A2 型题】

5. 男性、48 岁,因电击伤至心脏骤停,经初级复苏后转入病房,首先应检查
   A. 肢体活动功能　B. 循环功能　C. 肝功能

D. 肾功能　　　　　　　　E. 凝血功能

【B 型题】

（6~7 题共用备选答案）

A. 皮肤的损伤轻微，而全身性损伤较重
B. 主要损害心脏，引起血流动力学改变
C. 可发生电休克，甚至心跳、呼吸骤停
D. 有“入口”和“出口”，均为Ⅲ度烧伤
E. 深部损伤范围不超过皮肤“入口”处

6. 不符合电击伤特点的是
7. 电击伤的最严重的临床表现

（二）名词解释

电击伤

（三）填空题

患者电击伤后，影响电击损伤的因素________、________、________、________、________。

（四）简答题

电击伤抢救。

第九节　中　暑

一、学习目标

1. 掌握　中暑的定义、临床表现、治疗原则。
2. 熟悉　中暑的发病机制及分类。
3. 了解　中暑的实验室检查、并发症及降温方法。

二、重点和难点内容

中暑是指在高温环境下，人体体温中枢调节功能紊乱，汗腺功能衰竭，水和电解质丢失而引起的以中枢神经系统和循环系统障碍为主要表现的急性疾病。

中暑根据临床表现的轻重，可分为先兆中暑、轻症中暑和重症中暑。其中重症中暑又分为热痉挛、热衰竭、热射病。

中暑的治疗原则：①脱离高温环境，饮用凉盐水等饮料以补充盐和水分；②降温：环境降温、体表降温、体内降温、药物降温；③综合对症支持治疗：保持呼吸道通畅，吸氧，有循环功能紊乱者应静脉补给生理盐水、葡萄糖溶液，但输注速度不能过快，维持水、电解质平衡，纠正酸中毒，防治脑水肿和抽搐，心理治疗。

三、习题

（一）选择题

【A1 型题】

1. 下列哪项为重症中暑最典型的临床表现

A. 头痛　　B. 头晕　　C. 口渴
D. 昏迷　　E. 多汗

2. 下列哪项**不是**中暑的易发因素
A. 环境温度过高　　B. 人体产热增加　　C. 散热障碍
D. 低钠饮食　　E. 汗腺功能障碍

3. 以下哪项是轻度中暑的临床表现
A. 高热　　B. 痉挛　　C. 脉搏快速
D. 晕厥　　E. 昏迷

4. 先兆中暑的体温一般**不**超过
A. 36℃　　B. 37℃　　C. 38℃
D. 39℃　　E. 40℃

【A2 型题】

5. 患者,男性,40 岁,建筑工人,平素体健,夏天在通风不良的地下工地连续施工 4 小时,出现昏迷、抽搐。救护车到场测血压 80/45mmHg,心率 120 次/分,呼吸频率 40 次/分,入院血 WBC 13.0×10^9/L,N 86%,PLT 70×10^9/L,Na 120mmol/L Ca 2.3mmol/L。其最可能的诊断是
A. 先兆中暑　　B. 轻症中暑　　C. 热痉挛
D. 热射病　　E. 热衰竭

6. 患者,女性,32 岁,农民,平素体健,夏天中午在农田里劳作,出现头晕后昏迷。查体:体温 42℃,心率 125 次/分,呼吸频率 30 次/分,血压 90/50mmHg,面色潮红,皮肤干燥,颈软,双瞳孔缩小。其最可能的诊断是
A. 脑卒中　　B. 中毒性细菌性菌痢
C. 热痉挛　　D. 热射病
E. 甲状腺危象

【B 型题】

(7~8 题共用备选答案)
A. 先兆中暑　　B. 轻症中暑　　C. 热痉挛
D. 热衰竭　　E. 热射病

7. 出现早期循环功能紊乱,伴头晕、口渴、面色潮红、大量出汗、皮肤灼热等表现,体温往往在 38.5℃。是哪一种中暑

8. 最严重的一种中暑类型为

(二)名词解释

中暑

(三)填空题

1. 根据临床表现的轻重,中暑可分为＿＿＿＿＿＿、＿＿＿＿＿＿、＿＿＿＿＿＿。

2. 热射病临床上分为两种类型＿＿＿＿＿＿、＿＿＿＿＿＿。

(四)简答题

1. 简述重症中暑的分类及临床表现。

2. 简述中暑的治疗原则。

第十节 淹 溺

一、学习目标

1. **掌握** 淹溺的发病机制,淹溺的治疗原则。
2. **熟悉** 淹溺的致死原因,淹溺的临床特征,淹溺的诊断要点。
3. **了解** 淹溺的定义。

二、重点和难点内容

(一)淹溺的发病机制、致死原因

1. 干性淹溺、湿性淹溺的发病机制、致死原因。
2. 淡水淹溺、海水淹溺的发病机制、致死原因。

(二)淹溺的治疗原则

1. **院前救护** 现场急救和转运中复苏。
2. **院内处理** 氧疗、脑复苏以及并发症处理。

三、习题

(一)选择题

【A1 型题】

1. 淡水淹溺主要导致
   A. 使血液浓缩　　B. 肝性昏迷　　C. 口渴明显
   D. 肺损伤　　E. 脑水肿
2. 淹溺者救护原则**错误**的是
   A. 迅速将病人救离出水　　B. 立即恢复有效通气　　C. 施予心肺复苏术
   D. 根据病情对症治疗　　E. 首先考虑点击除颤

【A2 型题】

3. 男性,16 岁,不慎跌入水库中,体温 36.8℃,表情淡漠,心率 110 次/分,血压 110/70mmHg,心电图示窦性心律,偶发室性早搏,在给予生理盐水静滴治疗时,最合适的输液护理措施是
   A. 严密观察患者的神志、呼吸频率、节律、深浅度,判断呼吸困难程度
   B. 根据病情每 15~30 分钟监测血压、脉搏、呼吸一次
   C. 心理护理
   D. 保持呼吸道通畅
   E. 输液滴速从小剂量、低速度开始,避免短时间内大量液体输入,而加重血液稀释程度
4. 男性,18 岁,海边游泳时不慎溺水,被人救起,体检:呼吸急促,肺部可闻及哮鸣音和湿啰音,心率 108 次/分,偶闻期前收缩 2~3 次/分钟,腹部膨隆,四肢厥冷,近乎“淹溺”。海水淹溺时,下列哪一项一般**不会**发生
   A. 心律失常　　B. 溶血　　C. 低氧血症
   D. 肺水肿　　E. 脑水肿

（二）名词解释

1. 干性淹溺

（三）填空题

根据淹溺发生的机制不同,淹溺可有两种情况:＿＿＿＿＿＿、＿＿＿＿＿＿。

（四）简答题

1. 简述淡水淹溺和海水淹溺的区别。
2. 简述淹溺的院外抢救措施。

第三章　危急重病答案

第一节　心搏骤停与心脑肺复苏

（一）选择题

【A1 型题】

1. E　　2. B　　3. C　　4. B

【A2 型题】

5. C　　6. A

【B 型题】

7. B　　8. E　　9. D　　10. C　　11. A

（二）名词解释

1. 心搏骤停（cardiac arrest）是指病人的心脏在正常或无重大病变的情况下受到严重的打击，如急性心肌缺血、电击、急性中毒等，致使心脏突然停搏，有效泵血功能消失，引起全身严重缺血、缺氧。

2. 心肺脑复苏通过机械、生理和（或）药理等各种方法来恢复心脏骤停患者有效循环和通气，维持脑组织灌注的急救医疗措施。

（三）填空题

1. 中枢神经系统功能的恢复

2. 意识　呼吸　大动脉（如颈动脉、股动脉）搏动消失

3. 基础生命支持　进一步生命支持　延续生命支持

（四）简答题

1. 简述心搏骤停的一般临床表现。

心搏骤停后循环立即停止，全身缺血、缺氧。由于大脑对缺氧最敏感，因此临床表现以循环系统和神经系统的表现最明显。常常表现为心音消失，大动脉搏动无法触及，血压测不出；意识突然丧失或伴有短阵抽搐；呼吸断续，呈叹息样，后即停止，多发生在心搏骤停后 30 秒内；瞳孔散大，对光反应消失；面色苍白兼有青紫。

2. 简述心肺脑复苏基础生命支持（BLS）的简要步骤。

确认现场安全后，迅速将患者置于仰卧位，迅速判断患者意识、呼吸并进行呼救（专业人员进一步判断患者心率情况）；立即开始胸外按压，频率大于 100 次/分，建立人工循环（circulation，C）；按压 30 次后，使用仰头抬颏法开放气道（airway，A），去除义齿，清除可见的呼吸道分泌物、呕吐物、异物；并进行 2 次人工呼吸（breathing，B），即 CAB；持续循环进行 CAB，直至其他救援人员及除颤仪或自动体外除颤仪（AED）到场，立即进行除颤（defibrillation，D），并持续 CPR。

第二节 昏 迷

（一）选择题

【A1 型题】

1. A　2. C　3. C　4. D

【A2 型题】

5. B　6. C

【B 型题】

7. A　8. D

（二）名词解释

1. 昏睡是比嗜睡更深的睡眠，必须在持续强烈的刺激下才能睁眼、呻吟，只能作简单、含糊、不完整的回答，当刺激停止后即处于深睡状态。

2. 深昏迷是对外界任何刺激均无反应，全身肌张力低，有些病人可以出现去脑和去皮质强直性发作，生理反射和病理反射可以消失，生命体征也常有改变。

（三）填空题

1. 睁眼　语言　肢体运动反应

2. 颅内外感染性

3. 酒精中毒　有机磷中毒　氰化物中毒

4. 一氧化碳中毒　严重酸中毒

5. 安眠药　巴比妥类　氯丙嗪中毒　海洛因中毒　有机磷中毒

6. 颈项强直　Kernig 征　Brudzinski 征

（四）简答题

简述昏迷的治疗原则。

（1）昏迷病人病情危重，应尽快找出病因，针对病因治疗是关键，如颅内占位性病变应尽早给予开颅手术等。

（2）密切观察生命体征，进行必要抢救措施。

（3）保持呼吸道通畅、及时供氧，维持循环稳定，降低颅内压、控制脑水肿。

（4）对症治疗措施有维持水、电解质、酸碱平衡，镇静、止痛，降温、抗生素的应用。

（5）其他措施：包括促进脑细胞代谢和苏醒剂的应用和高压氧治疗。

第三节 休 克

（一）选择题

【A1 型题】

1. C　2. E　3. D　4. C

【A2 型题】

5. C

【B 型题】

6. B　7. D

（二）名词解释

休克是指由多种强烈的致病因素作用于机体引起的急性循环功能衰竭，以器官缺血缺氧或组织氧及营养物质利用障碍、进行性发展的病理生理过程为特征，以微循环灌注不足和细胞功能代谢障碍为主要表现的临床综合征，临床常见。

（三）填空题

低血容量性休克　分布性休克　心源性休克　梗阻性休克

（四）简答题

简述休克时检测乳酸的意义及注意事项。

乳酸：休克患者组织灌注不足可引起无氧代谢和高乳酸血症，休克时间越长，动脉血乳酸盐浓度也越高，其程度往往被作为判断休克严重程度和预后的指标，但血乳酸盐含量检测需要及时送检。

第四节　急性中毒

（一）选择题

【A1 型题】

1. D　2. D　3. E　4. B　5. C　6. C

【A2 型题】

7. C　8. C

【B 型题】

9. A　10. B

（二）名词解释

急性中毒是指具有毒性作用的物质在短时间内超量进入人体造成组织器官功能紊乱、器质性损害，甚至危及生命的全身性或局限性疾病。

（三）填空题

1. 呼吸道　胃肠道　肾　肾
2. 病史　临床表现　实验室检查
3. 催吐　洗胃　灌肠　导泻
4. 皮肤与黏膜　消化道　呼吸道
5. 全血胆碱酯酶活性　碳氧血红蛋白　高铁血红蛋白
6. 扩大　缩小

（四）简答题

简述急性中毒的一般处理原则。

(1) 现场急救。
(2) 迅速确诊，估计中毒程度。
(3) 尽快排除尚未被吸收的毒物，阻止毒物的继续吸收。
(4) 促进已吸收毒物的排泄：利尿，吸氧，透析，血液或血浆置换。
(5) 应用特效解毒剂，减少毒理作用。
(6) 对症治疗及护理。

第五节 多器官功能障碍综合征

（一）名词解释

多脏器功能障碍综合征（MODS）MODS 是严重创伤、感染、大手术、大面积烧伤等疾病发病 24 小时后，同时或序贯出现两个或两个以上器官功能障碍，即急性损伤患者多个器官功能改变且不能维持内环境稳定的临床综合征。

（二）填空题

改良的 Marshall 评分 SOFA

（三）简答题

简述 MODS 的防治原则。

预防原则 MODS 应重在预防，早期发现，早期治疗。预防是最好的治疗。

（1）低血容量患者，提高有效循环血容量。

（2）早期感染控制，多发伤患者损伤控制手术。

（3）病情稳定后尽早启动营养支持。

（4）建立较完善的监测手段，尽早发现 SIRS 及早期 MODS。

（5）减少医源性致伤因素，合理应用抗菌药物。

治疗原则所有 MODS 患者均应进入 ICU。

（1）积极消除引起 MODS 的病因和诱因。

（2）改善氧代谢，纠正组织缺氧。

（3）各个器官支持治疗（呼吸、心血管、肾脏、肠道营养）。

（4）代谢支持与调理 MODS 患者处于高度应激状态，导致机体出现以高分解代谢为特征的代谢紊乱。

（5）整体观从整体的观点出发，针对脓毒症或 MODS 的治疗策略不仅仅是给予受损器官充分的支持和修复，更重要的是必须帮助机体重建已经紊乱的联系网络，恢复其正常的生理和谐。

第六节 急性呼吸窘迫综合征

（一）选择题

【A1 型题】

1. C　2. A　3. E　4. E　5. E　6. C

【A2 型题】

7. D　8. A

【B 型题】

9. D　10. E

（二）名词解释

急性呼吸窘迫综合征在严重感染、休克、创伤及烧伤等非心源性疾病过程中，肺毛细血管内皮细胞和肺泡上皮细胞损伤造成弥漫性肺间质及肺泡水肿，导致的急性低氧性呼吸功能不全或衰竭。

（三）填空题

1. 肺容积减少　肺顺应性降低　通气/血流比例失调

2. 氧疗　无创机械通气　有创机械通气

3. 非心源性　肺毛细血管内皮　肺泡上皮细胞

4. 全身炎症反应

5. 肺

6. 鼻导管　文丘里面罩　机械通气

（四）简答题

简述 ARDS 的处理原则。

①治疗目标是改善低氧血症；②原发病治疗；③呼吸支持治疗包括氧疗、无创机械通气、有创机械通气；④ARDS 药物治疗包括液体管理、前列腺素 E 和鱼油的应用。

第七节　挤压综合征

（一）选择题

【A 型题】

1. C　　2. D　　3. C　　4. C

【B 型题】

5. E　　6. A

（二）名词解释

1. 挤压综合征是指四肢或躯干等肌肉丰富的部位，受外部重物、重力长时间压榨、挤压或长期固定体位造成肌肉组织的缺血性坏死，出现受压部位的肿胀、麻木或瘫痪，而且有肌红蛋白尿及高血钾为特点的急性肾损伤。

2. 肌红蛋白尿是各种不同原因引起的急性肌肉组织破坏，造成横纹肌溶解症而致肌红蛋白自尿中排出，可伴有肌痛、肌肉肿胀、肌无力、棕色尿以及血清肌酶增高等表现，严重的可致急性肾衰竭。

（三）填空题

1. 低血容量性休克　肌红蛋白尿　急性肾衰竭　其他脏器功能损伤

2. 12　24~36　72

（四）简答题

1. 挤压综合征的临床表现。

因大量体液进入组织间隙致有效循环不足，出现脉率增快、面色苍白、皮肤发凉等低血容量性休克表现。肌肉缺血坏死后，有大量酸性物质和电解质释放，使体液的 pH 降低。大量肌红蛋白渗出后沉积于肾小管，尿素氮可迅速增高。临床上常有呼吸深大、烦躁口渴、少尿甚至无尿等一系列表现。肌红蛋白尿持续时间越长，则发生急性肾衰的可能性越大。同时挤压综合征常合并颅脑、胸部外伤和四肢骨折。

2. 挤压综合征的处理原则。

在积极抗休克治疗同时，应根据当时情况尽快解除压迫，出现骨筋膜室综合征时需行筋膜减压术，必要时行截肢术。有条件的患者可早期进行脏器功能监测如生命体征，尿量，CVP 等。补液水化治疗，首选生理盐水积极液体复苏，适当应用碳酸氢钠碱化尿液，防止肌红蛋白沉积于肾小管。同时维持内环境稳定，纠正酸碱电解质平衡紊乱。当患者出现无尿或难以纠正的高钾血症和代谢性酸中毒时，及时行血液净化替代肾脏功能，迅速稳定内环境，纠正高钾血症等电解质紊乱。

第八节 电 击 伤

（一）选择题

【A1 型题】

1. B 2. B 3. A 4. B

【A2 型题】

5. B

【B 型题】

6. E 7. C

（二）名词解释

电击伤是指电流或静电直接接触进入人体，或在高电压、超高电压的电场下，电流击穿空气或其它介质进入人体而引起全身或局部的组织损伤和功能障碍，甚至发生心搏和呼吸骤停。

（三）填空题

电流 电压 人体电阻 通电时间 通电途径

（四）简答题

电击伤抢救。

(1)用木棍、竹竿等绝缘物使患者脱离电源。

(2)现场急救：患者呼吸心搏骤停或者不规则者，即刻实施心肺复苏。

(3)院内急诊：心肺脑复苏；抗休克、纠正酸中毒；控制感染；筋膜松解术和截肢；对症处理：脱水剂，低温疗法，促进脑细胞代谢药物。

(4)轻电击伤：清创处理。

第九节 中 暑

（一）选择题

【A1 型题】

1. D 2. D 3. C 4. C

【A2 型题】

5. D 6. D

【B 型题】

7. B 8. E

（二）名词解释

中暑是指在高温环境下，人体体温中枢调节功能紊乱，汗腺功能衰竭，水和电解质丢失而引起的以中枢神经系统和循环系统障碍为主要表现的急性疾病。

（三）填空题

1. 先兆中暑 轻症中暑 重症中暑

2. 劳力性　非劳力性

（四）简答题

1. 简述重症中暑的分类及临床表现。

重症中暑：是中暑中情况最严重的一种，如不及时救治将会危及生命。按表现不同可分为三型。

（1）热痉挛（heat cramp）：大量出汗后，饮水多而盐分补充不足致低钠低氯血症。临床表现为肌肉阵发性的痉挛和疼痛，也可出现肠痉挛。

（2）热衰竭（heat exhaustion）：常发生于老年人、儿童和慢性疾病患者，原因为机体对热环境不适应，主要症状为头晕、头痛、心慌、口渴、恶心、呕吐、皮肤湿冷、血压下降、晕厥或神志模糊。此时的体温正常或稍微偏高。

（3）热射病（heat stroke）是一种致命性急症，以高温和意识障碍为特征。临床上分为两种类型：①劳力性：在高温、高湿度或强日照环境中持续作业；②非劳力性：年老体弱、有慢性疾病患者在高温和通风不良环境中居住。

2. 简述中暑的治疗原则。

（1）患者应迅速转移至阴凉通风处休息，饮用凉盐水等饮料以补充盐和水分。

（2）降温：体表降温、体内降温、药物降温。

（3）综合对症支持治疗：保持呼吸道通畅，吸氧，有循环功能紊乱者应静脉补给生理盐水、葡萄糖溶液，但输注速度不能过快，维持水、电解质平衡，纠正酸中毒，防治脑水肿和抽搐，心理治疗。

第十节　淹　　溺

（一）选择题

【A1 型题】

1. D　　2. E

【A2 型题】

3. E　　4. B

（二）名词解释

干性淹溺是因喉痉挛导致窒息，呼吸道和肺泡很少或无水吸入，约占淹溺者的 10%。

（三）填空题

干性淹溺　湿性淹溺

（四）简答题

1. 简述淡水淹溺和海水淹溺的区别。

①淡水淹溺：淡水因较其他体液渗透压低，能迅速吸收到血循环，使血容量增加，严重病例可引起溶血，出现高钾血症和血红蛋白尿，最主要的为肺损伤。②海水淹溺：海水含钠是血浆的 3 倍，因此较淡水在肺泡中停留时间长，不能吸收到血液循环，反而能使血液中的水进入肺泡，产生肺水肿，肺内分流，减少气体交换，出现低钠血症。此外，海水对肺泡及肺血管内皮细胞有化学损伤作用，能促使肺水肿发生。③尽管淡水和海水淹溺血容量、电解质浓度和心血管功能变化不同，但是都可引起肺顺应性减低，肺水肿，肺内分流，严重低氧血症和混合性酸中毒。

2. 简述淹溺的院外抢救措施。

尽快将淹溺者从水中救出，迅速清除口鼻腔中异物，分泌物及污水，保持气道通畅，尽快采取头低俯卧位，拍打背部体位引流，但时间不应太长以免延误心肺复苏；防止呕吐物进入气道，昏迷及呼吸停止者给予口对口人工呼吸，有条件时进行气管内插管，在患者转运过程中不应停止心肺复苏。

第四章
呼吸系统疾病

第一节　慢性阻塞性肺疾病

一、学习目标

1. **掌握**　慢性阻塞性肺疾病的定义、病理变化、症状、体征、辅助检查、诊断与分级及治疗。

2. **熟悉**　慢性阻塞性肺疾病的预防。

3. **了解**　慢性阻塞性肺疾病的新进展。

二、重点和难点内容

慢性阻塞性肺疾病是一种常见的可防可治的疾病，具有持续性呼吸道症状和气流受限，因严重暴露于有害颗粒或气体的引起气道和（或）肺泡过度充气继而引发的疾病。起病缓慢、病程较长，多有慢性咳嗽、咳痰、气短、喘息等症状。早期体征可无异常，随疾病进展可出现桶状胸、肺部过清音、呼吸音减弱等。第一秒用力呼气容积占用力肺活量百分比、肺总量（TLC）、功能残气量（FRC）和残气量（RV）等肺功能检查对 COPD 诊断、严重程度评价、疾病进展、预后及治疗反应等有重要意义。COPD 并发症包括：心血管疾病、骨骼肌功能异常、代谢综合征、骨质疏松、抑郁症和肺癌，COPD 可以增加出现其他并发症的风险。COPD 一旦诊断成立，应该根据个体化的病情评估给予有效的处理，减轻症状和减少未来的风险。治疗策略包括两个方面：其一迅速缓解症状；其二减小患者未来健康恶化风险，需要临床医师应关注 COPD 患者的短期和长期治疗效应。

三、习题

（一）选择题

【A1 型题】

1. 慢性支气管炎最突出的病理变化是
   A. 支气管平滑肌痉挛　　B. 支气管黏膜、腺体增生、肥大、分泌亢进
   C. 支气管纤毛清除功能减退　　D. 支气管黏膜充血水肿
   E. 支气管平滑肌及弹性纤维破坏

2. COPD 患者典型的肺实质破坏表现为
   A. 全小叶型肺气肿　　B. 小叶中央型肺气肿　　C. 混合型肺气肿
   D. 间质型　　E. 旁间隔型

3. 对 COPD 的诊断最有价值的检查是
A. 胸部 X 线检查　B. 胸部 CT 检查　C. 肺功能检查
D. 血气分析　E. 纤支镜
4. COPD 的发病因素中以下哪一项最重要
A. 空气污染　B. 呼吸道感染　C. 吸入职业粉尘和化学物质
D. 吸烟　E. 社会经济地位
5. 慢性阻塞性肺气肿常见的并发症,下列哪一项**不符合**
A. 自发性气胸　B. 肺部急性感染　C. 慢性肺源性心脏病
D. 肺性脑病　E. 肺结核
6. 下列各组疾病中属于慢性阻塞性肺疾病范畴的是
A. 支气管哮喘,舒张实验阳性　B. 伴有气流阻塞的慢性支气管炎、肺气肿
C. 伴有气流阻塞的囊性纤维化　D. 没有气流阻塞的慢性支气管炎、肺气肿
E. 伴有气流阻塞的弥漫性泛细支气管炎
7. COPD 的标志性症状是
A. 慢性咳嗽　B. 咳痰　C. 气短或呼吸困难
D. 喘息和胸闷　E. 咯血
8. COPD 患者导致肺动脉高压的主要原因是
A. 肺气肿时,肺血管床严重减少　B. 肺泡内压力增高
C. 缺氧和高碳酸血症　D. 血容量明显增加
E. 继发性红细胞增加
9. 慢性支气管炎急性发作期的治疗原则,下列哪项**不正确**
A. 控制感染　B. 祛痰止咳　C. 解痉平喘
D. 气雾吸入　E. 强心利尿

【A2 型题】

10. 男性,50 岁,咳嗽 3 年,每年冬季发作,每次持续 3 个月,有吸烟史,本例病例若病情继续发展,最常见的并发症是
A. 肺部感染　B. 自发性气胸　C. 肺心病
D. 阻塞性肺气肿　E. 支气管哮喘
11. 男性,65 岁,慢性支气管炎 30 年,今晨突感左上胸短暂刺痛,呼吸困难,不能平卧,心率 120 次/分,偶见心律不齐,左肺呼吸音明显减弱,最可能的诊断是
A. 心绞痛　B. 肺栓塞　C. 胸膜炎
D. 自发性气胸　E. 急性左心衰
12. 男性,50 岁,吸烟 30 年,近 3 年来咳嗽,咳痰,气喘,受凉后加重,每次持续 3 个月,咳剧时痰中带血丝。查体,双肺呼吸音减弱,可闻哮鸣音,最可能的诊断是
A. 支气管哮喘　B. 心源性哮喘　C. 支气管扩张症
D. 慢性支气管炎　E. 支气管肺癌

【B 型题】

（13～14 题共用备选答案）
A. 抗生素　B. 利尿剂　C. 强心剂
D. 血管扩张剂　E. 持续低流量吸氧

13. 女性患者，65 岁，慢性咳嗽、咳痰 30 年，加重 1 个月，查血常规 WBC $12.3 \times 10^9/L$，中性粒细胞比例 80%，治疗应首选

14. 男性患者，67 岁，慢性咳嗽、咳痰 20 年，加重一周，发绀，两肺湿啰音。血气分析 pH 7.36，$PaCO_2$ 65mmHg，PaO_2 62mmHg，治疗首选

（15~16 题共用备选答案）

A. 肺功能正常范围　B. 潮气量增加　C. 残气量增加

D. 第一秒用力呼气量减少　E. 闭合气量减少

15. 男，40 岁，咳嗽、咳痰两年，每年持续 3 个月肺功能变化

16. 女，70 岁，咳嗽、咳痰 15 年，上楼气短 5 年肺功能变化

（17~18 题共用备选答案）

A. 缺氧　B. 二氧化碳潴留

C. 缺氧+二氧化碳潴留　D. 呼吸性酸中毒

E. 代谢性碱中毒

17. 通气/血流比例失调主要导致

18. 通气不足导致

（二）名词解释

1. COPD
2. 慢性支气管炎
3. 小气道
4. 肺气肿

（三）填空题

1. COPD 发病的关键机制是________、________和________的________。

2. 诊断 COPD 的肺功能标准为吸入支气管舒张药后 FEV_1/FVC ________，而 FEV_1 ________。

3. COPD 的并发症有________、________和________。

（四）简答题

1. 简述 COPD 严重程度的分级。
2. 简述慢性支气管炎的病因。
3. 按病理学变化阻塞性肺气肿可分哪几类？
4. COPD 如何与哮喘鉴别？
5. 简述 COPD 急性加重期的治疗关键点。

第二节　慢性肺源性心脏病

一、学习目标

1. **掌握**　慢性肺源性心脏病的病因、发病机制、临床表现、辅助检查、诊断及治疗。
2. **熟悉**　慢性肺源性心脏病。
3. **了解**　慢性肺源性心脏病的新进展。

二、重点和难点内容

慢性肺源性心脏病是由肺组织、肺血管或胸廓的慢性病变引起肺组织结构和(或)功能异常,产生肺血管阻力增加,肺动脉压力增高,使右心室扩张或(和)肥厚,伴或不伴右心功能衰竭的心脏病,并排除先天性心脏病和左心病变引起者。引起右心室扩大、肥厚的因素很多。但先决条件是肺功能和结构的不可逆性改变,发生反复的气道感染和低氧血症,导致一系列体液因子和肺血管的变化,使肺血管阻力增加,肺动脉血管的结构重塑,产生肺动脉高压。

肺循环阻力增加时,右心发挥其代偿功能,以克服肺动脉压升高的阻力而发生右心室肥厚。随着病情的进展,特别是急性加重期,肺动脉压持续升高,超过右心室的代偿能力,右心失代偿,右心排出量下降,右心室收缩末期残留血量增加,舒张末压增高,促使右心室扩大和右心室功能衰竭。

慢性肺心病除发现右心室改变外,也有少数可见左心室肥厚。由于缺氧、高碳酸血症、酸中毒等因素,使左心负荷加重。如病情进展,则可发生左心室肥厚,甚至左心衰竭。

三、习题

(一)选择题

【A1 型题】

1. 慢性肺心病急性加重期的最常见诱因是
   A. 过劳　B. 大量利尿剂　C. 使用镇静剂
   D. 呼吸道感染　E. 使用支气管舒张剂
2. 导致慢性肺源性心脏病最常见的病因是
   A. 肺脓肿　B. 支气管扩张　C. 肺结核
   D. 慢性阻塞性肺疾病　E. 支气管哮喘
3. 诊断早期肺心病的主要依据是
   A. 慢性肺及支气管疾病病史　B. 发绀
   C. 双肺干湿性啰音及肺气肿体征　D. 肺动脉高压及右心室增大征象
   E. 高碳酸血症
4. 下列哪一种情况是使肺心病患者发生 CO_2 潴留最主要的因素
   A. 肺泡/通气血流>0.8　B. 严重贫血
   C. 肺泡壁弥散功能减退　D. 肺泡通气不足
   E. 肺泡解剖性动-静脉分流增多
5. 慢性肺心病最常见的心律失常是
   A. 房性期前收缩和室上性心动过速　B. 心房颤动
   C. 心房扑动　D. 室性心动过速
   E. 室性期前收缩
6. 慢性肺心病引起肺血管阻力增加的最主要因素是
   A. 代谢性酸中毒　B. 高碳酸血症　C. 低氧血症
   D. 肺小动脉栓塞　E. 慢性呼吸道感染
7. 慢性肺心病急性呼吸道感染导致心力衰竭的主要因素是
   A. 感染高热加重了心脏负荷　B. 心率加快加重了心脏负荷

C. 细菌毒素对心肌的毒性作用
D. 继发性红细胞增多加重了心脏负担
E. 缺氧和二氧化碳潴留引起了肺小动脉

8. 肺心病呼吸衰竭时吸氧应
A. 高流量吸氧
B. 按需给氧
C. 低浓度(<35%)持续给氧
D. 低浓度间断给氧
E. 高浓度间断给氧

9. 肺心病心衰强心剂使用指征
A. 感染控制,利尿剂使用无效
B. 双肺底湿啰音
C. 心率大于120次/分
D. 发绀明显
E. 下肢明显水肿

【A2型题】

10. 患者,57岁,慢性咳喘15年,近一周来加重,嗜睡,咳黄脓痰,呕吐咖啡色胃内容物,尿少。查体:轻度发绀,球结膜充血水肿,双肺可闻及干湿啰音,剑突下可见心脏搏动,心率108次/分,有期前收缩,肝肋下3cm,双下肢水肿。最可能的诊断是
A. 流行性出血热
B. 胃、十二指肠溃疡合并消化道出血
C. 慢性胃炎
D. 肺心病合并肺性脑病
E. 冠心病

11. 患者,男,68岁,慢性咳嗽、咳痰、喘20年,近一周来下肢水肿,尿少,呼吸困难加重,经抗生素、利尿剂等治疗症状无明显好转,治疗中四肢麻木,癫痫样抽搐,昏迷,下列哪种情况最可能
A. 失代偿性呼吸性酸中毒
B. 呼吸性酸中毒合并代谢性酸中毒
C. 肺性脑病
D. 呼吸性酸中毒合并代谢性碱中毒
E. 呼吸性碱中毒

12. 患者,60岁,咳嗽,咳痰20年,有高血压、肝炎病史。查体:血压150/83mmHg,肺下界位于锁骨中线第6肋间。心界缩小,心率110次/分,律不齐,P2亢进,胸骨左缘第5肋间可闻及收缩期杂音。肝肋下3.5cm,双下肢水肿。心电图顺钟向转位,V_1,V_2,V_3,从呈QS型。最可能的诊断是
A. 陈旧性心肌梗死
B. 慢性肺源性心脏病
C. 高血压心脏病
D. 慢性活动性肝炎
E. 慢性肾炎肾功能不全

13. 男性,58岁,诊断为慢性肺源性心脏病,3天来受凉后咳嗽,气急加重,出现颈静脉怒张,肝肿大,下肢水肿,心率120次/分,律齐,两肺闻及哮鸣音及水泡音。应首先选择哪组治疗
A. 强心+利尿+抗生素
B. 利尿+抗生素+吸氧+平喘药
C. 抗生素+吸氧+平喘药
D. 强心+抗生素+平喘药
E. 利尿+平喘药+氧疗

14. 患者,男,59岁,慢性肺心病5年。收缩压100mmHg,唇轻度发绀,心率120次/分,偶有期前收缩,肝在右肋下3cm触及,质中等,有触痛,双下肢水肿。哪项处理正确
A. 间断低浓度给氧
B. 呋塞米静脉注射
C. 以积极控制感染为主
D. 根据心率快慢决定是否用强心剂
E. 利多卡因治疗期前收缩

【B 型题】

（15～16 题共用备选答案）

A. 缺氧　　B. 二氧化碳潴留　　C. 缺氧+二氧化碳潴留

D. 呼吸性酸中毒　　E. 代谢性碱中毒

15. 通气/血流比例失调主要导致

16. 通气不足导致

（17～18 题共用备选答案）

A. 肺性脑病　　B. 脑出血　　C. 右心衰

D. 肾衰竭　　E. 中毒性脑病

17. 肺心病病人，咳嗽加重一周，昏迷一天，应首先考虑

18. 肺心病病人，气促少尿一周，下肢水肿明显，应首先考虑

（19～20 题共用备选答案）

A. 感染性脑病　　B. 呼吸性酸中毒　　C. ARDS

D. 低钠血症　　E. 肺性脑病

19. 肺心病加重期出现精神恍惚，反应迟钝。血气 PaO_2 60mmHg，$PaCO_2$ 50mmHg，pH 7.35，HCO_3^- 30mmol/L，血 K^+ 3.4mmol/L，Na^+ 110mmol/L，Cl^- 94mmol/L，白细胞 7.6×10^9/L，中性 80%，其神志状态改变的原因为

20. 肺心病加重期嗜睡，血气 PaO_2 55mmHg，$PaCO_2$ 90mmHg，pH 7.15，白细胞 9.2×10^9/L，中性 0.82，神志改变应考虑为

（二）名词解释

1. 肺源性心脏病
2. 慢性肺源性心脏病
3. 隐性肺动脉高压
4. 肺性脑病

（三）填空题

1. 慢性肺源性心脏病的 X 线诊断标准有________、________、________、________。
2. 慢性肺源性心脏病治疗时，用正性肌力药应用指征是________、________、________。

（四）简答题

1. 简述慢性肺心病发病机制。
2. 简述肺心病急性加重期的治疗原则。
3. 试述慢性肺心病的诊断。

第三节　支气管哮喘

一、学习目标

1. **掌握**　支气管哮喘的诊断标准、实验室和其他检查、分级及治疗。
2. **熟悉**　支气管哮喘的防治。
3. **了解**　支气管哮喘的病因及新进展。

二、重点和难点内容

支气管哮喘是由多种细胞和细胞组分参与的气道慢性炎症性疾病。发病机制并不完全清楚。变态反应、气道炎症、气道反应性增高及神经等因素及其相互作用被认为与哮喘的发病关系密切。为发作性伴有哮鸣音的呼气性呼吸困难或发作性胸闷和咳嗽。咳嗽变异性哮喘患者咳嗽可为唯一的症状。发作时有广泛的哮鸣音,呼气音延长。但在轻度哮喘或非常严重的哮喘发作,哮鸣音可不出现,后者称为寂静胸。非发作期体检可无异常。治疗目标是在于达到哮喘症状的良好控制,维持正常的活动水平,同时尽可能减少急性发作、肺功能不可逆性损害和药物相关不良反应的风险。哮喘治疗方案选择既要考虑群体水平,也要兼顾患者的个体差异。

三、习题

(一)选择题

【A1 型题】

1. 支气管哮喘发作**禁用**

A. 地塞米松　　B. 氨茶碱　　C. 沙丁胺醇
D. 肾上腺素　　E. 吗啡

2. 支气管哮喘典型的临床症状是

A. 胸闷
B. 胸痛
C. 咯血
D. 干咳
E. 反复发作性伴有哮鸣音的呼气性呼吸困难

3. 支气管哮喘急性发作患者血气分析 $PaCO_2$ 增高提示

A. 出现呼吸性碱中毒　　B. 病情好转　　C. 病情恶化
D. 没有临床意义　　E. 出现心衰

4. 重度哮喘的处理**不包括**

A. 补液　　B. 给予糖皮质激素　　C. 注射毛花苷丙
D. 吸氧　　E. 静点氨茶碱

5. 下面有关哮喘特征的描述中**不准确**的是

A. 凡气道高反应性者都是支气管哮喘　　B. 不同程度的可逆性气道阻塞
C. 反复发作性呼气性呼吸困难　　D. 典型发作时可闻及哮鸣音
E. 可自行缓解或治疗后缓解

6. 引起支气管哮喘气流受限的原因**不包括**

A. 气道黏膜水肿　　B. 腺体分泌亢进及黏液清除障碍
C. 气道壁炎性细胞浸润　　D. 气道平滑肌痉挛
E. 肺泡弹性回缩力下降及肺泡破坏

7. 支气管哮喘的本质是

A. 气道慢性炎症　　B. 气道高反应性
C. 可逆性气流受限　　D. 不完全可逆的气流受限
E. 对外界物质过敏性疾病

8. 给予哮喘持续状态患者小剂量碳酸氢钠是基于此时有
   A. 呼吸性碱中毒　B. 呼吸性酸中毒
   C. 呼吸性酸中毒并代谢性酸中毒　D. 呼吸性酸中毒并代谢性碱中毒
   E. 代谢性酸中毒
9. 氨茶碱的平喘机制是
   A. 激活腺苷酸环化酶　B. 抑制腺苷酸环化酶
   C. 激活磷酸二苷酶　D. 抑制磷酸二苷酶
   E. 激活鸟苷酸环化酶
10. 患支气管哮喘应禁用
   A. 沙丁胺醇　B. 麻黄碱
   C. 氨茶碱　D. 异丙肾上腺素
   E. 普萘洛尔

【A2 型题】

11. 支气管哮喘患者,发作持续约 6 小时,出现大汗淋漓、发绀、端坐呼吸、有奇脉。双肺肺气肿,有散在哮鸣音。应采取下列哪项治疗最好
   A. 山莨菪碱注射液+补液　B. 补液加氨茶碱
   C. 喘康速喷雾剂　D. 色甘酸二钠喷雾
   E. 氨茶碱、激素+补液十补充电解质
12. 男,16 岁,今日突发呼吸困难,发作前有鼻痒、打喷嚏、流涕、干咳。体查:血压正常、端坐呼吸、额部出汗,双肺有哮鸣音,心率 110 次/分,律齐无杂音,你认为哪种诊断正确
   A. 上呼吸道感染　B. 慢性支气管炎喘息型
   C. 支气管哮喘　D. 病毒性心肌炎
   E. 急性支气管炎
13. 男,50 岁,支气管哮喘反复发作 30 年,本次严重发作已超过 24 小时。积极治疗后,复查血气分析,$PaCO_2$ 由 35mmHg 增至 60mmHg。估计其病情为
   A. 病情好转　B. 出现心血管并发症
   C. 病情稳定　D. 病情加重,还须积极治疗
   E. 属于哮喘中度发作
14. 某患者 3 岁起发生哮喘,持续性近 30 年。此次因受凉诱发气喘,自服氨茶碱和氟哌酸无效已 1 天多。应首先加用哪种药物最合适
   A. 肾上腺素　B. 布地奈德+静脉补液
   C. 氨茶碱　D. 扎鲁司特
   E. 碳酸氢钠

【B 型题】

（15~16 题共用备选答案）
   A. 肾上腺素　B. 肾上腺皮质激素
   C. 硝苯吡啶　D. 沙丁胺醇
   E. 酮替芬
15. 常以大剂量冲击疗法抢救危重症病人的是
16. 主要兴奋支气管平滑肌 β_2 受体的是

（17~18 题共用备选答案）

A. $β_2$ 受体兴奋剂

B. 抑制细胞内磷酸二酯酶，减慢 cAMP 的分解

C. 提高腺苷环化酶，稳定细胞溶酶体

D. 减少 cGMP 浓度，使生物活性物质释放减少

E. 保护肥大细胞作用，减少生物活性物质的释放

17. 氨茶碱

18. 福莫特罗

（二）名词解释

1. 支气管哮喘
2. 运动性哮喘
3. 气道高反应性
4. 支气管舒张实验

（三）填空题

1. $β_2$ 受体激动剂平喘的原理是__________。包括 SABA 和 LABA，其代表药物分别为________和________。主要不良反应有________，________。

2. 支气管哮喘是由________细胞、________细胞、________细胞等多种炎症细胞介导的气道炎症。

3. 按治疗前支气管哮喘病情严重程度分级，中度持续指______，夜间哮喘症状________，________ FEV_1 预计值或 PEF________。

（四）简答题

1. 试述支气管哮喘患者的临床症状与体征。
2. 如何鉴别支气管哮喘与左心衰竭引起的喘息样呼吸困难。
3. 支气管哮喘诊断标准。

第四节　肺　　炎

一、学习目标

1. **掌握**　肺炎的分类、辅助检查、诊断标准、严重程度及治疗。
2. **熟悉**　肺炎的临床表现。
3. **了解**　肺炎治疗的新进展。

二、重点和难点内容

肺炎是指肺泡、远端气道和肺间质的感染性炎症。临床通常以发热、寒战、胸痛、咳嗽、咳脓痰为特征，X 线胸片上至少见一处不透光影。按解剖分类可分为大叶性肺炎、小叶性肺炎和间质性肺炎。按病因可分为细菌性、病毒性、真菌性肺炎等。按发生场所及宿主状态可分为 CAP、HAP、HCAP、ICHP。肺炎链球菌是指肺炎链球菌感染引起的肺炎，约占社区获得性肺炎的半数。葡萄球菌肺炎是由葡萄球菌引起的急性肺化脓性感染，常见的病原体是金黄色葡萄

球菌(以下简称金葡菌)及其他凝固酶阴性葡萄球菌。

三、习题

(一)选择题

【A1 型题】

1. 成人社区获得性肺炎常见的病原菌是
A. 肺炎链球菌　B. 金黄色葡萄球菌　C. 嗜肺军团菌
D. 铜绿假单胞菌　E. 肺炎支原体
2. 医院内获得性肺炎,最常见的致病菌是
A. 病毒　B. 厌氧菌　C. 革兰阳性球菌
D. 真菌　E. 革兰阴性杆菌
3. 引起大叶性肺炎最常见病原菌为
A. 溶血性链球菌　B. 结核菌　C. 肺炎链球菌
D. 葡萄球菌　E. 肺炎克雷伯菌
4. 肺炎链球菌肺炎的典型症状是
A. 寒战和高热　B. 咳黏液脓性痰　C. 咳铁锈色痰
D. 患侧胸部疼痛　E. 气急和发绀
5. 肺炎链球菌肺炎痰呈铁锈色与哪一病理分期有关
A. 水肿期　B. 消散期　C. 灰色肝变期
D. 充血期　E. 红色肝变期
6. 肺炎链球菌肺炎引起缺氧的原因主要是
A. 肺泡结构的破坏　B. 支气管被痰阻塞
C. 胸痛引起呼吸运动受限　D. 通气/血流比值失调
E. 伴有心肌炎
7. 哪一种病原体所致肺炎在整个病程中没有肺泡壁和其他结构的损伤
A. 肺炎克雷伯菌　B. 金黄色葡萄球菌　C. 放线菌
D. 肺炎链球菌　E. 厌氧菌
8. 容易看到口角单纯性疱疹的病是
A. 肺放线菌病　B. 肺炎链球菌肺炎　C. 支原体肺炎
D. 肺炎克雷伯菌肺炎　E. 肺曲菌病
9. 肺炎链球菌肺炎自然病程一般为
A. 3 天　B. 5 天　C. 8 周
D. 4 周　E. 1~2 周
10. 肺炎链球菌肺炎患者使用有效抗生素治疗,可使体温在多长时间恢复正常
A. 5~7 天　B. 1~3 天　C. 1~2 周
D. 4~5 天　E. 2 周以上
11. 治疗肺炎链球菌肺炎首选的抗菌药物是
A. 氧氟沙星　B. 红霉素　C. 青霉素
D. 链霉素　E. 环丙沙星
12. 下列哪项**不可能**是肺炎链球菌肺炎的并发症

A. 胸膜炎　　B. 关节炎　　C. 感染性休克
D. 脑膜炎　　E. 肺脓肿

13. 肺炎链球菌致病力是由于
A. 细菌产生的溶血素　　B. 细菌的大量繁殖
C. 荚膜对组织的侵袭作用　　D. 细菌对组织的破坏作用
E. 细菌产生内毒素

14. 下列哪项对于肺炎链球菌肺炎的治疗**不正确**
A. 剧烈胸痛者,可酌用少量镇痛药
B. 鼓励饮水每日 1~2L,轻症者不需静脉输液
C. 用阿司匹林或其他解热药帮助患者退热
D. 中等或重症患者(PaO_2<60mmHg 或有发绀)给氧
E. 有麻痹性肠梗阻或胃扩张者暂禁食水,胃肠减压

15. 金黄色葡萄球菌肺炎最具特征的 X 线表现是
A. 肺段实变伴脓肿形成　　B. 肺实变伴多发性蜂窝样改变
C. 肺浸润阴影易变,伴气囊腔形成　　D. 多发性肺浸润
E. 肺段实变伴液气胸

【A2 型题】

16. 一名 65 岁老年患者,突然发生寒战、高热、咳嗽、咳痰、痰黏稠,砖红色,胶冻状,引起感染最可能的病原菌是
A. 肺炎克雷伯菌　　B. 流感嗜血杆菌　　C. 嗜肺军团杆菌
D. 葡萄球菌　　E. 铜绿假单胞菌

17. 男性,35 岁,发热、寒战 3 天,体温 39℃,胸片示右上肺大片阴影,痰涂片见较多革兰阳性成对或短链状球菌,这时治疗首选
A. 头孢唑林　　B. 丁胺卡那霉素　　C. 青霉素
D. 氟哌酸　　E. 红霉素

18. 男性,30 岁,1 周前面部疖挤压排脓,高热寒战、咳嗽 3 天。听诊两肺呼吸音增强,血白细胞 18×10^9/L,中性粒细胞比例 91%,胸片两肺多发圆形密度增高阴影。诊断应考虑
A. 肺炎链球菌肺炎　　B. 支气管囊肿继发感染
C. 葡萄球菌肺炎　　D. 肺念球菌病
E. 克雷伯菌肺炎

19. 男性,30 岁,突起高热、寒战、胸痛,咳血丝痰。X 线片示肺段或肺叶实变,其中有多个或多发的液气囊腔,且易变性。可能的诊断是
A. 病毒性肺炎　　B. 肺炎链球菌肺炎　　C. 肺炎支原体肺炎
D. 葡萄球菌肺炎　　E. 肺炎克雷伯菌肺炎

20. 男性,50 岁,突然发冷发热,咳嗽,咯红棕色胶冻样痰,黏稠,带血,白细胞数 19×10^9/L,胸部 X 线所见为右上肺大叶实变影,叶间隙下坠。诊断可能为
A. 肺炎链球菌肺炎　　B. 克雷伯菌肺炎　　C. 葡萄球菌肺炎
D. 肺结核　　E. 渗出性胸膜炎

21. 男性,40 岁,休克型肺炎,BP 80/70mmHg,心率 120 次/分,中心静脉压 5cmH_2O,二氧化碳结合力 39vol%,应首选哪种药物治疗

A. 抗生素　　B. 静滴碳酸氢钠　　C. 静滴低分子右旋糖酐
D. 静滴去甲肾上腺素　　E. 静滴糖皮质激素

22. 男性,50 岁,拔牙 5 天后出现寒战高热,弛张热型、咳嗽,痰少,10 天后突然痰量增加,约 200ml/d,有恶臭。体征:右上肺叩诊浊音,听诊可闻支气管呼吸音及湿啰音,诊断最可能是
A. 支气管扩张合并感染　　B. 肺炎链球菌肺炎　　C. 急性肺脓肿
D. 干酪性肺炎　　E. 肺癌合并感染

【B 型题】

（23~24 题共用备选答案）
A. 青霉素类　　B. 氨基糖苷类抗生素　　C. 奎诺酮类
D. 磺胺类　　E. 大环内酯类

23. 肺炎链球菌肺炎应首选
24. 肺炎支原体肺炎首选

（25~26 题共用备选答案）
A. 病变以上叶多见,叶间隙下坠,多有血性胶冻样痰
B. 肺段或肺叶实变,有单个或多发液气囊腔
C. 病变组织干酪样坏死
D. 血清学检查可明确诊断
E. 患者咳铁锈色痰

25. 肺炎链球菌肺炎的特点
26. 金黄色葡萄球菌肺炎的特点

（二）名词解释

1. 肺炎
2. 社区获得性肺炎(CAP)
3. 医院获得性肺炎(HAP)
4. 肺念珠菌病(pulmonary candidiasis)

（三）填空题

1. 院内获得性肺炎是指患者入院时,也不处于________,而于入院________小时后在医院内发生的肺炎。

2. 休克型肺炎的治疗包括:________;________;________;________;________;________等。

3. 肺炎链球菌的病理改变可分为四期,分别为________、________、________、________。

4. 经抗生素治疗后,高热常在 24 小时内消退或数日内逐渐下降,若体温________或________者,应考虑肺炎链球菌的肺外感染。

（四）简答题

1. 简述三种肺炎(按解剖分类)的典型 X 线表现。
2. 简述社区获得性肺炎的临床诊断依据。
3. 重症肺炎的标准是什么?
4. 肺炎如何与肺结核相鉴别?

第五节 支气管扩张症

一、学习目标

1. **掌握** 支气管扩张症的临床表现、鉴别诊断及治疗。
2. **熟悉** 支气管扩张症的病因。

二、重点和难点内容

支气管扩张症是各种原因引起的支气管病理性、永久性扩张，导致反复发生化脓性感染的气道慢性炎症。主要致病因素为支气管反复感染阻塞和牵拉，部分患者有先天遗传因素，约80%患者在10岁以前发病。典型的症状为慢性咳嗽、咳大量脓痰和(或)反复咯血。治疗原则：①消除病原；②促进痰液排出；③控制感染；④必要时施行外科手术。

三、习题

（一）选择题

【A1型题】

1. 以下关于支气管扩张症，说法正确的是
   A. 常无明确幼年时肺炎等病史
   B. 是支气管病理性、永久性扩张，导致反复发生化脓性感染的气道慢性炎症
   C. 肺功能表现为以限制性为主的通气功能障碍
   D. 主要致病因素为支气管持续进行性感染阻塞和牵拉
   E. 仅表现为咯血，而无咳大量脓痰
2. 以下对支气管扩张症最有诊断意义的是
   A. 幼年曾患麻疹肺炎
   B. 咳大量脓痰
   C. 杵状指
   D. X线胸片示卷发征
   E. 高分辨CT示支气管可呈囊状扩张、柱状扩张、双轨征、印戒征或树芽征
3. 支气管扩张最有意义的体征是
   A. 贫血貌　　B. 杵状指　　C. 发绀
   D. 局部哮鸣音　　E. 局部湿啰音
4. 支气管扩张的基本病理变化是
   A. 病变部位的支气管腔扩大
   B. 病变部位的正常支气管壁结构破坏，代之以纤维结缔组织
   C. 病变部位的支气管先因炎症水肿而狭窄，后因组织坏死而扩大
   D. 病变部位的支气管变窄
   E. 病变部位的支气管因炎症而狭窄，远端支气管扩张

【A2型题】

5. 男性，32岁，反复咳脓痰10余年。胸部CT示左下肺背段、后基底段及左上肺舌段柱状支气

管扩张，经抗生素治疗及体位排痰，现体温、血象正常，痰量30ml/d。下一步治疗应选择
A. 继续抗生素治疗　B. 雾化吸入　C. 继续体位排痰
D. 应用祛痰剂　E. 手术治疗

6. 女，22岁，2年来反复痰中带血，间有大口咯血。体格检查无异常体征，X线胸片示左下肺纹理增粗、紊乱，最可能的诊断是
A. 风心病二尖瓣狭窄　B. 慢性支气管炎　C. 支气管扩张症
D. 支气管肺癌　E. 肺结核

【B型题】

（7~8题共用备选答案）
A. 支气管肺组织的感染和支气管阻塞
B. 肺结核和支气管曲菌感染
C. 婴幼儿麻疹、百日咳、支气管肺炎等感染
D. 肿瘤、异物吸入引起的支气管阻塞
E. 有害气体的吸入损害气道

7. 支气管扩张症的最常见原因是
8. 支气管扩张的主要发病因素是

（二）名词解释

支气管扩张症

（三）填空题

1. 支气管扩张症病理分型是________、________和________。
2. 支气管扩张症常见症状有________、________、________。

（四）简答题

简述支气管扩张的治疗原则和要点。

第六节　肺　结　核

一、学习目标

1. **掌握**　肺结核的临床表现、诊断程序及化学治疗方案。
2. **熟悉**　肺结核的流行病学、病理学及其他治疗方案。

二、重点和难点内容

肺结核是结核分枝杆菌侵入机体后在一定条件下引起的肺部慢性感染性疾病。原发性肺结核：含原发综合征及胸内淋巴结结核。多见于少年儿童，无症状或症状轻微，结核菌素试验多为强阳性，X线胸片表现哑铃型阴影，即原发灶、引流淋巴管炎和肿大的肺门淋巴结，形成典型的原发综合征。血行播散型肺结核：含急性血行播散型肺结核及亚急性、慢性血行播散型肺结核。急性血行播散型肺结核起病急，持续高热，中毒症状严重，约一半以上的小儿和成人合并结核性脑膜炎。X线胸片和CT检查在症状出现两周左右可发现由肺尖至肺底呈大小、密度和分布三均匀的粟粒状结节阴影，结节直径2mm左右。亚急性、慢性血行播散型肺结核起病较慢，症状较轻，X线胸片呈双上、中肺野为主的大小不等、密度不同和分布不均的粟粒状或结节状阴影，新鲜渗出与陈旧

硬结和钙化病灶共存。继发型肺结核:多发生在成人,X 线表现特点为多态性,好发在上叶尖后段和下叶背段。痰结核分枝杆菌检查常为阳性。继发性肺结核含浸润性肺结核、纤维空洞性肺结核和干酪样肺炎等。结核性胸膜炎:含结核性干性胸膜炎、结核性渗出性胸膜炎、结核性脓胸。

三、习题

(一)选择题

【A1 型题】

1. 结核菌在下列哪种情况可以存活
   A. 阳光暴晒 2 小时　B. 煮沸 2~3 分钟　C. 70%酒精接触 3 分钟
   D. 5%石炭酸接触 24 小时　E. 以上都不对
2. 肺结核的主要传染源是
   A. 被污染的水源　B. 含人型结核菌的牛乳　C. 开放性肺结核病人
   D. 患有结核病的动物　E. 健康带菌者
3. 感染结核菌后获得的免疫力主要是
   A. 细胞免疫　B. 体液免疫　C. 过敏反应
   D. 细胞和体液免疫　E. 注入免疫球蛋白
4. 关于肺结核的临床类型正确的是
   A. 干酪样肺炎属于原发型肺结核　B. 结核性胸膜炎属于肺外结核
   C. 浸润性肺结核属于继发型肺结核　D. 血行播散型肺结核均为慢性病变
   E. 结核球属于慢性纤维空洞性肺结核
5. 原发型肺结核病变多在
   A. 右上叶尖后段　B. 左上叶前段　C. 下叶基底部
   D. 双肺中叶　E. 双肺下叶
6. 原发型肺结核典型 X 线表现是
   A. 哑铃形阴影　B. 大片致密影,可出现蚕食样空洞
   C. 肺门淋巴结肿大　D. 肺部球形病灶
   E. 散在的斑点状阴影
7. 有关血行播散型肺结核正确的是
   A. 目前仅有慢性血行播散型肺结核　B. 极少由原发型肺结核发展而来
   C. 肺外结核灶绝对不能引起　D. 分为急性、亚急性或慢性型
   E. 病情发展均较快
8. 有关急性粟粒型肺结核正确的是
   A. 是少量结核菌一次人血而引起
   B. 病初胸片可无明显粟粒影
   C. 全身中毒症状轻,可有低热、呼吸困难
   D. 极少并发结核性脑膜炎
   E. 胸部 X 线两肺布满大小不均匀的粟粒状阴影
9. 关于亚急性或慢性血行播散型肺结核正确的是
   A. 由于少量结核菌一次人血引起　B. 症状具有反复性和阶段性特点
   C. 病情发展较快　D. X 线表现大小不等,新旧不一病灶

E. 病灶多在两肺中下肺野

10. 继发型肺结核是

A. 较少见的一个临床类型
B. 此型不包括干酪样肺炎
C. 是临床上最常见的一个类型
D. 此型不会出现咯血
E. 结核球不是此型的表现

11. 浸润型肺结核的临床表现

A. 一般在初期时,中毒症状即很明显
B. 有发热、消瘦、咳嗽,但无咯血
C. 锁骨上下区或肩胛间区可听到湿啰音
D. 不能依据 X 线检查确定此型
E. 不会出现胸痛

12. 痰结核菌检查的意义为

A. 痰菌阳性不是确诊肺结核的依据
B. 痰菌阳性说明病灶是开放性的
C. 痰菌阴性可否定肺结核
D. 痰菌阴性肯定已无传染性
E. 痰菌阴性可放弃抗结核治疗

13. 抗结核药物中,全杀菌药是

A. 卡那霉素
B. 链霉素
C. 吡嗪酰胺
D. 异烟肼
E. 氨硫脲

14. 抗结核的两个阶段包括

A. 初治与复治阶段
B. 初治与继续巩固阶段
C. 复治与继续巩固阶段
D. 开始强化及继续巩固阶段
E. 开始强化与复治阶段

15. 异烟肼用量过大会引起

A. 眩晕、听力障碍
B. 末梢神经炎及肝损害
C. 胃肠道不适,高尿酸血症
D. 粒细胞减少
E. 过敏反应

16. 利福平会引起

A. 末梢神经炎,肝功能异常
B. 高尿酸血症
C. 胃肠不适,肝功能损害,流感样综合征,体液呈橘红色
D. 听力障碍
E. 视神经炎

17. 耐药肺结核的治疗哪项是正确的

A. 实施全程督导
B. 至少 2~3 种敏感药
C. 强化期应用 5 种药联合治疗
D. 总疗程 18~24 个月
E. 症状好转可自行停药

18. 诊断肺结核最可靠的依据是

A. 结核中毒症状
B. X 线呈浸润性改变
C. 结核菌素试验阳性
D. 痰中找到结核分枝杆菌
E. 血沉降率增快

19. 成人 PPD 试验阳性,只说明

A. 结核菌感染
B. 活动性肺结核
C. 非活动性结核病
D. 原发性结核病
E. 继发性结核病

【B 型题】

（20~22 题共用备选答案）

A. 空洞性肺结核，继发感染 B. 支气管肺癌 C. 囊肿继发感染
D. 肺脓肿 E. 细菌性肺炎

20. 稽留热，多伴有口唇疱疹，痰呈铁锈色，X 线片呈片状淡薄炎症病变，边缘模糊不清
21. 午后低热、盗汗、乏力等，咳嗽、咳痰、无臭味，胸片所见空洞多无液平，常有增殖、渗出病变并存病灶
22. 病程相对较长，中毒症状多不明显，洞壁较厚，多呈偏心空洞，内壁凹凸不平，空洞周围多无炎性浸润

（23~25 题共用备选答案）

A. X 大片状阴影，呈肺叶和肺段分布 B. X 线呈大片状阴影，内有空洞伴液平
C. X 线右上空洞，周围有斑片状阴影 D. X 线右下偏心空洞，内壁凸凹不平
E. X 线左下单个薄壁空腔阴影

23. 大叶性肺炎
24. 肺癌
25. 肺脓肿

（二）名词解释

1. 原发综合征
2. 干酪样坏死

（三）填空题

1. 肺结核是由________引起的肺部慢性传染病。
2. 肺结核的传染源主要为________。
3. 人体对结核菌及其代谢产物的免疫反应属于________反应。
4. 肺结核的临床分型为________、________、________、________、________、________。
5. 结核性胸膜炎可分为________和________两类。
6. 继发型肺结核的好发部位是________。

（四）简答题

1. 试述肺结核的临床分型。
2. 简述肺结核化疗的原则。
3. 简述初始活动性肺结核（含涂阳和涂阴）治疗方案。

第七节 呼吸衰竭

一、学习目标

1. **掌握** 呼吸衰竭的分类、诊断及治疗。
2. **熟悉** 呼吸衰竭的临床表现。

二、重点和难点内容

呼吸衰竭是指各种原因引起的肺通气和（或）换气功能严重障碍以致在静息状态下亦不

能维持足够的气体交换，导致低氧血症伴（或不伴）动脉血二氧化碳分压增高，而出现的一系列生理功能和代谢紊乱的临床综合征。它是一种功能障碍状态而不是一种疾病，临床表现缺乏特异性，明确诊断有赖于动脉血气分析：在海平面、静息状态、呼吸空气条件下，并排除心内解剖分流和原发于心排出量降低等因素，动脉血氧分压（PaO_2）<60mmHg，伴或不伴二氧化碳分压（$PaCO_2$）>50mmHg，可诊断为呼吸衰竭。Ⅰ型呼吸衰竭：即缺氧性呼吸衰竭，血气分析特点是 PaO_2<60mmHg，$PaCO_2$ 降低或正常。主要见于肺换气障碍导致通气/血流比例失调、弥散功能损害和肺动-静脉分流疾病，如严重肺部感染性疾病、间质性肺疾病、急性肺栓塞等。Ⅱ型呼吸衰竭：即高碳酸性呼吸衰竭，血气分析特点是 PaO_2<60mmHg，同时伴有 $PaCO_2$>50mmHg。系肺泡通气不足所致，低氧血症和高碳酸血症的程度是平行的，若伴有换气功能障碍，则低氧血症更为严重，如 COPD 等疾病。

三、习题

（一）选择题

【A1 型题】

1. 呼吸功能不全的肺心病患者，下列哪种给氧方式不宜用
   A. 缺氧不严重时，不必常规给氧　B. 严重缺氧时，必须及时给氧
   C. 应低流量，低浓度持续给氧　D. 应间歇给氧
   E. 应用辅助呼吸时可适当提高给氧浓度
2. 呼吸衰竭最常并发的酸碱失衡是
   A. 呼吸性酸中毒　B. 代谢性酸中毒　C. 代谢性碱中毒
   D. 呼酸合并代酸　E. 呼酸合并代碱
3. 对 ARDS 诊断和治疗最有意义的指标是
   A. X 线胸片　B. 动脉血气　C. 氧合指数
   D. 肺功能　E. PCWP
4. 慢性呼吸衰竭缺氧明显并伴二氧化碳潴留时，采用氧疗的给氧浓度，下列哪项是正确的
   A. <25%　B. <35%　C. <45%
   D. <55%　E. <65%
5. 呼吸衰竭时，二氧化碳潴留，应用呼吸兴奋剂治疗，下列哪项叙述不正确
   A. 病因以中枢抑制为主，疗效好　B. 病因以呼吸肌疲劳为主，也有效
   C. 病因以神经传导系统病变为主，疗效好　D. 病因以呼吸肌疲劳为主，疗效差
   E. 病变以广泛间质纤维化为主，不宜使用
6. 呼吸衰竭时下列检查哪项不符合慢性呼吸性酸中毒表现
   A. 二氧化碳分压上升　B. pH 正常或降低　C. HCO_3^- 上升
   D. SB>AB　E. 二氧化碳结合力上升
7. 关于呼吸衰竭的治疗，下列哪项提法不正确
   A. 增加肺泡通气量才能纠正呼吸性酸中毒
   B. 采用 PEEP 方式有利于改善换气功能
   C. 呼吸兴奋剂可用于有呼吸肌病变及肺间质纤维化的患者
   D. 氧疗应使 PaO_2 在 60mmHg 以上，SaO_2 为 90%以上
   E. 在合并心衰时，如有血氧饱和度上升，则有使用利尿剂的指征

8. 肺心病慢性呼吸衰竭患者，血气分析结果为 pH 7.18，动脉血二氧化碳分压 9.9kPa，HCO_3^- 为 27.6mmol/L，碱剩余为-5mmol/L，下列哪项诊断正确
   A. 代谢性酸中毒　B. 呼吸性酸中毒
   C. 呼吸性酸中毒合并代谢性酸中毒　D. 代谢性碱中毒
   E. 呼吸性酸中毒合并代谢性碱中毒
9. 呼吸衰竭的患者临床上出现最早的症状是
   A. 胸部疼痛　B. 呼吸困难　C. 咯血
   D. 发绀　E. 精神错乱
10. 应用呼吸机对 ARDS 患者治疗的最佳通气模式是
   A. 呼气末正压　B. 压力支持　C. 同步间歇指令通气
   D. 控制通气　E. 辅助通气
11. 慢性呼吸衰竭最常见的病因是
   A. 重症肺结核　B. 胸廓病变　C. 阻塞性肺疾病
   D. 肺间质纤维化　E. 尘肺

【A2 型题】

12. 某患者慢性咳嗽 8 年，有肺气肿征。一周来黄痰不易咳出，气促加重，发绀，血气分析 pH 7.31，$PaCO_2$ 66mmHg，$PaCO_2$ 52mmHg，如何改善该患者的缺氧
   A. 立即吸入高浓度的氧　B. 间歇吸入纯氧　C. 立即呼气末正压人工呼吸
   D. 低浓度持续给氧　E. 用双氧水静脉内给氧
13. 某慢性呼吸衰竭病人，pH 7.3，$PaCO_2$ 60mmHg，PaO_2 50mmHg，除改善通气功能外还应选择下列哪种治疗
   A. 静注碳酸氢钠　B. 静注乳酸钠　C. 静注三羟甲基氨基甲烷
   D. 不给碱性药　E. 静滴乳酸钠
14. 肺心病人，加重 4 天入院，神志清楚，PaO_2 32mmHg，$PaCO_2$ 70mmHg，吸入 41%浓度氧 3 小时后，测 PaO_2 80mmHg，$PaCO_2$ 108mmHg，病人昏迷，其原因是
   A. 气道阻力增加　B. 感染中毒性脑病　C. 高血压脑病
   D. 低离子综合征　E. 通气抑制，肺性脑病
15. 肺心病慢性呼吸衰竭患者，神志恍惚，躁动不安，血气分析为 pH 7.20，动脉血二氧化碳分压 10.5kPa，其最重要的处理是
   A. 补充碳酸氢钠，积极纠正酸中毒　B. 适量应用镇静剂，减少耗氧量
   C. 氧疗　D. 改善通气，增加肺泡通气量
   E. 抗生素
16. 男，35 岁，外伤后已进行了截肢术，手术顺利。术后第 3 天突发气促，逐渐加重，血压、脉搏正常，呼吸 40 次/分，唇发绀，双下肺可闻湿性啰音。血气分析：PaO_2 6kPa（45mmHg），$PaCO_2$ 5.33kPa（40mmHg）。下列治疗中哪项是当前最急需的
   A. 氨茶碱解痉　B. 呼气终末正压给氧（PEEP）
   C. 使用呼吸兴奋剂　D. 控制感染
   E. 间歇给氧
17. 男性，58 岁，因肺心病呼吸衰竭入院。入院查体神志清晰，血气分析：PaO_2 30mmHg，$PaCO_2$ 60mmHg，吸氧后神志不清，血气分析：PaO_2 70mmHg，$PaCO_2$ 80mmHg。该患者病情恶化的

原因最可能的是

A. 感染加重　　B. 气道阻力增加
C. 氧疗不当　　D. 心力衰竭加重
E. 周围循环衰竭

【B 型题】

(18~21 题共用备选答案)

A. 机械通气过度　　B. 慢性呼吸衰竭合并休克
C. 大量利尿剂　　D. 慢阻肺合并呼吸道感染
E. 应用强心剂

18. 可引起呼吸衰竭加重的是
19. 可引起呼吸性碱中毒的是
20. 可引起代谢性碱中毒的是
21. 可引起呼酸合并代酸的是

(二)名词解释

1. 呼吸衰竭
2. 发绀

(三)填空题

1. 缺氧和二氧化碳潴留的发生机制有________,________,________,________等。
2. 酸碱平衡的调节机制有________,________,________,________。
3. 急性呼吸衰竭的临床表现主要是________和________。

(四)简答题

1. 呼吸衰竭分为哪两型?两型的发病机制有何异同?
2. 呼吸衰竭的治疗原则是什么?
3. 机械通气的主要并发症有哪些?

第八节 肺 脓 肿

一、学习目标

1. **掌握** 肺脓肿的临床表现、辅助检查及治疗。
2. **熟悉** 肺脓肿的病因、诊断及鉴别诊断。

二、重点和难点内容

肺脓肿是肺实质因各种病原菌引起的化脓性感染,组织坏死、液化形成。病理改变为局部肺组织的液化坏死,可有空腔形成。肺脓肿按病因分为原发性和继发性两类。原发性为口咽部细菌侵入肺引起;继发性为邻近器官或远隔部位感染,通过直接蔓延或血行播散而来,或肺内基础病继发感染造成。多数病例有吸入性肺部感染病史或其他部位化脓性感染病史。急性肺脓肿起病多急骤,但急性期与普通感染表现近似,无特异性。也有亚急性起病者。处理不及时,4~6 周后进入慢性期。急性肺脓肿一般经过内科治疗即可治愈:①根据细菌培养和药敏试验结果选用敏感抗生素;②如脓腔与支气管相通,进行体位引流,促进排痰;③支气管镜吸痰,如慢性脓肿与胸壁粘连,可采用经皮穿刺导管引流;④支持治疗。慢性肺脓肿大多需要手术治疗,通常选择肺叶切除术。

三、习题

(一)选择题

【A1 型题】

1. 肺脓肿最常见的病原菌是
   A. 厌氧菌　B. 金黄色葡萄球菌　C. 肺炎球菌
   D. 大肠埃希菌　E. 链球菌
2. 诊断肺脓肿最有价值的是
   A. 畏寒、高热　B. 咯大量脓臭痰
   C. 白细胞总数及中性粒细胞增加　D. 痰普通细菌培养阴性
   E. 合并大咯血

【A2 型题】

3. 患者男性,45 岁,吸烟 20 年。爱人为肺结核,以往体健,1 年前胸部检查正常,12 天来发热达 39℃,咳嗽,2 天来突然咳脓臭痰,每天约 250ml,体温开始下降,化验检查,血白细胞 $18\times10^9/L$,中性 80%应诊断为
   A. 肺结核　B. 肺脓肿　C. 肺囊肿
   D. 肺癌　E. 肺良性肿瘤

【B 型题】

(4~5 题共用备选答案)
A. 加大抗生素剂量　B. 加体位引流　C. 加用气管内滴注抗生素
D. 手术治疗　E. 人工气腹

4. 肺脓肿患者经各种抗生素积极治疗已 3 个月,仍咯脓痰,脓腔直径 6cm,下一步治疗应首先考虑
5. 在进一步处理期间,应加强

(二)名词解释

肺脓肿

(三)填空题

肺脓肿按病因分为__________和________两类。

(四)简答题

肺脓肿的手术适应证。

第九节　脓　　胸

一、学习目标

1. **掌握**　脓胸的临床表现、辅助检查及治疗。
2. **熟悉**　脓胸的病因、诊断。

二、重点和难点内容

脓胸是指脓性渗出液积聚于胸膜腔内的化脓性感染。脓胸按病理过程和病期可分为急性(病期短于6周)和慢性(病期长于6周);按致病菌可分为化脓性、结核性和特异病原性脓胸;按波及范围可分为全脓胸和局限性脓胸。

脓胸的致病菌在有效的抗生素发现之前,肺炎球菌和链球菌最为常见。目前抗生素大量应用,金黄色葡萄球菌成为最常见的致病菌,其次是革兰阴性菌,如铜绿假单胞菌、肺炎杆菌、大肠埃希菌等。

急性脓胸是胸膜感染的急性渗出阶段,渗出液呈草黄色,稍稀薄,内含少量细胞和纤维素成分,此时若正确治疗,排除胸内渗液,肺可完全复张。随着渗出液中有形成分的增加,病变将向慢性阶段转化。

慢性脓胸是急性脓胸病程超过6周,脓液中的纤维素等物质沉积在脏、壁层胸膜,并逐渐机化增厚,形成坚厚的纤维板,使肺不能扩张,脓腔不能缩小,从而形成慢性脓胸。随着时间的推移,增厚机化的纤维板层因瘢痕收缩可导致胸廓脊柱畸形、纵隔移位和呼吸功能障碍。

三、习题

(一)选择题

【A1型题】

1. 急慢性脓胸从时间上划分是
   A. 4周　B. 5周　C. 6周　D. 7周　E. 8周
2. 目前脓胸最常见的致病菌是
   A. 肺炎双球菌　B. 肺炎链球菌　C. 金黄色葡萄球菌　D. 大肠埃希菌　E. 铜绿杆菌
3. 脓胸最主要的诊断方法是
   A. 胸部平片　B. 胸部CT　C. 胸部超声　D. 查体患者呼吸音消失　E. 胸腔穿刺

【A2型题】

4. 患者,中年男性,既往糖尿病史,胸痛、发热5天,胸片提示右侧胸腔积液,胸腔穿刺液体为脓性,诊断为急性脓胸。下列治疗哪项是**错误**的
   A. 消炎治疗　B. 开放引流　C. 支持治疗　D. 胸腔穿刺排脓　E. 闭式引流

【B型题】

(5~6题共用备选答案)

A. 大量液体渗出布满全胸膜腔　B. 脓胸内含气者
C. 化脓性、结核性,特异病原性脓胸　D. 厌氧菌感染引起者
E. 链球菌引起

5. 腐败性脓胸
6. 全脓胸

（二）名词解释

脓胸

（三）填空题

根据病程长短，脓胸分为＿＿＿＿＿和＿＿＿＿＿。

（四）简答题

简述急性脓胸的治疗原则。

第十节 气 胸

一、学习目标

1. 掌握 气胸的临床分型、临床表现及辅助检查。
2. 熟悉 气胸的鉴别诊断、治疗。

二、重点和难点内容

胸膜腔是不含气体的密闭的潜在性腔隙，当气体进入胸膜腔造成积气状态时，称为气胸。气胸可分为自发性、外伤性和医源性三类。根据脏层胸膜破裂情况不同及其发生后对胸腔内压力的影响，自发性气胸可以分为闭合性（单纯性）气胸、交通性（开放性）气胸和张力性（高压性）气胸。

大多数气胸起病急骤，患者突感一层胸痛，针刺样或刀割样，持续时间短暂，继之胸闷和呼吸困难，可伴有刺激性咳嗽，系气体刺激胸膜腔所致。少数患者可发生双侧气胸，以呼吸困难为突出表现。

立位后前位X线胸片检查是诊断气胸的重要方法，气胸的典型表现是外凸弧形的细线条形阴影，称为气胸线，线外透亮度增高，无肺纹理，线内为压缩的肺组织。大量气胸时，肺脏向肺门回缩，呈圆球形阴影。大量气胸或张力性气胸常显示纵隔及心脏移向健侧。

三、习题

（一）选择题

【A1 型题】

1. 张力性气胸的急救措施为
   A. 闭式引流　B. 穿刺抽气　C. 封闭创口
   D. 开胸探查　E. 气管插管
2. 能充分诊断张力性气胸的是
   A. 呼吸困难　B. 伤侧胸部叩诊呈鼓音
   C. 胸膜腔穿刺有高压气体　D. 纵隔向健侧移位
   E. 伤侧呼吸音消失
3. 可发生纵隔扑动的是
   A. 闭合性气胸　B. 开放性气胸　C. 张力性气胸
   D. 肺大疱　E. COPD
4. 下列关于闭合性气胸采用排气疗法的叙述，正确的是

A. 每次抽气量不超过 700ml
B. 积气量多者可每日抽气一次
C. 积气量达到该侧胸腔容积的 10%即可抽气
D. 胸腔穿刺抽气点一般为腋前线第 4~5 肋间
E. 胸腔闭式引流适用于稳定型气胸

【A2 型题】

5. 男性患者,34 岁,胸部外伤急诊入院,呼吸困难。查体:左胸饱满,气管向右移位,叩诊鼓音,听诊呼吸音消失,皮下气肿明显,诊断考虑为
A. 肋骨骨折
B. 开放性气胸
C. 张力性气胸
D. 闭合性气胸
E. 心包积液

【B 型题】

(6~7 题共用备选答案)
A. 不同程度的肺萎陷
B. 胸腔内压仍低于大气压
C. 抽气后压力下降
D. 抽气后压力先下降,后迅速增高
E. 抽气后数分钟压力复升

6. 张力性气胸
7. 开放性气胸

(二)名词解释

开放性气胸

(三)填空题

胸腔内出现气体的三种情况为________、________、________。

(四)简答题

简述气胸的 X 线表现。

第十一节 间质性肺疾病

一、学习目标

1. **掌握** 间质性肺疾病的分类、诊断。
2. **了解** 间质性肺疾病的发病机制、治疗。

二、重点和难点内容

间质性肺疾病(interstitial lung disease,ILD)是一组主要累及肺间质、肺泡和(或)细支气管的肺部弥漫性疾病,通常亦称作弥漫性实质性肺疾病。ILD 并不是一种独立的疾病,它包括 200 多个病种。尽管每一种疾病的临床表现、实验室和病理学改变有各自的特点,然而,它们具有一些共同的临床、呼吸病理生理学和胸部 X 线特征。表现为渐进性劳力性气促、限制性通气功能障碍伴弥散功能降低、低氧血症和影像学上的双肺弥漫性病变。病程多缓慢进展,最终发展为蜂窝肺和弥漫性肺纤维化,导致呼吸功能衰竭而死亡。

三、习题

（一）选择题

【A1 型题】

1. 特发性肺纤维化急性期患者最有效的治疗是
A. 抗感染治疗　B. 支气管肺泡灌洗　C. 持续低流量吸氧
D. 应用糖皮质激素治疗　E. 支气管扩张剂治疗

2. 肺间质纤维化患者初期动脉血气主要表现是
A. 运动后 PaO_2 降低　B. $PaCO_2$ 正常　C. HCO_3^- 降低
D. 休息时 PaO_2 降低　E. pH 降低

3. 对间质性肺疾病最有诊断价值的检查是
A. 肺弥散功能　B. 放射核素扫描　C. 胸部 CT
D. 血清免疫学　E. 肺组织活检

4. 临床诊断为肺间质纤维化的患者，体格检查最可能出现的异常体征为
A. 肺底部 Velcro 音　B. 肺下部湿性啰音　C. 叩诊过清音
D. 两下肺支气管呼吸音　E. 语音传导增强

5. 特发性肺间质纤维化临床评价疗效最主要指标是
A. 肺部体征　B. 胸片　C. 血沉
D. 血乳酸脱氢酶　E. 动脉血气分析

6. 肺间质纤维化特征为限制性通气障碍，主要表现为
A. 一氧化碳弥散量（DLco）增加　B. 残气容积（RV）增加或正常
C. FEV_1/FVC 正常或增加，而 TLC 减少　D. RV/TLC 明显增加
E. Ⅱ型呼吸衰竭

7. 下列药物较易导致药源性肺间质纤维化的是
A. 阿司匹林　B. 泼尼松　C. 普萘洛尔
D. 胺碘酮　E. 环丙沙星

8. 下列哪项**不符合**特发性肺间质纤维化的表现
A. 进行性呼吸困难　B. 肺顺应性降低　C. 高碳酸血症
D. 低氧血症　E. 低碳酸血症

【A2 型题】

9. 女性，45 岁，因系统性红斑狼疮于 3 个月前行甲基泼尼松龙冲击治疗。其后一直口服泼尼松 30mg/d，病情稳定。2 周前出现发热，体温 38.5～39℃，伴干咳、气短。拍胸片示两肺弥漫性细小结节状影，约 0.8mm 大小，分布较均匀，其中部分融合。该患者最可能发生以下哪种情况
A. 并发真菌感染　B. 发生狼疮肺炎　C. 继发性肺间质纤维化
D. 并发血行播散性肺结核　E. 发生转移癌

10. 女性，50 岁。类风湿关节炎史 25 年。3 年前出现活动后气短，进行性加重。伴干咳，无痰。无其他肺部疾病史。查体：呼吸 25 次/分，口唇发绀，杵状指。双肺底可闻及高调细湿啰音。胸片双肺中下野弥散性网状结节状影，肺功能示限制性通气障碍。患者目前肺部病变首先考虑为

A. 继发性肺间质性纤维化　B. 慢性阻塞性肺疾病　C. 慢性喘息性支气管炎
D. 支气管扩张症　E. 肺结核

11. 女性，62岁。进行性系统性硬化症15年。近2年出现呼吸困难，进行性加重，伴干咳。查体：消瘦，呼吸浅促。呼吸频率26次/分。双肺底可闻及吸气相高调湿啰音。胸片示双肺弥漫性网状影。肺功能检查最可能的结果是
A. 限制性通气功能障碍和弥散量减少　B. 限制性通气功能障碍和弥散量增加
C. 阻塞性通气功能障碍和弥散量减少　D. 阻塞性通气功能障碍和弥散量增加
E. 肺功能检查结果正常

【B型题】

（12~15题共用备选答案）
A. 支气管哮喘　B. 慢性支气管炎、肺气肿
C. 支气管扩张　D. 支气管肺癌
E. 特发性肺间质纤维化

12. 固定性湿啰音
13. 局限性哮鸣音
14. 散在湿性啰音，伴有哮鸣音，呼气相延长
15. 弥漫性哮鸣音，呼气相延长

（二）名词解释

1. 外源性过敏性肺泡炎
2. 间质性肺疾病
3. Good pasture 综合征
4. 结节病肉芽肿

（三）填空题

1. 间质性肺疾病的典型体征有________、________、________等。
2. 肺结节病的发病机制可能与________、________、________等多种因素有关。
3. 肺结节病的支气管肺泡灌洗液中细胞增加，CD4+/CD8+比值其比值大于________时，确诊率为70%。

（四）简答题

1. 特发性肺纤维化的诊断标准？
2. 结节病的诊断标准？

第十二节　睡眠呼吸暂停低通气综合征

一、学习目标

1. **掌握**　睡眠呼吸暂停低通气综合征的定义、诊断及治疗。
2. **熟悉**　睡眠呼吸暂停低通气综合征的临床表现、辅助检查。

二、重点和难点内容

睡眠呼吸暂停低通气综合征是指每晚睡眠过程中呼吸暂停反复发作30次以上或睡眠呼

吸暂停低通气指数(apnea-hypopnea index,AHI)≥5 次/小时,并伴有白天嗜睡等临床症状。呼吸暂停是指睡眠过程中口鼻呼吸气流完全停止 10 秒以上;低通气是指睡眠过程中呼吸气流强度(幅度)较基础水平降低 50%以上,并伴有血氧饱和度较基础水平下降≥4%或微醒觉;睡眠呼吸暂停低通气指数是指每小时睡眠时间内呼吸暂停加低通气的次数。

根据睡眠过程中呼吸暂停时胸腹呼吸运动的情况,分为中枢型(CSAS),阻塞型(OSAS),混合型(MSAS)。中枢型指呼吸暂停过程中呼吸动力消失;阻塞型指呼吸暂停过程中呼吸动力仍然存在;混合型指一次呼吸暂停过程中前半部分为中枢型特点,后半部分为阻塞型特点。三种类型中以阻塞型最常见,目前把阻塞型和混合型两种类型统称为阻塞型睡眠呼吸暂停低通气综合征(OSAHS)。

三、习题

(一)选择题

【A1 型题】

1. 下列说法**错误**的是
   A. 睡眠呼吸暂停指睡眠中口和鼻气流均停止 10 秒以上
   B. 低通气指呼吸气流降低幅度超过正常气流的 50%以上,并伴有 4%以上的血氧饱和度下降
   C. 睡眠紊乱指数指平均每小时睡眠呼吸暂停次数加上低通气次数
   D. 睡眠呼吸暂停综合征指每晚 7 小时睡眠中,呼吸暂停反复发作 30 次以上或睡眠紊乱指数大于或等于 5 次
   E. 睡眠呼吸暂停无需治疗
2. 下列不是呼吸睡眠暂停综合征的病因是
   A. 肥胖,上气道狭窄　B. 扁桃体肥大　C. 饮酒
   D. 肺气肿　E. 咽壁肥厚
3. 睡眠时口,鼻通气和胸腹式呼吸同时停止的是
   A. 阻塞型呼吸睡眠暂停综合征　B. 中枢性呼吸睡眠暂停综合征
   C. 混合型呼吸睡眠暂停综合征　D. 周围型呼吸睡眠暂停综合征
   E. 所有类型的呼吸睡眠暂停综合征
4. 符合中枢性呼吸睡眠暂停综合征临床表现的是
   A. 多数肥胖　B. 睡眠时易醒觉
   C. 智力损伤,晨起头痛,夜间遗尿　D. 困倦,白天嗜睡
   E. 鼾声大
5. 下列哪项**不是**呼吸睡眠暂停综合征的白天临床表现
   A. 嗜睡　B. 头晕乏力　C. 精神行为异常
   D. 困倦,白天嗜睡　E. 鼾声大
6. 多导睡眠图监测范围一般**不包括**
   A. 记录脑电图　B. 记录眼动图,肌电图
   C. 记录鼻热敏电阻测定鼻腔气流　D. 记录胸腹活动及动脉血氧饱和度
   E. 血压
7. 中枢性睡眠呼吸暂停综合征的治疗方法**不包括**

A. 呼吸兴奋药物　B. 口腔矫治器　C. 氧疗
D. 原发病治疗　E. 辅助通气治疗

8. 治疗中重度阻塞型睡眠呼吸暂停综合征首选
A. 口腔矫治器　B. 呼吸兴奋药物　C. 氧疗
D. 手术　E. n-CPAP

9. 阻塞型睡眠呼吸暂停综合征发作时的血流动力学变化是
A. 体循环压力升高　B. 肺循环压力升高　C. 心输出量增加
D. 左心负荷增加　E. 右心负荷增加

10. 呼吸睡眠暂停综合征诊断的金标准是
A. 鼻咽部检查　B. 多导睡眠图　C. 口腔检查
D. CT 测定口咽横截面积　E. 头颅 X 线

【A2 型题】

11. 女，72 岁，肥胖体型，睡着时发现打鼾，且一晚上多次出现呼吸暂停，这种现象已有多年，此时应注意
A. 生理现象　B. 肥胖人常有的正常现象
C. 可能有呼吸睡眠暂停综合征　D. 原发性鼾症
E. 不可诊断疾病

12. 男，60 岁，正常体型，因充血性心力衰竭住院，其间白天呼吸正常，晚上一人睡后，自主呼吸频率逐渐下降，甚至停顿，常常憋醒，或突然坐起，觉心慌胸闷，心前区不适，为明确诊断，首选哪种检查
A. 动脉血气分析　B. 肺功能　C. 多导睡眠图
D. 头颅 CT　E. 心电图

13. 男，50 岁，体型胖，白天嗜睡，夜间打鼾，原本做会计，现觉记忆力、注意力下降，工作经常出错，如果他患有阻塞型睡眠呼吸暂停综合征，下列哪项检查意义不大
A. 耳鼻喉及口腔检查　B. 头颅 X 线　C. CT、MRI 侧口咽横断面积
D. 颈 X 线　E. 肺功能

14. 男，42 岁，患睡眠呼吸暂停综合征两年余，AHI>40，有高血压病史，心功能二级，$SaO_2<80\%$，曾行腭垂软腭咽成形术 UPPP 治疗，效果不好，患者应采用的治疗是
A. 药物治疗　B. 调整睡眠姿势　C. 激光手术治疗
D. n-CPAP　E. 减肥

15. 男，52 岁，患阻塞型睡眠呼吸暂停综合征多年，一直未治疗，近几年发现有冠心病，对于该患者，哪项说法**错误**
A. 白天容易嗜睡，头晕乏力　B. 红细胞和血红蛋白增多
C. 出现夜间心绞痛　D. 应主要治疗冠心病
E. 行 PSG 检查

【B 型题】

（16~18 题共用备选答案）
A. AHI>40 次/小时，夜间最低 $SaO_2<80\%$
B. AHI>40 次/小时，夜间最低 $SaO_2<65\%$
C. AHI 5~20 次/小时，夜间最低 SaO_2 85%~89%

D. AHI 21~40 次/小时,夜间最低 SaO_2 80%~84%

E. AHI 21~40 次/小时,夜间最低 SaO_2 85%~89%

16. 属于轻度睡眠呼吸暂停综合征
17. 属于中度睡眠呼吸暂停综合征
18. 属于重度睡眠呼吸暂停综合征

(19~21 题共用备选答案)

A. 呼吸暂停时胸腹运动仍然存在

B. 呼吸暂停时胸腹运动同时消失

C. 一次呼吸暂停过程中前半部分具有中枢型的特点,后半部分具有阻塞型的特点

D. 呼吸暂停时胸腹运动节律异常

E. 呼吸暂停间歇期时胸腹运动消失

19. 阻塞型睡眠呼吸暂停综合征的特点是
20. 中枢性睡眠呼吸暂停综合征的特点是
21. 混合型睡眠呼吸暂停综合征的特点是

(二)名词解释

1. SAHS
2. OSAS
3. AHI
4. 低通气

(三)填空题

1. 睡眠呼吸暂停综合征是在睡眠时多种病因引起反复发作的________或________,导致________,________,甚至________发生。每晚 7 个小时的睡眠中,每次发作呼吸暂停________秒以上,呼吸暂停反复发作________次以上或 AHI 超过________次以上。

(四)简答题

1. 睡眠呼吸暂停综合征的临床分型。
2. SAHS 的诊断标准,分度。
3. 阻塞型呼吸睡眠暂停综合征的治疗。

第十三节 肺血栓栓塞症

一、学习目标

1. **掌握** 肺血栓栓塞症的临床表现、诊断及治疗。
2. **熟悉** 肺血栓栓塞症的危险因素、分型。

二、重点和难点内容

肺血栓栓塞症是以各种栓子阻塞肺动脉系统为其发病原因的一组疾病或临床综合征的总称,包括肺血栓栓塞症(pulmonary thromboembolism,PTE)、脂肪栓塞综合征、羊水栓塞、空气栓塞等。肺血栓栓塞症为来自静脉系统或右心的血栓阻塞肺动脉或其分支所致的疾病,为肺栓塞中最常见的类型,占肺栓塞中的绝大多数。栓塞后如肺组织产生严重的血供障碍,可发生坏

死,即称为肺梗死(pulmonary infarction,PI)。

引起肺血栓栓塞症的血栓主要来源于深静脉血栓形成(deep venous thrombosis,DVT),最常见于下肢静脉及盆腔静脉。深静脉血栓形成与肺血栓栓塞症实质上为一种疾病过程在不同部位、不同阶段的表现,两者合称为静脉血栓栓塞症(venous thromboembolism,VTE)。

三、习题

(一)选择题

【A1 型题】

1. 用溶栓药物治疗肺血栓栓塞症,规范使用肝素治疗应使部分活化凝血酶原时间(APTT)INR 值维持在
   A. 0.5~1.0　B. 1.0~1.5　C. 1.5~2.0
   D. 2.0~2.5　E. 2.5~3.5
2. 以下哪项检查可以帮助明确肺血栓栓塞症的栓子来源
   A. MRI 肺动脉造影　B. 超声心动图　C. 胸片
   D. 静脉超声　E. D-二聚体
3. 以下哪项指标是肺血栓栓塞症病人溶栓适应证
   A. 肺血栓栓塞症动脉血压低于正常　B. 肺血栓栓塞症疑似病例
   C. 肺血栓栓塞症血压正常　D. 肺血栓栓塞症右心室运动功能正常
   E. 肺血栓栓塞症 8 日前胃出血
4. 肺血栓栓塞症病人最常见的临床表现是
   A. 呼吸困难及气促,活动后尤其明显　B. 胸痛
   C. 咯血　D. 晕厥
   E. 烦躁不安惊恐甚至濒死感
5. 关于肺血栓栓塞症以下哪项是正确的
   A. 肺血栓栓塞症是临床综合征的总称
   B. 肺血栓栓塞症是支气管动脉发生栓塞引起组织缺血所致
   C. 肺血栓栓塞症主要症状是胸痛,呼吸困难及咯血
   D. 肺血栓栓塞症发生率低但死亡率高
   E. 肺血栓栓塞症临床表现多很典型,其误诊及漏诊率低
6. 以下哪项是诊断大面积肺血栓栓塞症的必备依据
   A. 体循环动脉收缩压<90mmHg 或较其基础值下降幅度大于或等于 40mmHg 持续 15 分钟以上
   B. 体温上升>38℃
   C. D-二聚体升高
   D. 肺动脉高压
   E. 胸膜炎样胸痛
7. 肺栓塞时使用华法林,需要检测 INR 值,一般维持 INR 在
   A. 1 倍　B. 2~3 倍　C. 2 倍
   D. 3 倍　E. 1.5 倍
8. 肺血栓栓塞症常见的体征

A. 血压下降　B. 心动过速　C. 发热
D. 胸腔积液　E. 呼吸急促

9. 关于静脉血栓栓塞症,继发性危险因素是
A. 口服避孕药　B. 骨折　C. 恶性肿瘤
D. 手术　E. 以上都是

10. 疑似肺血栓栓塞症病人,应行哪一项检查以明确诊断
A. EKG　B. 胸片　C. 超声心动图
D. 核素肺通气/灌注扫描　E. 血气分析

11. 肺血栓栓塞症溶栓疗法的时间窗一般定为
A. 24 小时　B. 72 小时　C. 7 天以内
D. 14 天以内　E. 1 个月内

12. 以下哪项指标**不是**肺血栓栓塞症患者的溶栓禁忌证
A. $PLT<100\times10^9/L$　B. 2 个月前有缺血性脑卒中
C. 难以用抗高血压药控制的高血压　D. 严重肝衰竭患者
E. 动脉血压低于正常

【A2 型题】

13. 某病人,5 个月前曾进行链激酶治疗心肌梗死,现发现大面积肺血栓栓塞症,应如何治疗
A. 继续使用链激酶溶栓　B. 尿激酶溶栓
C. 严禁用任何溶栓药　D. 严禁用任何升压药
E. 立刻使用负荷量的华法林

14. 女性,50 岁,因肺炎入院,使用抗生素 3 天,体温仍未退,呼吸困难,咳痰带鲜血,伴胸痛,右下肢肿胀,最可能的诊断是
A. 冠状动脉硬化性心脏病　B. 原发性肺动脉高压　C. 肺炎
D. 肺结核　E. 肺血栓栓塞症

15. 男性,58 岁,突然出现呼吸困难,胸痛,咯血,怀疑是肺血栓栓塞症,应特别注意是否存在
A. 大叶性肺炎　B. 血小板减少性紫癜　C. 冠状动脉硬化性心脏病
D. 肺结核病史　E. 下肢深静脉血栓形成

16. 男性,50 岁,患肺血栓栓塞症 2 天,BP 110/80mmHg 应用何种药物治疗
A. 尿激酶溶栓　B. 阿司匹林　C. 低分子肝素
D. 多巴酚丁胺　E. 6-氨基己酸

17. 某女性病人,妊娠 2 个月,患肺血栓栓塞症,应禁用哪种药
A. 华法林　B. 肝素　C. 低分子肝素
D. 多巴酚丁胺　E. 维生素 K

【B 型题】

（18~20 题共用备选答案）
A. 血栓　B. 癌栓　C. 脂肪栓
D. 空气栓　E. 羊水栓

18. 患者有下肢深静脉血栓,出现肺动脉栓塞多为
19. 患者于骨盆手术后,出现呼吸困难,可能为
20. 患者妊娠足月,于分娩后出现呼吸困难为

（21~23 题共用备选答案）

A. 肺血栓栓塞症　　B. 冠状动脉硬化性心脏病

C. 原发性肺动脉高压　　D. 肺炎

E. 主动脉夹层

21. 男性，25 岁，发热寒战 3 日，T 38.5℃，咳嗽有严重胸痛，铁锈痰，可能诊断为

22. 男性，50 岁，突然出现胸闷，心绞痛样胸痛，舌下含服硝酸甘油后迅速缓解

23. 女性，48 岁，突发胸痛，BP 70/40mmHg 伴呼吸困难痰中带血，双侧不对称性下肢肿胀

（二）名词解释

1. 肺梗死三联征
2. 肺梗死
3. 大面积肺血栓栓塞症
4. 肺栓塞

（三）填空题

1. 肺栓塞的病因有________、________、________。
2. 肺栓塞肝素应用的禁忌证：________、________、________。

（四）简答题

1. 肺血栓栓塞症有哪些临床表现，如何对肺血栓栓塞症进行临床分型？
2. 肺血栓栓塞的形成因素有哪些？
3. 临床上如何预防肺栓塞？

第十四节　呼吸系统常见肿瘤

一、学习目标

1. **掌握**　呼吸系统各种常见肿瘤的分类、分期、治疗。
2. **熟悉**　呼吸系统各种常见肿瘤的临床表现、辅助检查。
3. **了解**　呼吸系统各种常见肿瘤的前沿治疗。

二、重点和难点内容

呼吸系统常见肿瘤可分为原发性支气管肺癌、气管肿瘤和纵隔肿瘤。

肺癌是最常见的恶性肿瘤之一，大多数起源于支气管黏膜上皮，因此也称为支气管肺癌。肺癌的发病率和死亡率逐年明显上升，其中男性肺癌死亡率位于恶性肿瘤的首位。男女之比约为 4∶1；发病年龄多在 40 岁以上。

气管肿瘤分为原发性肿瘤及继发性肿瘤。原发性气管肿瘤指起源于环状软骨至隆突平面的气管肿瘤，其发病率在呼吸系统肿瘤中约占 0.2%，男女之比约为 4∶1，多见于成人。恶性肿瘤中以鳞癌最常见，其次是腺样囊性癌。前者好发于气管的下 1/3，男性吸烟者多见；后者常见于气管的上 1/3，与吸烟无关。良性肿瘤多发于后壁的膜部，常见肿瘤为软骨瘤、乳头瘤、纤维瘤及血管瘤。继发性肿瘤多来自邻近器官，如喉、甲状腺、食管、支气管和肺等部位肿瘤的直接侵犯。

纵隔肿瘤分原发性和继发性两类。本节仅阐述源于纵隔组织、器官的原发性纵隔肿瘤。

一般认为原发性纵隔肿瘤与胚胎发育过程中纵隔内残存胚芽的遗留、纵隔外组织移位种植和纵隔内组织在一定条件下的突变有关。前纵隔以胸内甲状腺肿、胸腺瘤、畸胎瘤和心包囊肿多见,中纵隔好发支气管囊肿、食管囊肿和淋巴源性肿瘤,后纵隔好发神经原性肿瘤。纵隔肿瘤多属良性,多无自觉症状,常在胸部 X 线检查时发现,症状和体征取决于肿瘤的部位、大小、硬度、生长速度和组织侵蚀程度。常需要与中央型肺癌、纵隔淋巴结结核、主动脉瘤等鉴别。

三、习题

(一)选择题

【A1 型题】

1. 肺癌的病理分类哪一项是错误的
   A. 鳞癌　B. 腺癌　C. 未分化癌
   D. 髓样癌　E. 细支气管肺泡细胞癌
2. 下列哪项不是原发性支气管肺癌引起的症状和体征
   A. 痰血或咯血　B. 发热　C. 气短或喘鸣
   D. 恶心呕吐　E. 体重下降
3. 肺癌的病理分型中,下列哪一型恶性程度最高,转移最早
   A. 鳞癌　B. 腺癌　C. 未分化小细胞癌
   D. 大细胞癌　E. 肺泡细胞癌
4. 周围型肺癌是指癌肿位于
   A. 主支气管以下　B. 细支气管,位置在肺的周围
   C. 叶支气管以下　D. 肺门以外的肿瘤,位置在肺的周围
   E. 肺段支气管以下,位置在肺的周围
5. 下列各项中哪项不是肺癌的常见症状
   A. 刺激性咳嗽　B. 大咳血　C. 白色泡沫痰
   D. 痰中带血　E. 胸痛
6. 中心型肺癌最常见的早期症状是
   A. 呼吸困难　B. 胸痛　C. 声嘶
   D. 发热　E. 刺激性咳嗽
7. 以下肿瘤最常见于后纵隔的是
   A. 胸内甲状腺肿　B. 胸腺瘤　C. 畸胎瘤
   D. 心包囊肿　E. 神经源性肿瘤

【A2 型题】

8. 男性,40 岁。20 年前患过肺结核外,平素健康,近 3 个月来有刺激性咳嗽,痰中偶有血丝,有时发热。X 线示:右肺上叶前段有 2cm×2.5cm 的块状阴影,边缘不整呈分叶状,痰查脱落细胞 3 次均阴性,诊断首先考虑
   A. 肺结核　B. 肺脓肿　C. 肺囊肿
   D. 肺癌　E. 肺良性肿瘤
9. 男性,49 岁。刺激性咳嗽 5 个月,视物不清 10 天。胸片示左肺上叶尖段边缘直径 8cm 不规则块状阴影。此病变造成的颈交感神经综合征不包括
   A. 面部无汗　B. 瞳孔缩小　C. 眼球内陷

D. 声音嘶哑　　E. 上眼睑下垂

10. 关于晚期肺癌压迫侵犯临近器官、组织或发生远处转移时，下列征象**不正确**的是
A. 侵犯膈神经，引起同侧膈肌麻痹　　B. 侵犯喉返神经，引起声带麻痹，声音嘶哑
C. 骨关节病综合征　　D. 侵犯胸膜，引起胸膜腔积液
E. 侵入纵隔，压迫食管，引起吞咽困难

11. 男性，65 岁，低热，咳嗽并痰中带血丝 3 个月。胸片显示左肺上叶不张，少量胸膜腔积液。为确诊，进一步检查应首选
A. 胸部 CT　　B. 剖胸探查　　C. 胸腔镜检查
D. 支气管镜检查　　E. 经胸壁穿刺活组织检查

12. 女性，30 岁，主因胸闷、胸痛伴声音嘶哑 2 个月来医院就诊。查体：甲状腺下极不能扪及。胸片示上纵隔影增宽。最可能的诊断是
A. 淋巴瘤　　B. 神经源性肿瘤　　C. 胸骨后甲状腺肿
D. 食管囊肿　　E. 支气管囊肿

【B 型题】

（13~14 题共用备选答案）
A. 刺激性干咳
B. 血痰，轻度胸痛
C. 颈、颜面、上肢静脉怒张，皮下组织水肿
D. 关节痛，杵状指
E. 活动后气短

13. 肺癌的晚期症状是
14. 肺癌的肺外非转移性表现是

（15~16 题共用备选答案）
A. 经胸壁穿刺活检　　B. 痰细胞学检查　　C. 胸腔镜检查
D. 外科治疗　　E. 支气管镜检查

15. 既往健康的 68 岁男性患者，吸烟 40 年，因咳嗽，反复肺部感染，于门诊抗感染治疗。近 1 年，胸部 X 线复查，发现右上叶近肺门有 5cm×5cm×5cm 肿块影，形态不规则，边缘不整齐，收入院，为进一步确诊，首选的检查方法是
16. 男，45 岁，干咳，痰中带血丝半年，吸烟史 20 年，体检(-)，胸部 X 线示右上肺阻塞性肺炎，支气管纤维镜见右上肺叶支气管有菜花样肿块，痰中查到瘤细胞，PET-CT 未见明确转移，下列治疗方法中最适宜的是

（17~19 题共用备选答案）
A. 胸腺瘤　　B. 支气管囊肿　　C. 神经源性肿瘤
D. 心包囊肿　　E. 胸内甲状腺肿

17. 前上纵隔最常见的是
18. 后纵隔好发
19. 常伴有肌无力症状的是

（二）名词解释

1. 中心型肺癌

2. 原发性气管肿瘤

（三）填空题

1. 气管肿瘤按恶性程度可分为________、________、________。
2. 肺癌的主要病理类型：________、________。
3. 肺癌的主要转移方式包括：________、________、________。
4. 纵隔肿瘤分________、________。
5. 前纵隔肿瘤以________、________、________、________多见。

（四）简答题

1. 气管肿瘤的治疗原则。
2. 肺癌的治疗原则。
3. 肺癌的肺外非转移性的常见表现。
4. 胸腺瘤的治疗原则。

第四章 呼吸系统疾病答案

第一节 慢性阻塞性肺疾病

（一）选择题

【A1 型题】

1. B 2. B 3. C 4. D 5. E 6. B 7. C 8. C 9. E

【A2 型题】

10. D 11. D 12. D

【B 型题】

13. A 14. A 15. A 16. D 17. A 18. C

（二）名词解释

1. COPD 是可防可治的常见病，以持续呼气气流受限为特点，且常呈进行性进展，与气道和肺部对有毒颗粒或气体的慢性炎症反应有关的一种疾病，急性加重和并发症影响整体疾病的严重程度。是一种具有气流受限特征的肺部疾病，气流受限不完全可逆，呈进行性发展。

2. 慢性支气管炎，简称慢支，是气管，支气管黏膜及其周围组织的慢性非特异性炎症。临床上以咳嗽、咳痰为主要症状，或有喘息，每年发病持续 3 个月或者更长时间，连续 2 年或 2 年以上，并排除具有咳嗽、咳痰、喘息症状的其他疾病。

3. 小气道指临床上通常将内径小于 2mm 的小细支气管称为小气道。小气道具有气流阻力小，但易阻塞的特点。

4. 肺气肿是指终末细支气管远端的气道弹性减退，过度膨胀、充气和肺容积增大或同时伴有气道壁破坏的病理状态。

（三）填空题

1. 气道 肺实质 肺血管 慢性炎症

2. <0.7 <80%预计值

3. 慢性呼吸衰竭 自发性气胸 慢性肺源性心脏病

（四）简答题

1. 简述 COPD 严重程度的分级。

根据气流受限的程度可将 COPD 严重程度分为四级即：0 级（高危）：具有罹患 COPD 的危险因素，有慢性咳嗽、咳痰症状，肺功能在正常范围；Ⅰ级（轻度）：$FEV_1/FVC<70\%$，$FEV_1 \geqslant 80\%$预计值；Ⅱ级（中度），$FEV_1/FVC<70\%$，$30\% \leqslant FEV_1<80\%$预计值；Ⅲ级（重度）$FEV_1/FVC<70\%$，$FEV_1<30\%$预计值，或 $FEV_1<50\%$预计值但伴呼吸衰竭或右心衰竭的临床征象。肺功能与患者的生活质量的相关性弱，且不同肺功能级别患者的生活质量

也有好的和不好的,因此单纯肺功能的评估是不足的。GOLD 2011 年建议对 COPD 的评估分别从症状、气流受限程度、加重风险和并发症四个方面进行,并最后以综合评估方法来确定疾病严重度。

2. 简述慢性支气管炎的病因。

本病的病因尚不完全清楚,可能是多种环境因素与机体自身因素长期相互作用的结果。有害气体和有害颗粒:如香烟、烟雾、粉尘、刺激性气体(二氧化硫、一氧化氮、氯气、臭氧等);感染因素:病毒、支原体、细菌等感染是慢性支气管炎发生发展的重要原因之一;其他因素:免疫、年龄和气候等因素均与慢性支气管炎有关。

3. 按病理学变化阻塞性肺气肿可分哪几类?

按累计肺小叶的部位,可将阻塞性肺气肿分为小叶中央型、全小叶型及介于两者之间的混合型三类,其中以小叶中央型为多见。小叶中央型是由于终末细支气管或一级呼吸性细支气管炎症导致管腔狭窄,其远端的二级呼吸性细支气管呈囊状扩张,其特点是囊状扩张的呼吸性细支气管位于二级小叶的中央区。全小叶型是呼吸性细支气管狭窄,引起所属的终末肺组织,即肺泡管、肺泡囊即肺泡的扩张,其特点是气肿囊腔较小,遍布于肺小叶内。有时两型同时存在一个肺内称混合型肺气肿,在小叶中央型基础上,并发小叶周边区肺组织膨胀。

4. COPD 如何与哮喘鉴别?

慢阻肺多为中年发病,症状缓慢进展,多有长期吸烟史。哮喘多为早年(如儿童期)发病,每日症状变化快,夜间和清晨症状明显,也可有过敏史、鼻炎和(或)湿疹,可有哮喘家族史。大多数哮喘患者的气流受限具有显著的可逆性,合理使用糖皮质激素等药物常能有效控制病情,是其与慢阻肺相鉴别的一个关键特征。但是,部分哮喘患者随着病程延长,可出现较为明显的气道重塑,导致气道受限的可逆性明显减小,此时临床很难与慢阻肺相鉴别。慢阻肺和哮喘亦可同时存在于同一位患者。

5. 简述 COPD 急性加重期的治疗关键点。

慢阻肺急性加重是指咳嗽、咳痰、呼吸困难比平时加重或痰量增多,或咳黄痰,或者是需要改变用药方案。①确定急性加重的病因(多为细菌或病毒感染);②使用支气管扩张剂;③低流量吸氧;④应用抗生素;⑤使用糖皮质激素;⑥应用祛痰剂。

第二节 慢性肺源性心脏病

(一)选择题

【A1 型题】

1. D　2. D　3. D　4. C　5. A　6. C　7. E　8. C　9. A

【A2 型题】

10. D　11. D　12. B　13. B　14. C

【B 型题】

15. A　16. C　17. A　18. C　19. D　20. B

(二)名词解释

1. 肺源性心脏病(简称肺心病)主要是由于支气管-肺组织或肺动脉血管病变所致肺动脉高压引起的心脏病。根据起病缓急和病程长短,可分为急性和慢性两类。临床上以后者多见。

2. 慢性肺源性心脏病简称慢性肺心病，是由肺组织、肺血管或胸廓的慢性病变引起肺组织结构和(或)功能异常，产生肺血管阻力增加，肺动脉压力增高，使右心室扩张或(和)肥厚，伴或不伴右心功能衰竭的心脏病，并排除先天性心脏病和左心病变引起者。

3. 隐性肺动脉高压海平面静息状态下肺动脉平均压(PAPm)≥20mmHg 显性运动时≥30mmHg。

4. 肺性脑病是慢性支气管炎并发肺气肿、肺源性心脏病及肺功能衰竭引起的脑组织损害及脑循环障碍。主要依据有慢性肺部疾病伴肺功能衰竭；临床表现有意识障碍、神经、精神症状和定位神经体征；血气分析有肺功能不全及高碳酸血症的表现；排除其他原因引起的神经、精神障碍而诊断。

(三)填空题

1. 右下肺动脉干扩张，其横径≥15mm；其横径与气管横径比值≥1.07；肺动脉段明显突出或其高度≥3mm，中央动脉扩张，外周血管纤细，形成"残根"征；右心室增大征

2. 感染已被控制、呼吸功能已改善、用利尿药后有反复水肿的心力衰竭患者　以有右心衰竭为主要表现而无明显感染的患者　合并急性左心衰竭的患者

(四)简答题

1. 简述慢性肺心病发病机制。

引起右心室扩大、肥厚的因素很多。但先决条件是肺功能和结构的不可逆性改变，发生反复的气道感染和低氧血症，导致一系列体液因子和肺血管的变化，使肺血管阻力增加，肺动脉血管的结构重塑，产生肺动脉高压。

肺循环阻力增加时，右心发挥其代偿功能，以克服肺动脉压升高的阻力而发生右心室肥厚。随着病情的进展，特别是急性加重期，肺动脉压持续升高，超过右心室的代偿能力，右心失代偿，右心排出量下降，右心室收缩末期残留血量增加，舒张末压增高，促使右心室扩大和右心室功能衰竭。

慢性肺心病除发现右心室改变外，也有少数可见左心室肥厚。由于缺氧、高碳酸血症、酸中毒等因素，使左心负荷加重。如病情进展，则可发生左心室肥厚，甚至左心衰竭。

2. 简述肺心病急性加重期的治疗原则。

积极控制感染；通畅呼吸道，改善呼吸功能；纠正缺氧和二氧化碳潴留；控制呼吸和心力衰竭；积极处理并发症。

3. 试述慢性肺心病的诊断。

根据患者有慢性支气管炎、肺气肿、其他胸肺疾病或肺血管病变，并已引起肺动脉高压、右心室增大或右心功能不全，如 P2>A2、颈静脉怒张、肝大压痛、肝颈静脉反流征阳性、下肢水肿及体静脉压升高等，心电图、X 线胸片、超声心动图有右心增大肥厚的征象，可以作出诊断。

本病须与冠状动脉硬化性心脏病(冠心病)、风湿性心瓣膜病及原发性心肌病等相鉴别。

第三节 支气管哮喘

（一）选择题

【A1 型题】

1. E 2. E 3. C 4. C 5. A 6. E 7. A 8. C 9. D 10. E

【A2 型题】

11. E 12. C 13. D 14. B

【B 型题】

15. B 16. D 17. B 18. A

（二）名词解释

1. 支气管哮喘是由多种细胞和细胞组分参与的气道慢性炎症性疾病。临床表现为反复发作的喘息、气急、胸闷或咳嗽等症状，常在夜间及凌晨发作或加重，多数患者可自行缓解或经治疗后缓解，同时伴有可变的气流受限和气道高反应性，随着病程的延长可导致一系列气道结构的改变，即气道重塑。近年来认识到哮喘是一种异质性疾病。

2. 运动性哮喘指气道高反应者在剧烈运动后导致急性气道狭窄和气道阻力增高的病理现象。多于运动停止后 5~15 分钟出现，5~15 分钟咳嗽、胸闷、气短和喘息等症状，同时伴有肺功能相关参数下降，30~60 分钟内可自行缓解。

3. 气道高反应性指气道对各种刺激因子出现过强或过早的收缩反应。如果这种刺激在正常人呈无反应状态或反应程度较轻，而在某些人却引起了明显的支气管狭窄，称为气道高反应性。表现为受外界刺激就会气道收缩引起咳嗽、喘息、呼吸困难。以慢性支气管炎和支气管哮喘最为常见。

4. 支气管舒张实验用以测定气道气流受限的可逆性。常用支气管舒张药有沙丁胺醇、特布他林等，如 FEV_1 较用药前增加≥12%，且其绝对值增加>200ml 时，可诊断为舒张试验阳性。

（三）填空题

1. 主要通过激动气道的 β_2 肾上腺素受体，激活腺苷酸环化酶，减少肥大细胞和嗜碱粒细胞脱颗粒和介质的释放　沙丁胺醇　沙美特罗　心悸　骨骼肌震颤

2. 嗜酸粒细胞　T 淋巴细胞　肥大细胞

3. 每天发作时影响日常活动　>1 次/周　60%~80%　>30%

（四）简答题

1. 试述支气管哮喘患者的临床症状与体征。

症状：为发作性伴有哮鸣音的呼气性呼吸困难或发作性胸闷和咳嗽。咳嗽变异性哮喘患者咳嗽可为唯一的症状。

哮喘症状可在数分钟内发作，经数小时至数天，用支气管舒张药或自行缓解。某些患者在缓解数小时后再次发作。

体征：发作时有广泛的哮鸣音，呼气音延长。但在轻度哮喘或非常严重的哮喘发作，哮鸣音可不出现，后者称为寂静胸。非发作期体检可无异常。

2. 如何鉴别支气管哮喘与左心衰竭引起的喘息样呼吸困难。

左心衰竭引起的呼吸困难发作时与哮喘相似，但其发病机制与病变本质与哮喘截然不同，患者多有高血压、冠状动脉粥样硬化性心脏病。风湿性心脏病等病史及体征，突发气

急，端坐呼吸，阵发性咳嗽，常咳出粉红色泡沫样痰，两肺可闻及广泛的湿啰音和哮鸣音，左心界扩大，心率增快，心尖部可闻及奔马律。胸部X线可见心脏增大，肺淤血症。若一时难以鉴别，可雾化吸入 β_2 受体激动剂或静脉注射氨茶碱缓解症状后进一步检查。禁用肾上腺素或吗啡。

3. 支气管哮喘诊断标准。

支气管哮喘的诊断标准是①反复发作喘息、气急、胸闷或咳嗽，多与接触变应原、冷空气、物理、化学性刺激、病毒性上呼吸道感染、运动等有关；②发作时在双肺可闻及散在或弥漫性、以呼气相为主的哮鸣音，呼气相延长；③上述症状可经治疗缓解或自行缓解；④除外其他疾病所引起的喘息、气急、胸闷和咳嗽；⑤临床表现不典型者（如无明显喘息或体征）至少应有下列三项中的一项：a 支气管激发试验或运动试验阳性；b 支气管舒张试验阳性；c 昼夜 PEF 变异率≥20%。符合①~④条或④、⑤条者，可以诊断为支气管哮喘。

第四节 肺 炎

（一）选择题

【A1 型题】

1. A　2. E　3. C　4. C　5. E　6. D　7. D　8. B　9. E　10. B
11. C　12. E　13. C　14. C　15. C

【A2 型题】

16. A　17. C　18. C　19. D　20. B　21. C　22. C

【B 型题】

23. A　24. E　25. E　26. B

（二）名词解释

1. 肺炎是指终末气道、肺泡和肺间质的炎症，可由病原微生物、理化因素、免疫损伤、过敏及药物所致。细菌性肺炎是最常见的肺炎。

2. 社区获得性肺炎是指在医院外罹患的感染性肺实质炎症，包括具有明确潜伏期的病原体感染而在入院后平均潜伏期内发病的肺炎。

3. 医院获得性肺炎是指患者入院时不存在、也不处于潜伏期，而于入院 48 小时后在医院内发生的肺炎。

4. 肺念珠菌病是念珠菌属引起的急性、亚急性或慢性支气管、肺部感染。在肺部真菌感染中较为常见，多为院内感染，尤其在重症监护室、烧伤和肿瘤科发病率较高。

（三）填空题

1. 感染潜伏期　≥48
2. 一般治疗　抗菌治疗　抗休克治疗　纠正酸中毒　肾上腺皮质激素　防治并发症
3. 充血期　红肝变期　灰肝变期　消散期
4. 降而复升　3 天后仍不降低

（四）简答题

1. 简述三种肺炎（按解剖分类）的典型X线表现。

①大叶性肺炎：显示肺叶或肺段的实变阴影；②小叶性肺炎：显示为沿着肺纹理分布的不规则斑片状阴影，边缘密度浅而模糊，无实变征象，肺下叶常受累；③间质性肺

炎:表现为一侧或双侧肺下部不规则阴影,可呈磨玻璃状,网格状,其间可有小片肺不张阴影。

2. 简述社区获得性肺炎的临床诊断依据。

临床诊断依据为:①新近出现的咳嗽、咳痰或原有呼吸道疾病症状加重并出现脓性痰,伴或不伴胸痛;②发热;③肺实变体征和(或)闻及湿性啰音;④WBC>10×10^9 或<4×10^9,伴或不伴中性粒细胞核左移;⑤胸部X线检查显示片状、斑片状浸润性阴影或间质性改变,伴或不伴胸腔积液。以上1~4项中的任何一项加第五项,除外非感染性病变可作出诊断。

3. 重症肺炎的标准是什么?

重症肺炎目前还没有普遍认同的标准。我国制定的重症肺炎标准如下:①意识障碍;②呼吸频率>30次/分;③PaO_2<60mmHg、PaQ/FiO_2<300,需行机械通气治疗;④血压<90/60mmHg;⑤胸片显示双侧或多肺叶受累,或入院48小时内病变扩大≥50%;⑥少尿:尿量<20ml/h,或<80ml/4h或急性肾衰竭需要透析治疗。

4. 肺炎如何与肺结核相鉴别?

肺结核多有全身中毒症状,如午后低热,盗汗、乏力、体重减轻、失眠、心悸,女性患者可有月经失调或闭经等。X胸片可见病变多在肺尖或锁骨上下,密度不均,消散缓慢,且可形成空洞或肺内播散。痰中可找到结核分枝杆菌。一般抗菌治疗无效。

第五节 支气管扩张症

(一)选择题

【A1型题】

1. B　2. E　3. E　4. B

【A2型题】

5. E　6. C

【B型题】

7. C　8. A

(二)名词解释

支气管扩张症(bronchiectasis)是各种原因引起的支气管病理性、永久性扩张,导致反复发生化脓性感染的气道慢性炎症。主要致病因素为支气管反复感染阻塞和牵拉,部分患者有先天遗传因素,约80%患者在10岁以前发病。

(三)填空题

1. 柱状扩张　囊状扩张　不规则扩张
2. 慢性咳嗽　咳大量脓痰　咯血

(四)简答题

简述支气管扩张的治疗原则和要点。

治疗原则:①消除病原;②促进痰液排出;③控制感染;④必要时施行外科手术。

治疗的主要内容:①抗生素治疗感染;②治疗引起支扩的并发症如鼻窦炎;③对症治疗如介入治疗、药物祛痰治疗;④手术切除病损肺或肺移植;⑤呼吸训练及理疗,以改善生活质量及劳动能力;临床医师常易忽略这点;⑥特殊原因,如免疫缺陷、先天性遗传病所致支扩,如原来病因无法纠正,只有采用内科治疗。

第六节 肺 结 核

(一)选择题

【A1 型题】

1. E 2. C 3. A 4. C 5. A 6. A 7. D 8. B 9. D 10. C
11. C 12. B 13. D 14. D 15. B 16. C 17. D 18. D 19. A

【B 型题】

20. E 21. A 22. B 23. A 24. D 25. B

(二)名词解释

1. 原发性肺结核时,肺部原发病灶、淋巴管炎和肺门淋巴结结核称为原发综合征,X 线呈哑铃状阴影,临床上症状和体征多不明显。

2. 在结核病时,因病灶中含脂质较多,坏死区呈黄色,状似干酪,称为干酪样坏死。

(三)填空题

1. 结核分枝杆菌
2. 继发性肺结核的患者
3. 第Ⅳ型(迟发型)变态
4. 原发性肺结核 血型播散性肺结核 继发性肺结核 结核性胸膜炎 其他肺外结核 菌阴性肺结核
5. 结核性干性胸膜炎 结核性渗出性胸膜炎
6. 上叶尖后段和下叶背段

(四)简答题

1. 试述肺结核的临床分型。

(1)原发性肺结核。

(2)血行播散型肺结核。

(3)继发型肺结核:①浸润性肺结核;②空洞性肺结核;③结核球;④干酪样肺炎;⑤纤维空洞性肺结核。

(4)结核性胸膜炎:含结核性干性胸膜炎、结核性渗出性胸膜炎、结核性脓胸。

(5)其他肺外结核。

(6)菌阴肺结核。

2. 简述肺结核化疗的原则。

原则是早期、规律、全程、适量、联合。整个治疗方案分强化和巩固两个阶段。

3. 简述初始活动性肺结核(含涂阳和涂阴)治疗方案。

(1)每日用药方案:①强化期:异烟肼、利福平、吡嗪酰胺和乙胺丁醇,顿服,2 个月;②巩固期:异烟肼、利福平,顿服,4 个月。

(2)间歇用药方案:①强化期:异烟肼、利福平、吡嗪酰胺和乙胺丁醇,隔日一次或每周三次,2 个月;②巩固期:异烟肼、利福平,隔日一次或每周三次,4 个月。

第七节 呼吸衰竭

（一）选择题

【A1 型题】

1. D　2. A　3. C　4. B　5. C　6. D　7. C　8. C　9. B　10. A
11. C

【A2 型题】

12. D　13. D　14. E　15. D　16. B　17. C

【B 型题】

18. D　19. A　20. C　21. B

（二）名词解释

1. 呼吸衰竭是指各种原因引起的肺通气和（或）换气功能严重障碍，以致在静息状态下亦不能维持足够的气体交换，导致低氧血症伴（或不伴）高碳酸血症，进而引起一系列病理生理改变和相应临床表现的综合征。

2. 发绀是缺氧的典型表现。当动脉血氧饱和度低于90%时，在口唇、指甲出现青紫现象。

（三）填空题

1. 通气不足　通气血流比值失调　弥散障碍　肺动静脉样分流氧耗量
2. 缓冲系统　离子交换　肺调节　肾调节
3. 低氧血症所致的呼吸困难　多脏器功能障碍

（四）简答题

1. 呼吸衰竭分为哪两型？两型的发病机制有何异同？

Ⅰ型呼吸衰竭：即缺氧性呼吸衰竭，血气分析特点是 PaO_2<60mmHg，$PaCO_2$ 降低或正常。Ⅱ型呼吸衰竭：即高碳酸性呼吸衰竭，血气分析特点是 PaO_2<60mmHg，同时伴有 $PaCO_2$>50mmHg。

泵衰竭：由于驱动（呼吸运动中枢）或呼吸运动受限（周围神经麻痹，胸廓畸形等）引起的呼吸衰竭。主要通气功能障碍，表现为Ⅱ型呼吸衰竭。肺衰竭：由于气道阻塞、肺血管和肺血管病变造成的呼吸衰竭。称为肺衰竭。气道阻塞性疾病影响通气功能，造成Ⅱ型呼吸衰竭，肺组织和肺血管病变常引起换气功能障碍，表现为Ⅰ型呼吸衰竭。

2. 呼吸衰竭的治疗原则是什么？

呼吸衰竭总的治疗原则是在保持呼吸道通畅的条件下，纠正缺氧、CO_2 潴留和酸碱失衡所致的大写功能紊乱，从而为基础疾病和诱发因素的治疗争取时间和创造条件。

3. 机械通气的主要并发症有哪些？

通气过度，造成呼吸性碱中毒；通气不足，加重原有的呼吸性酸中毒或低氧血症；血压下降，心输出量下降，脉搏增快等循环功能障碍；气道压力过高或潮气量过大导致气压伤；人工气道长期存在可并发呼吸机相关肺炎。

第八节 肺 脓 肿

（一）选择题

【A1 型题】

1. A　　2. B

【A2 型题】

3. B

【B 型题】

4. D　　5. B

（二）名词解释

肺脓肿（pulmonary abscess）是肺实质因各种病原菌引起的化脓性感染，组织坏死、液化形成。病理改变为局部肺组织的液化坏死，可有空腔形成。

（三）填空题

原发性　继发性

（四）简答题

肺脓肿的手术适应证。

①积极内科治疗 3 个月以上效果不显著者；②不能排除肺癌形成肺脓肿者；③伴有大咯血者。

第九节 脓 胸

（一）选择题

【A1 型题】

1. C　　2. C　　3. E

【A2 型题】

4. B

【B 型题】

5. D　　6. A

（二）名词解释

脓胸（empyema）是指脓性渗出液积聚于胸膜腔内的化脓性感染。脓胸按病理过程和病期可分为急性（病期短于 6 周）和慢性（病期长于 6 周）；按致病菌可分为化脓性、结核性和特异病原性脓胸；按波及范围可分为全脓胸和局限性脓胸。

（三）填空题

急性（病期短于 6 周）　慢性（病期长于 6 周）

（四）简答题

简述急性脓胸的治疗原则。

控制感染，治疗原发病；排除脓液，消灭无效腔，使肺复张；全身支持治疗。

第十节 气 胸

（一）选择题

【A1 型题】

1. B 2. C 3. B 4. B

【A2 型题】

5. C

【B 型题】

6. D 7. E

（二）名词解释

开放性气胸指破裂口较大或因两层胸膜间有粘连或牵拉，使破裂口持续开放，吸气与呼气时空气自由进出胸膜腔。

（三）填空题

肺泡与胸腔之间产生破口 胸壁创伤产生于胸腔的交通 胸腔内有产气的微生物

（四）简答题

简述气胸的 X 线表现。

气胸的典型表现是外凸弧形的细线条形阴影，称为气胸线，线外透亮度增高，无肺纹理，线内为压缩的肺组织。大量气胸时，肺脏向肺门回缩，呈圆球形阴影。大量气胸或张力性气胸常显示纵隔及心脏移向健侧。气胸容量的大小可根据 X 线判断：从侧胸壁至肺边缘的距离≥2cm 为大量气胸，<2cm 为小量气胸。从肺尖气胸线至胸腔顶部估计气胸大小，距离≥3cm 为大量气胸，<3cm 为小量气胸。

第十一节 间质性肺疾病

（一）选择题

【A1 型题】

1. D 2. A 3. E 4. A 5. E 6. C 7. D 8. C

【A2 型题】

9. C 10. A 11. A

【B 型题】

12. C 13. D 14. B 15. A

（二）名词解释

1. 外源性过敏性肺泡炎是易感人群反复吸入各种具有抗原性的有机粉尘、低分子量化学物质，引起的一组弥漫性间质性肉芽肿性肺病。反复吸入含嗜热放线菌干草引起的农民肺即是其中的代表。过敏性肺炎的发生与季节性大气污染、室内微生物污染有关，病人首先须脱离致病原的环境。

2. 间质性肺疾病是一组主要累及肺间质、肺泡和（或）细支气管的肺部弥漫性疾病，通常亦称作弥漫性实质性肺疾病。ILD 并不是一种独立的疾病，它包括 200 多个病种。尽管每一种疾病的临床表现、实验室和病理学改变有各自的特点，然而，它们具有一些共同的临床、呼吸病理生理学和胸部 X 线特征。表现为渐进性劳力性气促、限制性通气功能障碍伴弥散功能降低、低氧血症和影像学上的双肺弥漫性病变。病程多缓慢进展，最终发展为蜂窝肺和弥漫性肺纤维化，导致呼吸功能衰竭而死亡。

3. Good pasture 综合征又称肺出血-肾炎综合征，可能系病毒感染和（或）吸入某些化学性物质引起原发性肺损害。由于肺泡壁毛细血管基膜和肾小球基底膜存在交叉反应抗原，故可以引起继发性肾损伤。

4. 结节病的特征性病理改变是非干酪样上皮样细胞性肉芽肿，主要由高分化的单核吞噬细胞（上皮样细胞和巨噬细胞）和淋巴细胞组成。

（三）填空题

1. Velcro 啰音　杵状指（趾）　肺动脉高压和肺心病体征

2. 遗传因素　环境因素　免疫机制

3. 3.5

（四）简答题

1. 特发性肺纤维化的诊断标准？

IPF 诊断需要结合临床、影像学及组织病理学多学科讨论结果。目前 IPF 的诊断主要参照 2011 年美国胸科协会/欧洲呼吸病学会（ATS/ERS）提出标准：①除外已知原因的 ILD（如家庭环境、职业环境暴露，结缔组织病，药物肺损害等）；②胸部 HRCT 表现为典型 UIP 型的患者不需要外科肺活检；③进行了外科肺活检的患者需要具体结合 HRCT 和外科肺活检病理组织学表现诊断。

2. 结节病的诊断标准。

①临床和胸部影像表现与结节病相符合；②活检证实有非干酪样坏死类上皮肉芽肿；③除外其他病因。

第十二节　睡眠呼吸暂停低通气综合征

（一）选择题

【A1 型题】

1. E　2. D　3. B　4. B　5. E　6. E　7. A　8. E　9. B　10. B

【A2 型题】

11. C　12. C　13. B　14. D　15. D

【B 型题】

16. C　17. D　18. A　19. A　20. B　21. C

（二）名词解释

1. 睡眠呼吸暂停低通气综合征（sleep apnea hypopnea syndrome，SAHS）是指各种原因导致睡眠状态下反复出现呼吸暂停和（或）低通气，引起低氧血症、高碳酸血症、睡眠中断，从而使机体发生一系列病理生理改变的临床综合征。病情逐渐发展可出现肺动脉高压、肺心病、呼吸衰竭、高血压、心律失常、脑血管意外等严重并发症。

2. 儿童睡眠呼吸障碍中最常见的是阻塞性睡眠呼吸暂停综合征（OSAS），也称阻塞性睡眠呼吸暂停低通气综合征（OSAHS），以睡眠中间断性上呼吸道部分或全部梗阻为特点。

3. 呼吸紊乱指数（AHI）是指平均每小时睡眠中，呼吸暂停+低通气次数。

4. 低通气是指每夜7小时睡眠过程中呼吸暂停和(或)低通气反复发作30次以上或呼吸暂停低通气发作≥5次每小时并伴有白天嗜睡等临床症状。

(三)填空题

呼吸暂停 低通气 低氧血症 高碳酸血症 睡眠中断 10 30 5

(四)简答题

1. 睡眠呼吸暂停综合征的临床分型。

根据睡眠过程中呼吸暂停时胸腹呼吸运动的情况,分为中枢型(CSAS),阻塞型(OSAS),混合型(MSAS)。中枢型指呼吸暂停过程中呼吸动力消失;阻塞型指呼吸暂停过程中呼吸动力仍然存在;混合型指一次呼吸暂停过程中前半部分为中枢型特点,后半部分为阻塞型特点。三种类型中以阻塞型最常见,目前把阻塞型和混合型两种类型统称为阻塞型睡眠呼吸暂停低通气综合征(OSAHS)。

2. SAHS的诊断标准,分度。

通过多导生理记录仪进行呼吸睡眠检测是确诊SAHS的主要手段,分级如下:

病情分度	AHI(次/小时)	夜间最低 SaO_2
轻度	5~15	85~90
中度	>15~30	80~85
重度	大于30	<80

3. 阻塞型呼吸睡眠暂停综合征的治疗。

一般治疗包括:①减肥:包括饮食控制、药物或手术;②睡眠体位改变:侧位睡眠,抬高床头;③戒烟酒,避免服用镇静剂;④甲羟孕酮、缩血管药或非特异性抗炎药喷鼻减轻临床症状。

第十三节 肺血栓栓塞症

(一)选择题

【A1型题】

1. D 2. D 3. A 4. A 5. C 6. A 7. B 8. E 9. E 10. D
11. D 12. E

【A2型题】

13. B 14. E 15. E 16. C 17. A

【B型题】

18. A 19. C 20. E 21. D 22. B 23. A

(二)名词解释

1. 肺梗死三联征临床上有时出现所谓"三联征",即同时出现呼吸困难、胸痛及咯血,仅见于约20%的患者。

2. 肺血栓栓塞后如肺组织产生严重的血供障碍,可发生坏死,称为肺梗死。

3. 临床上以休克和低血压为主要表现,收缩压<90mmHg,或较基础值下降幅度≥40mmHg,持续15分钟以上的心律失常、低血容量或感染中毒症等其他原因所致的血压下降

定义为大面积肺血栓栓塞症。

4. 肺栓塞是以各种栓子阻塞肺动脉系统为其发病原因的一组疾病或临床综合征的总称，包括肺血栓栓塞症、脂肪栓塞综合征、羊水栓塞、空气栓塞等。

（三）填空题

1. 肺栓塞的病因有静脉血液瘀滞　静脉系统内皮损伤　血液高凝状态

2. 活动性出血　凝血功能障碍　未予控制的严重高血压等

（四）简答题

1. 肺血栓栓塞症有哪些临床表现，如何对肺血栓栓塞症进行临床分型？

常见症状：①不明原因的呼吸困难及气促，尤以活动后明显，最多见；②胸痛，包括胸膜炎性胸痛或心绞痛样疼痛；③晕厥，可为 PTE 的唯一或首发症状；④烦躁不安、惊恐甚至濒死感；⑤咯血，常为小量咯血，大咯血少见；⑥咳嗽、心悸等。

临床上有时出现所谓“三联征”，即同时出现呼吸困难、胸痛及咯血，仅见于约 20% 的患者。

PTE 的临床分型：急性肺血栓栓塞症（大面积 PTE 和非大面积 PTE）及慢性血栓栓塞性肺动脉高压。

2. 肺血栓栓塞的形成因素有哪些？

引起肺血栓栓塞症的血栓主要来源于深静脉血栓形成（deep venous thrombosis，DVT），最常见于下肢静脉及盆腔静脉。①原发性危险因素：由遗传变异引起，包括 V 因子突变、蛋白 C 缺乏、蛋白 S 缺乏和抗凝血酶缺乏等，常以反复静脉血栓形成和栓塞为主要临床表现。②继发性危险因素：指后天获得的易发生 DVT 和 PTE 的多种病理和病理生理改变。包括骨折、创伤、手术、恶性肿瘤和口服避孕药等。

3. 临床上如何预防肺栓塞？

对高度疑诊或确诊患者，应进行严密监护，监测呼吸、心率、血压、静脉压、心电图及动脉血气的变化；卧床休息，以免促进深静脉血栓脱落；镇静及止痛等对症治疗。采用经鼻导管或面罩吸氧，以纠正低氧血症。若出现血压下降，可使用血管活性药物。

第十四节　呼吸系统常见肿瘤

（一）选择题

【A1 型题】

1. D　2. D　3. C　4. E　5. B　6. E　7. E

【A2 型题】

8. D　9. D　10. C　11. D　12. C

【B 型题】

13. C　14. D　15. E　16. D　17. E　18. C　19. A

（二）名词解释

1. 中心型肺癌起源于肺段支气管开口以上至主支气管者，位置靠近肺门称为中心型肺癌，以鳞状细胞癌和小细胞癌多见。

2. 原发性气管肿瘤指起源于环状软骨至隆突平面的气管肿瘤，其发病率在呼吸系统肿瘤中约占 0.2%，男女之比约为 4∶1，多见于成人。恶性肿瘤中以鳞癌最常见，其次是腺样囊性癌。前者好发于气管的下 1/3，男性吸烟者多见；后者常见于气管的上 1/3，与吸烟无关。良性肿瘤多发于后壁的膜部，常见肿瘤为软骨瘤、乳头瘤、纤维瘤及血管瘤。

（三）填空题

1. 恶性　低度恶性　良性
2. 小细胞肺癌　非小细胞肺癌
3. 直接播散　淋巴转移　血行转移
4. 原发性　继发性
5. 胸内甲状腺肿　胸腺瘤　畸胎瘤　心包囊肿

（四）简答题

1. 气管肿瘤的治疗原则。

原发性气管肿瘤进展比较缓慢，大多数病例仅在其病程晚期才发生转移，因此对没有转移的气管肿瘤或（和）需要解除气道梗阻的患者都应争取外科手术切除治疗。气管肿瘤的治疗是以外科手术为主的综合治疗。

2. 肺癌的治疗原则。

肺癌的治疗应采取以手术治疗为主，放射治疗、化学治疗、免疫治疗以及中医中药治疗为辅的多学科综合治疗原则。非小细胞肺癌首选手术治疗。小细胞肺癌首选化疗与放疗结合的综合治疗。根据病人的综合情况，包括病理类型、分期、全身状况、经济状况等综合因素来制定个体化方案较为适宜。

3. 肺癌的肺外非转移性的常见表现。

常见有杵状指、骨关节病、重症肌无力、Cushing 综合征、男性乳腺增大等症状，手术切除肿瘤后这些症状多可以消失。

4. 胸腺瘤的治疗原则。

胸腺瘤一经诊断即应外科手术切除。理由是肿瘤继续生长增大，可压迫邻近组织器官产生明显临床症状；单从临床和 X 线表现难以判断肿瘤良、恶性。要求彻底切除胸腺组织，包括纵隔内各脏器间的脂肪结缔组织，尤其对伴发重症肌无力的患者。不能切除的恶性胸腺瘤可以病理活检以指导术后治疗。根据肿瘤大小、位置及与邻近脏器的关系，选择不同的手术切口入路，常采用的是前胸正中切口，近年来胸腔镜手术也不断开展。

第五章
循环系统疾病

第一节　心力衰竭

一、学习目标

1. **掌握**　心力衰竭的定义、分期、分类、症状、体征、诊断及治疗。
2. **熟悉**　心力衰竭的非药物治疗。
3. **了解**　心力衰竭的新进展。

二、重点和难点内容

1. 心力衰竭的分期和分类。
2. 心力衰竭的症状和体征。
3. 心力衰竭的诊断及治疗。

三、习题

（一）选择题

【A1 型题】

1. 左心衰竭首先引起的体征是
   A. 槟榔肝　B. 腹壁静脉曲张　C. 脾淤血、肿大
   D. 动脉缺血　E. 肺淤血、水肿
2. 首选治疗心力衰竭的药物应是
   A. 洋地黄　B. 血管扩张剂　C. 利尿剂
   D. β 受体阻滞剂　E. 钙拮抗剂
3. 洋地黄中毒时的主要处理是
   A. 停洋地黄，补钾，出现快速心律失常可应用苯妥英钠或利多卡因
   B. 洋地黄减量，同时服用利多卡因
   C. 洋地黄减量，同时加强利尿剂治疗
   D. 停洋地黄，改用利尿剂与血管扩张剂
   E. 停洋地黄，心律失常时用奎尼丁或普罗帕酮（心律平）治疗
4. Killip 分级，心功能Ⅲ级指
   A. 未闻及肺部啰音和第三心音
   B. 肺部有啰音，但啰音的范围小于 1/2 肺野

C. 肺部有啰音,且啰音的范围大于1/2肺野(肺水肿)
D. 肺部可闻及散在的哮鸣音
E. 血压<70/40mmHg

5. 诊断心衰首选的检查
A. 胸片X线　B. 超声心动图　C. 左心室造影
D. 运动负荷试验　E. 心电图

【A2型题】

6. 女性,25岁,突然出现重度呼吸困难,发绀,咯粉红色泡沫样痰,血压80/50mmHg,两肺散在干、湿啰音,心率140次/分,心律绝对不整,心尖部闻及隆隆样舒张中晚期杂音,心电示心房颤动,抢救措施首选
A. 静脉注射呋塞米　B. 静脉滴注硝普钠　C. 静脉注射氨茶碱
D. 皮下注射吗啡　E. 静脉注射毛花苷丙

7. 男,50岁,突起呼吸困难,咳粉红色泡沫痰,血压25.3/13.3kPa(190/100mmHg)。该患者的最佳治疗药物是
A. 西地兰　B. 氨茶碱　C. 硝普钠
D. 多巴酚丁胺　E. 硝酸甘油

8. 男性,42岁,运动时胸闷1周。体检:胸骨左缘第3~4肋间可闻及粗糙的喷射性收缩期杂音。心电图示Ⅱ、Ⅲ、AVF导联出现病理性Q波。超声心动图示室间隔流出道部分向左心室内突出,二尖瓣前叶在收缩期向前方运动。该患者最可能的诊断是
A. 室间隔缺损　B. 风湿性主动脉瓣狭窄　C. 肥厚型心肌病
D. 急性心肌梗死　E. 劳力型心绞痛

9. 女性,45岁,风湿性心脏病二尖瓣狭窄并关闭不全23年,活动后心悸、气短2年。平素口服地高辛、美托洛尔(倍他乐克)、氢氯噻嗪和螺内酯(安体舒通)治疗。1个月前突发右侧肢体活动不利,头颅CT示左基底节区腔隙灶。对此患者的治疗还应加用
A. 阿司匹林　B. 华法林　C. 低分子肝素
D. 氯吡格雷　E. 上述药物合用

10. 女性,61岁,由于急性广泛前壁心肌梗死发病12小时合并心力衰竭收入院进一步治疗,首选治疗心力衰竭的药物应是
A. 洋地黄　B. 血管扩张剂　C. 利尿剂
D. β受体阻滞剂　E. 钙拮抗剂

11. 女性,40岁,风湿性心脏病15年,平时一般体力活动时症状轻微,近1周上呼吸道感染后症状明显加重,轻微活动后即可出现气短,夜间不能平卧。BP100/60mmHg,双下肺可闻及少量细小湿啰音。心电图提示为心房颤动,心率约135次/分。可考虑静脉给予的药物是
A. 毛花苷丙　B. 维拉帕米　C. 肾上腺素
D. 多巴胺　E. 阿托品

(二)名词解释

1. 心力衰竭

(三)填空题

1. 治疗心力衰竭的常用药物有________、________、________、________、________。

（四）简答题

简述慢性心力衰竭的治疗。

第二节 心律失常

一、学习目标

1. 掌握 常见心律失常的诊断、治疗药物。
2. 熟悉 常见心律失常的临床表现。
3. 了解 常见心律失常的病因。

二、重点和难点内容

1. 病态窦房结综合征是窦房结的功能障碍，其表现有头晕、晕厥、乏力等。根据心电图特点及临床症状与心电图的相关性可诊断，必要时可行电生理检查辅助诊断。如患者无症状可不治疗；有晕厥病史的患者应接受起搏器治疗。

2. 阵发性室上性心动过速症状轻重取决于心动过速的频率、持续时间及基础病，可以从心悸、焦虑、头晕等，到晕厥、低血压、心绞痛和心力衰竭等。结合发作的心电图可诊断，可兴奋迷走神经及使用药物终止发作，射频消融治疗效果好。

3. 心房颤动的临床表现基础病及心室率快慢相关，心脏听诊第一心音强弱不等，心律绝对不整。心室率快时可出现脉搏短绌。结合心电图表现可诊断，应积极治疗原发病及诱因，采取抗凝治疗、复律及控制心室率等治疗。

4. **室性心律失常** 室性期前收缩的症状轻重不一，结合心电图诊断不难，应积极治疗基础病，无症状不需治疗，症状明显对症治疗。室性心动过速的临床表现与发作时心率、持续时间及基础病相关，结合心电图特点可诊断，持续性室性心动过速发作时需迅速终止发作，根据病情采用电复律或药物治疗，对于猝死风险较高患者应置入ICD。

5. 房室传导阻滞的临床表现与传导阻滞的程度及心室率的快慢相关，结合心电图特点可诊断，应针对不同病因进行治疗，病人有心、脑等供血不足表现者，应起搏治疗。

三、习题

（一）选择题

【A1 型题】

1. 阵发性室上性心动过速首选治疗是
   A. 洋地黄　　B. 维拉帕米　　C. 腺苷
   D. 普罗帕酮　　E. 胺碘酮
2. 慢性房颤的常见并发症是
   A. 动脉栓塞　　B. 阿-斯综合征　　C. 肺炎
   D. 完全性房室传导阻滞　　E. 感染性心内膜炎
3. 治疗室性心动过速伴严重血流动力学障碍的首选措施是
   A. 利多卡因　　B. 电复律　　C. 胺碘酮
   D. 超速起搏　　E. 普罗帕酮

4. 心房颤动患者服用华法林,凝血酶原时间的国际标准化率(INR)应控制在

A. 1.0~1.9　　B. 2.0~3.0　　C. 3.1~3.5

D. 3.6~3.9　　E. 大于 4.0

【X 型题】

5. 阵发性室上性心动过速的正确治疗是

A. 腺苷快速静注　　B. 利多卡因静注　　C. 西地兰静注

D. Valsalva 动作　　E. 维拉帕米静注

(二)名词解释

心律失常

(三)简答题

阵发性室上性心动过速的终止发作的措施有哪些?

第三节　原发性高血压

一、学习目标

1. **掌握**　原发性高血压的临床表现、诊断、治疗药物。
2. **熟悉**　原发性高血压的并发症。
3. **了解**　原发性高血压的病因。

二、重点和难点内容

原发性高血压(primary hypertension)是以体循环动脉压力升高为主要表现的心血管综合征,通常简称高血压。我国高血压指南将收缩压≥140mmHg 和(或)舒张压≥90mmHg 定义为高血压,再根据血压增高的水平,分为 1、2、3 级高血压。高血压的表现多样,最主要的危害是心脑血管事件。高血压诊断明确后,需进行鉴别诊断,并对高血压患者进行心血管危险分层,将高血压患分为低危、中危、高危和很高危。抗高血压治疗的主要目的是减少心、脑血管病的发生率和死亡率。抗高血压治疗的主要目的是减少心、脑血管病的发生率和死亡率。可采取治疗性生活方式干预及药物治疗,常用的治疗药物包括:利尿剂、β 受体拮抗剂、钙通道阻滞剂(CCB)、血管紧张素转化酶抑制剂(ACEI)和血管紧张素Ⅱ受体拮抗剂(ARB)。

三、习题

(一)选择题

【A1 型题】

1. 血压 150/100mmHg 应属于的高血压类别为

A. 正常高值　　B. 1 级高血压　　C. 2 级高血压

D. 3 级高血压　　E. 单纯收缩期高血压

2. 患者男性,45 岁,测得的血压值为 145/95mmHg,该患者的血压属于

A. 理想血压　　B. 正常血压　　C. 临界高血压

D. 1 级高血压　　E. 单纯收缩期高血压

3. 高血压患者的饮食治疗中,应特别注意

A. 低盐　　B. 低糖　　C. 低脂
D. 高维生素　　E. 限制热量

4. 根据原发性高血压危险的分层,属于高危险组的是
A. 高血压1级,不伴有危险因素者
B. 高血压1级伴1~2个危险因素者
C. 高血压2级不伴或伴有不超过2个危险因素者体劳动
D. 高血压3级至少伴有1个危险因素者
E. 高血压1、2级伴靶器官损害者

5. 高血压急症患者,首选的降压药是
A. 钙通道阻滞剂　　B. 氢氯噻嗪　　C. 硝普钠
D. 阿替洛尔　　E. 利血平

(二)填空题

1. 根据WHO/ISH的高血压诊断标准:收缩压________和(或)舒张压________即诊断为高血压。

2. 高血压的靶器官损害包括________、________、________和________等脏器的损害。

(三)简答题

1. 高血压病常用的治疗药物有哪些?
2. 治疗性生活方式干预措施有哪些?

第四节　冠状动脉粥样硬化性心脏病

一、学习目标

1. **掌握**　冠心病的分型、稳定型心绞痛的临床表现及心绞痛与心肌梗死的鉴别。
2. **熟悉**　急性心肌梗死的临床表现、心电图、实验室检查及治疗原则。
3. **了解**　急性心肌梗死的溶栓治疗适应证及不稳定型心绞痛的诊断、治疗原则。

二、重点和难点内容

冠状动脉粥样硬化心脏病指冠状动脉粥样硬化使血管腔狭窄或阻塞,或(和)因冠状动脉功能性改变(痉挛)导致心肌缺血缺氧或坏死而引起的心脏病。

稳定型心绞痛是在冠状动脉粥样硬化的基础上,由于心肌负荷的增加引起心肌急剧的、暂时的缺血与缺氧的临床综合征。劳累、情绪激动、饱食、受寒、进行循环衰竭等为常见诱因。疼痛主要在胸骨体中段或上段之后可波及心前区,有手掌大小范围,甚至横贯前胸。胸痛常为压迫、发闷或紧缩性,但不尖锐。发作常由体力劳动或情绪激动(如愤怒、焦急、过度兴奋等)所激发。疼痛多发生于劳力或激动的当时。典型的心绞痛常在相似的情况下发生。一般在停止原来诱发症状的活动后即可缓解;舌下含用硝酸甘油也能在几分钟内使之缓解。心绞痛发作时心电图绝大多数患者可出现暂时性心肌缺血引起的ST段移位。因心内膜下心肌更容易缺血,故常见反映心内膜下心肌缺血的ST段压低(>0.1mV),发作缓解后恢复。长期服用阿司匹林75~150mg/d和给予有效的降脂治疗可促使粥样斑块稳定,减少血栓形成,降低不稳定型心绞痛和心肌梗死的发生。发作时休息,吸氧,可使用作用较快的硝酸酯制剂。

目前将劳力性心绞痛意外的缺血性胸痛统称之为不稳定型心绞痛，原为稳定型心绞痛，在1个月内疼痛的频率增加，程度加重，时限延长、诱发因素变化，硝酸类药物缓解作用减弱；1个月之内新发生的心绞痛，并因较轻的负荷所诱发；休息状态下发生心绞痛或较轻微活动即可诱发，发作时表现有ST段抬高的变异型心绞痛也属此列。

心肌梗死是心肌缺血性坏死。为在冠状动脉病变的基础上，发生冠状动脉血供急剧减少或中断，使相应的心肌严重而持久的急性缺血导致心肌坏死。有发热、心动过速。疼痛剧烈时常伴有频繁的恶心、呕吐和上腹胀痛。心肌广泛坏死（如40%以上）可以出现休克表现。血心肌坏死标记物：①肌红蛋白；②肌钙蛋白I（cTnI）或T（cTnT）；③肌酸激酶同工酶CK-MB。对ST段抬高的AMI，治疗原则是尽快恢复心肌的血液灌注以挽救濒死的心肌、防止梗死扩大或缩小心肌缺血范围，保护和维持心脏功能，及时处理严重心律失常、泵衰竭和各种并发症，防止猝死。

三、习题

选择题

【A1型题】

1. 下列哪项符合典型心绞痛
   A. 呼吸困难伴典型心电图T波改变　B. 劳累后心尖部针刺样疼痛
   C. 劳力时历时数分钟胸骨后压榨感　D. 心前区痛含硝酸甘油1小时后缓解
   E. 胸痛伴心电图胸导联ST段抬高而无衍变
2. 目前诊断冠心病的金标准是
   A. 普通心电图　B. 心电图负荷试验　C. 冠状动脉造影
   D. 放射性核素检查　E. 心电图连续监测
3. 心绞痛发作的典型部位
   A. 胸骨上中段后　B. 心尖区　C. 心前区向左上臂放射
   D. 剑突下　E. 下端后
4. 心肌梗死症状中最先出现哪一项
   A. 发热　B. 恶心呕吐　C. 呼吸困难
   D. 疼痛　E. 昏厥
5. 动脉粥样硬化导致器官病变最常见的是哪一类
   A. 冠状动脉　B. 肠系膜动脉　C. 肾动脉
   D. 脑动脉　E. 下肢动脉
6. 下列哪一项**不是**我国冠心病主要的易患因素
   A. 高血压病　B. 甲状腺功能低下　C. 吸烟
   D. 高脂血症　E. 肥胖
7. 下列哪项最有助于区别心绞痛与心肌梗死
   A. 心电图变化　B. 疼痛部位　C. 疼痛性质
   D. 有无发热　E. 有无心率增快
8. 男性，40岁。间断胸痛1年，10分钟前于睡眠中突发胸痛，伴冷汗，不敢活动，心电图显示V_{1-4}ST抬高0.1~0.4mV，ST段与T波升支融合，宜选用下列哪项措施
   A. 含服硝酸甘油并连续观察心电图变化

B. 含服硝酸甘油并监测血清心肌酶
C. 含服硝酸甘油并立即拍胸部 X 片
D. 含服硝酸甘油并做超声心电图检查
E. 含服硝酸甘油并连续观察心电图及血清心肌酶变化

9. 男性，60 岁，因心前区持续疼痛，含服硝酸甘油无效入院，心电图诊为急性广泛前壁心梗，住院第 7 天，心尖区听到Ⅲ/6 级收缩期吹风样杂音，首先考虑为哪种并发症
A. 乳头肌功能失调　B. 乳头肌断裂　C. 室壁瘤
D. 室间隔穿孔　E. 心包积液

10. 男性，50 岁，劳累时胸骨疼痛 5 年，脉搏细弱，主动脉瓣第二心音减弱，胸骨右缘第 2 肋间粗糙的收缩期喷射样杂音，X 线示：心界扩大，主动脉扩张，最可能的诊断是
A. 冠心病，心绞痛　B. 梗阻型心肌病　C. 主动脉瓣狭窄
D. 主动脉瓣关闭不全　E. 高血压性心脏病

11. 急性心肌梗死发生后 24 小时内避免用
A. 洋地黄　B. 利尿剂　C. 利多卡因
D. 美托洛尔　E. 硝苯地平

第五节　心脏瓣膜病

一、学习目标

1. **掌握**　二尖瓣狭窄、关闭不全，主动脉瓣狭窄、关闭不全的临床表现。
2. **熟悉**　二尖瓣狭窄、关闭不全，主动脉瓣狭窄、关闭不全的并发症。
3. **了解**　二尖瓣狭窄、关闭不全，主动脉瓣狭窄、关闭不全的处理。

二、重点和难点内容

二尖瓣狭窄的最常见病因为风湿热。患者多为女性。一般在二尖瓣中度狭窄（瓣口面积 $<1.5cm^2$）时方有明显症状。有呼吸困难、咳血、咳嗽。重度二尖瓣狭窄常有“二尖瓣面容”，双颧绀红。治疗①预防风湿热复发；②无症状者避免剧烈体力活动，定期复查；③呼吸困难应减少体力活动，限制钠盐摄入，避免诱发急性肺水肿的因素；④介入和手术治疗。

轻度二尖瓣关闭不全可终身无症状。严重反流有心排血量减少，首先出现的症状是疲乏无力，肺淤血的症状如呼吸困难出现较晚。一旦出现明显症状，多已有不可逆的心功能损害。预防感染性心内膜炎；风湿性心脏病者需预防风湿活动。心力衰竭者，应限制钠盐摄入，使用利尿剂、血管紧张素转化酶抑制剂和洋地黄。外科治疗。

主动脉瓣狭窄可见于风湿性损害、先天性畸形（如二叶式主动脉瓣）及退行性老年性瓣膜钙化。呼吸困难、心绞痛和晕厥为典型主动脉瓣狭窄的三联症。治疗包括：①预防感染性心内膜炎；②无症状的轻度狭窄患者每 2 年复查一次中和重度狭窄的患者应避免剧烈体力活动，每 6~12 个月复查一次；③预防及治疗心房颤动；④心绞痛可试用硝酸酯类药物；⑤心力衰竭者应限制钠盐摄入，可小心应用洋地黄类药物和利尿剂，但不可过度利尿。外科治疗。

三、习题

（一）选择题

【A1 型题】

1. 正常二尖瓣口面积是
   A. 2 平方厘米　B. 2.5 平方厘米　C. 3 平方厘米
   D. 4~6 平方厘米　E. 3~5 平方厘米
2. 下列哪项不是二尖瓣狭窄时的症状
   A. 呼吸困难　B. 咯血　C. 声嘶
   D. 咳嗽　E. 耳聋
3. 主动脉瓣狭窄三联征是指
   A. 主动脉区收缩期杂音,呼吸困难,胸痛
   B. 主动脉区收缩期杂音,主动脉瓣喷射音,主动脉瓣区震颤
   C. 呼吸困难,心绞痛,晕厥
   D. 呼吸困难,胸痛,晕厥
   E. 心绞痛,晕厥,主动脉区收缩期杂音
4. 下列哪项不是主动脉瓣狭窄的并发症
   A. 心律失常　B. 心脏性猝死　C. 感染性心内膜炎
   D. 心力衰竭　E. 肺栓塞
5. 风湿性心脏病中最易发生猝死的是
   A. 二尖瓣狭窄　B. 二尖瓣关闭不全
   C. 主动脉瓣狭窄　D. 主动脉瓣关闭不全
   E. 二尖瓣狭窄兼主动脉瓣关闭不全
6. 主动脉瓣关闭不全引起的外周血管征
   A. 脉压增大　B. 主动脉瓣反流　C. 左室增大
   D. 血压增高　E. 毛细血管扩张
7. 心尖区舒张期隆隆样杂音伴第一心音亢进
   A. 主动脉瓣关闭不全　B. 二尖瓣狭窄　C. 二尖瓣关闭不全
   D. 主动脉瓣狭窄　E. 肺动脉瓣狭窄

第六节 心肌疾病

一、学习目标

1. **掌握** 常见心肌疾病的临床表现及治疗。
2. **熟悉** 常见心肌疾病的超声心动图的特点。
3. **了解** 常见心肌疾病的分类。

二、重点和难点内容

心肌疾病可分为遗传性心肌病、混合性心肌病、获得性心肌病三大类。

扩张型心肌病的临床表现包括心脏扩大、心力衰竭、心律失常和栓塞;超声心动图检查有心腔扩大与心脏收缩功能减低,诊断时要排除导致心脏扩大的其他疾病,本病无特效治疗,主要针对并发症治疗。

肥厚型心肌病主要表现为头晕、晕厥、胸痛和心脏收缩期杂音,超声心动图检查为诊断提供可靠依据,治疗可应用β受体阻滞剂或非二氢吡啶类钙通道阻滞剂减轻流出道梗阻,有适应证患者可行室间隔切除术或酒精室间隔消融术。

限制型心脏病的表现有头昏、乏力,心悸,以后出现呼吸困难、腹胀、肝大、腹水、下肢水肿等心力衰竭表现,酷似缩窄性心包炎。超声心动图可提供重要诊断依据,本病药物治疗欠佳,采用心内膜剥离术加瓣膜置换术,效果良好。

心肌炎中最常见的是病毒性心肌炎,约半数患者于发病前13周有病毒感染前驱症状,即"感冒"样症状或恶心、呕吐等消化系统症状,然后出现心悸、胸痛、呼吸困难、水肿甚至Adams Stoke综合征,体征有与发热不平行的心动过速,各种心律失常,可听到第三心音或杂音及心力衰竭体征,重症可出现心源性休克。根据病史、临床表现和实验室检查综合判断作出诊断,治疗主要采用对症治疗。

三、习题

(一)选择题

【A1型题】

1. 对肥厚型梗阻性心肌病的诊断最有意义的是
   A. 心电图出现深而不宽的病理性Q波
   B. 胸骨左缘第三、四肋间有响亮的收缩期杂音
   C. 用力后心前区闷痛及晕厥史
   D. 超声心动图发现舒张期室间隔与左室后壁厚度之比>1.3
   E. 可闻第三心音及第四心音
2. 可使肥厚型梗阻性心肌病的心脏杂音减弱的药物是
   A. 硝酸甘油　B. 地高辛　C. 异丙肾上腺素
   D. 亚硝酸异戊酯　E. β受体阻滞剂
3. 扩张型心肌病患者的最主要的临床表现是
   A. 呼吸道感染　B. 室性心律失常　C. 心力衰竭
   D. 晕厥　E. 房室传导阻滞
4. 患者,女,16岁,活动后心慌、气短、胸痛两周,两周前曾患"感冒",持续发热一周。查体:面色苍白,心界向左下扩大,心率120次/分,频发早搏。第一心音减弱。心尖区闻及奔马律及3/6级全收缩期杂音。心肌酶谱检查CK-MB 80IU/L最有可能的诊断是
   A. 急性病毒性心肌炎　B. 风湿性二尖瓣关闭不全
   C. 扩张型心肌病　D. 急性风湿热
   E. 急性心肌梗死
5. 男性,32岁,劳累后心悸、气促、下肢水肿6个月。查体:心界向两侧扩大,心尖区闻及2/6级收缩期杂音,两肺底有小水泡音,超声心动图示左室腔增大,心电图提示完全性左束支阻滞。该患者应诊断为
   A. 心包炎　B. 扩张型心肌病　C. 急性病毒性心肌炎

D. 二尖瓣狭窄　　E. 肺心病

【B 型题】

（6~8 题共用备选答案）

A. 左室扩大，流出道增宽，室间隔及左室后壁运动减弱

B. 室间隔非对称性肥厚，舒张期室间隔厚度与左室后壁之比≥1.3∶1

C. 心前壁之前和心后壁之后有液性暗区

D. 超声心动图见双房大、室壁不厚或增厚、左心室不扩大而充盈受限

E. 舒张期二尖瓣前叶呈圆拱状，后叶活动度减弱，交界处融合，瓣叶增厚和瓣口面积减小

下列各种心脏病超声心动图检查显示

6. 扩张型心肌病

7. 肥厚型心肌病

8. 限制型心肌病

（二）名词解释

心肌疾病

第七节　周围血管疾病

一、学习目标

1. 掌握　动脉粥样硬化闭塞症、血栓闭塞性脉管炎、单纯性下肢浅静脉曲张、深静脉血栓形成的临床表现和诊断。

2. 熟悉　血栓性浅静脉炎的临床表现和诊断。

3. 了解　动脉粥样硬化闭塞症、血栓闭塞性脉管炎、单纯性下肢浅静脉曲张、血栓性浅静脉炎深静脉血栓形成的病因及治疗原则。

二、重点和难点内容

（一）下肢动脉硬化闭塞症

1. 病因病理　糖尿病、高脂血症、高血压、吸烟、肥胖和家族史是高危因素。动脉内膜受损、脂蛋白浸润、血小板黏附、血管平滑肌细胞增殖、脂质沉积是本病的基本病理改变。

2. 临床表现　间歇性跛行和静息痛是主要表现，体格检查可见患肢远端皮肤苍白、皮肤温度较低、足背动脉波动减弱或消失，严重者出现坏疽或溃疡。

3. 诊断　有本病的临床表现，尤其是 50 岁以上男性、糖尿病、高脂血症、高血压、吸烟、肥胖者；有相应的血流动力学检查、实验室检查和影像学检查阳性结果；排除其他动脉闭塞性疾病。

4. 治疗　包括一般治疗、药物治疗和手术治疗。

（二）血栓闭塞性脉管炎

1. 病因　致病因素有烟草过敏、雌激素水平低、寒冷刺激、营养不良、血管损伤和遗传因素。

2. 临床表现　分为四期，间歇性跛行和静息痛是主要表现，可伴有反复发作的游走性浅静脉炎。体格检查可见患肢远端皮肤苍白、皮肤温度较低、足背动脉波动减弱或消失，严重者

出现坏疽或溃疡。

3. 诊断 有本病的临床表现，尤其是20～45岁男性、吸烟、常发生下肢游走性浅静脉炎者；有相应的实验室检查和血流动力学检查和影像学检查阳性结果；排除其他动脉闭塞性疾病。

4. 治疗 包括病人行为管理、药物治疗和手术治疗。

（三）单纯性下肢浅静脉曲张

1. 病因 遗传因素、长期站立、肥胖等因素，可引起浅静脉瓣膜关闭不全、静脉壁顺应性减弱、静脉内压力升高。

2. 临床表现 主要症状为下肢酸胀不适及肢体沉重感，查体可见下肢浅静脉隆起、扩张、迂曲，呈蚯蚓样外观，以小腿内侧大隐静脉走行区明显。

3. 诊断 根据典型的临床表现和体征，即可以诊断下肢浅静脉曲张，但必须通过其他相关检查如多普勒超声及静脉造影，鉴别下肢浅静脉曲张是否有深静脉瓣功能不全引起。

4. 治疗 包括日常自我管理、手术治疗、硬化剂注射疗法、激光治疗、电凝治疗和冷冻治疗等。

（四）血栓性浅静脉炎

1. 病因 静脉输入强刺激性、高浓度药物或使用时间较长，损伤静脉膜；浅表静脉曲张导致血液淤滞；外伤、肢体做剧烈的屈伸活动、静脉内导管留置均可造成静脉内膜损伤。

2. 临床表现 病变静脉区局部红肿，疼痛，可触及索状硬条或串珠样结节，有触痛，周围皮肤呈现充血性红斑。

3. 诊断 根据病史、局部的表现、相关血液学阳性指标及准确的影像学结果可诊断本病。

4. 治疗 方法有一般治疗、药物治疗和手术治疗。

（五）深静脉血栓形成

1. 病因 静脉壁损伤、血流缓慢、血液高凝状态。

2. 临床表现 肢体肿胀、疼痛，股青肿，受累动脉痉挛，浅静脉曲张、小腿远端皮肤色素沉着、溃疡等。

3. 辅助检查 ①彩色多普勒超声检查：可显示血管栓塞部位、范围；②放射性核素检查能检查出早期的血栓形成；③静脉造影能显示下肢深浅静脉及侧支循环情况和血栓的位置、范围。

4. 诊断 根据病史、临床表现和辅助检查结果可作出诊断。

5. 治疗 包括一般治疗、药物治疗和手术治疗。

三、习题

（一）选择题

【A1型题】

1. 下肢动脉硬化闭塞症和血栓闭塞性脉管炎的相同之处为

   A. 多为50岁以上男性　　B. 多有糖尿病、高脂血症、高血压慢性病史

   C. 主要症状为间歇性跛行或下肢静息痛　　D. 伴有游走性浅静脉炎

   E. 伴有下肢静脉曲张

2. 血栓闭塞性脉管炎的局部缺血期出现

   A. 局部干性坏死　　B. 局部湿性坏死　　C. 足趾脱落

D. 间歇性跛行　　E. 下肢静息痛

3. 引起下肢浅静脉曲张的主要原因是
A. 长时间站立　　B. 静脉壁顺应性减弱、静脉内压力升高
C. 髂股静脉血栓形成　　D. 妊娠子宫压迫
E. 长期吸烟

4. 患肢局部红肿,疼痛,可触及索状硬条或串珠样结节,有触痛,周围皮肤呈现充血性红斑,最可能是
A. 下肢动脉硬化闭塞症　　B. 血栓闭塞性脉管炎　　C. 浅静脉曲张
D. 血栓性浅静脉炎　　E. 深静脉血栓

5. 股青肿见于
A. 髂-股动脉血栓　　B. 髂-股静脉血栓　　C. 髂-股动静脉瘘
D. 髂-股静脉畸形　　E. 髂-股动脉畸形

【A2 型题】

6. 男性,42 岁,吸烟 32 年,平均每天吸 10~15 支。3 年前开始感觉右足趾及足背凉、麻,步行约 500 米时右小腿呈"抽筋样"疼痛,休息 10 分钟左右疼痛逐渐消失。查体:双下肢皮肤颜色正常,无溃疡。右足趾及足背皮肤温度较左侧略低,右足背动脉搏动减弱。该病人最可能诊断为
A. 下肢动脉硬化闭塞症早期　　B. 下肢动脉硬化闭塞症晚期
C. 血栓闭塞性脉管炎局部缺血期　　D. 血栓闭塞性脉管炎营养障碍期
E. 血栓闭塞性脉管炎组织坏死期

(二) 名词解释

1. 间歇性跛行
2. 股青肿

(三) 填空题

1. 根据病变部位不同,静脉炎可分为________和________。
2. 深静脉血栓形成多见于________和________。

(四) 简答题

试述血栓闭塞性脉管炎的临床表现。

第八节　淋巴系统疾病

一、学习目标

1. **掌握**　淋巴水肿的病因、临床表现、诊断和治疗。
2. **熟悉**　淋巴瘤的临床表现。
3. **了解**　淋巴瘤的病因、诊断和治疗。

二、重点和难点内容

(一) 淋巴水肿

1. **病因**　有原发性与继发性两类。引起原发性淋巴水肿的因素有淋巴系统先天发育异

常和后天发育过程中淋巴系统内部发生病变;引起继发性淋巴水肿的因素有感染、手术或放疗损伤、肿瘤压迫及妊娠等。

2. 临床表现 淋巴水肿多发生于肢体,表现为单侧或双侧肢体持续性、进行性肿胀。其特点为自肢体远端开始向近端发展的无痛性水肿,可累及生殖器及内脏。晚期的典型表现是“象皮腿”或“象皮肿”。

3. 诊断 需综合病史、家族史、体格检查和淋巴造影检查、淋巴核素扫描显像结果进行诊断。

4. 治疗 方法有非手术治疗和手术治疗两类。非手术治疗方法有自我护理、加压疗法和烘绑疗法;手术治疗方法有病变组织切除植皮术、淋巴管(结)—静脉吻合术、带蒂组织移植术等。

(二)淋巴瘤

1. 概念 淋巴瘤是指起源于淋巴结和淋巴组织的恶性肿瘤。

2. 分类 淋巴瘤分为霍奇金淋巴瘤(HL)和非霍奇金淋巴瘤(NHL)两类,每类又分为若干型。

3. 临床表现 慢性、进行性、无痛性浅表淋巴结肿大是最常见的首发症状,深部淋巴结肿大早期无症状,晚期出现压迫症状。侵犯其他系统器官时,会产生相应临床表现。全身表现有发热、盗汗、消瘦、体重减轻、乏力,皮肤瘙痒和皮肤损害等。

4. 诊断 需根据临床表现、实验室检查、影像学检查及病理检查作出明确诊断。

5. 治疗 HL 主要采用放疗加化疗的综合治疗;NHL 以化疗为主,根据具体类型及病人情况可加用放疗、生物治疗、干细胞移植等。

三、习题

(一)选择题

【A1 型题】

1. 淋巴水肿是
   A. 浅静脉血栓引起的水肿
   B. 深静脉血栓引起的水肿
   C. 淋巴结功能障碍引起的水肿
   D. 淋巴液回流受阻或反流引起的水肿
   E. 细胞内液回流受阻或反流引起的水肿
2. 淋巴水肿早期
   A. 肢体抬高后水肿可消失,无压凹征
   B. 肢体抬高后水肿不消失,无压凹征
   C. 肢体抬高后水肿不消失,有压凹征
   D. 肢体抬高后水肿可消失,有压凹征
   E. 肢体抬高后水肿加重,有压凹征
3. 淋巴水肿时,CT、MRI 检查的主要价值为
   A. 可发现淋巴管发育不良
   B. 可发现淋巴管与淋巴结显影缓慢或不显影
   C. 可发现放射性核素积聚在注射部位
   D. 可发现淋巴管增生
   E. 能清晰显示患病部位皮下组织及肌肉的厚度
4. 淋巴瘤最常见的首发症状是
   A. 慢性、进行性、无痛性深部淋巴结肿大
   B. 慢性、进行性、无痛性浅表淋巴结肿大

C. 慢性、进行性、疼痛性深部淋巴结肿大 D. 慢性、进行性、疼痛性浅表淋巴结肿大
E. 浅表淋巴结红、肿、热、痛

（二）名词解释

1. 原发性淋巴水肿
2. 淋巴瘤

（三）填空题

1. 淋巴水肿按病因可分为________淋巴水肿和________淋巴水肿。
2. 淋巴瘤分为________和________两大类。

（四）简答题

淋巴水肿非手术疗法有哪些？

第五章 循环系统疾病答案

第一节 心力衰竭

(一)选择题

【A1 型题】

1. E　2. C　3. A　4. C　5. B

【A2 型题】

6. E　7. C　8. C　9. B　10. B　11. A

(二)名词解释

心力衰竭(heart failure)是各种心脏疾病导致心功能不全的一种综合征,多数情况下是指心肌收缩力下降使心排血量不能满足机体代谢的需要,器官、组织血液灌注不足,同时出现肺循环和(或)体循环瘀血的表现。

(三)填空题

利尿剂　ACEI 类药物　β 受体阻滞剂　醛固酮拮抗剂　洋地黄类药物

(四)简答题

1. 简述慢性心力衰竭的治疗。

(1)病因治疗:①针对心力衰竭的病因治疗;②消除诱因。

(2)一般治疗

1)休息,避免精神刺激　根据病情轻重限制体力活动。

2)控制钠盐摄入。

(3)药物治疗

1)利尿剂:①噻嗪类利尿剂:以氢氯噻嗪(双氢克尿噻)为代表。②袢利尿剂:以呋塞米(速尿)为代表。③保钾利尿剂:常用的有螺内酯(安体舒通)。

2)血管紧张素转换酶抑制剂(ACE 抑制剂)。

3)β 受体阻滞剂:常用的 β 受体阻滞剂有美托洛尔缓释片、比索洛尔及卡维地洛等。

4)醛固酮受体拮抗剂。代表药物螺内酯和依普利酮。

5)洋地黄类药物　地高辛可明显改善症状,提高运动耐量,增加心排血量。

6)窦房结 If 电流抑制剂:伊伐布雷定。

7)非洋地黄类正性肌力药:①肾上腺素能受体兴奋剂:临床应用的制剂有多巴胺及多巴酚丁胺。②磷酸二酯酶抑制剂:临床应用的制剂有氨力农和米力农。

(4)非药物治疗

1)心脏再同步化治疗(CRT)。

2)ICD。

第二节 心律失常

（一）选择题

【A1 型题】

1. C　2. A　3. E　4. B

【X 型题】

5. ACDE

（二）名词解释

1. 心脏的正常起搏点位于窦房结，并按正常传导系统顺序激动心房和心室。如果心脏激动的起源异常和（或）传导异常，称为心律失常。

（三）简答题

1. 阵发性室上性心动过速的终止发作的措施有哪些？

可通过迷走神经刺激，包括颈动脉窦按摩、Valsalva 和 Mueller 动作、刺激咽部诱导恶心、将脸浸入冰水等方法。如刺激迷走神经无效，可选用腺苷、维拉帕米、地尔硫䓬、洋地黄、β 受体阻滞剂、普罗帕酮等药物治疗。必要时可选择同步直流电复律或经食管食管心房调搏。

第三节 原发性高血压

（一）选择题

【A1 型题】

1. C　2. D　3. A　4. D　5. C

（二）填空题

1. ≥140mmHg　≥90mmHg

2. 心　脑　肾　大动脉

（三）简答题

1. 高血压病常用的治疗药物有哪些？

利尿剂、β 受体拮抗剂、钙通道阻滞剂（CCB）、血管紧张素转化酶抑制剂（ACEI）和血管紧张素Ⅱ受体拮抗剂（ARB）。

2. 治疗性生活方式干预措施有哪些？

生活方式的调整包括以下措施：①减轻体重：故应将 BMI 控制在 25 以下；②限制钠盐摄入：每天食盐的摄入量不应超过 6g；③增加钾盐的摄入：食用含钾丰富的水果和蔬菜；④减少脂肪摄入：控制膳食中脂肪量低于总热量的 25%，适量补充蛋白质；⑤戒烟限酒；⑥增加体育活动；⑦减轻精神压力，保持心态平衡；⑧必要时补充叶酸。

第四节 冠状动脉粥样硬化性心脏病

选择题

【A1 型题】

1. C　2. C　3. A　4. D　5. A　6. B　7. A　8. E　9. A　10. C

11. A

第五节 心脏瓣膜病

选择题

【A1 型题】

1. D 2. E 3. C 4. E 5. C 6. A 7. B

第六节 心 肌 疾 病

（一）选择题

【A1 型题】

1. D 2. E 3. C 4. A 5. B

【B 型题】

6. A 7. B 8. D

（二）名词解释

心肌疾病是一组异质性心肌疾病，由不同病因引起的心肌病变导致心肌机械和（或）心电功能障碍，常表现为心室肥厚或扩张。

第七节 周围血管疾病

（一）选择题

【A1 型题】

1. C 2. D 3. B 4. D 5. E

【A2 型题】

6. C

（二）名词解释

1. 病人行走一定距离后，足底或小腿肌肉酸胀疼痛而被迫止步，休息片刻后疼痛消失，称为间歇性跛行。

2. 股青肿为髂-股静脉血栓形成导致下肢静脉严重回流障碍并伴有动脉痉挛，引起患肢明显肿胀伴疼痛、呈青紫色的一种临床表现。

（三）填空题

1. 浅静脉炎 深静脉炎

2. 下肢静脉 肠系膜静脉

（四）简答题

试述血栓闭塞性脉管炎的临床表现。

Ⅰ期（局部缺血期）：肢体末梢畏寒、发凉、麻木，气温低时感觉更明显。病人行走一定距离后，足底或小腿肌肉酸胀疼痛而被迫止步，休息片刻后疼痛消失，称为间歇性跛行。体格检查可见肢端动脉搏动减弱。Ⅱ期（营养障碍期）：跛行加重，行走距离缩短，静息时有足底和小腿疼痛，称为静息痛。体格检查可见皮肤变薄、皮下脂肪减少、汗毛稀疏、肌肤萎缩，肢端动脉搏动明显减弱或消失。Ⅲ期(组织坏死期):从足趾开始皮肤颜色变黑,逐渐向近端扩展。无感染时呈干性坏疽,继发感染时呈湿性坏疽。

第八节 淋巴系统疾病

(一)选择题

【A1 型题】

1. D　2. D　3. E　4. B

(二)名词解释

1. 原发性淋巴水肿是由淋巴系统先天发育异常或后天发育过程中系统内部病变引起的淋巴水肿。

2. 淋巴瘤是指起源于淋巴结和淋巴组织的恶性肿瘤。

(三)填空题

1. 原发性　继发性

2. 非霍奇金淋巴瘤　霍奇金淋巴瘤

(四)简答题

淋巴水肿非手术疗法有哪些?

(1)自我护理:抬高患肢,穿循序减压的医用弹力袜(裤),自患肢远端向近端轻柔推压皮肤及皮下组织,促进淋巴回流。注意避免皮肤破损及感染。

(2)气体加压治疗:利用套筒式气体加压装置包裹患肢,自患肢远端向近端次序加压,促进淋巴回流。

(3)烘绑疗法:包括烘疗患肢(用远红外或微博烘料机)、弹力绷带包扎加压及皮肤护理。

第六章 消化系统疾病

第一节 胃食管反流病

一、学习目标

1. **掌握** 胃食管反流病的临床表现,诊断要点和治疗原则。
2. **熟悉** 胃食管反流病分类。

二、重点和难点内容

胃食管反流病是一种由胃、十二指肠内容物反流入食管引起的严重影响患者生活质量的反流相关症状和(或)并发症的一组疾病。胃食管反流病的临床表现包括典型反流综合征、食管并发症和食管外症状。

胃食管反流病的治疗目的是控制症状、愈合食管炎、减少复发和防止并发症、改善患者生活质量。治疗原则是改变生活习惯和药物治疗,PPI 是首选的治疗药物。胃食管反流病复发率高,需要根据病情维持治疗。

三、习题

(一)选择题

【A1 型题】

1. 胃食管反流病典型症状是
   A. 胃灼热,反流　　B. 上腹痛　　C. 咳嗽
   D. 腹胀　　E. 咽喉异物感

【X 型题】

2. 胃食管反流病的诊断依据
   A. 典型的反流症状　　B. 食管炎　　C. 腹痛
   D. 呕吐　　E. 便秘

第二节 慢性胃炎

一、学习目标

1. **掌握** 慢性胃炎临床表现,诊断要点和治疗原则;幽门螺杆菌的根除治疗方案

2. **熟悉** 幽门螺杆菌的检测方法。

二、重点和难点内容

慢性胃炎主要是由幽门螺杆菌(H. pylori)感染所引起的胃黏膜慢性炎症,胃体萎缩为主的慢性胃炎发生在自身免疫基础上,又称自身免疫性胃炎。

临床表现为非特异性消化不良症状。慢性胃炎共识将胃炎分为非萎缩性、萎缩性和特殊类型三大类。

幽门螺杆菌相关性慢性胃炎的治疗方案是根除幽门螺杆菌,经典治疗方案为常规剂量原子泵抑制剂(PPI)一日2次,2种抗生素(克拉霉素,阿莫西林,左氧氟沙星,痢特灵,四环素和甲硝唑任选,但克拉霉素,甲硝唑和左氧氟沙星的耐药率较高)和一种铋剂。疗程10~14天。

(一)选择题

【A1型题】

1. 慢性胃炎的感染因素中,目前认为最重要的细菌为
   A. 沙门菌　B. 副溶血弧菌　C. 大肠埃希菌
   D. 金黄色葡萄球菌　E. 幽门螺杆菌
2. 慢性胃炎最可靠的诊断方法是
   A. 胃液分析　B. 血清学检查　C. 胃镜检查
   D. X线检查　E. Hp检测
3. 慢性胃炎最常见的病因是
   A. 激素类药物　B. 胆汁反流　C. 幽门螺杆菌感染
   D. 吸烟　E. 嗜酒

【B型题】

(4~5题共用备选答案)
A. 自身免疫性胃炎　B. 萎缩性胃炎　C. 感染性胃炎
D. 慢性浅表性胃炎　E. 嗜酸性胃炎

4. 胃黏膜萎缩伴肠上皮化生
5. 血清壁细胞抗体阳性

【X型题】

6. 慢性胃炎时可有
   A. 腹部不适和上腹痛　B. 上消化道出血　C. 胃酸分泌异常
   D. 急性胃穿孔　E. 幽门梗阻
7. 下列哪些药物能杀灭幽门螺杆菌
   A. 庆大霉素　B. 阿莫西林　C. 甲硝唑
   D. 枸橼酸铋钾　E. 呋喃唑酮

第三节　消化性溃疡

一、学习目标

1. **掌握** 消化性溃疡的临床表现,诊断要点和治疗原则。

2. 熟悉 消化性溃疡的并发症及内镜表现。

二、重点和难点内容

消化性溃疡包括胃溃疡和十二指肠溃疡。慢性、周期性、节律性上腹痛是消化性溃疡的临床表现特征。出血、幽门梗阻、穿孔、癌变是消化性溃疡的并发症,但十二指肠溃疡的癌变率极低。

胃镜检查是确诊消化性溃疡的重要依据,对溃疡进行有针对性的黏膜活检可排除恶性溃疡。大多数消化性溃疡的发病与幽门螺杆菌相关,需常规进行幽门螺杆菌检测。

消化性溃疡治疗目的是愈合溃疡,防止复发和并发症。一线药物是制酸剂,包括 PPI 和 H2 受体拮抗剂。疗程:胃溃疡 6~8 周,十二指肠溃疡 4~6 周。对有幽门螺杆菌感染者,无论溃疡在活动期还是在愈合期,均应根除幽门螺杆菌。

三、习题

(一)选择题

【A1 型题】

1. 消化性溃疡最常见的并发症是
   A. 上消化道出血　B. 胃肠穿孔　C. 幽门梗阻
   D. 癌变　E. 休克
2. 目前治疗十二指肠溃疡首选的药物是
   A. 制酸剂　B. 抗胆碱药　C. 质子泵抑制剂
   D. 胃黏膜保护剂　E. 胃动力药
3. 消化性溃疡发生的决定性因素是
   A. 幽门螺杆菌　B. 胃酸　C. 胃蛋白酶
   D. 遗传素质　E. 饮食和吸烟
4. 目前根除 H. pylori 治疗最有效的方案是
   A. 质子泵抑制剂加克拉霉素加阿莫西林　B. 质子泵抑制剂加铋剂加两种抗生素
   C. 铋剂加克拉霉素加阿莫西林　D. 铋剂加阿莫西林加甲硝唑
   E. 质子泵抑制剂加阿莫西林加甲硝唑
5. 下列哪项是诊断消化性溃疡的可靠依据
   A. 胃镜检查　B. X 线气钡双重胃肠造影
   C. 幽门螺杆菌检测　D. 血清胃泌素和胃液分析测定
   E. 上腹部周期性和节律性疼痛的病史
6. 消化性溃疡的主要症状为
   A. 呕血、黑粪　B. 恶心、呕吐　C. 嗳气、反酸
   D. 厌食、消瘦　E. 中上腹痛
7. 复合性溃疡发生在
   A. 食管和胃　B. 食管和十二指肠　C. 胃和十二指肠
   D. 胃肠吻合术后吻合口　E. 胃和 Meckel 憩室
8. 下列哪项是上消化道出血最常见的病因
   A. Mallory-Weiss 综合征　B. 食管溃疡　C. 门脉高压性胃病
   D. 消化性溃疡　E. 胃淋巴瘤

【A2 型题】

9. 男性，35 岁，有节律性上腹痛 6 个月，以夜间和饥饿时最甚，近来症状加重，今晨解黑粪约 200g，感头晕。该患者的诊断最可能是

A. 急性糜烂性胃炎　B. 胃溃疡　C. 胃癌

D. 十二指肠球部溃疡　E. 贲门黏膜撕裂出血

10. 男性，35 岁，呕血、黑便一天。体检：贫血貌，Bp 80/50mmHg，HR 120 次/分，血红细胞 $2.71\times10^{12}/L$，血红蛋白 60g/L，白细胞 $15.6\times10^{9}/L$，N 88%，腹部体检(-)。最可能的诊断是

A. 消化性溃疡伴出血　B. 食管胃底静脉曲张破裂

C. 胃癌　D. 小肠出血

E. 胆道出血

11. 男性，35 岁，呕血、黑便一天。体检：贫血貌，Bp 80/50mmHg，HR 120 次/分，血红细胞 $2.71\times10^{12}/L$，血红蛋白 60g/L，白细胞 $15.6\times10^{9}/L$，N 88%，腹部体检(-)。如果诊断为十二指肠球部溃疡伴出血，首选的治疗措施为

A. 法莫替丁静脉滴注　B. 生长抑素静脉滴注　C. 抗生素抗感染治疗

D. 输新鲜少浆血　E. 三腔二囊管压迫止血

【X 型题】

12. 消化性溃疡可发生于下列部位

A. 胃和十二指肠　B. 胃与空肠的术后吻合口周围

C. 食管下段　D. 食管上段

E. 幽门

13. 引起消化性溃疡的主要因素

A. 高血压　B. 幽门螺杆菌感染　C. 高血糖

D. 胃酸分泌过多　E. 胃黏膜保护作用减弱

14. 消化性溃疡疼痛特点描述正确

A. 上腹疼痛长期反复发作

B. 具有周期性、节律性

C. GU 疼痛可发生半夜疼痛

D. DU 疼痛常在餐后 1 小时内发生

E. 疼痛的部位是溃疡所在的准确解剖位置

（二）名词解释

1. 复合型溃疡
2. 消化性溃疡

（三）简答题

1. 简述消化性溃疡的并发症。
2. 简述消化性溃疡上腹痛的特征。

第四节 肝 硬 化

一、学习目标

1. **掌握** 肝硬化的临床表现，诊断要点和治疗原则。

2. **熟悉** 肝硬化的病因和肝硬化发展演变过程。
3. **了解** 肝硬化的常见并发症的临床表现及肝硬化的预后。

二、重点和难点内容

肝硬化是一种由不同病因引起的慢性、进行性、弥漫性肝病。分代偿期肝硬化和失代偿期肝硬化,代偿期症状不明显,失代偿期可出现肝衰竭、门静脉高压症和多种并发症(上消化道出血、感染、肝性脑病、肝肾综合征、原发性肝癌、门静脉血栓形成和肝肺综合征)。

完整的肝硬化的诊断应包括病因、病理、功能和并发症四个部分。明确肝硬化病因对于估计患者预后及进行治疗密切相关。

肝硬化治疗是综合性的,首先针对病因进行治疗,晚期主要针对并发症治疗。

三、习题

(一)选择题

【A1 型题】

1. 在我国引起肝硬化的主要原因是
   A. 病毒性肝炎　B. 营养缺乏　C. 慢性酒精中毒
   D. 循环障碍　E. 慢性肠道感染
2. 肝硬化失代偿期最常合并的感染是
   A. 胆囊炎　B. 肺炎　C. 泌尿系感染
   D. 自发性细菌性腹膜炎　E. 结核性腹膜炎
3. 肝硬化最严重的并发症为
   A. 感染　B. 上消化道出血　C. 电解质和酸碱平衡紊乱
   D. 肝性脑病　E. 肝肾综合征
4. 肝硬化失代偿期最突出的临床表现是
   A. 食管和胃底静脉曲张　B. 腹水　C. 脾大
   D. 门静脉增宽　E. 腹壁静脉曲张
5. 下列哪项不是对门脉高压表现的描述
   A. 腹水　B. 脾大　C. 食管胃底静脉曲张
   D. 蜘蛛痣　E. 脾功能亢进
6. 肝功能减退的表现
   A. 肝掌　B. 脾大　C. 食管下段和胃底静脉曲张
   D. 腹水　E. 脾功能亢进
7. 肝硬化腹水的一线治疗措施是
   A. 放腹水　B. 放腹水加补充清蛋白疗法
   C. 限盐和利尿剂　D. 腹水浓缩静脉回输术
   E. 经颈静脉肝内门体分流术

【A2 型题】

8. 男性,55 岁,乙肝病史 10 年,因乏力、低热、腹胀、尿少来院就诊。检查:皮肤巩膜黄染,腹部膨隆,移动性浊音阳性。B 超显示肝脏缩小伴硬化结节形成,脾大,门静脉和脾静脉增宽。诊断肝炎后肝硬化、门脉高压症。下列哪项指标**不能**提示肝功能严重损害

A. 白蛋白明显降低　　B. 转氨酶轻度增高　　C. 重度黄疸
D. 大量腹水　　E. 扑翼样震颤

【B 型题】

（9~10 题共用备选答案）

有关肝硬化患者的表现

A. 肿大的脾脏暂时缩小　　B. 自发性少尿或无尿,尿素氮升高
C. 血性腹水,积极治疗而病情恶化　　D. 不规则发热,腹水迅速增长
E. 重度黄疸

9. 上消化道大出血
10. 自发性腹膜炎

【X 型题】

11. 门静脉高压症的并发症
A. 肝性脑病　　B. 感染
C. 顽固性腹水　　D. 食管、胃底静脉破裂大出血
E. 肝癌
12. 肝硬化最多见的病因有
A. 缩窄性心包炎　　B. 慢性病毒性乙型肝炎　　C. 肝豆状核变性
D. 酒精中毒　　E. Budd-Chiari 综合征
13. 肝硬化代偿期的临床表现
A. 蜘蛛痣、肝掌　　B. 腹水　　C. 食管下段和胃底静脉曲张
D. 上腹隐痛　　E. 脾脏大

（二）名词解释

肝性脑病

（三）简答题

简述门脉高压症的临床表现。

第五节　炎症性肠病

一、学习目标

1. **掌握**　炎症性肠病的临床表现,诊断要点和治疗原则;炎症性肠病的病理特征。
2. **熟悉**　溃疡性结肠炎和克罗恩病的内镜下表现及鉴别要点。
3. **了解**　炎症性肠病的诊断标准。

二、重点和难点内容

炎症性肠病专指病因未明的炎症性肠病,包括溃疡性结肠炎和克罗恩病。

溃疡性结肠炎指直肠和结肠慢性非特异性炎症性疾病。病变主要限于大肠黏膜与黏膜下层。而克罗恩病是胃肠道慢性炎性肉芽肿性疾病,病变多见于末端回肠或邻近结肠,但从口腔至肛门各段消化道均可受累,呈节段分布。前者以腹泻,便血为主要临床表现,后者以腹痛,腹部包块,瘘管形成和肛周病变为主要特征,但都可有肠外表现。诊断依据各自的临床特征和内

镜下的表现,但都必须排除各种感染性或非感染性炎症疾病和肠道肿瘤。

炎症性肠病的治疗目的是控制病情活动、维持缓解及防治并发症。治疗措施包括营养支持、药物(氨基水杨酸、糖皮质激素、免疫抑制剂和生物制剂),有适应证时考虑手术治疗。

三、习题

(一)选择题

【A1 型题】

1. 以下哪项不是克罗恩病常见的并发症

A. 肠梗阻　B. 瘘管形成　C. 感染

D. 中毒性巨结肠　E. 癌变

2. 患者女性,26 岁,腹泻、右下腹痛 2 年,无黏液脓血便,查体无阳性体征。结肠镜检查示右半结肠呈节段性炎症改变,有铺卵石样表现,并行多处活检。伴有下列哪项可确诊为克罗恩病

A. 纵行溃疡　B. 瘘管形成　C. 非干酪坏死性肉芽肿

D. 肛门病变　E. 全层性炎症

3. 溃疡性结肠炎最常见的症状是

A. 腹痛及腹部不适　B. 腹泻及里急后重　C. 食欲不振

D. 恶心、呕吐　E. 肛门排气减少

4. 在肠结核和克罗恩病的鉴别时,下列哪项更支持克罗恩病诊断

A. 间歇性低热　B. 水样泻　C. 右下腹包块

D. 病期缓解与复发交替　E. 抗结核治疗 1 周无效

【A2 型题】

5. 女性,21 岁,低热、盗汗、腹痛、腹泻半年,无脓血便及里急后重。查体:腹软,右下腹有轻压痛,无肿块。钡剂灌肠示升结肠有 X 线钡影跳跃征。首选何种检查

A. 结肠镜　B. 妇科检查　C. 大便培养

D. 腹部 B 超　E. 腹部 CT

6. 男性,35 岁,左下腹痛伴脓血便 5 年。抗生素治疗无效,多次大便培养为阴性。钡剂灌肠提示慢性结肠炎。查体:左下腹有轻压痛,无肿块,未发现肛瘘。为明确诊断应选择

A. 血清 CEA 测定　B. 复查大便培养　C. 血清免疫指标测定

D. 结肠镜检查　E. 全消化道钡餐

7. 男性,35 岁,左下腹痛伴脓血便 5 年。抗生素治疗无效,多次大便培养为阴性。钡剂灌肠提示慢性结肠炎。查体:左下腹有轻压痛,无肿块,未发现肛瘘。最可能的诊断是

A. 克罗恩病　B. 溃疡性结肠炎　C. 结肠癌

D. 慢性细菌性痢疾　E. 慢性阿米巴性痢疾

8. 男性,35 岁,左下腹痛伴脓血便 5 年。抗生素治疗无效,多次大便培养为阴性。钡剂灌肠提示慢性结肠炎。查体:左下腹有轻压痛,无肿块,未发现肛瘘。如果诊断为炎症性肠病,治疗首选

A. 口服甲硝唑　B. 口服 SASP　C. 口服异烟肼

D. 加强营养　E. 立即手术

【B 型题】

(9~10 题共用备选答案)

A. 里急后重　B. 中毒性巨结肠　C. 肠腺隐窝脓肿

D. 癌变　　　　E. 腹部肿块

9. 克罗恩病常见

10. 溃疡性结肠炎症状常见

【X 型题】

11. 溃疡性结肠炎的手术指征为

A. 肠穿孔　　　　B. 中毒性巨结肠经内科治疗无效

C. 肠梗阻　　　　D. 大量或反复严重出血

E. 癌变

12. 克罗恩病可累及

A. 末段回肠　　　　B. 结肠　　　　C. 直肠

D. 十二指肠　　　　E. 脾脏

（二）名词解释

溃疡性结肠炎

（三）简答题

列表鉴别溃疡性结肠炎与克罗恩病。

第六节　功能性胃肠病

一、学习目标

1. **掌握**　功能性胃肠病的定义和分类。
2. **熟悉**　功能性消化不良和肠易激综合征的罗马Ⅳ诊断标准。
3. **了解**　功能性胃肠病的治疗原则。

二、重点和难点内容

功能性胃肠病，又称肠-脑互动异常。其症状产生与动力紊乱；内脏高敏感；黏膜和免疫功能的改变；肠道菌群的改变和中枢神经系统处理功能异常有关。罗马Ⅳ按器官区域对 FGIDs 进行分类，即食管、胃十二指肠、肠道、胆道、肛门直肠疾病。最常见的是胃十二指肠疾病和肠道疾病。

功能性胃肠病的诊断标准：除外可以解释这些症状的器质性疾病，诊断之前至少 6 个月出现症状，近 3 个月符合症状诊断标准。

FGIDs 主要临床症状为上腹痛，上腹烧灼感，餐后饱胀和早饱，分上腹疼痛综合征和餐后饱胀综合征；IBS 临床表现是腹痛与排便习惯和粪便性状的改变。分为 IBS 腹泻型、IBS 便秘型和 IBS 混合型。

功能性胃肠病的治疗强调综合治疗和个体化治疗原则。

三、习题

选择题

【A1 型题】

1. 功能性胃肠病诊断标准是

A. 诊断前症状出现至少 6 个月，近 3 个月有症状

B. 诊断前症状出现至少 1 年,近 3 个月有症状
C. 诊断前症状出现至少 9 个月,近 3 个月有症状
D. 诊断前症状出现至少 1 年,近 6 个月有症状
E. 诊断前症状出现至少 6 个月,近 1 个月有症状

【X 型题】

2. 功能性胃肠病包括
A. 慢性胃炎　B. 功能性消化不良　C. 嗳气症
D. 肠易激综合征　E. 贲门失弛缓

第七节 急腹症

一、学习目标

1. **掌握** 肠梗阻的病因分类、临床表现和诊断,急性胆囊炎的发病机制、临床表现和治疗,急性梗阻性化脓性胆管炎的临床表现和并发症,急性阑尾炎的病因及各病理类型、检查方法、诊断与鉴别诊断,急性腹膜炎的诊断和治疗原则,腹股沟斜疝的检查方法和诊断与鉴别诊断。

2. **熟悉** 肠梗阻处理原则,急性胆囊炎的病因,急性梗阻性化脓性胆管炎的诊断方法和治疗方法,急性阑尾炎的治疗原则和方法,急性腹膜炎的病因、临床表现,腹股沟斜疝的治疗原则和手术方法。

3. **了解** 肠梗阻的手术原则与方法,急性胆囊炎的病理变化过程,急性梗阻性化脓性胆管炎的治疗和辅助检查,急性腹膜炎的辅助检查。

二、重点和难点内容

肠内容物不能正常运行和顺利通过肠道,称为肠梗阻。可分为机械性肠梗阻、动力性肠梗阻、血运行肠梗阻三类。各种类型肠梗阻共同的主要症状是腹痛、腹胀、呕吐、肛门停止排气排便。急性胆囊炎是胆囊发生的急性化学性和(或)细菌性炎症。其主要致病原因为胆囊管梗阻与细菌感染。急性胆囊炎治疗主要是手术治疗。急性梗阻性化脓性胆管炎的发病基础是胆道梗阻和细菌感染。其临床表现为 Reynolds 五联征。治疗原则是立即解除胆道梗阻并引流。急性阑尾炎是外科最常见的急腹症,多见于青壮年。转移性右下腹痛是急性阑尾炎症状的特点。诊断明确后,如无手术禁忌证,原则上应尽早行阑尾切除术。脏腹膜和(或)壁腹膜因各种原因受到刺激或损害而发生急性炎症反应称为急性腹膜炎。根据发病原因,分为原发性腹膜炎和继发性腹膜炎。腹外疝是指腹腔内的脏器或组织连同腹膜壁层,经腹壁薄弱点或孔隙,向体表突出而致。腹股沟斜疝是指腹腔内脏器或组织自腹股沟管内环突出至腹股沟管内,或穿出外环而进入阴囊。其治疗方法主要包括非手术治疗和手术治疗。

三、习题

(一)选择题

【A1 型题】

1. 关于急性肠梗阻的治疗,下列哪一项**不正确**
A. 胃肠减压　B. 纠正水电解质紊乱　C. 纠正酸碱失衡

D. 预防性抗感染　　E. 积极手术解除梗阻

2. 单纯性机械性肠梗阻腹痛最主要的特点是

A. 持续性隐痛　　B. 持续性绞痛　　C. 间歇性隐痛

D. 阵发性绞痛　　E. 持续性胀痛

3. 关于急性胆囊炎，下列描述**错误**的是

A. 95%的患者合并胆囊结石，称结石性胆囊炎

B. 仅5%的患者未合并胆囊结石，呈非结石性胆囊炎

C. 胆囊管梗阻合并细菌感染是主要的致病原因

D. 主要症状是右上腹阵发性绞痛

E. 抗感染是主要治疗方式

4. 急性梗阻性化脓性胆管炎的典型临床表现是

A. Charcot 三联征　　B. Reynolds 五联征　　C. Thomas 三联征

D. Buerger 五联征　　E. Homan 三联征

5. 急性阑尾炎最典型的临床变现是

A. 转移性右下腹痛

B. 右下腹痛伴发热

C. 右下腹压痛和反跳痛，以麦氏点最为明显

D. 右下腹肌紧张，呈板状腹

E. 血液白细胞计数≥10 000×10^9/L，中性粒细胞比例升高

6. 继发性腹膜炎的腹痛特点是

A. 阵发性全腹绞痛　　B. 逐渐加重的阵发性腹痛

C. 高热后全腹痛　　D. 腹痛伴肠鸣音亢进

E. 剧烈、持续性全腹痛，原发部位显著

7. 患者，女性，48岁，餐后发作右上腹部阵发性绞痛，每次发作持续约1~2小时，疼痛向右肩背部放射，伴有饱胀感。最可能的诊断是

A. 急性胆囊炎　　B. 急性胰腺炎　　C. 急性胆管炎

D. 消化道溃疡　　E. 急性胃炎

8. 患者，男性，25岁，持续性右下腹痛1天，伴恶心呕吐，呕吐物为胃内容物。查体：T 39.5℃，右下腹可扪及5cm×4cm大小肿块，边界不清，触痛明显。最可能的诊断是

A. 粪块所致肠梗阻　　B. 急性化脓性阑尾炎　　C. 阑尾周围脓肿

D. 盲肠肿瘤　　E. 盲肠扭转

9. 患者，男性，50岁，腹痛15小时，呈持续性，阵发性加重，伴呕吐，无肛门排气排便。查体：全腹肌紧张，有压痛及反跳痛。行腹腔穿刺抽出的液体呈血性，伴臭味。最可能的诊断是

A. 胃十二指肠穿孔　　B. 绞窄性肠梗阻　　C. 急性阑尾炎穿孔

D. 急性重症胰腺炎　　E. 结核性腹膜炎

【A2 型题】

10. 男性，40岁，重症急性胰腺炎经治疗4周后，腹痛缓解，但仍有腹胀、恶心症状。检查上腹部可扪及一6cm×5cm大小的包块。最可能的诊断是

A. 胃癌　　B. 胰腺假性囊肿　　C. 胰腺脓肿

D. 胰腺癌　　E. 肠系膜肿瘤

11. 女性,55 岁,上腹痛伴呕吐、发热 1 天。既往有 4 次急性胰腺炎病史。检查:皮肤无黄染,血白细胞 12.4×10^9/L,N 79%,血淀粉酶 425U/L。最可能的诊断是
A. 急性胰腺炎　B. 消化性溃疡　C. 胆道感染
D. 慢性胰腺炎急性发作　E. 肠梗阻

【X 型题】

12. 急性肠梗阻的典型表现有
A. 腹痛　B. 呕吐　C. 腹胀
D. 肛门停止排气排便　E. 发热

13. Charcot 三联征是指
A. 腹痛　B. 腹胀　C. 高热寒战
D. 黄疸　E. 休克

14. 继发性腹膜炎的常见原因包括
A. 腹腔空腔脏器穿孔或破裂　B. 腹腔内器官炎症扩展
C. 手术中污染或术后出血、渗漏等　D. 实质脏器破裂
E. 机体抵抗力降低

(二)名词解释

肠梗阻

(三)简答题

1. 请简述急性胆囊炎行急诊手术的适应证。
2. 请简述 5 种需与急性阑尾炎进行鉴别诊断的疾病。

第八节 胰 腺 炎

一、学习目标

1. **掌握** 胰腺炎的病因、临床表现和诊断要点。
2. **熟悉** 胰腺炎的分类、并发症及治疗原则。
3. **了解** 胰腺炎的辅助检查。

二、重点和难点内容

急性胰腺炎的主要病因为胆道疾病和酒精,主要临床表现为急性上腹痛及血淀粉酶增高,临床分为轻型、重型。慢性胰腺炎主要表现为持续性上腹痛、腹胀、食欲减退、黄疸、脂肪泻及消瘦等。诊断主要依靠临床表现、血淀粉酶、胰腺外分泌功能检查及影像学检查。治疗包括内科综合治疗、内镜治疗和手术治疗三种。

三、习题

选择题

【A1 型题】

1. 中国人急性胰腺炎最常见的病因是
A. 药物　B. 病毒感染　C. 酒精

D. 自身免疫性疾病　　E. 胆道系统疾病

2. 下列各项中最能支持慢性胰腺炎诊断的是

A. 反复发作上腹痛　　B. 血糖增高

C. 粪便苏丹Ⅲ染色镜下有脂肪滴　　D. B 超检查胰腺增大

E. CT 检查胰腺增大、有钙化灶

3. 下列哪项检测最可能是重症急性胰腺炎的表现

A. 血清淀粉酶均升高　　B. 血清脂肪酶早期升高

C. 持续血糖升高　　D. 血钙升高

E. 血清蛋白升高

4. 下列哪项是我国慢性胰腺炎最常见的病因是

A. 长期酗酒　　B. 高钙血症

C. 胆道疾病　　D. 急性胰腺炎反复发作

E. 高脂血症

【B 型题】

（5~6 题共用备选答案）

急性胰腺炎实验室指标

A. 持续 1~2 天　　B. 持续 3~5 天　　C. 持续 7~10 天

D. 持续 1~2 周　　E. 持续 3~5 周

5. 血清淀粉酶

6. 血脂肪酶

（7~8 题共用备选答案）

A. 血清淀粉酶增高 3 倍以上　　B. B 超示胆囊增大和胆总管扩张

C. ERCP 示胆管系统狭窄而胰管正常　　D. 胰腺假性囊肿伴钙化、血糖升高

E. 黄疸伴肝功能异常

7. 慢性胰腺炎

8. 急性胰腺炎

【X 型题】

9. 下列哪些属于急性胰腺炎一般治疗原则

A. 解痉止痛　　B. 营养支持

C. 水电解质平衡与支持治疗　　D. 防治感染

E. 抑酸护胃

第九节 肛管疾病

一、学习目标

1. **掌握** 肛裂的病因和临床表现，痔的诊断和治疗原则，肛瘘的临床表现。

2. **熟悉** 痔的病因、临床表现，肛瘘的病因、分类和诊断。

3. **了解** 肛裂及肛瘘的治疗。

二、重点和难点内容

肛裂(anal fissure)是指齿状线下肛管皮肤裂伤后形成的小溃疡。方向与肛管纵轴平行,多呈梭形或椭圆形,常可引起肛周剧痛。绝大多数肛裂位于肛管后正中线上,也可在前正中线上,位于侧方者极少。一般表现为疼痛、便秘和出血。

内痔分为四度:Ⅰ度:便时带血、滴血或喷射状出血,便后出血可自行停止,痔块不脱出于肛门外;Ⅱ度:间歇性排便带血,痔块脱出于肛门外,便后可自行还纳;Ⅲ度:排便时出血量减少,痔块脱出于肛门外,便后不能自行还纳,在卧床、腹压减低时方可自行还纳;Ⅳ度:痔块长期脱出在肛门外,不能还纳,或还纳后立即脱出。外痔常有疼痛、异物感和肛门瘙痒不适。混合痔兼有Ⅲ度和Ⅳ度内痔和外痔的临床表现。

肛瘘外口流出少量脓性、血性、黏液性分泌物为主要症状。较大的高位肛瘘,因瘘管位于括约肌外,不受括约肌控制,常有粪便及气体排出。由于分泌物的刺激,使肛门部潮湿、瘙痒,有时形成湿疹。当外口愈合,瘘管中有脓肿形成时,可感到明显疼痛,同时可伴有发热、寒战、乏力等全身感染症状。脓肿穿破或切开引流后,症状缓解。上述症状的反复发作是肛瘘的临床特点。

三、习题

选择题

【A1 型题】

1. 肛裂的主要特点为
   A. 无痛性血便　　B. 肛门部位下坠感　　C. 肛门疼痛伴血便
   D. 肛门口有分泌物　　E. 粪便上附有新鲜血液
2. 下列关于内痔描述错误的是
   A. Ⅱ度内痔痔块不脱出于肛门外
   B. Ⅱ度内痔间歇性排便带血
   C. Ⅲ度内痔痔块脱出于肛门外,便后不能自行还纳
   D. Ⅳ度内痔痔块长期脱出在肛门外,不能还纳
   E. Ⅳ度内痔痔块还纳后立即脱出
3. 患者,男性,35 岁,排便时肛门剧痛 1 周,有鲜血滴入便池,排便后肛门疼痛加重,造成便后肛门疼痛加重的机制是
   A. 截石位的 12 点处神经敏感　　B. 肛门括约肌痉挛
   C. 肛管皮肤全层裂开并形成慢性疾病　　D. 粪便干燥,排便用力过度
   E. 继发肛窦炎
4. 患者,男性,40 岁,肛周皮下有一深部脓肿,一端向体表穿破,另一端向直肠穿孔,不断有脓、粪液流出,此管道应称为
   A. 空洞　　B. 瘘管　　C. 溃疡
   D. 窦道　　E. 蜂窝织炎

【X 型题】

5. 肛裂“三联症”是指
   A. 肛裂　　B. 出血　　C. 便秘
   D. 前哨痔　　E. 肛乳头肥大

第十节 消化系统常见肿瘤

一、学习目标

1. 掌握 消化道肿瘤主要临床表现,诊断方法,治疗原则。
2. 熟悉 消化道肿瘤流行病学,特殊表现及综合治疗。
3. 了解 消化道肿瘤诊断、各种辅助检查特点.

二、重点和难点内容

食管癌的早期、中期和晚期症状;X 线钡餐检查、CT 检查、内镜检查、食管脱落细胞学检查等辅助检查的应用;胃癌的手术治疗;肝癌的临床表现及辅助检查、手术指征;胰腺癌的临床表现及治疗原则;大肠癌的各种特殊表现及诊断。

三、习题

(一)选择题

【A1 型题】

1. 食管癌的病变部位分段
   A. 胸上段、胸中段、胸下段　B. 颈段、胸上段、胸中段、胸下段
   C. 颈段、胸段、腹段　D. 上、中、下段
   E. 颈段、胸段
2. 早期食管癌的概念
   A. 癌组织局限于黏膜内
   B. 癌块直径在 2cm 以内
   C. 癌组织未侵入肌层,且无食管旁淋巴结转移
   D. 癌块直径在 4cm 以内
   E. 癌块直径在 10cm 以内
3. 下列哪项**不是**早期食管癌的临床表现
   A. 食管内异物感　B. 食物停滞感　C. 进行性吞咽困难
   D. 进食时胸骨后不适或疼痛　E. 进食时胸骨后烧灼感
4. 下列哪项**不是**晚期食管癌的临床表现
   A. 声音嘶哑　B. 进食时呛咳　C. 胸骨后烧灼感
   D. 持续性胸背痛　E. 进行性吞咽困难
5. 胃癌诊断明确后,已**不适宜**行胃癌根治术且预后差的是
   A. 合并完全性幽门梗阻　B. 胃大弯癌肿已与横结肠粘连
   C. 持续性便隐血阳性　D. 合并中等量癌性腹水
   E. 进展期胃癌
6. 胃小弯上部癌淋巴结转移主要流向的淋巴结群是
   A. 幽门上　B. 幽门下　C. 胰脾
   D. 腹腔　E. 腹主动脉旁

7. 男,58 岁。上腹胀,隐痛 2 个月,伴食欲减退、乏力、消瘦、大便发黑。查体:消瘦,浅表淋巴结无肿大。上消化道造影见胃窦部小弯侧黏膜紊乱,可见直径 3.5cm 不规则充盈缺损,胃壁僵直。其最常见的转移途径是

A. 胃肠道内转移　B. 淋巴转移　C. 直接浸润
D. 血行转移　E. 腹腔内种植

8. 提高胃癌治愈率的关键在于

A. 术前、术中、术后放疗　B. 根治性手术　C. 早期诊断
D. 新辅助化疗　E. 综合治疗

9. 胃癌最好发的部位是

A. 幽门管　B. 胃窦大弯侧　C. 胃体大弯侧
D. 贲门小弯侧　E. 胃窦小弯侧

10. 肝癌中发病率最高的是

A. 肝细胞肝癌　B. 肝内胆管细胞癌　C. 混合型肝癌
D. 肝转移瘤　E. 肝脂肪肉瘤

11. 肝癌患者可出现下列症状**除外**

A. 肝区疼痛　B. 消化道出血　C. 双下肢麻木
D. 消瘦　E. 黄疸

12. 下列情况**不适合**行肝部分切除术的是

A. 左肝外叶孤立肿瘤,大小 6cm　B. 肝中叶肿瘤
C. 肝功能 C 级　D. 肝右叶多发肿瘤,大小均小于 3cm
E. 影像学肝内胆管细胞癌

13. 最新标准中,小肝癌指的是

A. ≤2cm　B. >2cm,≤5cm　C. >5cm,≤10cm
D. >10cm　E. 以上都不对

14. 肝癌的转移途径包括

A. 血行转移　B. 直接侵犯　C. 肝内转移
D. 种植播散　E. 以上都对

15. 胰腺癌常好发于

A. 胰体、尾部　B. 胰颈、体部　C. 全胰腺
D. 胰头、颈部　E. 胰尾部

16. 胰腺癌最多见的组织学类型是

A. 腺泡细胞癌　B. 导管细胞癌　C. 多形性腺癌
D. 纤毛细胞癌　E. 鳞状上皮癌

17. 胰腺癌与胆总管结石的主要鉴别点是

A. 进行性黄疸　B. 肝功能改变　C. 淀粉酶改变
D. 胆囊肿大　E. 皮肤瘙痒

18. 右半结肠癌的临床症状特征表述**错误**的是

A. 腹痛是常见临床表现　B. 多数患者以发现腹部包块就诊
C. 肠管细,容易早期出现肠梗阻表现　D. 可有贫血、脓血便等症状
E. 多为右侧腹痛牵涉至脐上部

19. 关于大肠癌辅助检查,描述**错误**的是
   A. 直肠指诊可了解直肠肿瘤大小、质地、占肠壁周径的范围
   B. 目前尚无特异性的用于明确诊断用的肿瘤标志物
   C. 气钡灌肠双重对比造影检查,对较早期癌肿的发现率较高
   D. CT 检查无任何诊断价值,不推荐使用
   E. 结肠镜检查,可直接看到病灶症状,并能取标本做出病理学诊断

(二)简答题

1. 请简述直肠癌外科治疗的手术方式。
2. 试述胃癌的转移途径。
3. 简述 TNM 肿瘤分期中这三个字母分别代表什么？TNM 分期的临床意义是什么？
4. 原发性肝细胞肝癌临床诊断标准。

第六章 消化系统疾病答案

第一节 胃食管反流病

选择题

【A1 型题】

1. A

【X 型题】

2. AB

第二节 慢 性 胃 炎

选择题

【A1 型题】

1. E 2. C 3. C

【B 型题】

4. B 5. A

【X 型题】

6. ABC 7. ABCDE

第三节 消化性溃疡

（一）选择题

【A1 型题】

1. A 2. C 3. B 4. B 5. A 6. E 7. C 8. D

【A2 型题】

9. D 10. A 11. D

【X 型题】

12. ABCE 13. BDE 14. AB

（二）名词解释

1. 复合性溃疡是胃与十二指肠同时发生的溃疡。

2. 消化性溃疡主要指发生于胃和十二指肠的慢性溃疡，为常见病、多发病。溃疡不同于糜烂，前者黏膜坏死缺损超过黏膜肌层。

（三）简答题

1. 简述消化性溃疡的并发症。

消化性溃疡的并发症包括上消化道出血、消化道穿孔、幽门梗阻和癌变。消化道出血是消化性溃疡最常见并发症，可表现为呕血和黑便。溃疡急性穿孔可导致急性弥漫性腹膜炎，溃疡穿透浆膜层与邻近器官、组织粘连，则称为穿透性溃疡或溃疡慢性穿孔。幽门梗阻多见于幽门管溃疡和十二指肠球部溃疡，呕吐发酵宿食是的特征性症状。胃溃疡有癌变的可能，十二指肠溃疡一般不引起癌变。

2. 简述消化性溃疡上腹痛的特征。

①长期性：整个病程平均 6~7 年，有的可长达一、二十年，甚至更长；②周期性：上腹疼痛呈反复周期性发作，秋冬和冬春之交比夏季常见；③节律性：十二指肠溃疡的疼痛好在二餐之间发生，持续不减直至下餐进食或服抗酸药物后缓解，可发生半夜疼痛，胃溃疡疼痛常在餐后 1 小时内发生，经 1~2 小时后逐渐缓解，直至下餐进食后再复出现上述节律；④疼痛部位：多位于中上腹部；⑤疼痛性质：多呈钝痛、灼痛或饥饿样痛；⑥影响因素：疼痛常因精神刺激、饮食不慎及药物影响等因素诱发或加重。

第四节　肝　硬　化

（一）选择题

【A1 型题】

1. A　2. D　3. D　4. B　5. D　6. A　7. C

【A2 型题】

8. B

【B 型题】

9. A　10. D

【X 型题】

11. BCD　12. BD　13. DE

（二）名词解释

肝性脑病是肝硬化最严重的并发症和最常见的死亡原因，主要表现为行为失常、意识障碍。

（三）简答题

简述门脉高压症的临床表现。

门静脉高压症的三大临床表现：①脾功能亢进：脾功能亢进可引起血液白细胞、血小板和红细胞数量减少；②侧支循环的建立和开放：重要的三组侧支循环是食管下段和胃底静脉、腹壁静脉及痔静脉，侧支静脉曲张可引起上消化道出血、脐周静脉异常曲张及便血等；③腹水：是肝硬化失代偿期最突出的临床表现。

第五节　炎症性肠病

（一）选择题

【A1 型题】

1. D　2. C　3. B　4. D

【A2 型题】

5. A　6. D　7. B　8. D

【B 型题】

9. E 10. A

【X 型题】

11. ABCDE 12. ABCD

（二）名词解释

溃疡性结肠炎是一种病因尚不十分清楚的直肠和结肠慢性非特异性炎症性疾病。病变主要限于大肠黏膜与黏膜下层。临床表现为腹痛、腹泻、黏液脓血便。

（三）简答题

列表鉴别溃疡性结肠炎与克罗恩病。

溃疡性结肠炎	克罗恩病
痉挛性疼痛，常见于左下或下腹	持续性腹痛，常见于右下腹
排便后腹痛可缓解	排便后腹痛不缓解
肉眼血便	粪便常无鲜血
无腹部包块	常有腹部包块，多见于右下腹
仅累及结肠，偶累及回肠	常累及小肠和大肠，偶累及食管及胃
黏膜病变	病变累及全层肠壁
无肉芽肿形成	可见肉芽肿形成
以直肠开始的连续病变	病变不连续，呈跳跃状

第六节 功能性胃肠病

选择题

【A1 型题】

1. A

【X 型题】

2. BCD

第七节 急 腹 症

（一）选择题

【A1 型题】

1. E 2. D 3. E 4. B 5. A 6. E 7. A 8. C 9. B

【A2 型题】

10. B 11. D

【X 型题】

12. ABCD 13. ACD 14. ABCD

（二）名词解释

肠内容物不能正常运行和顺利通过肠道，称为肠梗阻。

（三）简答题

1. 请简述急性胆囊炎行急诊手术的适应证。

急性胆囊炎行急诊手术适用于：①发病在 48~72 小时以内者；②发生胆囊穿孔、弥漫性腹膜炎、急性化脓性胆管炎、急性坏死性胰腺炎并发症者；③非手术治疗无好转且病情恶化者。

2. 请简述 5 种需与急性阑尾炎进行鉴别诊断的疾病。

急性阑尾炎需与以下疾病进行鉴别诊断：胃十二指肠溃疡穿孔、右侧输尿管结石、急性胆囊炎、右侧输卵管妊娠破裂、卵巢滤泡或黄体破裂出血、卵巢囊肿扭转、急性输卵管炎、右侧胸膜炎、肺炎、急性胃肠炎、急性肠系膜淋巴结炎等。

第八节 胰 腺 炎

选择题

【A1 型题】

1. E　2. E　3. C　4. C

【B 型题】

5. B　6. C　7. D　8. A

【X 型题】

9. ABCDE

第九节 肛 管 疾 病

（一）选择题

【A1 型题】

1. C　2. A　3. B　4. B

【X 型题】

5. ADE

第十节 消化系统常见肿瘤

（一）选择题

【A1 型题】

1. B　2. C　3. C　4. C　5. D　6. A　7. B　8. C　9. E　10. A
11. C　12. C　13. E　14. E　15. D　16. B　17. A　18. C　19. D

（二）简答题

1. 请简述直肠癌外科治疗的手术方式。

(1) 局部切除术。

(2) 直肠癌低位前切除术。

(3) 直肠癌腹会阴联合切除术。

(4) 直肠癌 Hartmann 术，近端造口、远端封闭。

2. 试述胃癌的转移途径。

胃癌的常见转移途径分为三类:淋巴道转移、血行转移和腹膜种植转移。

3. 简述 TNM 肿瘤分期中这三个字母分别代表什么?TNM 分期的临床意义是什么?

TNM 分期系统是目前国际上最为通用的肿瘤分期系统,T 指肿瘤原发灶的情况,N 指区域淋巴结受累情况,M 指远处转移。TNM 分期中 T,N,M 确定后就可以得出相应的总的分期,即Ⅰ期,Ⅱ期,Ⅲ期,Ⅳ期等,临床医师可以根据 TNM 分期情况判断患者预后,并指导进一步的治疗。

4. 原发性肝细胞肝癌临床诊断标准。

(1)有肝硬化以及 HBV 和(或)HCV 感染的证据;和或(2)典型的 HCC 影像学特征;和或(3)血清 AFP≥400μg/L 持续 1 个月或≥200μg/L 持续 2 个月,并能排除其他原因引起的 AFP 升高的疾病(包括妊娠、生殖系胚胎源性肿瘤、活动性肝病及继发性肝癌等)。

第七章
泌尿系统与男性生殖系统疾病

第一节　泌尿系统感染

一、学习目标

1. **掌握**　上下尿路感染的鉴别诊断及治疗。
2. **熟悉**　尿路感染的易感因素。
3. **了解**　尿道炎、膀胱炎、前列腺炎的治疗。

二、重点和难点内容

1. **急性肾盂肾炎**　急性肾盂肾炎是肾盂和肾实质的急性细菌性炎症。主要为大肠埃希菌和其他肠杆菌及革兰阳性细菌。临床表现:①尿急、尿频、尿痛或伴有血尿;②全身症状:寒战、高热、头痛,伴全身疼痛、恶心、呕吐等症状;③局部症状:单侧或双侧腰痛或下腹部疼痛,肾区和脊肋角压痛和扣痛。

2. **急性细菌性膀胱炎**　急性细菌性膀胱炎多见于女性,男性常继发于急性前列腺炎、前列腺增生、尿道结石、尿道狭窄等,致病菌多数为大肠埃希菌,其次是葡萄球菌、变形杆菌、克雷伯菌等。临床表现:①尿频、尿急、尿痛、耻骨上区不适、腰骶部疼痛;②部分患者出现排尿困难,少数患者出现血尿;③一般无全身症状,少数患者可出现腰痛、发热,但体温通常不超过38℃。

3. **前列腺炎**

(1)急性细菌性前列腺炎:主要由上行感染和血行感染所致,也可由细菌感染的尿液经前列腺管逆流引起。致病菌多为革兰阴性杆菌或假单胞菌等。临床表现:①急性疼痛症状:发病突然、会阴部及耻骨上区疼痛伴随外生殖器不适或疼痛;②排尿刺激症状:尿频、尿急、尿痛;③梗阻症状:排尿犹豫、尿线中断,甚至出现急性尿潴留;④全身症状:寒战和高热、恶心、呕吐,甚至败血症。

(2)慢性细菌性前列腺炎:大多数患者无急性过程,致病菌有大肠埃希菌、变形杆菌、克雷伯菌等。主要经尿道逆行感染所致。临床表现:①排尿症状及尿道分泌物:尿频、尿急、尿痛、排尿不适或灼热感、尿道口溢出白色分泌物、可有血精;②疼痛症状:会阴部、下腹部、腰骶部、腹股沟区可有隐痛不适或有酸胀感;③性功能障碍:勃起功能障碍、早泄、遗精、射精痛等;④神经精神症状:头昏、头胀、乏力、疲惫、失眠、情绪低落、焦虑等;⑤变态反应并发症:虹膜炎、关节炎、神经炎、肌炎、不育等。

三、习题

（一）选择题

【A1 题型】

1. 引起急性肾小球肾炎最常见的病原体为
   A. 结核分枝杆菌　B. 金黄色葡萄球菌　C. 柯萨奇病毒
   D. 寄生虫　E. 溶血性链球菌
2. 急性肾小球肾炎的临床表现中常出现的症状/体征是
   A. 蛋白尿　B. 水肿　C. 镜下血尿
   D. 高血压　E. 以上所有
3. 临床表现与急性肾小球肾炎不符合的是
   A. 病程中出现 C3 下降　B. 可并发心力衰竭
   C. 高血压持续 2 个月以上　D. 链球菌感染 1~3 周后出现血尿、蛋白尿
   E. 部分患者可出现少尿
4. 下列有关急进性肾小球肾炎的描述，正确的是
   A. 病理改变为系膜细胞重度增生　B. Ⅰ型多伴血清抗中性粒细胞抗体阳性
   C. Ⅱ型多伴循环免疫复合物阳性　D. Ⅲ型多伴血清抗肾小球基底膜抗体阳性
   E. 光镜下改变是分型的主要依据
5. 急进性肾小球肾炎的病理特征为
   A. 肾小球有坏死　B. 肾小球有大量新月体形成
   C. 肾小球明显硬化　D. 肾小球内系膜细胞增生明显
   E. 肾小球有大量中性粒细胞浸润
6. 泌尿、男性生殖系统感染的致病菌是
   A. 革兰阴性杆菌　B. 革兰阳性杆菌　C. 革兰阴性球菌
   D. 革兰阳性球菌　E. 炭疽杆菌
7. 急性细菌性前列腺炎主要是经
   A. 血行感染所致　B. 呼吸道感染所致
   C. 中间宿主传播所致　D. 尿道逆行感染所致
   E. 上尿路感染下行感染所致

【A2 题型】

8. 导致尿路感染最常见的致病菌是
   A. 金黄色葡萄球菌　B. 大肠埃希菌　C. 变形杆菌
   D. 克雷伯菌　E. 沙雷杆菌

【A3 题型】

（第 9~11 题共用题干）

男，30 岁。咽痛、咳嗽、发热，2 周后发现尿色红，眼睑水肿，尿量 1000ml/24h。体检：全身皮肤未见皮疹，血压 150/100mmHg。化验：尿蛋白（++），红细胞 50~60/HP，血白蛋白 32g/L，血肌酐 123μmol/L。

9. 上述临床表现最可能的诊断是

A. 急性链球菌感染后肾炎　B. 急性肾盂肾炎　C. 过敏性紫癜
D. 系统性红斑狼疮　E. 急性肾小管坏死

10. 该患者的治疗,错误的是
A. 控制血压　B. 消肿　C. 低盐饮食
D. 抗感染　E. 补充白蛋白

11. 按上述治疗 2 个月后,病情无好转,血肌酐 300μmol/L,对诊断最有价值的进一步检查是
A. 清洁中段尿培养　B. 肾穿刺活检　C. 肾脏 ECT
D. 肾脏 B 超　E. 静脉肾盂造影

【X 题型】

12. 关于急性细菌性前列腺炎的描述正确的是
A. 上行和血行感染所致　B. 致病菌多为革兰阳性杆菌
C. 伴有寒战高热　D. 尿沉渣检查白细胞增多
E. 需行前列腺穿刺排脓

13. 诱发泌尿系统感染的因素有
A. 梗阻因素　B. 机体抵抗病原菌能力减弱
C. 医源性因素　D. 女性尿道解剖因素
E. 饮水过量因素

14. 急性细菌性前列腺炎的治疗包括
A. 卧床休息　B. 应用抗生素
C. 应用止疼、解痉、退热药物　D. 大量饮水
E. 上导尿管引流尿液

15. 慢性细菌性前列腺炎的诱发病因有
A. 性生活无规律　B. 勃起而不射精
C. 性交中断　D. 长途骑车,长时间坐位工作
E. 过量饮酒及辛辣食物

(二)填空题

泌尿、男生殖系统感染最常见的致病菌为________。

(三)简答题

1. 尿路感染的治疗思路。
2. 试述急性细菌性前列腺炎的感染途径。
3. 试述急性细菌性前列腺炎的感染途径。

第二节 肾小球疾病

一、学习目标

1. 掌握 急性肾小球肾炎、急进性肾小球肾炎、慢性肾小球肾炎、肾病综合征、IgA 肾病的临床表现、诊断和治疗。

2. 熟悉 急进性肾小球肾炎的病理分型;无症状血尿、蛋白尿的诊断与治疗;肾病综合征的并发症。

3. **了解** 急性肾小球肾炎的鉴别诊断;慢性肾小球肾炎的发生与发展机制。

二、重点和难点内容

1. 急性肾小球肾炎是临床常见的肾脏疾病,以链球菌感染后肾炎最常见。通常急性起病,可出现血尿、蛋白尿、水肿和高血压。该病常见于小儿和青少年,病理以毛细血管内增生性肾炎多见。

临床表现:血尿、蛋白尿、水肿、高血压,部分患者出现急性肾损伤的症状。

治疗:为自限性疾病,以对症处理为主,卧床休息、限蛋白饮食、利尿、控制血压、抗感染。

2. 急进性肾小球肾炎是以急性肾炎综合征、肾功能急剧恶化为特点,多在早期出现少尿、无尿的症状,病理类型为新月体性肾小球肾炎的一组疾病。

临床表现:急性起病,多表现为血尿、蛋白尿、水肿、高血压,早期出现少尿或无尿,进行性肾功能恶化。

治疗:根据不同的病理类型选择合适的治疗,强化血浆置换疗法、激素联合免疫抑制剂治疗、替代治疗。

3. 慢性肾小球肾炎又称慢性肾炎,以蛋白尿、血尿、水肿、高血压为基本临床表现,起病方式不同,病变缓慢进展,伴有不同程度的肾功能减退,最终导致慢性肾衰竭。本组疾病因病理类型的不同,临床表现各异。

治疗:①控制高血压和减少尿蛋白;②限制蛋白及磷的摄入;③慎用糖皮质激素和细胞毒药物;④避免加重肾脏损害的因素。

4. 隐匿型肾小球肾炎,系指无水肿、高血压及肾功能损害,而仅表现为肾小球源性血尿或蛋白尿的一组疾病,可由多种病理类型的原发性肾小球疾病所致,病理改变多轻微。该病的诊断为排他性诊断,首先应确定为肾小球源性血尿或蛋白尿,再除外其他疾病导致的血尿与蛋白尿,才能诊断该病。

治疗原则:①定期监测血尿、蛋白尿、肾功能;②避免肾损害的因素;③慢性扁桃体炎反复发作,可行扁桃体炎切除;④中医药辨证施治。

5. 肾病综合征指由不同病因、多种病理变化所致的具有类似临床表现的一组肾小球疾病。本病的基本特征是大量蛋白尿(≥3.5g/d)、低白蛋白血症(≤30/L)、水肿和高脂血症。

诊断标准:①大量蛋白尿,24 小时尿蛋白定量大于 3.5g/d;②低白蛋白血症小于 30g/L;③水肿;④高脂血症。其中第 1、2 条为诊断的必备条件。

治疗:①一般治疗:休息、优质蛋白饮食、限盐;②对症治疗:利尿消肿、减少尿蛋白、降脂治疗;③抑制免疫与炎症反应:糖皮质激素、细胞毒药物、免疫抑制剂,注意激素和免疫抑制剂的使用原则以及相关并发症的发生;④防治并发症。

三、习题

(一)选择题

【A1 题型】

1. 慢性肾小球肾炎治疗的最终目标是
   A. 控制血压　　B. 消除水肿　　C. 延缓肾脏病进展
   D. 消除蛋白尿　　E. 消除血尿

2. 诊断肾病综合征必须具备的依据是

A. 高脂血症与水肿
B. 低白蛋白血症与高脂血症
C. 大量蛋白尿与血尿
D. 水肿与低白蛋白血症
E. 大量蛋白尿与低白蛋白血症

3. 最易发生血栓并发症的肾病综合征病理类型是
A. 系膜增生性肾小球肾炎
B. 微小病变型肾病
C. 局灶节段性肾小球硬化
D. 膜性肾病
E. 系膜毛细血管性肾小球肾炎

4. IgA 肾病最常见的临床表现是
A. 水肿
B. 高血压
C. 血尿
D. 肾衰竭
E. 蛋白尿

【A2 题型】

5. 男性,28 岁。因感冒后出现进行性少尿做肾活检,结果为细胞新月体性肾小球肾炎,血浆抗肾小球基底膜抗体阳性。首选的治疗是
A. 甲泼尼龙冲击
B. 环磷酰胺冲击
C. 强化血浆置换疗法
D. 抗凝药物
E. 血液透析治疗

6. 男,23 岁,血尿、蛋白尿 4 个月。查体:BP 120/70mmHg,尿蛋白定量 1.3~1.8g/d,血肌酐 141μmol/L。最可能的临床诊断为
A. 急性肾小球肾炎
B. 慢性肾小球肾炎
C. 急进性肾小球肾炎
D. 肾病综合征
E. 无症状性蛋白尿和(或)血尿

【A3 题型】

(7~8 题共用题干)

男,47 岁,间歇性水肿 10 余年,伴恶心、呕吐 1 周。查血红蛋白 80g/L,血压 155/110mmHg,蛋白(++),颗粒管型 2~3 个/HP,尿比重 1.010~1.012。

7. 可能的诊断是
A. 肝炎后肝硬化
B. 原发性高血压
C. 慢性肾盂肾炎
D. 慢性肾小球肾炎
E. 肾病综合征

8. 该病人还应该立即做的检查项目是
A. 24 小时尿蛋白定量
B. 乙肝病毒全套
C. 肝功能全套
D. 血肌酐、尿素氮
E. 血胆固醇

【X 题型】

9. 原发性肾小球疾病的临床分类包括
A. 急性肾小球肾炎
B. 急进性肾小球肾炎
C. 慢性肾小球肾炎
D. 无症状性血尿和(或)蛋白尿
E. 肾病综合征

10. 慢性肾小球肾炎的治疗原则包括
A. 以消除尿红细胞或减少尿蛋白为目标
B. 积极控制高血压和减少尿蛋白
C. 应采用优质低蛋白饮食
D. 避免感染

E. 主张积极应用糖皮质激素和细胞毒药物

11. 诊断肾病综合征非必须满足的标准为

A. 尿蛋白大于3.5g/d　　B. 血浆白蛋白低于30g/L
C. 水肿　　D. 高脂血症
E. 肾功能受损

12. IgA肾病的临床特点

A. 好发于青少年,男性多见　　B. 起病前多有感染
C. 血尿是最常见的临床表现　　D. 可不伴肾功能减退
E. 早期出现高血压

(二)名词解释

1. 急进性肾小球肾炎
2. 隐匿性肾小球肾炎
3. IgA肾病

(三)简答题

1. 慢性肾小球肾炎的治疗原则。
2. 肾功能检查常用方法有哪些?

第三节　间质性肾炎和肾小管性酸中毒

一、学习目标

1. **掌握**　急性间质性肾炎、慢性间质性肾炎、肾小管性酸中毒的临床表现及治疗原则。
2. **熟悉**　间质性肾炎的病因及诊断。
3. **了解**　肾小管性酸中毒的分型。

二、重点和难点内容

急性间质性肾炎可表现为全身过敏,尿液异常,肾功能损害;慢性间质性肾炎的出现和进展多缓慢隐袭,首先出现肾小管功能损害。远端肾小管浓缩功能障碍时出现夜尿多、低比重及低渗透压尿;近端肾小管重吸收功能障碍时可出现肾性糖尿、氨基酸尿等。而后,肾小球功能也将受损,随之血清肌酐逐渐升高,直至进入终末期肾病,出现慢性肾衰竭的症状,如恶心、呕吐、纳差等,患者肾脏逐渐缩小,出现肾性贫血及高血压。患者尿常规变化轻微,仅有尿比重降低,部分患者可能出现轻度蛋白尿、少量红、白细胞和/或管型。肾小管性酸中毒(renal tubular acidosis,RTA)是由各种原因导致肾脏酸化功能障碍而产生的一种临床综合征,主要表现是:高氯性、正常阴离子间隙性(anion gap,AG)代谢性酸中毒,电解质紊乱,骨病和尿路症状。

三、习题

(一)选择题

【A1题型】

1. 下列哪项临床表现与药物过敏性急性间质性肾炎**不符**

A. 全身过敏表现　　B. 大量尿蛋白　　C. 全身严重水肿

D. 淋巴结肿大　　E. 肾功能损害

2. 慢性间质性肾炎的治疗原则**不包括**

A. 早期积极控制感染或原发病　　B. 如出现慢性肾衰竭应予透析治疗

C. 若进入终末期应进行肾脏替代治疗　　D. 以延缓肾损害进展为治疗目标

E. 停用肾毒性药物

3. Ⅰ型肾小管性酸中毒可能出现的临床表现**不包括**

A. AG 正常的高血氯性代谢性酸中毒　　B. 低钾血症

C. 高钙血症　　D. 心律失常

E. 低磷血症

4. Ⅱ型肾小管性酸中毒的病变部位和机制为

A. 远端小管泌 H^+障碍　　B. 近端小管 HCO_3^- 重吸收障碍

C. 远端小管泌 H^+、K^+作用减弱　　D. 近端小管泌 H^+障碍

E. 远端小管 HCO_3^- 重吸收障碍

【X 题型】

5. 药物过敏性 AIN 常见临床表现

A. 高血压、水肿　　B. 全身皮疹　　C. 腰疼

D. 关节痛　　E. 淋巴结肿大

6. 肾小管性酸中毒治疗原则

A. 去除病因　　B. 补充钾盐　　C. 防治骨病

D. 出现肾衰竭时行血液透析　　E. 降磷补钙

（二）名词解释

1. AIN(acute interstitial nephritis)

（三）简答题

1. 什么是尿频？引起尿频的常见原因有哪些？

第四节 肾衰竭

一、学习目标

1. **掌握**　急性肾损伤的临床表现和诊断；慢性肾衰竭的临床表现和治疗。
2. **熟悉**　急性肾损伤的治疗。
3. **了解**　慢性肾衰竭进展的危险因素。

二、重点和难点内容

1. 急性肾损伤是由多种病因引起的肾功能快速下降而出现的临床综合征，在数小时至数周内出现肾小球滤过功能显著下降，引起血肌酐升高、水电解质、酸碱平衡紊乱。

临床表现：1、起始期：无明显症状。2、维持期：又称少尿期，出现少尿（<400ml/d）和无尿（<100ml/d），部分患者无少尿的表现。①消化系统：恶心、呕吐、食欲减退、消化道出血等；②呼吸系统：感染、急性肺水肿；③循环系统：高血压、心力衰竭、心律失常、心肌病变；④神经系统：意识障碍、抽搐、昏迷等尿毒症脑病症状；⑤血液系统：贫血、出血；⑥感染：是 AKI 常见而

严重的并发症;⑦水、电解质和酸碱平衡紊乱:代谢性酸中毒、高钾血症、低钠、低钙、高磷等。3、恢复期:尿量逐渐恢复正常。

诊断:肾功能 48 小时内突然减退,血清肌酐绝对值升高≥0. 3mg/dl(26. 5umol/L),或 7 天内血清肌酐增至≥1. 5 倍基础值,或尿量<0. 5ml/(kg·h)持续时间>6 小时。

2. 慢性肾衰竭为各种慢性肾脏病持续进展的共同结局,主要以代谢产物潴留,水、电解质及酸碱代谢失衡和全身各系统症状为表现的一种临床综合征。

临床表现:①水、电解质代谢紊乱;②蛋白质、糖类、脂类和维生素代谢紊乱;③心血管系统:高血压、左心室肥厚、心力衰竭、心肌病、心包病变、血管钙化、动脉粥样硬化;④呼吸系统:肺水肿、胸腔积液。⑤消化系统:食欲缺乏、消化道出血;⑥血液系统:肾性贫血、出血倾向;⑦神经肌肉系统:中枢神经病变、周围神经病变;⑧内分泌功能紊乱;⑨骨骼病变:骨营养不良。

治疗:药物治疗 ①代谢性中毒:口服或注射碳酸氢钠;②水、钠代谢紊乱:控制水钠摄入量,使用利尿剂;③高钾血症:钙剂、乳酸钠或碳酸氢钠、葡萄糖溶液加胰岛素、离子交换树脂类药物、血液透析;④高血压:ACEI、ARB、CCB、袢利尿剂、β 受体拮抗剂、血管扩张剂等;⑤贫血:补充铁剂等造血原料、重组人促红细胞生成素;⑥低钙、高磷和肾性骨营养不良:补钙、降磷药物;⑦感染:预防感染、选用肾毒性最小的药物;⑧高脂血症:他汀类等降脂药物;⑨吸附疗法和导泻疗法:氧化淀粉、活性炭、大黄等,注意营养不良、电解质紊乱、酸碱平衡紊乱的发生。肾脏替代治疗 血液透析、腹膜透析和肾脏移植。

三、习题

(一)选择题

【A1 题型】

1. 急性肾损伤少尿期最常见的血钾、磷、钙代谢异常是
   A. 高钾、高磷、高钙　　B. 高钾、高磷、低钙　　C. 低钾、高磷、低钙
   D. 高钾、低磷、低钙　　E. 低钾、高磷、高钙
2. 慢性肾脏病 4 期是指
   A. GFR 15~29ml/min　　B. GFR 50~59ml/min　　C. GFR <10ml/min
   D. GFR <15ml/min　　E. GFR ≥60ml/min
3. 尿毒症患者高血压的原因**不包括**
   A. 肾素增多　　B. 促红素减少
   C. 水钠潴留　　D. 血管紧张素增高
   E. 血管舒张因子分泌不足

【A2 题型】

4. 男,63 岁,蛋白尿 6 个月。查体:BP 120/70mmHg。尿蛋白定量 3. 5~6. 0g/d,血肌酐 100μmol/L。最符合的临床诊断为
   A. 急性肾小球肾炎　　B. 慢性肾小球肾炎
   C. 急进性肾小球肾炎　　D. 肾病综合征
   E. 无症状性蛋白尿和(或)血尿
5. 男,35 岁,镜下血尿伴蛋白尿 3 年。辅助检查:尿红细胞 25~30/HP,畸形红细胞为主;尿蛋白定量 2. 0g/d。血肌酐 90μmol/L。B 超示双肾大小正常。为明确诊断需要进一步采取的检查是

A. ANCA　　B. 肾盂造影　　C. 肾活检
D. 腹部 X 线平片　　E. 尿培养

【A3 题型】

(6~7 题共用题干)

男 15 岁，全身水肿 1 周。查体：BP 120/70mmHg，腹部移动性浊音阳性。尿蛋白定量 6.5g/d，沉渣红细胞 0~2/HP。血白蛋白 22g/L，胆固醇 8mmol/L，BUN 6.5mmol/L，Scr 98μmol/L。血补体 C3 0.88g/L。

6. 最有可能的诊断是
A. 原发性肾病综合征　　B. 狼疮性肾炎
C. 急性肾小球肾炎　　D. 急进性肾小球肾炎
E. 慢性肾小球肾炎

7. 最可能的肾脏病理类型
A. 新月体性肾病　　B. 膜性肾病
C. 微小病变型肾病　　D. 局灶性阶段性肾小球硬化
E. 系膜毛细血管性肾小球肾炎

(8~10 题共用题干)

女性，50 岁，因呕吐、腹泻、低热于门诊应用庆大霉素 32 万 U/d，共 5 天，近日来觉尿量减少，为 300~400ml/d，伴乏力、头晕。实验室检查尿蛋白(+)，Hb 100g/L，血清钾 6.5mmol/L，BUN 33.5mmol/L，血肌酐 884μmol/L。

8. 该例最可能的诊断是
A. 庆大霉素导致的急性肾衰竭　　B. 庆大霉素过敏
C. 急性肠胃炎导致肾损害　　D. 腹泻脱水导致急性肾功能异常
E. 急性间质性肾炎

9. 最有助于诊断的进一步检查是
A. 肾脏 B 超　　B. 静脉肾盂造影
C. 放射性核素肾图　　D. 肾活检
E. 血气分析

10. 最应采取的治疗手段是
A. 口服离子交换树脂
B. 大剂量呋塞米静脉注射
C. 限制入水量
D. 透析治疗
E. 按 3~6g 葡萄糖：1U 胰岛素比例静脉滴补液

(11~12 题共用题干)

男性，45 岁，双下肢水肿 2 周。查体 BP 130/80mmHg，双下肢轻度凹陷性水肿。尿常规：蛋白(+++)。血浆白蛋白 22g/L，Scr 78μmol/L。尿蛋白定量 3.6g/d。肾活检示膜性肾病。

11. 最可能的临床诊断为
A. 急性肾小球肾炎　　B. 慢性肾小球肾炎
C. 急进性肾小球肾炎　　D. 肾病综合征
E. 无症状性蛋白尿和(或)血尿

12. 本病极易发生的并发症是
A. 静脉血栓栓塞　B. 感染　C. 脂肪代谢紊乱
D. 电解质紊乱　E. 贫血

【B 题型】

（13～15 题共用备选答案）
A. 降钾树脂　B. 碳酸氢钠　C. 促红素
D. 呋塞米　E. 血液透析

13. 慢性肾功能不全患者血钾>6. 5mmol/L,此时最合适的药物是
14. 慢性肾功能不全出现肾性贫血最合适的治疗药物是
15. 慢性肾功能不全伴无法纠正的心力衰竭的治疗应选

（16～19 题共用备选答案）
A. 急性肾盂肾炎　B. 肾积脓　C. 肾周围炎
D. 膀胱炎　E. 尿道炎

16. 女性患者无发热和腰痛,有膀胱刺激征和血尿,很可能是
17. 女性患者寒战高热伴腰痛,腰部可扪及肿块,无膀胱刺激征,很可能是
18. 女性患者畏寒、发热、腰部疼痛和肌紧张伴皮下水肿,很可能是
19. 男性患者,尿频、尿急、尿痛,两侧腹股沟淋巴结呈急性炎症反应,很可能是

（20～21 题共用备选答案）
A. 双肾 B 超　B. 双肾 CT　C. 静脉肾盂造影
D. 肾动脉造影　E. 肾活检

20. 肾病综合征主要辅助检查项目应是
21. 慢性肾小球肾炎主要辅助检查项目应是

【X 题型】

22. 急性肾衰竭少尿期可能出现的症状为
A. 消化道出血　B. 心力衰竭　C. 高钾血症
D. 重度贫血　E. 肺气肿

23. 慢性肾衰竭患者内分泌系统紊乱可能表现为
A. 肾素-血管紧张素Ⅱ分泌不足　B. 促肾上腺皮质激素水平升高
C. 胰岛素抵抗　D. 甲状腺素水平降低
E. 促红素分泌不足

24. 慢性肾衰竭患者治疗目标为
A. 血压控制在 140/90mmHg 以下
B. 空腹血糖控制在 5. 0～7. 2mmol/L
C. 蛋白尿控制在 0. 5g/24h 以下
D. 血红蛋白大于 120g/L
E. 明显水肿、高血压患者盐摄入限制在 5～7g/d

（二）简答题

1. 急性肾衰竭的治疗原则。
2. 慢性肾衰竭的内分泌紊乱临床表现。

第五节 泌尿系统梗阻

一、学习目标

1. **掌握** 泌尿系梗阻病因和病理生理改变。

2. **熟悉** 良性前列腺增生诊断、鉴别诊断、治疗原则；急性尿潴留病因鉴别及处理原则。

3. **了解** 肾积水的临床表现、诊断及治疗。

二、重点和难点内容

1. **肾积水** 尿液从肾盂排出受阻，蓄积后肾盂内压力增高，肾盂肾盏扩张，肾实质萎缩，功能减退，称为肾积水。临床表现：轻度肾积水多无症状；中、重度肾积水可出现腰部疼痛，有些患者以腹部肿块就诊，特别是小儿患者。较大的肾积水易在受到外伤时，引起破裂和出血。长时间梗阻所引起的肾积水，终将导致肾功能减退和丧失。双侧或孤立肾急性完全梗阻时可发生无尿，出现急性肾衰竭。肾积水的基本治疗目的是祛除病因，保护肾功能。根据肾积水病因、程度和肾功能情况，确定治疗方法。

2. **良性前列腺增生** 病因：确切病因尚不完全清楚。目前公认老龄和有功能的睾丸是发病基础。临床表现：前列腺增生的病程一般分为三个阶段：①刺激期 症状以尿频为主，特别是夜尿次数增多，是前列腺增生最早出现的症状。②代偿期 症状以排尿困难为主。进行性排尿困难是前列腺增生最重要的症状。③失代偿期 主要表现为慢性尿潴留。梗阻加重到一定程度，膀胱失代偿，排尿时不能排尽膀胱内全部尿液，出现残余尿。梗阻愈严重，残余尿量愈大，逐渐发生慢性尿潴留，并可出现充溢性尿失禁。治疗：①病变早期可以观察，不予治疗；②药物治疗：适用于刺激期和代偿早期的前列腺增生；③手术治疗指征及手术治疗方式，经尿道前列腺切除术（TURP），开放性前列腺摘除术。

3. **急性尿潴留** 病因：①机械性梗阻：膀胱颈和尿道的任何梗阻性病变，都可引起急性尿潴留；②动力性梗阻：膀胱、尿道并无器质性梗阻病变，尿潴留系排尿功能障碍所引起。治疗：急性尿潴留的治疗原则是解除病因，尽快恢复正常排尿。但有时病因不明或一时难以解除，则只能先做尿液引流，以后再处理病因，必要时行膀胱造瘘。

三、习题

（一）选择题

【A1 型题】

1. 排尿中断的症状常见于哪种疾病
   A. 膀胱癌　　B. 肾结石　　C. 输尿管结石
   D. 膀胱结石　　E. 阴茎癌

2. 下腹部外伤患者，小便不能解出，下腹痛，腹肌稍紧张，需立即确定膀胱有无破裂应用哪种方法
   A. 尿道造影　　B. 膀胱造影　　C. 排泄性尿路造影
   D. 插入导尿管注水试验　　E. 膀胱 B 超

3. 诊断肾积水首选的影像学检查是

A. 泌尿系统平片　B. 静脉尿路造影　C. KUB+IVP
D. B 超　E. 逆行造影

4. 老年男性患者，出现进行性排尿困难，最常见的原因是
A. 前列腺癌　B. 前列腺增生　C. 膀胱颈纤维性增生
D. 膀胱结石　E. 尿道结石

5. 前列腺增生患者最早出现的症状是
A. 排尿困难　B. 尿潴留　C. 尿频
D. 无痛性血尿　E. 腹股沟疝

6. 下列哪项**不是**前列腺增生的药物治疗选择
A. α 受体阻滞剂　B. 5α 还原酶抑制剂　C. 植物药
D. 雌激素　E. 丙酸睾酮

7. 前列腺增生症合并急性尿潴留，并有明显肾功能障碍，应如何处理
A. 留置导尿管，积极纠正水电解质和酸碱平衡
B. 膀胱穿刺抽尿
C. 膀胱造瘘
D. 雌激素治疗
E. 前列腺切除

【A2 型题】

8. 男性，24 岁，患急性扁桃体炎 5 天，突发寒战、高热、尿频、尿急、尿痛。会阴部痛，排尿困难。应考虑的诊断是
A. 急性肾盂肾炎　B. 急性膀胱炎　C. 急性尿道炎
D. 急性细菌性前列腺炎　E. 急性睾丸炎

9. 男性，70 岁，进行性排尿困难 4 年，多次出现急性尿潴留，目前排尿呈点滴状，前列腺明显增大，质软，弹性，残余尿 300ml，患者有冠心病已数年，时有心律不齐和心绞痛，最好采用哪种治疗方法
A. 用雌激素　B. 长期留置导尿管　C. 耻骨上膀胱造瘘
D. 前列腺切除　E. 双侧睾丸切除

【B 型题】

（10~11 题共用备选答案）
A. 药物治疗，如激素、α 受体阻滞剂　B. 导尿
C. 前列腺切除术或经尿道前列腺电切术　D. 膀胱造瘘
E. 给予抗生素

10. 男性，70 岁，近两年尿频显著，排尿费力，逐渐加重，不能排尿一天，来急诊，其治疗应该是
11. 患者行前列腺切除术后一个月，仍有尿频，尿常规：白细胞 3~5/HP。其治疗应该是

（12~15 题共用备选答案）
A. 急性膀胱炎　B. 膀胱结石　C. 膀胱癌
D. 前列腺炎　E. 尿道肉阜

12. 中年男性，间歇性无痛性全程肉眼血尿常见于
13. 青年女性，突发全程肉眼血尿，伴膀胱刺激征常见于
14. 青年男性，排尿疼痛，终末血尿常见于

15. 全程肉眼血尿，伴尿频、尿急、尿痛，尿流中断，常见于

【X 型题】

16. 前列腺增生症引起临床症状，常见于前列腺哪些部分增生所致

A. 前叶 B. 中叶 C. 后叶

D. 两侧叶 E. 以上都是

17. 巨大肾积水指

A. 成人肾积水容量超过 1000ml B. 成人肾积水容量超过 1500ml

C. 成人肾积水容量超过 2000ml D. 小儿肾积水容量超过 1000ml

E. 小儿肾积水容量超过 24 小时尿液总量

18. 前列腺增生引起的下尿路梗阻导致哪些病理改变

A. 膀胱壁肥厚 B. 形成膀胱壁小梁、憩室

C. 输尿管反流 D. 肾积水

E. 肾功能不全

（二）名词解释

导尿试验

（三）填空题

1. 正常人膀胱容量男性约________ml，女性约________ml。当膀胱中有________ml 以上的尿液时，在耻骨联合水平上可触及膀胱，叩诊呈浊音。

2. 无尿为每日尿量少于________ml，少尿为少于________ml。这是指由肾排出量减少而导致尿量减少。

3. 治疗前列腺增生的常用药物有________、________和________等。

（四）简答题

1. 简述前列腺增生的手术指征。

2. 试述前列腺增生症需与哪些疾病相鉴别。

第六节 尿 石 症

一、学习目标

1. **掌握** 泌尿系统各器官结石的主要症状、诊断、治疗原则及预防。

2. **熟悉** 泌尿系结石形成的原理、病因及常见结石的成分。

3. **了解** 尿石症所引起的病理变化。

二、重点和难点内容

1. **尿结石形成的病因** 个体因素（代谢异常、局部因素），环境因素（气候、饮食诱发结石形成因素、药物）。尿路结石引起泌尿系统直接损伤、梗阻、感染和恶性变。

2. **肾结石** 影像学检查是确诊肾结石的主要方法。包括 B 超、KUB、IVP、CT 等。

3. 肾结石治疗主要有两个目的，一是清除结石，保护肾功能；二是祛除病因，防止结石复发。外科治疗：①ESWL 现已成为治疗肾与输尿管结石的首选方法。ESWL 的最佳适应证是直径为 5~20mm 的肾结石。②经皮肾镜碎石术 优点是结石取净率较高，创伤性较小，主要

用于治疗一些复杂性结石,如鹿角形结石、多发性肾结石和胱氨酸结石。③开放手术 结石远端存在尿路狭窄需在取石的同时进行尿路成形;经 ESWL 和体内碎石失败者;体积过大或数目过多的复杂性肾结石;结石导致肾功能丧失而被迫行肾切除者。常用的手术方法有以下几种:肾盂切开取石术;非萎缩性肾实质切开取石术;肾部分切除术;肾切除术。

4. 输尿管结石 临床表现:①疼痛:典型的临床表现是输尿管绞痛,是结石在输尿管内移动所致;②血尿:腹部绞痛伴血尿是输尿管结石的特征性表现。治疗:①ESWL:是外科治疗的首选方法。②输尿管镜取石术(URSL):主要用于中段和下段输尿管结石的治疗。③输尿管切开取石术:适用于 ESWL 和输尿管镜治疗失败;结石合并远端输尿管梗阻(狭窄、瓣膜和息肉等)。④双侧上尿路结石的处理原则:双侧输尿管结石,先处理梗阻严重侧;一侧输尿管结石、对侧肾结石,先处理输尿管结石;双侧肾结石,先处理容易取出、安全侧;一般情况差者可先行经皮肾造瘘;双侧上尿路结石或孤独肾上尿路结石引起急性完全性梗阻无尿,条件许可应及时手术,否则先行输尿管插管或经皮肾造瘘。

5. 膀胱结石 临床表现:常见症状是下腹部疼痛、排尿困难和血尿。疼痛在排尿时尤为明显,并向会阴部和阴茎头部放射,常伴有终末血尿。体检时,下腹部有轻度压痛,结石较大和腹壁薄弱时,在膀胱区偶可触及结石。治疗:①经尿道取石术;②冲击波碎石术;③开放式手术。治疗膀胱结石不仅要取出结石,更为重要的是对其病因进行治疗。

三、习题

(一)选择题

【A1 型题】

1. 对侧肾功能良好的肾结石患者,下列哪种情况做肾切除
   A. 肾盂结石功能尚可　B. 肾盏结石
   C. 鹿角形结石合并肾积水　D. 肾结石合并肾功能丧失
   E. 鹿角形结石无肾积水
2. 引起尿频、尿急、排尿终末疼痛和里急后重的结石是
   A. 肾盂结石　B. 输尿管上段结石　C. 输尿管末端结石
   D. 输尿管中段结石　E. 膀胱结石
3. 为预防结石复发,下列哪种结石需要酸化尿液
   A. 草酸盐结石　B. 尿酸铵结石和磷酸铵结石
   C. 尿酸结石　D. 黄嘌呤结石
   E. 混合结石
4. 输尿管结石发生腰部绞痛的机制是
   A. 结石压迫输尿管管壁,引起输尿管管壁坏死
   B. 结石合并上尿路感染
   C. 结石嵌顿引起输尿管黏膜充血水肿
   D. 结石在输尿管内移动或嵌顿引起平滑肌痉挛
   E. 以上都不是
5. 输尿管结石与腹腔淋巴结钙化阴影、肠内容物、盆腔静脉石和骨岛的鉴别最好的方法是
   A. 腹部 X 线片检查　B. B 超　C. IVP
   D. 输尿管逆行插管造影　E. MRU

6. 膀胱结石的典型症状为
   A. 排尿中断　B. 肉眼血尿　C. 肾绞痛
   D. 回音下坠　E. 腹部疼痛

【A2 型题】

7. 患者右腰部剧烈绞痛，向右下腹部放射 3 小时，大汗淋漓，面色苍白，尿常规 RBC(+++)，哪一项检查**不应该**做
   A. 腹部平片检查(KUB)　B. 肾、输尿管 B 超检查
   C. 螺旋 CT 检查(肾、输尿管)　D. MRU 检查(磁共振尿路成像)
   E. 泌尿系分泌造影
8. 某青年长跑后发生腰部绞痛，继而出现肉眼血尿，最大可能是
   A. 肾肿瘤　B. 输尿管肿瘤　C. 膀胱肿瘤
   D. 上尿路结石　E. 下尿路结石

【B 型题】

(9~11 题共用备选答案)
   A. 肾窦肾盂切开取石术　B. 肾部分切除术　C. 肾实质切开取石术
   D. 肾切除术　E. 经输尿管镜取石

9. 左肾巨大结石并重度积水，IVP 示左肾不显影，右肾功能正常，应行
10. 一侧巨大鹿角形结石，该侧肾功能尚可，应行
11. 肾内型肾盂结石，直径 2cm 大小，应行

(12~16 题共用备选答案)
   A. 输尿管结石　B. 膀胱结石　C. 尿道结石
   D. 肾结石　E. 纯尿酸结石

12. 腹部平片上**不能**显示
13. 排尿困难、尿痛、尿潴留及会阴部疼痛可见于
14. 排尿突然中断、排尿困难和疼痛可见
15. 经皮肾镜取石或碎石术可用于
16. 肾输尿管镜取石或碎石术可用于

【X 型题】

17. 关于 B 超检查在诊断尿路结石方面的价值，下列哪些是**错误**的
   A. 能发现 KUB 不能显示的小结石和透光结石
   B. 能发现结石所致的肾脏结构改变，如肾积水
   C. 可直接显示双肾功能
   D. 可用于无尿、肾衰竭患者
   E. 可以完全替代 KUB
18. 体外冲击波碎石的并发症有
   A. 血尿　B. 肾输尿管绞痛　C. 梗阻
   D. 感染　E. 肾功能损害
19. 关于尿路结石对于泌尿系统的危害，下列哪些正确
   A. 直接损伤　B. 泌尿系梗阻　C. 诱发泌尿系结核
   D. 泌尿系感染　E. 诱发泌尿系肿瘤

20. 下列哪些检查能够显示阴性结石
A. B 超　　B. CT　　C. KUB
D. 逆行造影　　E. MRU

（二）名词解释

1. 感染性结石
2. 肾绞痛

（三）填空题

1. 输尿管三个生理狭窄处为________、________和________。

第七节　泌尿系统损伤

一、学习目标

1. **掌握**　尿道损伤、肾损伤和膀胱损伤的临床表现及并发症。
2. **熟悉**　尿道损伤、肾脏和膀胱损伤的诊断及处理原则。
3. **了解**　尿道损伤、肾脏和膀胱损伤的病理。

二、重点和难点内容

1. **肾损伤**　损伤机制：①开放性损伤；②闭合性损伤；③其他（“自发性”肾破裂、医源性肾损伤等）。损伤分类：分为轻度肾损伤和重度肾损伤。临床表现：①休克：严重肾损伤、肾蒂裂伤或合并其他器官损伤时、因创伤和失血常发生休克，甚至危及生命。②血尿：肾损伤的主要症状是血尿。血尿与损伤程度可能不一致。③疼痛：肾包膜下血肿、肾周围软组织损伤、出血和尿外渗均可引起患侧腰腹部疼痛。④腰腹部肿块：血液、尿液渗入肾周围组织起局部肿胀，形成肿块。⑤发热：由于血肿、尿外渗易继发感染，甚至导致肾周脓肿或化脓性腹膜炎，并伴有全身中毒症状。治疗：①紧急处理：及时抗休克治疗；②非手术治疗：绝对卧床休息 2~4 周；密切观察生命体征的变化；③手术治疗（开放性肾损伤、严重的闭合性肾损伤、闭合性肾损伤保守治疗无效）；④并发症的治疗。

2. **膀胱损伤**　病因：①开放性损伤；②闭合性损伤；③医源性损伤；④自发性膀胱破裂。临床表现：①休克：骨盆骨折所致疼痛，合并大出血，膀胱破裂致尿外渗及腹膜炎；②腹痛：尿外渗及血肿引起下腹部疼痛、压痛及肌紧张；③排尿困难和血尿：有尿意，但不能排尿或仅排出少量血尿；④尿瘘：开放性膀胱损伤可发生尿瘘，闭合性损伤在尿外渗感染后破溃，也可形成尿瘘；⑤局部肿胀、皮肤瘀斑；⑥氮质血症　大量尿液进入腹腔内，腹膜将尿素氮吸收到血液中而产生氮质血症。诊断：①病史与体检；②导尿及测漏实验；③X 线检查；④CT 检查。治疗原则：完全尿流改道；膀胱周围及其他尿外渗部位充分引流；闭合膀胱裂口。

3. **尿道损伤**　前尿道损伤，多为骑跨伤所致。治疗：①紧急处理（止血、抗休克治疗）；②尿道挫伤及轻度裂伤，不需特殊治疗；③尿道撕裂伤，应行经会阴尿道修补术，并留置导尿管 2~3 周；④尿道断裂，应立即施行经会阴部尿道修补术或断端吻合术，留置导尿管 2~3 周；⑤并发症处理（尿外渗、尿道狭窄）。后尿道损伤：常为骨盆骨折所致。临床表现：①休克；②疼痛；③排尿困难；④尿道出血；⑤尿外渗及血肿。诊断：病史、体检及 X 线检查。治疗：①紧急处理（抗休克治疗）；②手术治疗；③并发症处理。

三、习题

（一）选择题

【A1 型题】

1. 关于血尿，以下哪项是错误的
   A. 一般在 1000ml 尿中含 1ml 血液即呈肉眼血尿
   B. 一般在 1000ml 尿中含 10ml 血液即呈肉眼血尿
   C. 镜下血尿>3 个/HP 即有病理意义
   D. 血尿是泌尿系统疾病重要的症状之一，往往是疾病的一个危险信号
   E. 血尿程度与疾病严重性可能不成比例
2. 男，70 岁，排尿困难 3 年，逐渐加重，近两周夜间尿液不自主流出，该尿失禁最可能为
   A. 压力性尿失禁　B. 急迫性尿失禁　C. 真性尿失禁
   D. 充溢性尿失禁　E. 混合性尿失禁
3. 肾蒂损伤的主要临床表现为
   A. 显微镜下血尿　B. 大量肉眼血尿　C. 腰部肿块
   D. 腹膜炎症状　E. 严重的出血性休克
4. 判断肾损伤的程度，主要依靠
   A. 血尿程度　B. 尿路 X 线平片
   C. 排泄性尿路造影、肾 B 超、CT 检查　D. 腹部可扪及包块
   E. 取决于外伤方式
5. 闭合性肾损伤患者需绝对卧床休息到
   A. 休克纠正后　B. 血尿较清后　C. 腰腹部包块不再增大
   D. 2~4 天后　E. 2~4 周后
6. 肾损伤恢复后多长时间内不宜参加体力劳动
   A. 10~30 天　B. 2~3 个月内　C. 6~8 个月内
   D. 1~3 年内　E. 终身不能参加
7. 骨盆骨折后最易受损伤的尿道部位是
   A. 悬垂部尿道　B. 尿道球部　C. 尿道外口
   D. 尿道膜部　E. 全段尿道
8. 疑有膀胱破裂行导尿试验以明确诊断，主要观察
   A. 导尿管是否插入膀胱
   B. 有无引流出血尿
   C. 注入大量生理盐水后膀胱能否膨隆
   D. 液体进出量的差异
   E. 注水后行腹部 B 超检查时，腹腔或腹膜后液体量有无增加
9. 尿道裂伤患者，插入导尿管成功，导尿管留置时间为
   A. 导出膀胱尿液后立即拔出　B. 2~3 天
   C. 1 周　D. 1 个月
   E. 2~3 个月
10. 后尿道损伤时，尿外渗常出现在

A. 阴茎部　　B. 阴囊部　　C. 会阴部皮下组织
D. 腹膜外膀胱周围　　E. 下腹部皮下组织

11. 骨盆骨折引起后尿道损伤，同时合并休克，不恰当的处理是
A. 严密观察生命体征　　B. 输液输血
C. 纠正酸碱平衡紊乱　　D. 耻骨上膀胱穿刺或膀胱造瘘
E. 立即行尿道会师术

【A2 型题】

12. 男性，20 岁，右侧腰部撞击伤 2 小时，以右腰部疼痛、可扪及包块及肉眼血尿入院。入院体检：BP 80/40mmHg。CT、B 超示：右肾破裂，肾盂积血，左肾正常。应采取的措施
A. 口服抗生素住院观察病情变化　　B. 可回家卧床休息，密切观察病情变化
C. 输血、输液补充血容量　　D. 手术探查
E. 膀胱镜检查

13. 男性，30 岁，车祸后下腹部疼痛，胀满，排尿困难，尿道外口流血。查体：BP 80/40mmHg，P 128 次/分，下腹膨隆，导尿管不能插入，X 线平片提示骨盆粉碎性骨折，最适宜的治疗是
A. 尿道复位术　　B. 膀胱造瘘　　C. 开放手术修补膀胱
D. 抗生素治疗，观察病情变化　　E. 上导尿管引流尿液

14. 女性，36 岁，一周前因子宫内膜癌行全子宫切除，手术中出血较多，现阴道中有不间断的清亮液体流出，于膀胱内注入亚甲蓝溶液后，阴道流出液体仍清凉，应考虑的诊断是
A. 肾损伤　　B. 输尿管损伤　　C. 膀胱损伤
D. 前尿道损伤　　E. 后尿道损伤

15. 男性，30 岁，左腰部被他人拳击伤，左腰区稍有不适，尿常规红细胞(++)，BP 110/80mmHg，B 超示：左肾轻微挫伤，应采取的措施是
A. 口服抗生素，住院观察病情　　B. 可回家卧床休息，密切观察病情变化
C. 输血、输液补充血容量　　D. 手术探查
E. 膀胱镜检查

16. 男性，40 岁，车祸后 3 小时，下腹部疼痛，少量肉眼血尿，留置导尿管顺利，注水试验：进出水量差异极大，应考虑的诊断是
A. 肾损伤　　B. 输尿管损伤　　C. 膀胱损伤
D. 前尿道损伤　　E. 后尿道损伤

17. 骨盆骨折最易合并
A. 肾损伤　　B. 输尿管损伤　　C. 膀胱损伤
D. 前尿道损伤　　E. 后尿道损伤

18. 男性，20 岁，翻越靠背椅时会阴部受到骑跨伤，局部疼痛，肿胀，尿道口滴血。伤后排尿困难，5 小时急诊入院，查体：BP 120/80mmHg，P 82 次/分，下腹部膨隆，B 超证实充溢膀胱，导尿管不能插入，最适宜的治疗方法是
A. 尿道复位术　　B. 膀胱造瘘　　C. 开放手术修补膀胱
D. 抗生素治疗，观察病情变化　　E. 上导尿管引流尿液

【B 型题】

（19~22 题共用备选答案）
A. 尿频、尿急、尿痛　　B. 血尿　　C. 骑跨伤可导致

D. 骨盆骨折压伤可导致　E. 膀胱导尿试验阳性

19. 肾挫伤可有
20. 膀胱破裂可有
21. 尿道膜部损伤常见于
22. 尿道球部损伤常见于

【X 型题】

23. 疑为膀胱破裂可做下列哪些检查
    A. 导尿管做膀胱内注液实验　B. 尿道探子检查　C. 膀胱造影
    D. 尿道膀胱镜检查　E. MRU 检查
24. 膀胱损伤的原因包括
    A. 骨盆骨折　B. 腔道器械损伤　C. 自发性破裂
    D. 膀胱空虚时下腹部被拳击　E. 贯穿伤
25. 尿道损伤并发症主要有
    A. 尿道狭窄　B. 尿瘘　C. 前列腺增生
    D. 肾上腺皮质增生　E. 睾丸萎缩
26. 肾损伤时对血尿的观察可发现
    A. 血尿与损伤程度成正比　B. 大多数肾损伤患者都有血尿
    C. 肾挫伤时可出现少量血尿　D. 肾蒂损伤可无血尿
    E. 因继发感染,血尿可延续很长时间
27. 输尿管损伤的病因包括
    A. 开放性手术损伤　B. 腔内器械损伤　C. 放射性损伤
    D. 外界暴力损伤　E. 尿道造影时损伤
28. 尿道球部损伤,出血及尿液可外渗到
    A. 会阴部　B. 阴茎　C. 阴囊
    D. 下腹部　E. 两侧股部
29. 骨盆骨折,后尿道损伤伴尿少、休克患者应立即
    A. 抗休克　B. 上导尿管
    C. 膀胱造瘘　D. 立即将患者抬至放射科行尿道造影
    E. 立即手术清除骨盆血肿,行导尿术

(二)名词解释

1. 尿失禁
2. 肾自截

(三)填空题

1. 从肉眼血尿出现在排尿过程中的不同阶段可了解出血的原因,初始血尿提示________和________部出血;终末血尿提示________、________或________区出血;全程血尿提示在________或其________部位。

2. 多数肾挫裂伤可用保守治疗,绝对卧床休息________周,病情稳定,________消失后才可以允许病人离床活动。

3. 会阴部骑跨伤时,将尿道挤向________下方,引起尿道________损伤。

4. 骨盆骨折所致尿道损伤时,易损伤尿道的________部和________部。

（四）简答题

1. 试述膀胱破裂的处理原则。

2. 试述骨盆骨折所致后尿道损伤的紧急处理。

第八节　泌尿系统结核

一、学习目标

1. **掌握**　泌尿、男性生殖系统结核的发病机制、病理变化、临床表现。

2. **熟悉**　泌尿系结核的治疗原则及方法。

二、重点和难点内容

1. 肾结核的临床表现有尿频、血尿、脓尿、腰痛、全身症状及局部体征。晚期症状有肾自截、膀胱挛缩、对侧肾积水。有膀胱刺激症状，经抗菌药物治疗无明显效果者及无细菌性脓尿者，应高度怀疑泌尿系结核。抗结核化疗及手术治疗。

2. 输尿管结核表现为黏膜结核结节和溃疡，呈多发性。病变修复愈合后，管壁纤维化，可使输尿管增粗变厚，成为僵硬的条索。管腔呈节段性狭窄，引起输尿管上段和肾盂积水，进一步加重肾的破坏，使肾功能逐渐丧失。输尿管狭窄多发生于输尿管膀胱连接部的膀胱壁间段或肾盂输尿管连接处。少数患者输尿管完全闭塞，全肾广泛钙化，混有干酪样物质的结核杆菌不能随尿液流入膀胱，膀胱的继发结核病变反见好转和愈合，症状消失，称之为“肾自截”。

3. 膀胱结核常继发于肾结核，好发于膀胱三角区，尤以输尿管开口周围最常见。最初表现是膀胱黏膜充血、水肿、结核结节形成，然后发生溃疡、肉芽肿、纤维化。有时病变深达肌层，发生严重纤维组织增生和瘢痕收缩，使膀胱容量减少。由于膀胱壁的病变可使健侧输尿管口发生狭窄，或破坏其活瓣作用，导致尿液反流，进而引起对侧肾积水。膀胱挛缩和对侧肾积水都是肾结核的晚期并发症。此外，膀胱壁的溃疡偶有向邻近器官穿通形成窦道者，如结核性膀胱结肠瘘或膀胱阴道瘘。

4. 尿道结核病变主要也是溃疡、纤维化，形成狭窄。后尿道的病变有时可来自前列腺和精囊结核。

三、习题

（一）选择题

【A1 型题】

1. 泌尿系结核最早受到感染的是

A. 一侧肾　　B. 双侧肾　　C. 输尿管

D. 膀胱　　E. 尿道

2. 关于早期肾结核，下列叙述**错误**的是

A. 早期肾结核病变局限在肾皮质，并无临床症状

B. 尿中可以发现结核分枝杆菌

C. 影像学检查可发现大量蛋白

D. 尿常规检查可发现大量蛋白
E. 病变发展到肾髓质时成为临床肾结核

3. 泌尿系结核最主要的治疗方法是
A. 营养支持　　B. 抗结核药物治疗　　C. 肾切除术
D. 肾造瘘术　　E. 膀胱扩大术

【B 型题】

（4~5 题共用备选答案）
A. 尿中可查到结核分枝杆菌，仅可发现少量白细胞
B. 尿中可查到结核分枝杆菌，尿液呈酸性，有膀胱刺激征
C. 继发于肺结核
D. 全身结核症状
E. 膀胱镜见到膀胱黏膜有溃疡炎症

4. 肾皮质结核的特点是
5. 临床肾结核的特点是

【X 型题】

6. 关于泌尿系结核的抗结核药物治疗，正确的有
A. 用药时间至少 3 个月以上，早期病例则需要 6~9 个月
B. 手术治疗前后需配合药物治疗
C. 药物治疗过程中，每月复查尿常规和尿中找结核分枝杆菌
D. 首选异烟肼、利福平、乙胺丁醇、吡嗪酰胺、链霉素等杀菌药物
E. 肾结核患者如果肾盂、肾盏无明显形态改变，单纯药物治疗可治愈

7. 肾结核合并对侧肾积水的原因有
A. 对侧肾结核　　B. 对侧输尿管结核
C. 对侧输尿管口狭窄　　D. 对侧输尿管口关闭不全
E. 膀胱挛缩

（二）填空题

抗结核首选药物有________、________、________、________等杀菌药物，其他如________等抑菌药为二线药物。

第九节　泌尿、男性生殖系统肿瘤

一、学习目标

1. **掌握**　肾癌、膀胱肿瘤、前列腺肿瘤的临床表现、诊断及治疗原则。
2. **熟悉**　肾盂和输尿管上皮性肿瘤的临床表现、诊断及治疗原则。
3. **了解**　前列腺肿瘤的诊断和治疗原则。

二、重点和难点内容

1. **肾癌**　临床表现：血尿、肿块、疼痛是典型“三联症”。典型三大症状都出现时已是晚期。诊断：①血尿、疼痛、肿块仍然是肾癌的主要症状；②B 超、X 线检查平片、CT、MRI。治疗：

以手术切除为主,可采取开放性手术或腹腔镜手术行肾癌根治术,手术范围包括肾周筋膜、肾周脂肪、肾和同侧肾上腺,并作区域淋巴结清扫。肾细胞癌对放、化疗不敏感。

2. 肾盂肿瘤 临床表现和诊断:多有间歇性无痛肉眼血尿,偶可出现肾绞痛。尿细胞学检查容易发现癌细胞,膀胱镜检查可见输尿管口喷出血性尿液。CT、MRI 对诊断肾盂癌有重要价值。治疗:手术切除肾及全部输尿管,包括输尿管开口部位的膀胱黏膜。恶性度高的肾盂、输尿管肿瘤,手术后可行膀胱内化疗药物、生物制剂等灌注预防膀胱肿瘤发生。

3. 膀胱肿瘤 临床表现:①血尿:绝大多数以间歇性无痛肉眼血尿就医;②尿路刺激征:膀胱肿瘤病例偶有以尿频、尿痛等症状就诊;③排尿困难、尿潴留和下腹肿块:部分病人肿瘤大或堵塞膀胱出口时,可发生排尿困难、尿潴留;④膀胱癌晚期尚可见到下腹部浸润性肿块、严重贫血、水肿等。诊断:中老年人出现无痛血尿时都应想到泌尿系肿瘤的可能,辅助检查:①脱落细胞学;②膀胱镜检查;③X 线检查(IVP);④超声检查;⑤CT、MRI 检查。治疗:膀胱癌以手术治疗为主,化疗、放疗和免疫治疗为辅。

4. 前列腺癌 病理:前列腺腺癌最为多见,占 98%。临床表现:其症状与前列腺增生相似,早期常无症状,常在直肠指诊、B 超检查或前列腺增生手术标本中偶然发现。当前列腺癌增大阻塞尿道时,可引起尿流中断、排尿不尽、排尿困难等,但血尿并不常见。晚期直肠受累者可表现排便困难或肠梗阻;骨转移时时常有骨痛、病理性骨折、贫血、截瘫等。诊断:直肠指诊、经直肠 B 超检查和血清前列腺特异性抗原测定有重要价值。CT、MRI 可帮助了解肿瘤有无扩展至包膜外或精囊,有无盆腔淋巴结转移,对前列腺癌的诊断和分期有参考价值。治疗:前列腺癌一般发展缓慢,局限性肿瘤很少在 10 年内引起死亡。对于Ⅱ期肿瘤可行前列腺癌根治性切除术;Ⅲ、Ⅳ期癌应以内分泌治疗为主,可行睾丸切除术或药物去势,必要时配合抗雄激素制剂治疗。放疗对前列腺癌有一定的效果。姑息性放疗主要用于骨转移以缓解疼痛症状。

三、习题

(一)选择题

【A1 型题】

1. 正常前列腺液镜检为
   A. 高倍镜下白细胞<5 个,无卵磷脂小体
   B. 高倍镜下白细胞>20 个,无卵磷脂小体
   C. 高倍镜下白细胞>30 个,卵磷脂小体少
   D. 高倍镜下白细胞<10 个,卵磷脂小体多
   E. 高倍镜下白细胞>15 个,卵磷脂小体多
2. 泌尿外科疾病中哪一类疾病常**不伴**血尿
   A. 泌尿系统肿瘤　B. 泌尿系统感染
   C. 原发性醛固酮增多症　D. 泌尿系结石
   E. 泌尿系外伤
3. 下列哪一项检查对前列腺癌诊断意义**不大**
   A. PSA 检查　B. 肛门直肠指检　C. 排泄性尿路造影
   D. 前列腺穿刺活检　E. 前列腺 B 超
4. 无痛性间歇性肉眼血尿最常见于
   A. 急性肾盂肾炎　B. 急性前列腺炎　C. 肾结核

D. 膀胱肿瘤　　E. 肾肿瘤

5. 下列哪种疾病不适宜做膀胱镜检查

A. 输尿管肿瘤　　B. 尿道肿瘤　　C. 尿道狭窄

D. 前列腺癌　　E. 膀胱肿瘤

6. 出现下列哪种情况时应最先考虑泌尿系肿瘤

A. 膀胱刺激症状　　B. 无痛性肉眼血尿　　C. 排尿困难

D. 尿失禁　　E. 尿潴留

7. 肾盂癌最常见的病理类型是

A. 鳞癌　　B. 腺癌　　C. 移行上皮癌

D. 移行上皮乳头状瘤　　E. 肉瘤

8. 膀胱癌最常见的病理类型是

A. 鳞癌　　B. 腺癌

C. 移行上皮癌　　D. 上皮和间质来源的恶性混合瘤

E. 膀胱肉瘤

9. 前列腺癌最常见的病理类型是

A. 鳞癌　　B. 腺癌　　C. 移行上皮癌

D. 未分化癌　　E. 肉瘤

【B型题】

（10~11题共用备选答案）

A. 全程性无痛肉眼血尿　　B. 活动后血尿

C. 无痛性中段肉眼血尿　　D. 全程肉眼血尿伴疼痛

E. 间歇无痛初始肉眼血尿

10. 膀胱肿瘤可能

11. 上尿路结石可有

（12~13题共用备选答案）

A. 尿频、尿急、尿痛　　B. 腰痛　　C. 前述两者均有

D. 蛋白尿　　E. 水肿

12. 尿石症可有

13. 前列腺癌可有

（14~17题共用备选答案）

A. 鳞癌　　B. 腺癌

C. 移形细胞癌　　D. 上皮和间质来源的恶性混合瘤

E. 肉瘤

14. 膀胱癌最常见的病理类型是

15. 肾盂癌最常见的病理类型是

16. 前列腺癌最常见的病理类型是

17. 阴茎癌最常见的病理类型是

【X型题】

18. 下列哪些疾病容易在尿液脱落细胞中查到癌细胞

A. 肾盂癌　　B. 肾癌　　C. 肾母细胞癌

D. 膀胱癌　　E. 肾上腺皮质癌

19. 下列关于膀胱肿瘤的描述正确的是

A. 淋巴转移常见，血性转移多在晚期　　B. 高发年龄为 50~70 岁

C. 多为无痛性肉眼血尿　　D. 膀胱镜检在诊断中占重要地位

E. 以手术治疗为主

20. 关于前列腺癌的描述正确的是

A. 大多数为雄激素依赖型

B. 多从前列腺外周带发生，部分为多灶性

C. 经直肠前列腺超声检查可见前列腺内低回声区

D. T_1 期前列腺癌多余前列腺增生手术室发现

E. 70 岁以上患者常规行根治性前列腺切除术

（二）填空题

1. 男性勃起功能障碍与下列因素有关：①__________；②__________；③__________；④________；⑤________。

2. 膀胱肿瘤的扩散主要向________浸润；________是最主要的转移途径。

第七章 泌尿系统与男性生殖系统疾病答案

第一节 泌尿系统感染

（一）选择题

【A1 题型】

1. E 2. E 3. C 4. C 5. B 6. A 7. D

【A2 题型】

8. B

【A3 题型】

9. A 10. E 11. B

【X 题型】

12. C 13. ABCD 14. ABCD 15. ABCDE

（二）填空题

大肠埃希菌

（三）简答题

1. 尿路感染的治疗思路。

①明确感染性质；②鉴别上尿路感染还是下尿路感染；③明确血行感染还是上行感染；④查明泌尿系有无梗阻因素；⑤检查有无泌尿系感染的诱发因素；⑥测定尿液 pH；⑦抗菌药物的正确使用。

2. 试述急性细菌性前列腺炎的感染途径。

急性细菌性前列腺炎大多数由尿道上行感染所致，如经尿道器械操作。血行感染来源于疖、痈、扁桃体、龋齿及呼吸道感染灶。由于急性膀胱炎、急性尿潴留及急性淋病后尿道炎等的尿道感染尿液经前列腺管逆流引起。

3. 试述急性细菌性前列腺炎的感染途径。

热水坐浴及理疗（如离子透入、毫米波治疗）可减轻局部炎症，促进吸收。前列腺按摩，每周一次以引流炎性分泌物。忌酒及辛辣饮食，避免长时间骑、坐，有规律性生活。中药治疗，应用活血化瘀和清热解毒药物。

第二节 肾小球疾病

（一）选择题

【A1 型题】

1. C 2. E 3. D 4. C

【A2 题型】

5. C　　6. B

【A3 题型】

7. D　　8. D

【X 题型】

9. ABCD　　10. BCD　　11. CDE　　12. ABCD

（二）名词解释

1. 急进性肾小球肾炎是以急性肾炎综合征、肾功能急剧恶化为特点，多在早期出现少尿、无尿的症状，病理类型为新月体性肾小球肾炎的一组疾病。

2. 隐匿性肾小球肾炎系指无水肿、高血压及肾功能损害，而仅表现为肾小球源性血尿或蛋白尿的一组疾病，可由多种病理类型的原发性肾小球疾病所致，病理改变多轻微。该病的诊断为排他性诊断，首先应确定为肾小球源性血尿或蛋白尿，再除外其他疾病导致的血尿与蛋白尿，才能诊断该病。

3. IgA 肾病是指肾小球系膜区以 IgA 或 IgA 沉积为主的原发性肾小球疾病，是肾小球源性血尿最常见的病因。为目前世界范围内最常见的原发性肾小球疾病，约占全部肾活检病例的 10%~40%，原发性肾小球疾病的 20%~50%。

（三）简答题

1. 慢性肾小球肾炎的治疗原则。

①控制高血压和减少尿蛋白；②限制蛋白及磷的摄入；③慎用糖皮质激素和细胞毒药物；④避免加重肾脏损害的因素。

2. 肾功能检查常用方法有哪些？

尿比重测定；血肌酐和血尿素氮测定；内生肌酐清除率测定；肾小球滤过率和有效肾血流测定。

第三节　间质性肾炎和肾小管性酸中毒

（一）选择题

【A1 题型】

1. C　　2. B　　3. E　　4. B

【X 题型】

5. BCDE　　6. ACD

（二）名词解释

AIN（acute interstitial nephritis）又称急性肾小管-间质性肾炎，是一组肾间质炎性细胞浸润及肾小管变性为主要病理表现的急性肾脏病。常见病因有药物过敏、感染、自身免疫性疾病等。

（三）简答题

什么是尿频？引起尿频的常见原因有哪些？

排尿频率增多称为尿频。正常人正常成年人白天排尿 3~6 次，夜间 0~1 次。尿频者 24 小时排尿>8 次，夜间排尿>2 次。①生理性尿频：饮水多、服用利尿药物等，精神因素等可引起尿频；②病理性尿频：泌尿生殖道炎症、各种原因引起膀胱容量减少、下尿道梗阻以致残余尿量增多引起的尿频，糖尿病、尿毒症、肾浓缩功能障碍也可以引起尿频。

第四节 肾衰竭

（一）选择题

【A1 题型】

1. B　2. A　3. B

【A2 题型】

4. D　5. C

【A3 题型】

6. A　7. C　8. A　9. D　10. D　11. D　12. A

【B 题型】

13. A　14. C　15. E　16. D　17. B　18. C　19E　20. E　21. E

【X 题型】

22. ABCDE　23. CDE　24. A

（二）简答题

1. 急性肾衰竭的治疗原则。

主要包括尽早识别并纠正可逆病因。维持内环境稳定、营养支持、防止并发症及肾脏替代治疗等方面。

2. 慢性肾衰竭的内分泌紊乱临床表现。

①肾脏本身内分泌功能紊乱，如 EPO 不足及肾内肾素-血管紧张素Ⅱ过多；②糖耐量异常和胰岛素抵抗；③下丘脑-垂体内分泌功能紊乱如泌乳素、促黄体生成素等水平升高；④外周内分泌腺功能紊乱如继发性甲旁亢等。

第五节 泌尿系统梗阻

（一）选择题

【A1 型题】

1. D　2. D　3. D　4. B　5. C　6. E　7. A

【A2 型题】

8. D　9. C

【B 型题】

10. B　11. E　12. C　13. A　14. D　15. B

【X 型题】

16. BD　17. AE　18. ABCDE

（二）名词解释

导尿试验为插入导尿管后，向导尿管内注入无菌生理盐水 200ml，片刻后吸出，若液体进出量差异很大，提示膀胱破裂。

（三）填空题

1. 400　500　150

2. 100　400

3. 5α-还原酶抑制剂　α-肾上腺能受体阻滞剂　植物类药物

（四）简答题

1. 简述前列腺增生的手术指征。

药物治疗后经随访病程仍在进展；尿流动力学有明显梗阻改变或残余尿经常在50ml以上；虽然尿流动力学改变不明显，但症状严重影响生活和工作；已引起上尿路积水和肾功能损害；反复发生急性尿潴留、尿路感染、肉眼血尿和并发膀胱结石。

2. 试述前列腺增生症需与哪些疾病相鉴别。

需与前列腺增生相鉴别的疾病有：膀胱颈痉挛、前列腺癌、膀胱癌、神经源性膀胱功能障碍及尿道狭窄等。

第六节　尿　石　症

（一）选择题

【A1 型题】

1. D　2. E　3. B　4. D　5. D　6. A

【A2 型题】

7. D　8. D

【B 型题】

9. D　10. C　11. A　12. E　13. C　14. B　15. D　16. A

【X 型题】

17. CE　18. ABCDE　19. ABD　20. ABD

（二）名词解释

1. 感染性结石通常是指能分解尿素的细菌感染所形成的无水磷酸镁铵、磷酸钙和铵的尿酸盐结石。其他各种尿石症并发梗阻和感染后，均可形成感染性结石。

2. 肾绞痛指当肾盂输尿管连接处或输尿管急性完全性梗阻时，背肋区发生绞痛。疼痛为阵发性，剧痛难忍，辗转不安，大汗，伴恶心呕吐。

（三）填空题

输尿管肾盂连接处　输尿管跨越髂血管处　输尿管膀胱连接处

第七节　泌尿系统损伤

（一）选择题

【A1 型题】

1. B　2. D　3. E　4. C　5. E　6. B　7. D　8. D　9. C　10. D　11. E

【A2 型题】

12. D　13. B　14. C　15. B　16. C　17. E　18. A

【B 型题】

19. B　20. E　21. D　22. C

【X 型题】

23. ACD　24. ABCE　25. AB　26. BCDE　27. ABCD　28. ABCD　29. AC

（二）名词解释

1. 尿失禁是指尿液不能由意志控制而自行排出。

2. 肾自截指肾结核扩散到输尿管后，输尿管壁纤维化、管腔狭窄，引起尿路梗阻。有时可发生输尿管完全闭塞，混有干酪样物质的结核分枝杆菌不能随尿液流入膀胱，膀胱的继发结核病变反而好转，膀胱刺激症状缓解，此时肾脏病变仍存在并进展。

（三）填空题

1. 尿道　膀胱颈　后尿道　膀胱颈　三角　膀胱　以上

2. 2~4　血尿

3. 耻骨联合　球部

4. 前列腺　膜

（四）简答题

1. 试述膀胱破裂的处理原则。

完全尿流改道；膀胱周围及其他尿外渗部位充分引流；闭合膀胱壁裂口。

2. 试述骨盆骨折所致后尿道损伤的紧急处理。

骨盆骨折患者需平卧，勿随意搬动，以免加重损伤，常需抗休克治疗。一般不宜插入导尿管，以免加重局部损伤，导致血肿感染。若导尿管插入血肿内，引流出大量血液，会加重休克。膀胱充盈而未能及时手术者可做耻骨上穿刺抽出尿液。

第八节　泌尿系统结核

（一）选择题

【A1 型题】

1. B　2. D　3. B

【B 型题】

4. A　5. B

【X 型题】

6. BCE　7. CDE

（二）填空题

异烟肼　利福平　吡嗪酰胺　链霉素　乙胺丁醇

第九节　泌尿、男性生殖系统肿瘤

（一）选择题

【A1 型题】

1. D　2. C　3. C　4. D　5. C　6. B　7. C　8. C　9. B

【B 型题】

10. A　11. B　12. C　13. A　14. C　15. C　16. B　17. A

【X 型题】

18. AD　　19. ABCDE　　20. ABC

（二）填空题

1. 心理因素　药物因素　不良生活方式　躯体疾病　手术与外伤
2. 膀胱壁内深部　淋巴转移

（彭　晖　胡志全）

第八章

血液造血系统疾病

第一节　红细胞疾病

缺铁性贫血

一、学习目标

1. **掌握**　贫血的定义；缺铁性贫血的临床表现、实验室检查、诊断、鉴别诊断、治疗原则。
2. **熟悉**　缺铁性贫血的病因。

二、重点和难点内容

1. 缺铁性贫血的临床表现、实验室检查、诊断、鉴别诊断、治疗原则。
2. 缺铁性贫血的实验室检查，特别是铁代谢的指标。

三、习题

（一）选择题

【A1 型题】

1. 能准确反映体内铁储存量的指标为
   A. 骨髓细胞外铁染色　　B. 血清铁　　C. 总铁结合力
   D. 血清转铁蛋白受体　　E. 血清铁饱和度
2. 关于缺铁性贫血正确的是
   A. 血清铁降低，总铁结合力增高，运铁蛋白饱和度增高
   B. 血清铁降低，总铁结合力增高，运铁蛋白饱和度降低
   C. 血清铁降低，总铁结合力增高，运铁蛋白饱和度正常
   D. 血清铁降低，总铁结合力降低，运铁蛋白饱和度增高
   E. 血清铁降低，总铁结合力降低，运铁蛋白饱和度降低
3. 明确缺铁诊断的实验室检查为
   A. 平均红细胞血红蛋白浓度及平均血红蛋白含量减少
   B. 血清铁蛋白浓度下降
   C. 血清铁浓度下降
   D. 骨髓储存铁缺乏

E. 平均红细胞体积下降

4. 缺铁性贫血注射铁剂的指征是

A. 口服铁剂两周血红蛋白未恢复
B. 慢性失血
C. 原有胃肠道疾病
D. 合并有巨幼细胞性贫血
E. 病人不愿意服铁剂者

【A2 型题】

5. 女性,40 岁,头晕、乏力、面色苍白 3 个月,有月经增多约 1 年。血象:WBC 4.3×10^9/L,RBC 4.6×10^{12}/L,Hb 62g/L,PLT 130×10^9/L。该患者最可能出现的体征

A. 匙状指
B. 脾大
C. 巩膜黄染
D. 浅表淋巴结肿大
E. 镜面舌

6. 男性,50 岁,头晕、乏力 2 月余,体重下降 5kg。血象:WBC 4.3×10^9/L,RBC 4.6×10^{12}/L,Hb 62g/L,PLT 130×10^9/L,MCV 62fl,MCH 24pg,骨髓细胞内外铁染色(-),为寻找贫血原因,首先应行下列哪项检查

A. 胸片
B. 肝胆超声
C. 血红蛋白电泳
D. 骨髓活检
E. 消化道 X 线或内镜检查

7. 患者女性,36 岁,头晕、乏力、心悸 1 个月,无偏食,无月经增多,Hb 65g/L,外院诊断为缺铁性贫血,口服硫酸亚铁治疗 2 个月,血红蛋白升至正常后继续服药半年。停药后 3 个月又出现以上症状,Hb 68g/L,患者再次贫血的原因可能为

A. 诊断有误
B. 消化道慢性失血
C. 铁剂疗程不足
D. 缺铁的病因未去除
E. 自身免疫性贫血

8. 男性,40 岁。发热、咳嗽、咳黄脓痰 2 个月,肺部 X 线示右肺脓肿。血象:WBC 24×10^9/L,Hb 80g/L,PLT 290×10^9/L。诊断为慢性病性贫血。下列哪项**不是**该病例铁代谢的特点

A. 血清铁降低
B. 骨髓铁染色外铁降低
C. 总铁结合力降低
D. 骨髓铁染色铁粒幼细胞减少
E. 红细胞内游离原卟啉增加

9. 女性,50 岁,农村人,发现贫血半年,服铁剂治疗有效,疑为寄生虫感染,下列哪种寄生虫易引起缺铁性贫血

A. 钩虫
B. 肝吸虫
C. 蛲虫
D. 血吸虫
E. 肺吸虫

10. 女性,62 岁,乏力、易倦、活动后气促 3 个月,大、小便正常。偏素食。查体:面色苍白、皮肤干燥、指甲变平,心肺正常。血象:WBC 4.9×10^9/L,RBC 3.5×10^{12}/L,Hb 62g/L,PLT 390×10^9/L,铁蛋白 3μg/L,诊断为缺铁性贫血,口服富马酸亚铁 4 周复查血象 Hb 128g/L。下一步治疗为

A. 停药
B. 持续 4~6 个月后停药
C. 持续 1 个月后停药
D. 终生口服铁剂治疗
E. 持续治疗 2 年

【B 型题】

(11~13 题共用备选答案)

A. 血清铁降低,总铁结合力增高,运铁蛋白饱和度增高
B. 血清铁增高,总铁结合力降低,运铁蛋白饱和度降低

C. 血清铁降低，总铁结合力增高，运铁蛋白饱和度降低
D. 血清铁增高，总铁结合力不低，运铁蛋白饱和度增高
E. 血清铁降低，总铁结合力降低，运铁蛋白饱和度降低

11. 缺铁性贫血
12. 慢性病性贫血
13. 铁粒幼细胞贫血

（二）简答题

1. 简述缺铁性贫血的骨髓象。
2. 简述缺铁性贫血的常见病因。
3. 简述缺铁性贫血的实验室检查。
4. 简述缺铁性贫血的治疗原则。

再生障碍性贫血

一、学习目标

1. **掌握** 再生障碍性贫血的临床表现、实验室检查、诊断、鉴别诊断、治疗原则。
2. **熟悉** 再生障碍性贫血的病因、发病机制。
3. **了解** 再生障碍性贫血的分型及其标准。

二、重点和难点内容

再生障碍性贫血的临床表现、实验室检查、诊断、鉴别诊断、治疗原则。再生障碍性贫血的病因、发病机制。

三、习题

（一）选择题

【A1 型题】

1. 下列哪一项**不符合**再生障碍性贫血

A. 进行性贫血　B. 出血
C. 感染　D. 一般多有肝、脾、淋巴结肿大
E. 骨髓增生低下

2. 下列哪一项**不符合**再生障碍性贫血的诊断

A. 发热、出血、贫血　B. 一般无肝、脾、淋巴结肿大
C. 全血细胞减少　D. 骨髓增生低下
E. 局部增生灶偶见巨核细胞增多

3. 治疗慢性再生障碍性贫血最常用的药物是

A. 糖皮质激素　B. 中药　C. 硝酸士的宁
D. 环孢素 A　E. 碳酸锂

4. 下列药物中最容易引起再生障碍性贫血的是

A. 氯霉素　B. 磺胺类　C. 青霉素
D. 保泰松　E. 对乙酰氨基酚

5. 关于再生障碍性贫血的免疫异常,下列说法**不正确**的是
   A. B 淋巴细胞功能亢进
   B. $CD8^{+}T$ 抑制细胞比例增高
   C. $CD25^{+}T$ 细胞比例增高
   D. Th1 型细胞增高
   E. 血清 IL-2、INF-γ、TNF 水平增高

【A2 型题】

6. 女性,19 岁。头晕、乏力、牙龈出血、月经增多 1 个月。体检:贫血貌,皮肤可见散在瘀点,胸骨无压痛,肝、脾肋下未触及。血常规:WBC $1.0×10^9/L$,Hb 56g/L,PLT $17×10^9/L$。疑为再生障碍性贫血,下列哪项最有助于该病诊断
   A. 外周血全血细胞减少
   B. 网织红细胞数降低
   C. 骨髓细胞培养集落生长能力降低
   D. 骨髓增生低下,造血细胞减少,非造血细胞增多
   E. 正常细胞色素性贫血
7. 女性,23 岁。头晕、乏力、月经过多 2 个月。体检:贫血貌,浅表淋巴结未触及,胸骨无压痛,肝、脾肋下未触及。血常规:WBC $2.3×10^9/L$,Hb 65g/L,PLT $23×10^9/L$。分别在髂前上棘和髂后上棘进行骨髓穿刺,取材均不满意,胸骨穿刺提示骨髓增生减低,粒、红系减少,未见巨核细胞。诊断考虑为
   A. 缺铁性贫血
   B. 急性白血病
   C. 再生障碍性贫血
   D. 骨髓纤维化
   E. Evan's 综合征
8. 女性,30 岁。高热、咽痛 1 周。查体:贫血貌,浅表淋巴结未触及,咽部充血,双肺未闻及干湿性啰音,胸骨无压痛,肝、脾肋下未触及。血常规:WBC $0.9×10^9/L$,Hb 57g/L,PLT $12×10^9/L$。骨髓涂片示增生减低,粒、红系减少,未见巨核细胞,淋巴细胞占 90%。诊断考虑为
   A. 急性淋巴细胞白血病
   B. 传染性单核细胞增多症
   C. 慢性淋巴细胞白血病
   D. 再生障碍性贫血
   E. 脾功能亢进
9. 男性,25 岁,头晕、乏力、面色苍白 3 个月。查体:贫血貌,皮肤可见少许瘀斑,浅表淋巴结未触及,胸骨无压痛,肝、脾肋下未触及。血常规:WBC $1.5×10^9/L$,Hb 59g/L,PLT $16×10^9/L$。外周血涂片未见幼稚细胞,骨髓增生减低,粒、红、巨核三系减少,未见病态造血,尿 Rous 试验阴性,血 Ham 试验阴性。确诊后即刻可以进行的治疗是
   A. 铁剂治疗
   B. 叶酸、维生素 B_{12}治疗
   C. 环孢素 A 治疗
   D. 脾切除治疗
   E. 骨髓移植
10. 女性,21 岁,头晕、乏力、牙龈出血 3 个月,血象显示全血细胞减少,**不支持**再生障碍性贫血的诊断是
    A. 骨髓中巨核细胞减少或缺如
    B. 外周血出现有核红细胞
    C. 骨髓中淋巴细胞比例增高
    D. 骨髓中浆细胞增多
    E. 骨髓增生度减低
11. 男性,70 岁,发现白细胞、血小板减少 3 年,未诊治。查体:贫血貌,皮肤未见瘀斑,浅表淋巴结未触及,胸骨无压痛,肝脏肋下未触及,脾肋下 3cm。血常规:WBC $1.7×10^9/L$,Hb 90g/L,PLT $22×10^9/L$,淋巴细胞 35%。B 超提示:肝硬化、脾大。该患者全血细胞减少的原因可

能为

A. 急性白血病　　B. 脾功能亢进　　C. 再生障碍性贫血

D. 骨髓纤维化　　E. 骨髓增生异常综合征

12. 女性,35 岁,高热、月经增多 1 周。血常规:WBC $0.5\times10^9/L$,Hb 60g/L,PLT $3\times10^9/L$。骨髓象符合再生障碍性贫血,初诊为重型再生障碍性贫血。下列哪项**不是**该患者的治疗措施

A. 雄激素　　B. 环孢素 A　　C. 抗胸腺细胞球蛋白

D. 糖皮质激素　　E. 造血干细胞移植

（二）简答题

1. 简述诊断再生障碍性贫血时需注意与哪些疾病鉴别。
2. 简述再生障碍性贫血的诊断标准。
3. 简述再障的分型诊断标准。
4. 简述再障的治疗原则。

溶血性贫血

一、学习目标

1. **掌握**　溶血性贫血的临床表现、实验室检查、诊断、鉴别诊断、治疗原则。
2. **熟悉**　溶血性贫血的病因、发病机制。
3. **了解**　血管内溶血和血管外溶血的区别。

二、重点和难点内容

1. 溶血性贫血的临床表现、实验室检查、诊断、鉴别诊断、治疗原则。
2. 溶血性贫血的实验室检查,血管内溶血和血管外溶血的区别。

三、习题

（一）选择题

【A1 型题】

1. 关于溶血性贫血的病因哪项是**错误**的

A. 红细胞内在缺陷所致溶血性贫血,大多是先天性或遗传性的

B. 红细胞内在缺陷与膜、Hb 分子结构及红细胞内酶的缺陷有关

C. 细胞外在因素所致溶血大多是后天获得的,可能与免疫、化学、物理、生物学等因素有关

D. 阵发性睡眠性血红蛋白尿是红细胞内在缺陷的遗传性疾病

E. 红细胞内 G-6-PD 缺乏,服用某些药物会发生急性溶血

2. 急性溶血最开始的症状是

A. 寒战、高热、腰痛　　B. 血红蛋白尿　　C. 休克

D. 昏迷　　E. 肾衰竭

3. 溶血性贫血**没有**的表现为

A. 尿中尿胆原排泄增加　　B. 血清结合珠蛋白增加

C. 血中非结合胆红素增加　　D. 网织红细胞增加

E. 骨髓幼红细胞增加

4. 关于溶血性贫血的实验室检查,下列哪项是错误的
A. 血清间接胆红素增加,尿中尿胆原增加
B. 血管内溶血和血管外溶血时均有网织红细胞增加
C. 血管外溶血时,血浆结合珠蛋白消失
D. 慢性血管内溶血时,尿含铁血黄素阳性
E. 骨髓增生明显活跃,红系增加

5. 下列疾病中,首选糖皮质激素治疗的是
A. 再生障碍性贫血
B. 地中海贫血
C. 自身免疫性溶血性贫血
D. 遗传性球形红细胞增多症
E. 阵发性睡眠性血红蛋白尿

6. 遗传性球形红细胞增多症最好的治疗措施是
A. 输血治疗
B. 糖皮质激素治疗
C. 脾切除
D. 大剂量丙种球蛋白
E. 免疫抑制剂

7. 下列哪项不是血管内溶血的检查指标
A. 尿含铁血黄色
B. 血清结合珠蛋白
C. 尿潜血试验
D. 海因小体
E. 血浆游离血红蛋白

8. 下列哪项溶血性疾病不是遗传性疾病
A. 地中海贫血
B. G-6-PD 缺乏症
C. 阵发性睡眠性血红蛋白尿
D. 遗传性球形红细胞增多症
E. 镰状细胞性贫血

【A2 型题】

9. 男性,48 岁。因关节痛服“蛇酒”后出现酱油样尿、发热、头痛、心悸 1 周。查体:巩膜无明显黄染,肝、脾不大。尿胆原阴性,尿潜血(++++)。Hb 34g/L,WBC 12×10^9/L,PLT 正常,网织红细胞 2.4%。该患者诊断为
A. 急性溶血性贫血
B. 慢性溶血性贫血
C. 急性失血性贫血
D. 免疫性溶血性贫血
E. 继发性贫血

10. 女性,44 岁。活动后心悸、气促半年。查体:巩膜黄染,脾脏肋下 3cm。尿胆原阳性,尿潜血阴性。Hb 64g/L,WBC、PLT 正常,网织红细胞 16%。血清总胆红素 77μmol/L,间接胆红素 65μmol/L,肝功能正常。HbsAg(+)。该患者可能为
A. 肝炎性黄疸
B. 阻塞性黄疸
C. 溶血性黄疸
D. 家族性非溶血性黄疸
E. 混合型黄疸

11. 女性,28 岁,有风湿病史,诉头晕、乏力 3 个月。查体:贫血貌,皮肤轻度黄染,脾肋下 3cm。实验室检查:红细胞半衰期 15 天,Coombs 试验(+),考虑溶血性贫血,最有可能的诊断是
A. 遗传性球形红细胞增多症
B. 葡萄糖-6-磷酸脱氢酶缺乏症
C. 海洋性贫血
D. 自身免疫性溶血性贫血
E. 阵发性睡眠性血红蛋白尿

12. 男性,45 岁,头晕、乏力、面色苍白 3 年。查体:皮肤、巩膜轻度黄染,脾肋下 2cm。血常规:WBC 2.2×10^9/L,Hb 56g/L,PLT 32×10^9/L。骨髓增生活跃,红系增生,以中、晚幼红为主,尿 Rous 试验(+),Ham(+)。该患者诊断为

A. 遗传性球形红细胞增多症
B. 葡萄糖-6-磷酸脱氢酶缺乏症
C. 海洋性贫血
D. 自身免疫性溶血性贫血
E. 阵发性睡眠性血红蛋白尿

13. 男性，10 岁，食新鲜蚕豆后发生黄疸及酱油色尿。最具有诊断意义的检查是
A. 红细胞渗透脆性试验
B. 葡萄糖-6-磷酸脱氢酶活性
C. 血红蛋白电泳
D. 抗人球蛋白试验
E. 酸化溶血试验

【B 型题】

（14~18 题共用备选答案）
A. 红细胞渗透脆性增高
B. 高铁血红蛋白还原试验（+）
C. 血红蛋白电泳异常
D. 抗人球蛋白试验（+）
E. 酸化溶血试验（+）

14. 自身免疫性溶血性贫血
15. 阵发性睡眠性血红蛋白尿
16. 遗传性球形红细胞增多症
17. 葡萄糖-6-磷酸脱氢酶缺乏症
18. 地中海贫血

（19~21 题共用备选答案）
A. 输血
B. 泼尼松口服
C. 免疫抑制剂
D. 脾切除
E. 睾丸酮

19. 再生障碍性贫血的首选治疗
20. 遗传性球形红细胞增多症的首选治疗
21. 自身免疫性溶血性贫血的首选治疗

（二）简答题

1. 简述急性溶血、慢性溶血的临床表现。
2. 简述溶血性贫血的诊断步骤。
3. 溶血性贫血需与哪些疾病相鉴别。
4. 溶血性贫血的治疗原则。

第二节 白细胞疾病

白血病概述

一、学习目标

熟悉 白血病的病因、发病机制、分类。

二、重点和难点内容

1. **重点** 白血病的病因、发病机制、分类。
2. **难点** 白血病的发病机制。

急性白血病

一、学习目标

1. **掌握** 急性白血病的临床表现、实验室检查、诊断、鉴别诊断、治疗原则。
2. **熟悉** 急性白血病的FAB分型。
3. **了解** 急性白血病WHO分型标准。

二、重点和难点内容

1. **重点** 急性白血病的临床表现、实验室检查、诊断、鉴别诊断、治疗原则。
2. **难点** 急性白血病的FAB分型、WHO分型、治疗原则。

三、习题

（一）选择题

【A1型题】

1. 确诊急性粒细胞性白血病的主要依据是
   A. 末梢血全血细胞减少　B. 血中出现幼稚粒细胞
   C. 骨髓增生极度活跃　D. 骨髓中原始及早幼粒细胞百分率显著增高
   E. 骨髓中可见破碎细胞增多
2. 急性白血病出现贫血最主要的原因是
   A. 红细胞寿命缩短　B. 造血原料缺乏
   C. 广泛出血　D. 无效红细胞生成
   E. 幼红细胞的生长受到异常增生细胞的干扰
3. 关于急性白血病的治疗原则哪项是**错误**的
   A. 化学治疗是当前的主要治疗措施
   B. 支持治疗如感染、出血的防治可保证治疗顺利进行
   C. 需注意骨髓外白血病的防治
   D. 缓解诱导后体内白血病细胞下降到10^9以下时仍要进行巩固维持治疗
   E. 巩固维持治疗的时间约持续1年
4. 对于急性白血病进行诱导治疗的目标是
   A. 完全杀灭白血病细胞，症状消失
   B. 使体内白血病细胞减少到10^9，血常规、骨髓象、症状好转
   C. 使体内白血病细胞减少到10^9或以下，骨髓造血功能恢复，症状和体征消失
   D. 临床症状改善，肝、脾、淋巴结明显缩小
   E. 红细胞恢复到正常水平
5. 脑膜白血病最常见于
   A. 儿童急性粒细胞性白血病早期　B. 急性淋巴细胞性白血病
   C. 急性单核细胞性白血病　D. 慢性粒细胞性白血病急变
   E. 慢性淋巴细胞性白血病
6. 关于急性白血病细胞化学染色说法**错误**的是

A. 过氧化物酶染色在急性淋巴细胞白血病是阳性
B. 糖原染色在急性淋巴细胞白血病是阳性
C. 非特异性酯酶染色在急性单核细胞白血病是阳性,能被氟化钠所抑制
D. 糖原染色在急性粒细胞白血病是阴性
E. 非特异性酯酶染色在急性粒细胞白血病是弱阳性

【A2 型题】

7. 男性,32 岁,面色苍白、骨骼疼痛、发热、牙龈出血 1 周。查体:中度贫血貌,咽部充血,双侧颌下、腋窝可触及多个直径约 1.5cm 的淋巴结,轻触痛。胸骨压痛,肝、脾肋下未触及。以下哪种检查最能明确诊断
A. 血常规检查　B. 淋巴结活检　C. 骨髓细胞学检查
D. 血液生化检查　E. 免疫学检查

8. 女性,16 岁,确诊急性淋巴细胞白血病后经正规化疗 3 个疗程,骨髓象显示完全缓解,近一周出现头晕头痛,腰椎穿刺脑脊液检查提示压力 200mmH_2O,蛋白含量升高,糖含量下降,白细胞数增多,并可找到幼稚细胞。该患者最可能的诊断是
A. 急性淋巴细胞白血病合并中枢神经系统白血病
B. 急性淋巴细胞性白血病并颅内出血
C. 急性淋巴细胞性白血病化疗后反应
D. 急性淋巴细胞性白血病并隐球菌感染
E. 急性淋巴细胞性白血病并病毒性脑炎

9. 男性,42 岁,头晕、牙龈出血 2 个月。查体:轻度贫血貌,全身浅表淋巴结未触及。胸骨无压痛,肝脾肋下未触及。血常规 WBC 3.0×10^9/L,Hb 85g/L,PLT 8×10^9/L。骨髓涂片示原始细胞 35%,可见 Auer 小体。该患者的诊断是
A. 急性粒细胞性白血病　B. 急性淋巴细胞性白血病
C. 慢性淋巴细胞性白血病　D. 慢性粒细胞性白血病
E. 再生障碍性贫血

10. 男性,24 岁,面色苍白、骨痛伴右侧睾丸肿胀疼痛 1 周。经右侧睾丸穿刺找到白血病细胞,经骨穿确诊为急性粒细胞白血病(M1)。血常规 WBC 11×10^9/L,Hb 80g/L,PLT 37×10^9/L。该患者最佳的治疗方案是
A. DA 方案+双侧睾丸照射　B. DA 方案+右侧睾丸照射
C. DA 方案　D. DA 方案+双侧睾丸切除
E. DA 方案+右侧睾丸切除

11. 女性,23 岁,皮肤瘀斑、鼻出血 2 周。查体:中度贫血貌,全身浅表淋巴结未触及。皮肤可见片状瘀斑。胸骨轻压痛,肝肋下 2cm,脾肋下未触及。血常规 WBC 3.0×10^9/L,Hb 65g/L,PLT 12×10^9/L。骨髓涂片示髓系增生活跃,早幼粒细胞 79%。治疗首选
A. 维 A 酸　B. DA 方案　C. HOAP 方案
D. VDLP 方案　E. 小剂量 Ara-C 方案

12. 男性,21 岁,头晕、头痛、发热、骨痛 2 周。查体:颈部轻度抵抗,胸骨压痛,肝肋下 2cm,脾肋下 3cm。血常规 WBC 18×10^9/L,Hb 80g/L,PLT 33×10^9/L。骨髓涂片示原始、幼稚淋巴细胞 80%。应首选以下化疗方案治疗
A. DA　B. VDLP　C. HOAP

D. VDLP 化疗+MTX 鞘内注射 E. DA 化疗+MTX 鞘内注射

13. 男性,56 岁,反复右上肢皮肤潮红瘙痒 3 个月。查体:轻度贫血貌,右上肢前臂皮肤有一 2cm×3.5cm 大小的硬结,稍高出皮面、色潮红、分界尚清、表面有少许渗液出血,胸骨轻压痛,腹软,肝脾未触及。血常规 WBC 30×10^9/L,Hb 90g/L,PLT 80×10^9/L,可见 80%幼稚细胞。骨髓涂片示有核细胞增生活跃,原始粒细胞 88%,红系、巨核系受抑,该患者皮损很可能是急性白血病合并

A. 皮肤浸润 B. 皮肤过敏 C. 皮肤湿疹

D. 皮肤痒疹 E. 皮肤带状疱疹

14. 男性,50 岁,面色苍白、骨痛及牙龈肿胀 1 个月。查体:中度贫血貌,全身皮肤未见出血点,全身浅表淋巴结未触及。牙龈弥漫性肿胀,胸骨轻压痛。腹软,肝肋下 2cm,脾肋下未触及。血常规 WBC 17.0×10^9/L,Hb 68g/L,PLT 12×10^9/L。骨髓涂片示骨髓增生活跃,原始细胞占 75%,部分可见 Auer 小体,红系、巨核系受抑。该患者最佳诊断为

A. 急性粒细胞性白血病 B. 急性淋巴细胞性白血病

C. 急性早幼粒细胞性白血病 D. 慢性粒细胞性白血病急粒变

E. 骨髓增生异常综合征(MDS)

15. 男性,18 岁,牙龈肿胀、渗血 2 周。查体:中度贫血貌。牙龈弥漫性肿胀,少许渗血,胸骨轻压痛。腹平软,肝脾肋下未触及。血常规 WBC 17.5×10^9/L,Hb 68g/L,PLT 12×10^9/L。骨髓涂片示骨髓增生极度活跃,原始粒细胞占 80%,红系、巨核系受抑。该患者细胞组织化学检查最常见的是

A. PAS 阳性 B. POX 阳性

C. NAP 强阳性 D. 非特异性酯酶阳性,能被 NaF 抑制

E. NAP 弱阳性

16. 男性,19 岁,反复低热、骨痛、面色苍白、牙龈渗血 2 周。血常规 WBC 11×10^9/L,Hb 58g/L,PLT 34×10^9/L。骨髓象:骨髓增生极度活跃,原始粒细胞占 92%,红系、巨核系受抑。下列哪些体征**最少**出现

A. 胸骨压痛 B. 肝脏肿大 C. 脾脏肿大

D. 淋巴结肿大 E. 颈静脉怒张

17. 女性,16 岁,发热、双下肢瘀斑 1 周。血常规 WBC 11×10^9/L,RBC 2.80×10^{12}/L,Hb 63g/L,PLT 34×10^9/L。骨髓象:骨髓增生活跃,原始淋巴细胞占 90%,以下哪种情况在该患者骨髓检查中**最少**见

A. PAS 阳性 B. Auer 小体 C. 骨髓增生极度活跃

D. 红系受抑制 E. 巨核细胞受抑制

18. 女性,25 岁,发热、月经增多 1 周。血常规 WBC 11.3×10^9/L,RBC 2.7×10^{12}/L,Hb 68g/L,PLT 30×10^9/L。骨髓提示急性单核细胞白血病,以下哪种体征在该患者**最少**见

A. 巩膜黄染 B. 牙龈肿胀 C. 胸骨压痛

D. 肝脾肿大 E. 皮肤瘀斑

19. 女性,20 岁,发热、关节疼痛、皮肤瘀斑 1 个月。血常规 WBC 17.3×10^9/L,RBC 3.2×10^{12}/L,Hb 82g/L,PLT 23×10^9/L。血沉偏快,ASO 正常。骨髓提示急性淋巴细胞白血病,以下哪种体征在该患者**最少**见

A. 皮肤瘀斑 B. 皮肤环形红斑 C. 肝脾肿大

D. 浅表淋巴结肿大　　E. 皮肤浸润瘀斑

20. 女性,28 岁,牙龈渗血、面色苍白 1 个月。查体:中度贫血貌。牙龈弥漫性肿胀,少许渗血,胸骨轻压痛。腹平软,肝肋下 1cm,脾肋下未触及。血常规 WBC $10.3\times10^{9}/L$,RBC $3.0\times10^{12}/L$,Hb 69g/L,PLT $24\times10^{9}/L$。骨髓提示急性粒细胞白血病,以下哪种情况在该患者骨髓检查中**最少**见

A. PAS 阳性　　B. Auer 小体　　C. 骨髓增生极度活跃

D. 粒系比例明显增高　　E. 巨核细胞受抑制

21. 女性,20 岁,发热、面色苍白 1 个月,头痛、呕吐 1 周。血常规 WBC $17.3\times10^{9}/L$,RBC $2.3\times10^{12}/L$,Hb 64g/L,PLT $33\times10^{9}/L$。骨髓象:原始淋巴细胞占 89%,红系、巨核系受抑。以下哪种体征在该患者**最少**见

A. 皮肤瘀斑　　B. 颈项强直　　C. 胸骨压痛

D. 巨脾　　E. 牙龈肿胀

【B 型题】

(22~23 题共用备选答案)

A. 糖原(PAS)反应阳性　　B. 碱性磷酸酶(NAP)强阳性

C. 过氧化物酶(POX)强阳性　　D. 苏丹黑脂质反应阳性

E. 非特异性酯酶阳性,能被 NaF 抑制

22. 男性,63 岁,反复咳嗽、咳痰 3 年,症状加重伴咳黄痰、发热 1 周。查体:体温 38.5℃,双肺可闻及湿性啰音,心率 108 次/分,肝脾不大。血常规 WBC $30\times10^{9}/L$,中性粒细胞 90%,RBC $5.3\times10^{12}/L$,Hb 140g/L,PLT $170\times10^{9}/L$。骨髓检查示感染骨髓象,其骨髓细胞化学反应检查结果可能是

23. 女性,36 岁,牙龈渗血、发热 1 周。查体:中度贫血貌。双下肢可见散在出血点。牙龈弥漫性肿胀,少许渗血。胸骨轻压痛。双肺呼吸音粗,心率 92 次/分。腹平软,肝肋下未触及,脾肋下 1cm。血常规 WBC $57\times10^{9}/L$,淋巴细胞 70%,RBC $3.0\times10^{12}/L$,Hb 70g/L,PLT $24\times10^{9}/L$。骨髓象:有核细胞增生极度活跃,以原始和幼稚淋巴细胞占 80%,红系、巨核系受抑。该患者骨髓细胞化学反应检查结果可能是

(24~25 题共用备选答案)

A. DA 方案　　B. VDLP 方案　　C. CHOP 方案

D. 羟基脲　　E. 干扰素

24. 女性,22 岁,牙龈渗血、面色苍白 1 个月。查体:重度贫血貌。牙龈弥漫性肿胀,少许渗血,胸骨轻压痛。腹平软,肝肋下 1cm,脾肋下未触及。血常规 WBC $11.3\times10^{9}/L$,RBC $2.06\times10^{12}/L$,Hb 58g/L,PLT $24\times10^{9}/L$。骨髓象:骨髓增生极度活跃,原始粒细胞占 92%,红系、巨核系受抑。该患者的化疗首选哪个方案

25. 女性,17 岁,发热、双下肢瘀斑 1 周。查体:中度贫血貌。双下肢可见瘀斑。胸骨轻压痛。腹平软,肝脾肋下未触及。血常规 WBC $11\times10^{9}/L$,RBC $2.80\times10^{12}/L$,Hb 63g/L,PLT $34\times10^{9}/L$。骨髓象:骨髓增生活跃,原始淋巴细胞占 90%。该患者的化疗首选方案为

(26~30 题共用备选答案)

A. 中性粒细胞碱性磷酸酶(NAP)积分增高　　B. 糖原染色阳性

C. 过氧化物酶阳性　　D. PML/RARα 融合基因

E. 非特异性酯酶阳性，能被氟化钠抑制
26. 早幼粒细胞白血病
27. 类白血病反应
28. 急性粒细胞白血病
29. 急性淋巴细胞白血病
30. 急性单核细胞白血病

（二）简答题

1. 什么叫白血病的 MICM 分型？
2. 简述白血病化疗后完全缓解的标准。
3. 简述急性早幼粒细胞白血病的 MICM 分型，出血的机制及最有效的治疗方法。
4. 简述急性白血病的临床表现、血常规和骨髓象的特点。

慢性粒细胞白血病

一、学习目标

1. **掌握** 慢性粒细胞白血病的临床表现、实验室检查、诊断、鉴别诊断、治疗原则。
2. **熟悉** 慢性粒细胞白血病发病机制。
3. **了解** 慢性粒细胞白血病的分期。

二、重点和难点内容

慢性粒细胞白血病的临床表现、实验室检查、诊断、鉴别诊断、治疗原则。慢性粒细胞白血病发病机制。

三、习题

（一）选择题

【A1 型题】

1. 下列哪种疾病脾大最显著
   A. 慢性粒细胞白血病　　B. 急性粒细胞白血病
   C. 急性淋巴细胞白血病　　D. 恶性淋巴瘤
   E. 慢性溶血性贫血
2. 慢性粒细胞白血病慢性期治疗的首选药物是
   A. 环磷酰胺　　B. 伊马替尼　　C. 阿糖胞苷
   D. 羟基脲　　E. 干扰素
3. 慢性粒细胞白血病典型的遗传学改变为
   A. t(15;17)　　B. t(8;21)　　C. t(4;14)
   D. t(9;22)　　E. t(16;16)
4. 慢粒最突出的特征是
   A. 骨痛明显　　B. 乏力，低热，多汗
   C. 腹胀，食后饱胀　　D. 肝肿大
   E. 粒细胞显著增多，脾明显肿大

5. 中性粒细胞碱性磷酸酶(NAP)积分降低多见于

A. 类白血病反应　　B. 再生障碍性贫血　　C. 慢粒白血病

D. 脾功能亢进　　E. 骨髓纤维化

6. NAP 活性明显增高见于

A. 慢粒白血病慢性期　　B. 急淋白血病缓解期　　C. 恶性淋巴瘤Ⅳ期

D. 类白血病反应　　E. 多发性骨髓瘤

【A2 型题】

7. 慢粒患者,WBC 65×10^9/L,巨脾,出现左上腹剧痛,诊断最可能是

A. 急性胰腺炎　　B. 肺梗死　　C. 心绞痛

D. 脾梗死脾周炎　　E. 肾结石

8. 男性,32 岁,腹胀、消瘦半年。查体:浅表淋巴结不大,胸骨轻压痛,巨脾。血常规 WBC 280×10^9/L,Hb 100g/L,PLT 420×10^9/L。骨髓象:骨髓增生极度活跃,原始粒细胞占 4%,中、晚、杆状粒细胞增多超出正常范围,Ph 染色体(+)。该患者的治疗首选哪个方案

A. 骨髓移植　　B. 干扰素+羟基脲　　C. 伊马替尼

D. DA 方案　　E. VDLP 方案

9. 男性,40 岁,左上腹饱胀、发热、消瘦 2 个月。查体:中度贫血貌,皮肤可见散在出血点,浅表淋巴结不大,胸骨轻压痛,巨脾。血常规 WBC 250×10^9/L,Hb 68g/L,PLT 40×10^9/L。骨髓象:骨髓增生极度活跃,原始粒细胞占 25%,中、晚、杆状粒细胞增多超出正常范围,Ph 染色体(+)。该患者的治疗首选哪个方案

A. TKI+造血干细胞移植　　B. 干扰素+羟基脲　　C. 伊马替尼

D. DA 方案　　E. VDLP 方案

10. 男性,17 岁,阴茎异常勃起 1 个月。查体:皮肤未见出血点,浅表淋巴结不大,胸骨轻压痛,肝肋下 2cm,脾肋下 8cm。血常规 WBC 180×10^9/L,Hb 138g/L,PLT 560×10^9/L。骨髓提示慢性粒细胞白血病(慢性期)。以下哪项**不是**常规治疗

A. 羟基脲　　B. 干扰素　　C. 伊马替尼

D. 阴茎切除术　　E. 白细胞分离术

【B 型题】

(11~12 题共用备选答案)

A. 骨髓有核细胞增生极度活跃　　B. 骨髓有核细胞增生低下

C. 骨髓有核细胞增生极度低下　　D. 骨髓有核细胞增生稍活跃

E. 骨髓有核细胞增生活跃

11. 男性,17 岁,面色苍白、头晕头痛、牙龈渗血 1 个月。查体:中度贫血貌,皮肤未见出血点,浅表淋巴结不大,胸骨压痛,肝肋下 2cm,脾肋下 3cm。血常规 WBC 13×10^9/L,Hb 78g/L,PLT 20×10^9/L,外周血可见 50%原始细胞。该患者骨髓检查可能是

12. 男性,40 岁,左上腹饱胀、消瘦 2 个月。查体:浅表淋巴结不大,胸骨轻压痛,巨脾。血常规 WBC 250×10^9/L,Hb 100g/L,PLT 200×10^9/L。该患者骨髓检查可能是

(二)简答题

1. 简述慢性粒细胞白血病和类白血病反应的鉴别。

2. 简述慢性粒细胞白血病的治疗原则。

慢性淋巴细胞白血病

一、学习目标

1. 掌握　慢性淋巴细胞白血病的诊断。
2. 熟悉　慢性淋巴细胞白血病的治疗和治疗指征。

二、重点和难点内容

1. 慢性淋巴细胞白血病的诊断和治疗。
2. 慢性淋巴细胞白血病的实验室检查。

三、习题

（一）选择题

【A1 型题】

1. 慢性淋巴细胞白血病常用的首选治疗药物是
   A. 马利兰　B. 苯丁酸氮芥　C. 环磷酰胺
   D. 羟基脲　E. 长春新碱
2. 慢性淋巴细胞白血病多见于
   A. 儿童　B. 青少年　C. 10~30 岁
   D. 30~40 岁　E. >50 岁
3. 诊断慢性淋巴细胞白血病的主要依据是
   A. WBC 增高，达(30~100)×10^9/L
   B. 幼淋巴细胞显著增多，>30%
   C. 骨髓粒系及红系细胞均明显减少
   D. PH 染色体阴性
   E. 骨髓淋巴细胞系高度增生，以成熟小淋巴细胞为主，占有核细胞 40%以上，原始及幼稚淋巴细胞少见

【A2 型题】

4. 男性，60 岁，体检发现白细胞升高。查体未见异常。血常规 WBC 25×10^9/L，淋巴细胞 80%，粒细胞 15%，Hb 120g/L，PLT 170×10^9/L。骨髓象：有核细胞增生活跃，淋巴细胞比例升高，红系、粒系、巨核系无减少。该患者首选治疗方案是
   A. 苯丁酸氮芥　B. 苯丁酸氮芥+泼尼松　C. 环磷酰胺
   D. 放疗　E. 无需治疗，定期复查
5. 男性，66 岁，低热、腹胀、尿黄、皮肤出血点 3 个月。查体：中度贫血貌，皮肤可见散在出血点，皮肤黏膜轻度黄染，浅表淋巴结不大，胸骨轻压痛，肝肋下 3cm，脾肋下 4cm。血常规 WBC 50×10^9/L，淋巴细胞 75%，粒细胞 20%，Hb 76g/L，PLT 65×10^9/L，网织红细胞 4.5%。骨髓象：有核细胞增生活跃，幼红细胞增生，淋巴细胞比例升高，粒系、巨核系减少。骨髓流式细胞检测免疫表型为 CD5、CD19、CD79α、CD23 阳性。抗人球蛋白试验(Coomb's)阳性。该患者诊断为

A. 慢性淋巴细胞白血病
B. 自身免疫性溶血性贫血
C. 慢性粒细胞白血病
D. 慢性淋巴细胞白血病合并自身免疫性溶血性贫血
E. 多发性骨髓瘤

（二）简答题

简述慢性淋巴细胞白血病的骨髓特征。

淋 巴 瘤

一、学习目标

1. **掌握** 淋巴瘤的临床表现、诊断、鉴别诊断、临床分期及治疗原则。
2. **熟悉** 淋巴瘤的实验室检查。
3. **了解** 淋巴瘤的病因和发病机制。

二、重点和难点内容

1. 淋巴瘤的临床表现、诊断、鉴别诊断、治疗原则。
2. 淋巴瘤的临床分期与治疗原则。

三、习题

（一）选择题

【A1 型题】

1. 霍奇金淋巴瘤最常见的首发症状是
   A. 持续性或周期性发热　B. 全身瘙痒
   C. 肝脾大　D. 无痛性颈部或锁骨上淋巴结肿大
   E. 进行性贫血
2. 非霍奇金淋巴瘤与霍奇金淋巴瘤的区别要点是
   A. 前者易累及胃肠道　B. 前者易并发白血病
   C. 前者恶性程度大　D. 前者白细胞多正常，淋巴细胞相对增多
   E. 两者淋巴组织病理检查肿瘤细胞类型不同
3. 淋巴瘤的确诊检查
   A. 淋巴结或病变部位的活检病理　B. 全胸片
   C. 骨髓穿刺　D. 肝穿刺
   E. 影像学检查
4. 霍奇金淋巴瘤ⅠA和ⅡA首选治疗方法是
   A. 扩大淋巴结照射法　B. 化疗　C. 扩大淋巴结照射法+化疗
   D. 干扰素　E. 手术
5. R-S 细胞不会出现于下列哪种疾病
   A. 恶性肿瘤　B. 结缔组织病　C. 传染性单核细胞增多症
   D. 非霍奇金淋巴瘤　E. 霍奇金淋巴瘤

6. 关于非霍奇金淋巴瘤，下列哪种说法**不准确**
   A. 可以以结外病变首发
   B. 一定有淋巴结肿大
   C. 可以有高热
   D. 病变可以跳跃性播散
   E. 可以以浅表淋巴结肿大为首发

【A2 型题】

7. 男性，38 岁，右颈部无痛性淋巴结肿大 4 个月，伴上腹部疼痛、发热、盗汗、体重减轻。行剖腹探查见胃与胰头及腹膜有粘连，周围有多个肿大的淋巴结。病理检查为非霍奇金淋巴瘤，T 细胞来源。骨髓病理检查发现淋巴瘤细胞浸润。该患者的临床分期为
   A. ⅡB
   B. ⅢA
   C. ⅢB
   D. ⅣA
   E. ⅣB
8. 男性，50 岁，左颈部淋巴结无痛性肿大 6 个月，伴周期性发热、盗汗、消瘦。颈部淋巴结活检病理发现 R-S 细胞，胸片提示纵隔肿块，腹部 B 超未发现肝脾及腹膜后淋巴结肿大，血象及骨髓象正常。该患者应选择下列哪项治疗方案
   A. MOPP 方案
   B. 局部照射
   C. 扩大照射
   D. 全淋巴结照射
   E. 联合化疗+局部照射
9. 男性，16 岁，左颈部无痛性淋巴结肿大 3 个月，外院诊断为淋巴结核，用正规抗结核治疗效果不明显，觉低热，查体右侧颈部淋巴结直径约 2cm，活检病理发现 R-S 细胞。该患者的诊断为
   A. 颈部淋巴结结核
   B. 淋巴肉瘤
   C. 霍奇金淋巴瘤ⅡB
   D. 病毒感染
   E. 霍奇金淋巴瘤ⅢB
10. 女性，56 岁，发现左颈部无痛性淋巴结肿大 6 个月，气促 1 周。查体：双侧颈部可触及多个肿大淋巴结，最大直径约 3cm，肝脾肋下未触及。胸片：双侧大量胸腔积液。淋巴结活检病理示：血管免疫母细胞 T 细胞 NHL。首选下列哪项方案化疗
    A. ABVD
    B. CHOP
    C. MOPP
    D. DA
    E. VDLP
11. 女性，60 岁，发现双颈部无痛性淋巴结肿大 3 个月，无发热。查体：双侧颈部可触及多个肿大淋巴结，最大直径约 3cm，肝脾肋下未触及。胸部 CT：未见异常。腹部 CT：脾大。血常规正常。淋巴结活检病理示：弥漫大 B 细胞性淋巴瘤。经 R-CHOP 化疗 1 个疗程后病灶完全消失。该患者化疗的疗程数
    A. 1 个疗程
    B. 2 个疗程
    C. 3 个疗程
    D. 4 个疗程
    E. 不应少于 6 个疗程
12. 男性，40 岁，无痛性颈部淋巴结肿大 1 个月，无发热。胸腹部 CT 发现多处淋巴结肿大。颈部淋巴结活检病理示：结构破坏，发现 R-S 细胞。下列哪项表现一般**不会**出现
    A. 周期性发热
    B. 皮肤瘙痒
    C. 盗汗、消瘦
    D. 酒精疼痛
    E. 胸骨疼痛

【B 型题】

（13~15 题共用备选答案）
   A. ⅡES 期
   B. ⅢS 期
   C. ⅡE 期
   D. Ⅳ期
   E. ⅠE 期

13. 男性，50 岁。发现颈部肿块 3 个月，无发热、盗汗。查体：双侧颈部可触及多个肿大淋巴

结,右侧最大约 4cm×6cm,左侧最大约 3cm×3cm。双侧扁桃体Ⅱ度肿大。肝脾肋下未触及。胸腹部 CT:未见异常。血常规正常。淋巴结活检病理示:非霍奇金淋巴瘤。其分期为

14. 男性,65 岁。发现左腋下肿物 2 个月,无发热、盗汗。查体:左腋下可触及 4cm×5cm 淋巴结,双侧腹股沟可触及数个直径 1~2cm 淋巴结,肝肋下约 2cm。骨髓象:可见 15%淋巴瘤细胞。淋巴结活检病理示:非霍奇金淋巴瘤。其分期为

15. 女性,32 岁。上腹部隐痛 2 个月。查体:浅表淋巴结未触及肿大,肝、脾肋下未触及。胃镜:可见 1 个约 2cm×3cm 的溃疡,活检示:B 细胞性淋巴瘤。胸片未见异常。腹部超声:未见腹膜后肿大淋巴结。其临床分期为

(二)简答题

1. 简述霍奇金淋巴瘤(HL)和非霍奇金淋巴瘤(NHL)的临床特点。
2. 简述淋巴瘤的治疗原则。

第三节　出血性疾病

原发性免疫性血小板减少性紫癜

一、学习目标

1. **掌握**　原发性免疫性血小板减少性紫癜的病因、发病机制、临床表现、实验室检查、诊断、鉴别诊断、治疗原则。

2. **熟悉**　原发性免疫性血小板减少性紫癜的紧急治疗和侵袭性操作的要求。

3. **了解**　原发性免疫性血小板减少性紫癜的分型、分期。

二、重点和难点内容

原发性免疫性血小板减少性紫癜病因、发病机制、临床表现、实验室检查、诊断、鉴别诊断、治疗原则。

三、习题

(一)选择题

【A1 型题】

1. 治疗免疫性血小板减少性紫癜,下列哪项不是切脾的指征
   A. 糖皮质激素治疗 1 个月无效　　B. 糖皮质激素治疗 3~6 个月无效
   C. 对糖皮质激素有禁忌证　　D. ^{51}Cr 扫描脾区放射指数升高
   E. 糖皮质激素治疗有效,但减量时复发
2. 下列哪一种情况不支持免疫性血小板减少性紫癜诊断
   A. 广泛出血累及皮肤、黏膜及内脏　　B. 多次查血小板计数减少
   C. 脾脏轻度增大　　D. 小细胞低色素性贫血
   E. 骨髓巨核细胞明显减少
3. 下列哪项检查不符合免疫性血小板减少性紫癜

A. 多次查血小板减低
B. 骨髓巨核细胞数目增多伴成熟障碍
C. BT 延长
D. CT 延长
E. PAIgG 阳性,PAC_3 阳性

4. 糖皮质激素治疗免疫性血小板减少性紫癜的原理
A. 减少自身抗体生成及减轻抗原抗体反应
B. 抑制单核-巨噬细胞系统对血小板的破坏
C. 改善毛细血管通透性
D. 刺激骨髓造血及血小板的释放
E. 封闭血小板相关抗体

5. 免疫性血小板减少性紫癜的骨髓中巨核细胞的重要变化是
A. 数量明显增多,但血小板减少
B. 数量明显减少,血小板亦少
C. 数量正常或增多,但多为幼稚型巨核细胞
D. 数量减少,多为无血小板形成的颗粒型
E. 数量正常或增多,但多为无血小板形成的颗粒型

6. 关于免疫性血小板减少性紫癜治疗,哪项是错误的
A. 糖皮质激素为首选药物
B. 输注血小板仅适用于抢救危重出血病人
C. 经糖皮质激素治疗 2 个月无效,考虑切脾
D. 对糖皮质激素治疗有一定效果者,大多脾脏切除的效果好
E. 免疫抑制剂适用于激素治疗无效或切脾后效果不佳者

7. 关于免疫性血小板减少性紫癜可有
A. 骨髓巨核细胞消失
B. 凝血时间延长
C. 血小板寿命缩短
D. 网织红细胞绝对值降低
E. Coombs 试验阳性

8. 关于免疫性血小板减少性紫癜的实验室检查,可出现下列哪项异常
A. 活化部分凝血活酶时间(APTT)
B. 出血时间(BT)
C. 纤维蛋白原定量
D. 血浆凝血酶原时间(PT)
E. 凝血酶凝结时间(TT)

9. 下列哪项不符合免疫性血小板减少性紫癜
A. 血块回缩不良
B. 出血时间延长
C. 脾脏轻度肿大
D. 巨核细胞增加
E. Coombs 试验阳性

10. 下列哪项不支持免疫性血小板减少性紫癜
A. 凝血时间延长
B. 出血时间延长
C. 束臂实验阳性
D. 巨核细胞增加
E. 血小板减少

【A2 型题】

11. 女性,15 岁,发现皮下出血点 2 周。查体:双下肢散在出血点。血常规 WBC 9×10^9/L,Hb 136g/L,PLT 15×10^9/L。骨髓象:有核细胞增生活跃,巨核细胞增多伴成熟障碍。首选的治疗是
A. 输血小板
B. 酚磺乙胺
C. 糖皮质激素
D. 免疫抑制剂
E. 脾切除术

12. 女性,23 岁,反复牙龈出血、皮下出血点 1 周。查体:双下肢散在出血点,肝脾不大。血常规 WBC 5×10^9/L,Hb 86g/L,PLT 5×10^9/L。骨髓象:骨髓增生活跃,巨核细胞增多,幼巨比例增加。该患者最可能的诊断是
A. 免疫性血小板减少性紫癜　B. 再生障碍性贫血　C. 急性白血病
D. 脾功能亢进　E. 过敏性紫癜

【B 型题】

（13~16 题共用备选答案）
A. 单纯性紫癜　B. 免疫性血小板减少性紫癜
C. 过敏性紫癜　D. 血栓性血小板减少性紫癜
E. 感染性紫癜

13. 女性,22 岁,反复下肢瘀点瘀斑 1 年,无需治疗可自行消退,月经期间明显。查体:双下肢散在瘀点瘀斑,部分为陈旧性。实验室检查:血小板计数正常。PT、APTT 正常,毛细血管脆性试验(+)。该患者最可能的诊断是
14. 女性,35 岁,发热 1 周,四肢皮肤瘀点瘀斑 5 天,意识障碍 2 天。血常规 WBC 14×10^9/L,Hb 94g/L,PLT 31×10^9/L;外周血可见破碎红细胞;尿常规示尿蛋白(+++);Coombs 试验(-)。诊断最大可能是
15. 男性,42 岁,双下肢紫癜 10 天,尿少、下肢水肿 3 天。病前曾进食海鲜。查体:双下肢对称分布针尖样出血点,大小不等;双下肢轻度凹陷性水肿。实验室检查:血常规 WBC 7.0×10^9/L,Hb 125g/L,PLT 233×10^9/L;PT、APTT 正常;尿常规示尿蛋白(+++);尿红细胞 10~15/HP。诊断最大可能是
16. 女性,20 岁,齿龈出血、月经过多半年。查体:面色苍白,双下肢散在瘀点瘀斑,肝脾肋下未触及。血常规 WBC 8.3×10^9/L,Hb 90g/L,PLT 22×10^9/L;尿常规正常;骨髓巨核细胞 110 个/片,颗粒型巨核细胞占 85%,幼稚巨核细胞 10%,裸核占 5%,未见产血小板型巨核细胞。诊断最大可能

（二）简答题

1. 简述免疫性血小板减少性紫癜的临床表现特点。
2. 简述免疫性血小板减少性紫癜的实验室检查特点。
3. 简述免疫性血小板减少性紫癜的诊断标准。
4. 简述激素治疗免疫性血小板减少性紫癜的作用机制。
5. 简述免疫性血小板减少性紫癜急症处理的适应证及方法。
6. 简述免疫性血小板减少性紫癜的治疗。
7. 简述免疫性血小板减少性紫癜脾脏切除的适应证。

弥散性血管内凝血

一、学习目标

1. **掌握**　弥散性血管内凝血的发病机制、临床表现、实验室检查、诊断、治疗原则。
2. **熟悉**　弥散性血管内凝血的鉴别诊断。

二、重点和难点内容

弥散性血管内凝血的发病机制、临床表现、实验室检查、诊断、治疗原则。

三、习题

（一）选择题

【A1 型题】

1. 弥散性血管内凝血发生过程中，关键因素是
A. 血小板消耗增多　B. 促凝血物质产生增多　C. 溶血
D. 凝血酶与纤溶酶的形成　E. 凝血酶消耗过多

2. 弥散性血管内凝血最根本的治疗措施是
A. 抗凝治疗　B. 及时补充凝血因子　C. 积极抗休克
D. 消除病因　E. 及时抗纤溶治疗

3. 关于弥散性血管内凝血，下列哪项不正确
A. 有高凝状态　B. 小血管中有广泛血栓形成
C. 有消耗性低凝状态　D. 有原发性纤溶存在
E. 有低纤维蛋白血症

4. 下列哪项不是弥散性血管内凝血的临床表现
A. 出血　B. 阻塞性黄疸　C. 溶血
D. 栓塞症状　E. 休克

5. 急性弥散性血管内凝血高凝期患者的治疗原则中，除了消除病因、治疗原发疾病外，应首先考虑的是
A. 及早应用肝素　B. 及时输注全血或血浆　C. 积极抗纤溶治疗
D. 补充水与电解质　E. 应用抗血小板药物

6. 肝素使用的适应证是
A. 明显的纤溶亢进　B. 多种凝血因子缺乏时　C. 预防 DIC 发生
D. DIC 早期高凝状态　E. 手术后发生 DIC

【A2 型题】

7. 一产妇患胎盘早期剥离，阴道出血不止，2 天内共输血 1500ml，止血效果不佳，皮肤黏膜有广泛出血，解柏油样大便。该患者出血的原因最可能的是
A. 急性血小板减少性紫癜　B. 并发弥散性血管内凝血
C. 并发急性再障　D. 肝功能受损致凝血功能障碍
E. 输血过多致稀释性血小板减少

8. 男性，50 岁，胃寒发热半月余。查体：血压 80/50mmHg，牙龈渗血，全身多处瘀斑。实验室检查：PLT 23×10^9/L，纤维蛋白原 0.9g/L。以下哪项指标有助于诊断弥散性血管内凝血
A. Hb 110g/L　B. WBC 21×10^9/L　C. FDP 或 D-DI 升高
D. 直接胆红素升高　E. 间接胆红素升高

9. 女性，28 岁，妊娠即将分娩，发热、咳嗽、咳痰 1 周。查体：血压 80/40mmHg，全身皮肤黏膜严重出血，右下肺可闻及湿性啰音。辅助检查：粪潜血（+++）；血常规 WBC 11×10^9/L，Hb 80g/L，PLT 21×10^9/L；凝血功能 PT 20s（正常对照 13s），APTT 64s（正常对照 32s），D-二聚

体:5120(+),纤维蛋白原 1.4g/L;外周血涂片可见盔形及三角形红细胞占 7%。出血原因为

A. 免疫性血小板减少性紫癜
B. 并发弥散性血管内凝血
C. 并发急性再障
D. 肝功能受损致凝血功能障碍
E. 并发急性白血病

【B 型题】

(10~11 题共用备选答案)

A. 血小板增加
B. 纤维蛋白原降低
C. PT 缩短
D. 3P 试验阳性
E. 血红蛋白降低

10. 弥散性血管内凝血高凝期
11. 弥散性血管内凝血低凝期

(二)简答题

1. 弥散性血管内凝血的临床表现。
2. 弥散性血管内凝血的治疗原则。

第八章 血液造血系统疾病答案

第一节 红细胞疾病

缺铁性贫血

（一）选择题

【A1 型题】

1. D　2. B　3. D　4. C

【A2 型题】

5. A　6. E　7. D　8. B　9. A　10. B

【B 型题】

11. C　12. E　13. D

（二）简答题

1. 简述缺铁性贫血的骨髓象。

有核红细胞增生活跃，以中、晚幼红细胞为主，幼红细胞体积偏小、核染色质致密、胞浆偏蓝、边缘不整齐。粒、巨核系无异常。骨髓铁染色细胞外铁缺乏，铁粒幼红细胞<15%。

2. 简述缺铁性贫血的常见病因。

（1）摄入不足，多见于生理性需铁量增加的婴幼儿、青少年、经期妇女、孕妇等经食物摄入的铁不足。

（2）慢性失血，如消化道慢性失血，妇女月经过多，慢性溶血性疾病等。

（3）吸收障碍，多见于胃大部切除术后、慢性腹泻等。

3. 简述缺铁性贫血的实验室检查。

（1）血象：小细胞低色素性贫血。

（2）骨髓象：红系增生活跃，中、晚幼红细胞增多，“老核幼浆”（幼红细胞体积偏小、核染色质致密、胞浆偏蓝、边缘不整齐），粒、巨核系无异常，骨髓铁染色细胞外铁缺乏，铁粒幼红细胞减少。

（3）铁代谢检查：血清铁降低，总铁结合力升高，运铁蛋白饱和度降低，血清铁蛋白降低，运铁蛋白受体升高。

（4）缺铁性红细胞生成检查：红细胞内游离原卟啉（FEP）升高，FEP/Hb 升高。

4. 简述缺铁性贫血的治疗原则。

（1）病因治疗。

（2）补铁治疗：首选口服铁剂，血红蛋白恢复正常后继续口服铁剂 3~6 个月。对口服铁剂不能耐受或胃肠道吸收障碍者可选用注射铁剂。

(3)红细胞输注治疗:孕妇临近分娩前或需要外科手术伴严重 IDA,可分次输注适量同血型红细胞。

再生障碍性贫血

(一)选择题

【A1 型题】

1. D　2. E　3. D　4. A　5. A

【A2 型题】

6. D　7. C　8. D　9. C　10. B　11. B　12. D

(二)简答题

1. 简述诊断再生障碍性贫血时需注意与哪些疾病鉴别。

需与下列疾病鉴别:①阵发性睡眠型血红蛋白尿(PNH);②骨髓增生异常综合征;③先天性或遗传性再生障碍性贫血;④急性白血病;⑤免疫相关性全血细胞减少;⑥脾功能亢进;⑦Evans综合征。

2. 简述再生障碍性贫血的诊断标准。

①全血细胞减少,网织红细胞绝对值降低,淋巴细胞比例增高;②一般无肝、脾大;③多部位骨髓增生减低或重度减低,造血组织减少,非造血组织增加;④除外引起全血细胞减少的其他疾病。

3. 简述再障的分型诊断标准。

重型再障,起病急,贫血进行性加重,常伴严重感染和出血。血象具备下述三项中的两项:①网织红细胞绝对值<15×10^9/L;②中性粒细胞<0.5×10^9/L;③血小板<20×10^9/L。骨髓增生广泛重度减低,非造血细胞增多。

非重型再障是指达不到上述标准的再障。

4. 简述再障的治疗原则。

(1)对症支持治疗:包括保护隔离、预防出血、输血支持、控制感染等。

(2)促造血治疗:包括雄激素、造血生长因子等。

(3)主要治疗:环孢素 A、抗淋巴/胸腺细胞球蛋白、造血干细胞移植。

溶血性贫血

(一)选择题

【A1 型题】

1. D　2. A　3. B　4. C　5. C　6. C　7. D　8. C

【A2 型题】

9. A　10. C　11. D　12. E　13. B

【B 型题】

14. D　15. E　16. A　17. B　18. C　19. C　20. D　21. B

(二)简答题

1. 简述急性溶血、慢性溶血的临床表现。

急性溶血多为血管内溶血,起病急,病情重。表现为严重的腰背、四肢酸痛,伴头痛、呕吐、胸闷、气促、寒战、高热,出现面色苍白、酱油色小便、黄疸,严重者有周围循环衰竭、急性肾衰竭。

慢性溶血多为血管外溶血,有贫血、黄疸、肝脾大等表现。

2. 简述溶血性贫血的诊断步骤。

(1)确定溶血性贫血的诊断:①临床上有急性溶血的表现,如高热、头痛、酱油色尿等。慢性溶血有贫血、黄疸、脾大表现。②红细胞计数和血红蛋白下降。③红细胞破坏的表现:血清总胆红素增高,以间接胆红素增高为主;尿胆原排泄增加,尿胆红素阴性;血清结合珠蛋白减少。④骨髓代偿性增生:网织红细胞增多;外周血出现幼红细胞;骨髓幼红细胞增生;血清转铁蛋白受体增多。

(2)确定血管内溶血或血管外溶血。血管内溶血的实验室证据有:血浆游离血红蛋白增加,血红蛋白尿,含铁血黄素尿(Rous 试验阳性),微血管内溶血时血片可见红细胞碎片。

(3)确定溶血性贫血的病因:根据家族史、诱因、特殊实验室检查。Coombs 试验阳性者考虑为自身免疫性溶血性贫血;Ham 试验阳性、尿 Rous 试验阳性、细胞膜表面 CD55 及 CD59 缺乏者考虑为阵发性睡眠型血红蛋白尿;血红蛋白电泳异常考虑地中海贫血或者血红蛋白病;G-6-PD活性降低考虑为 G-6-PD 缺乏症。

3. 溶血性贫血需与哪些疾病相鉴别。

(1)增生性贫血疾病,如失血性、缺铁性或巨幼细胞贫血等。失血性或缺铁性贫血一般无黄疸,无红胞破坏依据。巨幼细胞贫血因无效造血可有黄疸,检测叶酸或维生素 B_{12}减少,用叶酸、维生素 B_{12}治疗有效。

(2)家族性非溶血性黄疸(Gilbert 综合征),间接胆红素增多,但自幼发病,有家族史,无贫血,可鉴别。

(3)白血病、骨髓增生异常综合征或骨髓纤维化等,外周血中出现幼红幼粒细胞及肝脾大,与慢性溶血性贫血相似,但骨髓检查及疾病的其他表现可鉴别。

4. 溶血性贫血的治疗原则。

(1)去除病因和诱因:治疗原发病,预防呼吸道感染,慎用某些药物(如磺胺类、解热镇痛药等)。

(2)针对性治疗:①糖皮质激素、免疫抑制剂,主要用于治疗自身免疫性溶血性贫血,激素也可用于 PNH 的治疗;②脾切除,适用于遗传性球形细胞增多症、难治性自身免疫性溶血性贫血以及某些血红蛋白病;③成分输血,贫血严重者可输注红细胞改善症状;自身免疫性溶血性贫血及 PNH 患者,贫血症状重者应输注同血型洗涤红细胞;④免疫球蛋白,大剂量静脉注射免疫球蛋白对于部分自身免疫性溶血性贫血有效。

第二节 白细胞疾病

急性白血病

(一)选择题

【A1 型题】

1. D　2. E　3. E　4. C　5. B　6. A

【A2 型题】

7. C 8. A 9. C 10. A 11. A 12. D 13. A 14. A 15. B 16. D
17. B 18. A 19. B 20. A 21. D

【B 型题】

22. B 23. A 24. A 25. B 26. D 27. A 28. C 29. B 30. E

（二）简答题

1. 什么叫白血病的 MICM 分型？

MICM 分型是指按骨髓细胞的形态学（morphology）、免疫学（immunology）、细胞遗传学（cytogenetics）、分子生物学（molecular biology）特点对白血病进行分型。

2. 简述白血病化疗后完全缓解的标准。

完全缓解（CR）是指满足下面三项：①白血病的症状和体征消失；②外周血中性粒细胞 $\geq 1.5\times10^9/L$，血小板 $\geq 100\times10^9/L$，白细胞分类中无白血病细胞；③骨髓中原始粒细胞（原单+幼单或原淋+幼淋）≤5%，M3 型原粒+早幼粒≤5%，无 Auer 小体，红细胞和巨核细胞系正常。

3. 简述急性早幼粒细胞白血病的 MICM 分型，出血的机制及最有效的治疗方法。

M3 的 MICM 分型：①形态学：骨髓中以多颗粒的早幼粒细胞为主（≥20%）；②免疫学：粒细胞性白血病的免疫表型，CD13+，CD33+，CD15+，HLA-DR−；③细胞遗传学：t（15；17）多见；④分子生物学：PML/RARα 融合基因。

出血的机制：①血小板数量减少；②血小板功能异常；③血管壁损伤；④凝血障碍：M3 易并发 DIC；⑤原发纤溶亢进。

最有效的治疗方法：①全反式维 A 酸诱导分化治疗；②三氧化二砷治疗；③复发后完全缓解尤其 PML/RARα 融合基因阴性的患者可行造血干细胞移植。

4. 简述急性白血病的临床表现、血常规和骨髓象的特点。

临床表现：贫血、发热、出血、器官和组织浸润的表现。

血常规：多数患者白细胞增多，少数患者白细胞计数正常或减少，常有贫血及血小板减少。外周血涂片发现原始、幼稚细胞，提示白血病。

骨髓象：有核细胞增生明显活跃或极度活跃，少数增生活跃或增生减低，增生的细胞主要是原始细胞和早期幼稚细胞，占 20%以上。

慢性粒细胞白血病

（一）选择题

【A1 型题】

1. A 2. B 3. D 4. E 5. C 6. D

【A2 型题】

7. D 8. C 9. A 10. D

【B 型题】

11. A 12. A

（二）简答题

1. 简述慢性粒细胞白血病和类白血病反应的鉴别。

类白血病反应：①常并发于严重感染、恶性肿瘤等基础疾病；②骨髓增生程度比较轻，以成熟阶段的中性粒细胞为主，粒细胞胞浆中常有中毒颗粒和空泡；③嗜酸及嗜碱性粒细胞不增多；④中性粒细胞碱性磷酸酶（NAP）活性明显增高；⑤Ph 染色体阴性；⑥可随原发病治愈而自行缓解。

慢性粒细胞白血病：①无感染、溶血、中毒等基础疾病，有巨脾；②白细胞数常超过 $50\times10^9/L$，多数超过 $100\times10^9/L$，粒细胞胞浆中无中毒颗粒和空泡；③嗜酸及嗜碱性粒细胞增多；④NAP 积分下降，甚至为零；⑤Ph 染色体阳性；⑥若不治疗白细胞会持续升高。

2. 简述慢性粒细胞白血病的治疗原则。

慢粒的治疗重点在于慢性期，避免疾病进展，力争细胞遗传学和分子生物学水平的缓解，一旦进入加速期或急变期则预后不良。

（1）高白细胞血症的处理：采用羟基脲降白细胞，可用血细胞分离机白细胞单采，同时碱化、水化、降尿酸等防治肿瘤溶解综合征。

（2）酪氨酸激酶抑制剂（tyrosine kinase inhibitors，TKI）：慢性期患者首选伊马替尼。既往未使用 TKI 的加速期、急变期患者，可使用伊马替尼治疗，若治疗失败换用二代 TKI，如尼罗替尼、达沙替尼。治疗过程中急变者，明确急变性质后，分别采用不同的方案进行化疗。

（3）异基因造血干细胞移植：是目前唯一可治愈 CML 的方法。适应证有：新诊断的 CML 儿童和青年患者；具有高危因素，且有 HLA 相合供者的慢性期患者；标准伊马替尼治疗失败的慢性期患者；在伊马替尼治疗中出 *BCR-ABL* 基因 T315I 突变者；对第二代 TKI 治疗反应欠佳、失败或不耐受者；加速期或急变期的患者。

（4）其他治疗：对于 TKI 耐药、不耐受且不适合异基因造血干细胞移植的慢性期患者；或是由于经济原因无法承担 TKI 治疗的患者，可选择干扰素为基础的治疗方案（干扰素±阿糖胞苷）或者羟基脲或高三尖杉酯碱治疗。

慢性淋巴细胞白血病

（一）选择题

【A1 型题】

1. B　　2. E　　3. E

【A2 型题】

4. A　　5. D

（二）简答题

简述慢性淋巴细胞白血病的骨髓特征。

（1）形态学：有核细胞增生明显活跃或极度活跃，淋巴细胞≥40%，成熟淋巴细胞为主。红系、粒系、巨核系减少。

（2）免疫学：单克隆性的淋巴细胞，免疫表型为 CD5、CD19、CD79α、CD23 阳性，sIg、CD20、CD22、CD11c 弱阳性，FMC7、CD79β 阴性或弱阳性，CD10、cyclinDl 阴性。

（3）遗传学：大约 80%的 CLL 患者存在染色体异常，常见核型有 t（ll；14），t（llq；v），+12，del（11q），del（13q），del（17p）等。免疫球蛋白可变区基因（IgVH）可存在突变。

淋 巴 瘤

（一）选择题

【A1 型题】

1. D　2. E　3. A　4. A　5. D　6. B

【A2 型题】

7. E　8. E　9. C　10. B　11. B　12. E

【B 型题】

13. C　14. D　15. E

（二）简答题

1. 简述霍奇金淋巴瘤（HL）和非霍奇金淋巴瘤（NHL）的临床特点。

（1）HL 的临床特点：①青年多见；②首发表现常为无痛性颈部或锁骨上淋巴结进行性肿大；③部分患者以原因不明地持续或周期性发热为主要症状；④瘙痒可以为 HL 的唯一全身症状。

（2）NHL 的临床特点：①随着年龄增长而发病增加；②NHL 有远处扩散和结外侵犯多些；③常以高热和各系统症状发病，无痛性颈部或锁骨上淋巴结进行性肿大为首发表现者较 HL 少；④除惰性者外，一般进展迅速；⑤瘙痒症状少见。

2. 简述淋巴瘤的治疗原则。

（1）放疗：IA 或ⅡA 采用，膈上用“斗篷”式，膈下用倒“Y”式。

（2）化疗：HL 的方案为 MOPP 或 ABVD，NHL 方案为 CHOP。

（3）生物治疗：单克隆抗体。

（4）造血干细胞移植。

第三节　出血性疾病

原发性免疫性血小板减少性紫癜

（一）选择题

【A1 型题】

1. A　2. E　3. D　4. E　5. C　6. C　7. C　8. B　9. E　10. E

【A2 型题】

11. C　12. A

【B 型题】

13. A　14. D　15. C　16. B

（二）简答题

1. 简述免疫性血小板减少性紫癜的临床表现特点。

ITP 临床表现的特点为：①成人 ITP 一般起病隐匿；②表现为不同程度的出血倾向，多数较轻而局限，但常反复发生；③可表现为皮肤、黏膜自发性出血或外伤后出血不止；鼻出血、牙龈出血、月经过多常见；严重的内脏出血少见，颅内出血常危及生命；④患者病情可因感染及其他病情骤然加重；⑤部分患者通过偶然的血常规检查发现血小板减少，无出血症状。

2. 简述免疫性血小板减少性紫癜的实验室检查特点。

(1)血常规:血小板数目减少,血小板平均体积偏大;可能有小细胞低色素性贫血;白细胞数目多正常,若用糖皮质激素治疗,白细胞总数可增加,以中性粒细胞为主。

(2)骨髓象:①骨髓巨核细胞数量正常或轻度增加;②巨核细胞发育成熟障碍;③产血小板的巨核细胞显著减少(<30%);④红系、粒系及单核系正常。

(3)免疫学检查:血小板相关抗体和相关补体阳性,而抗核抗体、抗双链 DNA 抗体阴性。少数患者 Coombs 试验阳性(Evens 综合征)。

(4)其他:①血小板寿命缩短;②出血时间延长;③血块收缩不良;④血小板功能一般正常。

3. 简述免疫性血小板减少性紫癜的诊断标准。

①至少 2 次检查血小板减少;②脾脏一般不增大;③骨髓检查巨核细胞数正常或增多,成熟障碍;④排除继发性血小板减少症。

4. 简述激素治疗免疫性血小板减少性紫癜的作用机制。

①可以减少自身抗体生成及减轻抗原抗体反应;②抑制单核-巨噬细胞系统对血小板的破坏;③改善毛细血管通透性;④刺激骨髓造血及血小板的释放。

5. 简述免疫性血小板减少性紫癜急症处理的适应证及方法。

在血小板<20×10^9/L,伴活动性出血或需要急诊手术时,应输注单采血小板制剂,还可静脉输注免疫球蛋白和(或)甲泼尼龙冲击治疗。应用止血药物(如氨甲环酸、6-氨基己酸)等,如效果不佳,可考虑使用重组人活化因子Ⅶa。

6. 简述免疫性血小板减少性紫癜的治疗。

若 PLT<30×10^9/L,或有出血表现,应积极治疗。

(1)一般处理:卧床休息,应用普通止血药物,去除诱因。

(2)糖皮质激素:是初诊 ITP 患者的一线治疗。

(3)注射用免疫球蛋白:适用于 ITP 的紧急治疗;糖皮质激素不能耐受或者脾切除术的术前准备;合并妊娠或分娩前;部分慢作用药物发挥疗效之前。

(4)脾切除:适用于:①正规糖皮质激素治疗,病程迁延 6 个月以上;②糖皮质激素维持剂量大于 30mg/d;③有糖皮质激素使用禁忌证。

(5)免疫抑制剂:糖皮质激素治疗及脾切除仍疗效不佳或不宜采用这两种治疗方法时可使用免疫抑制剂治疗,如环磷酰胺、硫唑嘌呤、环孢素、长春新碱、抗 CD20 单抗等。

(6)其他药物:如达那唑,血小板生成素(TPO)或 TPO 受体激动剂治疗。

(7)紧急治疗:输注单采血小板制剂、静脉输注免疫球蛋白和(或)甲泼尼龙冲击治疗。

7. 简述免疫性血小板减少性紫癜脾脏切除的适应证。

适用于:①正规糖皮质激素治疗,病程迁延 6 个月以上;②糖皮质激素维持剂量大于 30mg/d;③有糖皮质激素使用禁忌证。

弥散性血管内凝血

(一)选择题

【A1 型题】

1. E　2. E　3. D　4. B　5. A　6. D

【A2 型题】

7. B　8. C　9. B

【B 型题】

10. C　　11. B

（二）简答题

1. 弥散性血管内凝血的临床表现。

DIC 的临床表现可因原发病、DIC 类型、分期不同而有差异。

(1)出血:是 DIC 最突出的症状,广泛、自发地多部位出血。

(2)休克或微循环障碍:患者出现一过性或持续性血压下降、休克,早期即出现肾、肺、大脑等器官功能不全。常伴出血、栓塞表现,休克与出血多少不一致。早期即可出现多器官功能不全。

(3)微血管栓塞:常见于肺、脑、肝、肾等部位,出现相应器官受损的表现。

(4)微血管病性溶血:表现为进行性贫血,贫血与出血不成比例,黄疸偶见。

2. 弥散性血管内凝血的治疗原则。

(1)一般治疗:治疗原发病、消除诱因。

(2)肝素治疗:一般在 DIC 高凝期、微血栓表现明显、病因不能及时祛除、在补充凝血因子的情况下使用。以使 APTT 延长 60%～100%为宜。但在有出血倾向(如大咯血或消化道出血),手术及外伤创面渗血,DIC 晚期以消耗性低凝及纤溶亢进为主,蛇毒所致的 DIC 等情况下不宜使用。

(3)其他抗凝抗血小板药物:如复方丹参、右旋糖酐 40 葡萄糖和双嘧达莫等。

(4)补充凝血因子及血小板。

(5)纤溶抑制剂:仅在当继发性纤溶亢进成为出血的主要原因,血管内凝血已停止时才小心应用。

第九章
内分泌与代谢性疾病

第一节　糖　尿　病

一、学习目标

1. **掌握**　糖尿病临床表现、分类、诊断标准和治疗原则。
2. **熟悉**　糖尿病实验室检查。
3. **了解**　糖尿病主要并发症及其治疗。

二、重点和难点内容

1. 糖尿病是一组多病因引起的以慢性高血糖为特征的代谢性疾病，由于胰岛素分泌和(或)作用缺陷所引起。根据 WHO 糖尿病专家委员会提出的分型标准(1999)可将糖尿病分为 1 型糖尿病(TlDM)、2 型糖尿病(T2DM)、其他特殊类型糖尿病及妊娠糖尿病(GDM)。

2. **糖尿病的主要临床表现：**①多尿；②多饮；③多食；④体重减轻。

3. **糖尿病酮症酸中毒的临床表现：**①高血糖；②高血酮；③代谢性酸中毒；④呼吸深大，呼吸气味呈烂苹果味；⑤脱水。

4. **高血糖高渗状态的临床表现：**①严重高血糖而无明显酮症酸中毒；②血浆渗透压显著升高；③脱水；④意识障碍，甚至出现定位体征，如偏瘫、偏盲。

5. **糖尿病慢性并发症主要包括：**①糖尿病微血管病变；②糖尿病动脉粥样硬化(大血管病变)；③糖尿病神经系统并发症；④其他，如白内障，青光眼，牙周病，皮肤病变及感染等。

6. **糖尿病的治疗：**①一般治疗 包括糖尿病教育、饮食治疗、运动治疗和血糖监测等；②药物治疗 包括口服降糖药物(磺脲类、格列奈类、DDP-4 抑制剂、双胍类、噻唑烷二酮类、α 葡萄糖苷酶抑制剂)、胰岛素(猪胰岛素、重组人胰岛素和重组人胰岛素类似物)及 GLP-1 受体激动剂(埃塞那肽和利拉鲁肽)；③其他治疗 包括减重手术、单独胰腺移植或胰、肾联合移植；④糖尿病急性并发症的治疗：改善血液循环和组织灌注；降低血糖和渗透压；纠正酸碱失衡和离子紊乱；治疗并发症和诱因；密切监视血糖、离子和重要组织器官的功能；⑤糖尿病慢性并发症的治疗。

三、习题

(一) 选择题

【A1 型题】

1. 糖尿病是一组病因不明的内分泌代谢病，其共同主要标志是

A. 多饮，多尿，多食　　B. 乏力　　C. 消瘦
D. 高血糖　　E. 尿糖阳性

2. 目前糖尿病主要死亡原因是
A. 心血管并发症　　B. 糖尿病酮症酸中毒　　C. 神经病变
D. 高渗性非酮症性昏迷　　E. 感染

3. 下面哪项**不是**糖尿病的慢性并发症
A. 糖尿病神经病变　　B. 糖尿病足　　C. 糖尿病肾病
D. 糖尿病非酮症高渗性昏迷　　E. 糖尿病视网膜病变

【A2 型题】

4. 患者男，27 岁，身高 177cm，体重 55kg，因多尿、口干、多饮、多食，体重下降半月就诊，不伴有心悸、多汗，不伴有恶心、呕吐、腹泻、腹痛、便血情况，查体皮肤黏膜无色素沉着，体型消瘦，甲状腺无肿大，心肺听诊无异常。空腹血糖 12mmol/l。患者最有可能的诊断是什么
A. 食管癌　　B. 糖尿病　　C. 甲状腺功能亢进症
D. 肠结核　　E. 艾迪生病

【X 型题】

5. 糖尿病的症状包括
A. 多尿　　B. 多饮　　C. 多食
D. 体重增加　　E. 口干

（二）填空题

糖尿病的慢性并发症主要包括________，________，________和________。

（三）简答题

1. 请说明 1、2 型糖尿病的鉴别要点。
2. 糖尿病的诊断标准。

第二节　甲状腺功能亢进症

一、学习目标

1. **掌握**　甲亢的临床表现、诊断及治疗原则。
2. **熟悉**　特殊类型的甲亢。

二、重点和难点内容

1. 甲状腺功能亢进症系指由多种病因导致体内甲状腺激素（TH）分泌增多，引起以神经、循环、消化等系统兴奋性增高和代谢亢进为主要表现的一组疾病的总称，又称高代谢综合征、甲状腺毒症等。Graves 病，又称毒性弥漫性甲状腺肿，其基本概念是在遗传的基础上、受不明原因诱发的原发于甲状腺的自身免疫性炎症过程，产生作用类似于促甲状腺激素（TSH）的自身抗体，导致甲状腺滤泡细胞增生、甲状腺激素合成、分泌增加，表现为甲状腺毒症（高代谢综合征）、伴有或不伴甲状腺肿大、伴有或不伴突眼。

2. Graves 病临床表现　①神经系统表现为易激、烦躁不安、失眠、多梦；②机体产热增加；③循环系统主要以心慌、快速型房性心律失常为主；④胃肠蠕动增加；⑤体重显著下降；

⑥神经肌肉接头兴奋性增加;⑦干扰下丘脑、垂体其他系统的功能;⑧甲亢时可伴有粒细胞减少或(和)转氨酶、胆红素水平的升高;⑨甲状腺肿;⑩眼征。

3. Graves 病治疗:①一般治疗;②药物治疗:抗甲状腺药物、放射性^{131}I 治疗和甲状腺次全切除术。

三、习题

(一)选择题

【A1 型题】

1. 下列**不属于**甲亢的临床表现的是
   A. 弥漫性甲状腺肿　B. 畏寒　C. 突眼
   D. 下肢胫骨前黏液性水肿　E. 周期性瘫痪
2. 甲亢的治疗**不包括**
   A. 一般治疗　B. 抗甲状腺药物治疗　C. ^{131}I 治疗
   D. 手术治疗　E. 甲状腺制剂
3. 反映甲状腺功能最敏感的指标是
   A. 超敏 TSH(hsTSH)　B. 血清总甲状腺素(TT_4)
   C. 血清总三碘甲腺原氨酸(TT_3)　D. 血清游离甲状腺素(FT_4)
   E. 游离三碘甲腺原氨酸(FT_3)

【A2 型题】

4. 患者,35 岁,女性,近 1 个月来无明显诱因出现颈前区肿大,伴怕热、多汗、心悸、乏力、胸闷,门诊就诊。该患者最可能的诊断是
   A. 甲亢　B. 亚甲炎　C. 甲减
   D. 桥本甲状腺炎　E. 甲状腺癌

【X 型题】

5. 甲亢的治疗包括
   A. 补充碘剂　B. ^{131}I 治疗　C. 抗甲状腺药物治疗
   D. β 受体阻断剂　E. 手术治疗

(二)名词解释

1. 甲状腺危象
2. 淡漠性甲亢

(三)填空题

1. 甲状腺功能亢进的诊断包括________、________、________和________。
2. Graves 病的治疗主要包括________、________和________。

(四)简答题

1. 简述 Graves 病的诊断标准。
2. 抗甲状腺药物的适应证。

第三节 甲状腺功能减退症

一、学习目标

熟悉 甲减的临床表现、诊断和治疗原则。

二、重点和难点内容

1. 甲状腺功能减退症系甲状腺激素合成与分泌不足，或甲状腺激素生理效应不好而致的全身性疾病。

2. **甲减临床表现** ①黏液性水肿面容；②神经精神系统：记忆力减退，智力低下，嗜睡，反应迟钝；③心血管系统：心动过缓，心输出量减少，血压低，心音低钝；④消化系统：厌食、腹胀、便秘；⑤运动系统：肌肉软弱无力、疼痛、强直；⑥内分泌系统：女性月经过多，久病闭经，不育症；男性阳痿，性欲减退；⑦病情严重时，可诱发黏液性水肿昏迷或称“甲减危象”；⑧呆小病；⑨幼年型甲减。

3. **甲减的诊断** 具有甲减的症状和体征，再根据实验室检查结果即可以诊断。实验室检查血清 TSH 增高，FT_4 减低，原发性甲减即可以成立。应进一步寻找甲减的病因，如果甲状腺过氧化物酶抗体（TPOAb）阳性，可考虑甲减的病因为自身免疫甲状腺炎。实验室检查血清 TSH 减低或者正常，TT_4、FT_4 减低，考虑中枢性甲减。亚临床甲减仅有 TSH 增高，TT_4 和 FT_4 正常。

4. **甲减的治疗** ①一般治疗；②药物治疗：甲状腺制剂终身替代治疗。

三、习题

（一）选择题

【A1 型题】

1. 下列不属于甲减的临床表现的是
   A. 乏力　B. 畏寒　C. 水肿
   D. 心慌　E. 反应迟钝

2. 关于甲减的诊断，下列说法错误的是
   A. 具有甲减的症状和体征，如血清 TSH 增高，FT_4 减低，原发性甲减即可以成立
   B. 具有甲减的症状和体征，如 TSH 受体抗体（TRAb）阳性，可考虑甲减的病因为自身免疫甲状腺炎
   C. 具有甲减的症状和体征，如血清 TSH 减低或者正常，TT_4、FT_4 减低，考虑中枢性甲减
   D. 仅有 TSH 增高，TT_4 和 FT_4 正常，考虑亚临床甲减
   E. 严重的疾病状态下，血清 TT_3、FT_3 水平下降，T_4、TSH 水平正常，诊断为低 T_3 综合征

【B 型题】

（3~4 题共用备选答案）
A. 甲状腺弥漫性肿大　B. 心包积液　C. 黏液性水肿面容
D. 突眼　E. 心悸

3. 甲减患者最常出现的体征是
4. 甲亢、Graves 病患者最常见的体征是

（二）填空题

甲状腺功能减退的症状主要表现以________和________为主。

第四节 库欣综合征

一、学习目标

1. **熟悉** 库欣综合征的分类和临床表现。
2. **了解** 库欣综合征的诊断和治疗。

二、重点和难点内容

1. **库欣综合征** 是因肾上腺分泌过量糖皮质激素，引起满月脸、多血质外貌、向心性肥胖、皮肤紫纹、痤疮、高血压、骨质疏松等一系列病理改变所引起的临床综合征。

2. **库欣综合征临床表现** 向心性肥胖、“满月脸”“水牛背”；多血质、宽大紫纹、瘀斑；可有高血压、水肿；可有月经稀少、停经、女性男性化和男性阳痿、痤疮；抗感染能力下降；代谢异常。

3. **库欣综合征治疗** ①一般治疗；②手术治疗原则：经鼻腔蝶窦显微外科垂体瘤切除术（Hardy 手术）是当前库欣病首选的治疗方法；肾上腺腺瘤采取尽可能保留瘤外组织的腺瘤切除术；肾上腺腺癌多采用肿瘤全切术加皮脂腺皮下移植术；异位 ACTH 综合征则尽早发现原发病灶，治疗原发病是关键。

三、习题

（一）选择题

【A1 型题】

1. 下列疾病中不属于 ACTH 非依赖的库欣综合征的是
   A. 库欣病
   B. 肾上腺皮质癌
   C. 不依赖 ACTH 的双侧肾上腺小结节性增生
   D. 不依赖 ACTH 的双侧肾上腺大结节性增生
   E. 肾上腺皮质瘤
2. 对于诊断库欣综合征，下列条件中最具诊断意义的是
   A. 皮质醇分泌增多
   B. 患者血皮质醇浓度早晨高于正常
   C. 晚上不明显低于清晨
   D. 尿游离皮质醇排泄量高于正常
   E. 1mg 午夜地塞米松抑制实验，次日血皮质醇不能被抑制到对照值的 50% 以下

【A2 型题】

3. 患者女，28 岁，肥胖、皮肤紫纹，多毛、月经不调，血压（180/98mmHg），尿糖+，Cushing 综合征的确诊实验是
   A. OGTT　　B. 血皮质醇昼夜节律测定
   C. 小剂量地塞米松抑制试验　　D. 24 小时尿 17 羟测定

E. 24 小时尿 17 酮测定

【X 型题】

4. 下列属于库欣综合征的临床表现的是

A. 向心性肥胖　　B. 多血质外貌　　C. 高血压

D. 皮肤菲薄　　E. 痤疮

（二）名词解释

库欣病

（三）简答题

库欣综合征的诊断过程。

第五节　痛风和高尿酸血症

一、学习目标

1. **掌握**　痛风和高尿酸血症的临床表现及诊断。

2. **熟悉**　痛风与高尿酸血症的治疗原则。

3. **了解**　库欣综合征的诊断和治疗。

二、重点和难点内容

1. 痛风及高尿酸血症是由于嘌呤代谢障碍及（或）因尿酸排泄不良导致血尿酸增加而引起组织损伤的一组代谢性疾病。尿酸蓄积导致单钠尿酸盐沉积于骨关节、肾脏和皮下等部分，引发的急、慢性炎症和组织损伤。少数高尿酸血症患者可以发展为痛风，出现急性关节炎、痛风肾和痛风石等临床症状和阳性体征。

2. **高尿酸血症临床表现**：仅有波动性或持续性高尿酸血症。

急性痛风关节炎临床表现：①午夜或清晨突然起病；②关节剧痛，呈撕裂样、刀割样或咬噬样；③关节红、肿、热、痛和功能障碍；④发作常呈自限性。

3. **痛风临床表现**：①典型部位在耳郭，也常见于反复发作的关节周围，以及鹰嘴、髌骨滑囊、跟腱等处；②呈大小不一的隆起赘生物，表皮菲薄，可向皮肤破溃，排出白色的尿酸盐结晶后经久不愈，但较少发生感染。

4. **肾脏病变临床表现**：①痛风性肾病：间歇性蛋白尿、镜下血尿、夜尿增多、高血压和持续性蛋白尿，晚期可发展为肾衰竭；②尿路结石：肾绞痛、血尿和尿路感染；③急性肾衰竭：大量尿酸结晶析出，肾小管阻塞，出现少尿、无尿及急性肾衰竭。

5. **痛风及高尿酸血症的治疗**：①一般治疗；②降低尿酸药物：抑制尿酸合成药物、促进尿酸排泄药物、碱性药物；③急性期缓解症状药物：秋水仙碱、非甾体类抗炎药（NSAID）和糖皮质激素。

三、习题

（一）选择题

【A1 型题】

1. 下列不属于痛风的临床表现的是

A. 晨僵
B. 午夜或清晨突然起病
C. 关节剧痛,呈撕裂样、刀割样或咬噬样
D. 关节红、肿、热、痛和功能障碍
E. 发作常呈自限性

2. 关于痛风及高尿酸血症的治疗下列说法**错误**的是
A. 低嘌呤饮食、忌酒
B. 鼓励多饮水,增加尿酸排泄
C. 慎用抑制尿酸排泄药物
D. 避免诱发因素
E. 急性痛风性关节炎期适当运动,促进痛风石吸收

【B 型题】

(3~4 题共用备选答案)
A. 第 1 跖趾关节
B. 踝关节
C. 腕关节
D. 耳郭
E. 膝关节

3. 急性痛风关节炎最常见的部位在
4. 痛风结石最典型的部位在

(二)填空题

男性及绝经后女性血尿酸>________ μmol/l,绝经前女性血尿酸>________ μmol/l 可诊断为高尿酸血症。

(二)简答题

痛风的肾脏病变有哪些表现?

第六节 肥 胖 症

一、学习目标

了解 肥胖症的临床表现、诊断标准及治疗。

二、重点和难点内容

1. 肥胖症(obesity) 指体内脂肪堆积过多和(或)分布异常、体重增加,是遗传因素、环境因素等多种因素相互作用所引起的慢性代谢性疾病。

2. 肥胖症临床表现 ①症状:轻中度肥胖症多无症状,重度肥胖症可出现体力活动减少、气促、打鼾、关节痛、肌肉酸痛以及焦虑等;②体征:乳腺增大,腹部前凸,脐孔深凹,手指和足趾粗短,严重肥胖者的臀部、腋部和大腿内侧皮肤增厚而多皱褶且有色素沉着,形如黑棘皮。

3. 肥胖症治疗 ①认知治疗;②医学营养治疗;③运动治疗;④药物治疗;⑤手术治疗。

三、习题

(一)选择题

【A1 型题】

1. 评估体内脂肪分布最准确的是
A. 生物电阻抗测定法
B. 双能 X 线(DEXA)吸收法

C. CT　　D. BMI

E. 腰围

2. 关于肥胖的治疗目标**不包括**

A. 肥胖患者体重减轻 5%~10%　　B. 防止体重反弹

C. 防止并发症的发生　　D. 改善并发症的病情

E. 减到理想体重

（二）简答题

肥胖症的诊断标准。

第九章 内分泌与代谢性疾病答案

第一节 糖 尿 病

(一)选择题

【A1 型题】

1. D 2. A 3. D

【A2 型题】

4. B

【X 型题】

5. ABCE

(二)填空题

1. 微血管病变 大血管病变 神经系统病变 糖尿病足

(三)简答题

1. 请说明 1、2 型糖尿病的鉴别要点。

1、2 型糖尿病鉴别要点

临床特征和实验室检查	1 型糖尿病	2 型糖尿病
起病及高峰年龄	多<30 岁	多>40 岁
起病方式	迅速,LADA 多呈缓慢进展	隐匿
起病前体重	多正常或消瘦	多数超重或肥胖
三多一少症状	中度到重度	较轻
酮症或者酮症酸中毒	多见	少见
血清胰岛素及 C 肽水平	明显降低或者缺如	早期峰值延迟,晚期低下
胰岛自身免疫相关抗体	70%~80%阳性	大多阴性
治疗	胰岛素	生活方式、口服降糖药或胰岛素
相关自身免疫性疾病	并存概率高	并存概率低

2. 糖尿病的诊断标准。

糖尿病诊断是基于空腹(FPG)、任意时间或 OGTT 中 2 小时血糖值(2hPG)。

诊断标准	静脉血浆葡萄糖水平(mmol/L)
(1)典型糖尿病症状(多饮、多尿、多食、体重下降)加随机血糖	≥11.1
或	
(2)空腹血糖(FPG)	≥7.0
或	
(3)OGTT2 小时血糖	≥11.1
无糖尿病症状者,需改天重复检查	

第二节 甲状腺功能亢进症

(一)选择题

【A1 型题】

1. B　2. E　3. A

【A2 型题】

4. A

【X 型题】

5. BCDE

(二)名词解释

1. 甲状腺危象是甲状腺毒症急性加重的一个综合征,多发生于病情严重的甲亢未予治疗或治疗不充分的患者。常见诱因有感染、创伤、手术、精神刺激等。临床表现有:高热、大汗、心动过速(大于 140 次/分)、烦躁、恶心、呕吐、腹泻,严重患者可有意识障碍、心衰、休克等。甲亢危象的诊断主要依靠临床表现综合判断。

2. 淡漠性甲亢常见于老年人、表现为神智淡漠、乏力、反应迟钝、明显消瘦或消化道症状、心脏症状,高代谢综合征、眼征、甲状腺肿不明显。

(三)填空题

1. 高代谢症状和体征、甲状腺肿大、血清 TT_4,FT_4 增高、TSH 减低。

2. 抗甲状腺药物治疗、^{131}I 治疗和手术治疗。

(四)简答题

1. 简述 Graves 病的诊断标准。

Graves 病的诊断标准如下:①甲亢诊断确立;②甲状腺弥漫性肿大,少数患者可以无甲状腺肿大;③眼球突出和其他浸润性眼征;④胫前黏液性水肿;⑤TRAb、TSAb、甲状腺过氧化物酶抗体(TPOAb)阳性。以上标准中,①②项为诊断必备条件,③④⑤项为诊断辅助条件。

2. 抗甲状腺药物的适应证。

常用药物有甲巯咪唑(MMI)和丙硫氧嘧啶(PTU),其作用机制主要是抑制甲状腺激素的合成,适用于下列情况:①轻中度病情;②甲状腺轻中度肿大;③孕妇、高龄或由于其他严重疾病不能手术者;④手术前和^{131}I 治疗前准备;⑤手术后复发且不宜^{131}I 治疗者。

第三节 甲状腺功能减退症

（一）选择题

【A1 型题】

1. D　2. B

【B 型题】

3. C　4. A

（二）填空题

代谢率减低　交感神经兴奋性下降

第四节 库欣综合征

（一）选择题

【A1 型题】

1. A　2. E

【A2 型题】

3. C

【X 型题】

4. ABCDE

（二）名词解释

库欣病是由于垂体 ACTH 分泌过多所致的库欣综合征，伴肾上腺皮质增生。垂体多有微腺瘤，少数为大腺瘤，也有未能发现肿瘤者。

（三）简答题

库欣综合征的诊断过程。

库欣综合征的诊断流程是首先确定功能诊断，然后是病因诊断。

(1)功能诊断：各型库欣综合征皮质醇分泌增多，无昼夜分泌节律，且不能被小剂量地塞米松抑制：①患者血皮质醇浓度早晨高于正常，晚上不明显低于清晨。②尿游离皮质醇排泄量高于正常。③初筛试验可行 1mg 午夜地塞米松抑制实验，血皮质醇不能被抑制到 5μg/dl 以下可以考虑库欣综合征，确诊依赖于小剂量地塞米松抑制试验：试验第 2 天血皮质醇不能被抑制到 140nmol/L(5μg/dl)或尿游离皮质醇不能抑制在 25nmol/24h(10μg/24h)以下即可以确诊。

(2)病因诊断：在明确功能诊断的基础上，首先检测血 ACTH 水平。血 ACTH 水平增高或仍处于正常范围提示为 ACTH 依赖型，如明显降低则为非 ACTH 依赖型。大剂量地塞米松抑制试验可协助鉴别库欣病和异位 ACTH 综合征。大剂量地塞米松抑制试验 ACTH 降低 50%以上，提示垂体性，无变化提示异位 ACTH 综合征。此外，低钾血症、代谢性碱中毒也提示异位 ACTH 的分泌。最后通过 B 超、CT、MRI 等影像学检查可对库欣综合征作出定位诊断。

第五节 痛风与高尿酸血症

（一）选择题

【A1 型题】

1. A 2. E

【B 型题】

3. A 4. D

（二）填空题

1. 420 350

（三）简答题

痛风的肾脏病变有哪些表现？

①痛风性肾病：慢性经过，早期仅有间歇性蛋白尿和镜下血尿；随病情进展，可出现夜尿增多、高血压和持续性蛋白尿：晚期可发展为肾衰竭，出现尿毒症；②尿路结石：部分痛风患者有尿酸性尿路结石，可出现肾绞痛、血尿和尿路感染症状；③急性肾衰竭：常见于骨髓增生性疾病化疗或者放疗时，大量尿酸结晶析出，阻塞肾小管，出现少尿、无尿及急性肾衰竭。

第六节 肥 胖 症

（一）选择题

【A1 型题】

1. C 2. E

（二）简答题

肥胖症的诊断标准。

目前我国成人正常体重范围为 $18.5 \leqslant BMI < 24kg/m^2$，超重和肥胖的判断标准为：$24 \leqslant BMI < 28kg/m^2$ 为超重，$BMI \geqslant 28kg/m^2$ 为肥胖；腹型肥胖的判断标准是：男性腰围≥90cm，女性腰围≥85cm。

第十章 风湿性疾病

第一节 类风湿关节炎

一、目的要求

1. **掌握** 类风湿关节炎的定义、症状、体征；掌握类风湿关节炎的诊断及治疗药物选择。

2. **熟悉** 类风湿关节炎的分类标准。

二、重点和难点内容

1. 类风湿关节炎(rheumatoid arthritis,RA)是一种以慢性、侵蚀性多关节炎为主要表现的自身免疫病。本病以对称性、破坏性多关节炎为主要临床表现，其中双手、腕、膝、踝和足关节受累最常见。

2. 类风湿关节炎的关节表现

(1)疼痛及压痛 是本病最早症状，最常见部位是近端指间关节、掌指关节、腕关节，也可累及踝、肘、膝、足、肩及颞颌关节等。

(2)肿胀 以双手近端指间关节、掌指关节、腕关节、膝关节最常受累，也可发生于其他关节。

(3)晨僵 是指病变关节在长期静止不动后出现关节部位的僵硬和胶着感，晨起时明显，活动后减轻，持续时间常超过 1 小时。

(4)畸形 常见关节畸形有腕、肘关节强直，掌指关节半脱位，尺侧偏斜，“天鹅颈”及“纽扣花”样畸形。

(5)功能障碍。

(6)骨质疏松 本病常见，且随病程迁延其发病率上升。

3. 治疗

(1)治疗原则：早期治疗、联合用药、个体化治疗。

(2)一般治疗：适当休息、理疗、体疗、外用药、正确的关节活动和肌肉锻炼对缓解症状、改善关节功能有重要作用。

(3)药物治疗

三、习题

(一)选择题

【A1 型题】

1. 类风湿关节炎**不易**累及的关节

A. 近端指间关节　　B. 腕关节　　C. 远端指间关节
D. 颞颌关节　　E. 掌指关节

2. 延缓类风湿关节炎病情进展的基础用药
A. 非甾体抗炎药　　B. 糖皮质激素　　C. 甲氨蝶呤
D. 环磷酰胺　　E. 雷公藤

3. 晨僵在哪类关节炎中表现最为突出
A. 骨性关节炎　　B. 类风湿关节炎　　C. 强直性脊柱炎
D. 感染性关节炎　　E. 风湿性关节炎

【A2 型题】

4. 女,32 岁,双腕和膝关节疼痛,伴高热 2 周,心脏超声检查示中等量心包积液,X 线胸片示右侧少量胸腔积液。血常规检查:Hb、WBC 和血小板下降。尿蛋白(+++),ANA(+)多种抗生素治疗无效,最可能诊断
A. 肾小球肾炎急性发作　　B. 恶性肿瘤颅内转移　　C. 系统性红斑狼疮
D. 结核性胸膜炎和心包炎　　E. 再生障碍性贫血

【B 型题】

(5~7 题共用备选答案)
A. 面部皮肤对称性红斑　　B. 手关节天鹅颈样畸形　　C. 口腔、阴部溃疡
D. 眼睑向阳性皮疹　　E. 面容刻板、张口困难

5. 系统性红斑狼疮可出现
6. 类风湿关节炎时可出现
7. 皮肌炎时可出现

【X 型题】

8. 类风湿关节炎临床表现中关节症状有哪些
A. 关节肿胀　　B. 关节压痛　　C. 关节畸形
D. 晨僵　　E. 骨质疏松

(二)名词解释

类风湿关节炎

(三)填空题

类风湿关节炎最常受累的关节为________、________、________、________。

(四)简答题

简述类风湿关节炎受累关节主要表现。

第二节　强直性脊柱炎

一、目的要求

1. **掌握**　强直性脊柱炎临床表现。
2. **熟悉**　强直性脊柱炎及骨质疏松的诊断及治疗。
3. **了解**　强直性脊柱炎的治疗药物选择及治疗目的。

二、重点和难点内容

（一）1984 年修订的强直性脊柱炎纽约标准

1. 下腰背痛持续至少 3 个月，疼痛随活动改善，但休息不减轻。

2. 腰椎在前后和侧屈方向活动受限。

3. 胸廓扩展范围小于同年龄和性别的正常值。

4. 双侧骶髂关节炎Ⅱ～Ⅳ级，或单侧骶髂关节炎Ⅲ～Ⅳ级。如患者具备(4)并分别附加(1)～(3)中的任何 1 条可确诊为强直性脊柱炎。

（二）2009 年中轴型脊柱关节病的诊断标准

1. 起病年龄<45 岁和腰背痛≥3 个月的患者。

2. 加上符合下述中 1 种标准 ①影像学提示骶髂关节炎加上≥1 个 SpA 特征；②HLA-B27 阳性加上≥2 个其他的 SpA 特征。

影像学提示骶髂关节炎指的是：①MRI 提示骶髂关节活动性（急性）炎症，高度提示与 SpA 相关的骶髂关节炎或②明确的骶髂关节炎影像学改变（根据 1984 年修订的纽约标准）。

SpA 特征包括：①炎性背痛；②关节炎；③起止点炎；④眼葡萄膜炎；⑤指/趾炎；⑥银屑病；⑦克罗恩病/溃疡型结肠炎；⑧对非甾体抗炎药反应良好；⑨SpA 家族史；⑩HLA-B27 阳性；⑪CRP 升高。

三、习题

（一）选择题

【A1 型题】

1. 强直性脊柱炎的常见临床表现正确的是
   A. 年轻女性多见
   B. 双手指关节对称性肿胀为主
   C. 腰部隐痛，休息不缓解，活动后可使症状改善
   D. 以突发第一跖趾关节肿痛为主要特征
   E. 大部分患者类风湿因子阳性

2. 强直性脊柱炎的易患人群
   A. 育龄期女性　B. 青年男性　C. 老年男性
   D. 老年女性　E. 儿童

3. 治疗强直性脊柱炎的一线用药
   A. 糖皮质激素　B. 生物制剂　C. 非甾体抗炎药
   D. 甲氨蝶呤　E. 柳氮磺吡啶

4. 患者，女性，38 岁，双手指关节疼痛伴晨僵半年，查双手第 2、3 近端指间关节呈梭形肿胀，活动受限，最可能的诊断是
   A. 风湿性关节炎　B. 类风湿关节炎　C. 腱鞘炎
   D. 滑膜炎　E. 舍格伦综合征

【B 型题】

（5～6 题共用备选答案）

A. 强直性脊柱炎　B. 类风湿关节炎　C. 系统性红斑狼疮

D. 骨质疏松　　　　　　　　E. 多发性肌炎/皮肌炎

5. 好发于青年男性，主要表现为炎性腰背痛的疾病

6. 表现为肌痛、肌无力及肌酶升高的疾病

（二）填空题

1. 炎性腰背痛的临床表现________、________、________。

（三）简答题

1. 炎性腰背痛的主要表现。

2. 强直性脊柱炎的特征表现。

第三节　系统性红斑狼疮

一、目的要求

1. **掌握**　系统性红斑狼疮的定义、症状、体征；系统性红斑狼疮的诊断及治疗药物选择。

2. **熟悉**　系统性红斑狼疮的分类标准。

二、重点和难点内容

（一）系统性红斑狼疮的临床表现：SLE 临床表现复杂多样可累及全身多个系统：

1. **全身表现**　发热及乏力、疲倦、体重下降等。

2. **皮肤与黏膜**　颊部蝶形红斑、盘状红斑、指掌部及甲周红斑，口腔溃疡，也可有脱发及雷诺表现。

3. **关节与肌肉**　多有对称性多关节疼痛、肿胀，通常不引起骨质破坏，部分患者可有肌痛、肌力下降及肌酶升高。

4. **肾脏**　几乎所有 SLE 肾活检均有病理改变，50%~70%会出现临床肾脏损害，又称为狼疮性肾炎，表现为蛋白尿、血尿，乃至肾衰竭。

5. **神经系统**　轻者仅有偏头痛、性格改变及记忆力减退、周围神经炎等，重者可出现脑血管意外、昏迷、癫痫持续状态等。

6. **血液系统**　患者常出现慢性病贫血或肾性贫血，短期内重度贫血常为自身免疫性溶血，部分患者也可有脾大及淋巴结肿大。

7. **呼吸系统**　胸膜炎常见，可合并胸腔积液，可出现肺实质及肺间质损害、肺动脉高压等，极少数患者可合并弥漫性肺泡出血。

8. **心血管系统**　除心包炎外、也可有心肌炎、心律失常、冠状动脉受累等，疣状心内膜炎也并不少见。

9. **消化系统**　可出现恶心、呕吐、腹痛、腹泻及便秘等，以腹泻较常见；活动期 SLE 可出现肠系膜血管炎。

10. **其他**　SLE 可出现眼部受累，包括结膜炎、葡萄膜炎、眼底改变及视神经病变；亦可继发干燥综合征及抗磷脂抗体综合征。

（二）治疗原则

1. **治疗目标**　目前无根治方法，使患者达到病情完全缓解，避免活动及复发。

2. **一般治疗**　患者宣教尤为重要，应引导患者正确认识疾病，消除恐惧心理，明确规律用

药及长期随访的重要性；生活中避免过多紫外线暴露及过度疲劳、精神紧张等诱发因素。

3. **药物选择原则** SLE 临床表现多样，系统损害不一，应根据病情，制定具体药物方案。

三、习题

（一）选择题

【A1 型题】

1. 系统性红斑狼疮患者的典型皮肤损害
   A. 环形红斑　B. 结节性红斑　C. 面部蝶形红斑
   D. 多形性红斑　E. 网状青斑
2. 系统性红斑狼疮中哪项损害最常见
   A. 肌肉关节　B. 肾脏　C. 皮肤
   D. 心血管　E. 肺和胸膜
3. 系统性红斑狼疮是一种
   A. 感染性疾病　B. 自身免疫性疾病　C. 传染性疾病
   D. 遗传性疾病　E. 以上都不是

【A2 型题】

4. 患者，女，40 岁，反复口腔溃疡，乏力，口干，间断心悸，超声心动图提示心包积液，24 小时尿蛋白 0.5g，抗核抗体阳性，可能的诊断为
   A. 干燥综合征　B. 系统性硬化症　C. 类风湿性关节炎
   D. 系统性红斑狼疮　E. 混合结缔组织病

（二）名词解释

系统性红斑狼疮

（三）填空题

狼疮肾炎的主要临床表现________、________、________、________。

（四）简答题

系统性红斑狼疮肾脏损害主要临床表现。

第四节　多发性肌炎和皮肌炎

一、目的要求

1. **掌握**　多发性肌炎/皮肌炎的临床表现。
2. **熟悉**　多发性肌炎/皮肌炎的诊断及治疗。
3. **了解**　多发性肌炎/皮肌炎的治疗药物选择及治疗目的。

二、重点和难点内容

（一）多发性肌炎/皮肌炎的临床表现

多数 PM/DM 患者呈亚急性或隐匿性发病，在数周至数月内出现对称性的四肢近端肌肉无力，PM 指皮肤无损害者，如伴特征性皮疹者称 DM。少数患者（尤其是 DM）可急性起病，常伴有全身症状，如乏力、厌食、体重下降和发热等。

（二）多发性肌炎/皮肌炎的诊断标准

1. 典型的对称性、进行性四肢近端肌无力表现。
2. 肌酶谱升高。
3. 肌电图示肌源性改变。
4. 肌活检异常。
5. 皮肤特征性表现。

判定标准：符合前 4 项为多发性肌炎，同时伴第 5 项表现，确诊为皮肌炎。在诊断前应排除肌营养不良、肉芽肿性肌炎、感染、横纹肌溶解、代谢性疾病、内分泌疾病、重症肌无力、药物和毒物诱导的肌病症状等。

三、习题

（一）选择题

【A1 型题】

1. 多发性肌炎、皮肌炎的首选药物是
   A. 来氟米特　B. 甲氨蝶呤　C. 大剂量免疫球蛋白
   D. 硫唑嘌呤　E. 糖皮质激素
2. 多发性肌炎**不正确**的说法是
   A. 可伴发吞咽困难
   B. 病程中任何时期均可发生肺及心脏的改变
   C. 可有发热、关节炎、晨僵、体重减轻等全身症状
   D. 骨盆带及肩胛带肌群最易受累
   E. 患者多急性起病一周内病情发展至高峰

【B 型题】

（3~5 题共用备选答案）

A. 面部皮肤对称性红斑　B. 手关节天鹅颈样畸形　C. 口腔、阴部溃疡
D. 眼睑向阳性皮疹　E. 面容刻板、张口困难

3. 系统性红斑狼疮可出现
4. 类风湿关节炎时可出现
5. 皮肌炎时可出现

（6~7 题共用备选答案）

A. 强直性脊柱炎　B. 类风湿关节炎　C. 系统性红斑狼疮
D. 骨质疏松　E. 多发性肌炎/皮肌炎

6. 好发于青年男性，主要表现为炎性腰背痛的疾病
7. 表现为肌痛、肌无力及肌酶升高的疾病

【X 型题】

8. 特发性炎症性肌病包括
   A. 多发性肌炎　B. 皮肌炎　C. 包涵体肌炎
   D. 重症肌无力　E. 肌营养不良症

（二）名词解释

特发性炎症性肌病

（三）简答题

多发性肌炎的诊断要点是什么？

第五节 骨质疏松症

一、目的要求

1. 掌握 掌握骨质疏松临床表现。
2. 熟悉 熟悉骨质疏松的诊断及治疗。
3. 了解 骨质疏松的治疗药物选择及治疗目的；了解骨质疏松的预防措施。

二、重点和难点内容

（一）骨质疏松的临床表现

1. 疼痛 轻者常无明显的症状，仅在X线或骨密度检查时才发现有骨质疏松。较重者可有腰背疼痛、乏力或周身骨骼疼痛，负荷增加时疼痛加重或活动受限，严重时翻身、起坐及行走有困难。骨痛通常为弥漫性，无固定部位，检查不能发现压痛区（点）。

2. 骨折 骨质疏松患者常因轻微活动、创伤、弯腰、负重、挤压或摔倒后发生骨折。好发部位为脊柱、髋部和前臂。腰椎骨折其突出表现为腰疼，卧床取被动体位，身材缩短，驼背，脊柱畸形和伸展受限。胸椎压缩性骨折会导致胸廓畸形，使患者出现胸闷、气短、呼吸困难等临床表现。髋部骨折可能会改变腹部解剖结构，引起便秘、腹痛、腹胀、食欲减低和过早饱胀感等。

（二）诊断

骨质疏松症诊断一般以骨量减少、骨密度下降以及（或者）发生脆性骨折等为依据，发生脆性骨折即可诊断为骨质疏松。骨密度检查结果对于人群的早期诊断比较重要。

（三）骨质疏松的药物治疗

1. 钙剂和维生素D。
2. 双膦酸盐类。
3. 降钙素类。
4. 雌激素类。
5. 选择性雌激素受体调节剂。
6. 甲状旁腺激素。
7. 其他类 锶盐等。

三、习题

（一）选择题

【A1型题】

1. 骨质疏松可发生于不同性别和任何年龄，但多见于

A. 男性儿童和老年妇女　B. 青年及男性成人　C. 儿童及妇女
D. 绝经后妇女和老年男性　E. 儿童和绝经后妇女

（二）名词解释

骨质疏松症

（三）简答题

骨质疏松症的诊断标准是什么？

第十章 风湿性疾病答案

第一节 类风湿关节炎

（一）选择题

【A1 型题】

1. C　2. C　3. B

【A2 型题】

4. C

【B 型题】

5. A　6. B　7. D

【X 型题】

8. ABCDE

（二）名词解释

类风湿关节炎是一种以慢性、侵蚀性多关节炎为主要表现的自身免疫病。本病以对称性、破坏性多关节炎为主要临床表现，其中双手、腕、膝、踝和足关节受累最常见。

（三）填空题

掌指关节　近端指间关节　腕关节　肘关节等

（四）简答题

简述类风湿关节炎受累关节主要表现。

①关节疼痛、压痛以及关节肿胀是受累关节主要表现，最常见部位是近端指间关节、掌指关节、腕关节，其特点为对称性、持续性，挤压炎症关节会引起疼痛；②晨僵　是指病变关节在长期静止不动后出现关节部位的僵硬和胶着感，晨起时明显，活动后减轻，晨僵可见于多种关节炎，但以类风湿关节炎最突出，持续时间常超过 1 小时；③关节畸形，常见关节畸形有腕、肘关节强直，掌指关节半脱位，尺侧偏斜，“天鹅颈”及“纽扣花”样畸形；④关节功能障碍；⑤骨质疏松。

第二节 强直性脊柱炎

（一）选择题

【A1 型题】

1. C　2. B　3. C　4. B

【B 型题】

5. A　6. E

（二）填空题

夜间休息或久坐时较重　活动后减轻　对非甾体抗炎药反应良好

（三）简答题

1. 炎性腰背痛的主要表现。

①表现为单侧、双侧或交替性臀部、腹股沟向下肢放射的酸痛；②症状在夜间休息或久坐时较重，活动后可以减轻；③对非甾体抗炎药反应良好；④一般持续大于3个月。

2. 强直性脊柱炎的特征表现。

（1）炎性背痛；（2）关节炎；（3）起止点炎；（4）眼葡萄膜炎；

第三节　系统性红斑狼疮

（一）选择题

【A1型题】

1. C　2. C　3. B

【A2型题】

4. D

（二）名词解释

系统性红斑狼疮是一种由自身免疫介导的，系统性炎症性自身免疫病，以血清中出现多种致病性自身抗体及多系统损害为主要临床表现。

（三）填空题

蛋白尿　血尿　管型尿　肾衰竭

（四）简答题

系统性红斑狼疮肾脏损害主要临床表现。

肾脏是系统性红斑狼疮是最常受累的脏器，几乎所有系统性红斑狼疮肾活检均有病理改变，50%~70%会出现临床肾脏损害，又称为狼疮性肾炎，初期可有蛋白尿、血尿、脓尿及管型尿，病情逐渐进展可出现氮质血症、肾性高血压等慢性肾炎及肾病综合征等表现，晚期可发展至肾衰竭；也有患者以急进性肾炎为首发表现。肾脏损害是SLE主要死亡原因之一。

第四节　多发性肌炎和皮肌炎

（一）选择题

【A1型题】

1. E　2. E

【B型题】

3. A　4. B　5. D　6. A　7. E

【X型题】

8. ABC

（二）名词解释

特发性炎症性肌病是一组以四肢近端肌无力为主要表现的骨骼肌非化脓性炎症性疾病。包括多发性肌炎、皮肌炎等。国外报道发病率为0.5~8.4/万人，男女比例为1∶2，发病年龄有两个高峰，即 10~15 岁和 45~60 岁。

（三）简答题

多发性肌炎的诊断要点是什么？

①对称性四肢近端肌、肩带肌无力，可有声带肌、呼吸肌受累；②皮肤症状：眼睑及眶周紫色水肿性红斑、上胸部 V 字区红斑、Gottron 征；③肌酶谱升高；④肌电图示肌源性改变；⑤肌活检异常。

第五节 骨质疏松症

（一）选择题

【A1 型题】

D

（二）名词解释

骨质疏松症是一种以骨量减少，骨质量受损和骨强度降低，从而导致骨脆性增加，易发生骨折的全身性骨病。按病因分为原发性和继发性两大类，原发性 OP 多见于绝经后妇女（Ⅰ型）和老年男性（Ⅱ型），继发性 OP 常由内分泌代谢疾病引起。临床多表现为骨折和疼痛。

（三）简答题

骨质疏松症的诊断标准是什么？

骨质疏松症诊断一般以骨量减少、骨密度下降以及（或者）发生脆性骨折等为依据，发生脆性骨折即可诊断为骨质疏松。骨密度检查结果对于人群的早期诊断比较重要。

双能 X 线吸收法（DXA）是检测骨密度的金标准。正常：骨密度（BMD）在正常青年人峰值骨密度平均值的 1 个标准差以内；骨量减少：BMD 低于正常青年人峰值骨密度平均值的 1~2.5 个标准差；骨质疏松：BMD 低于正常青年人峰值骨密度平均值的 2.5 个标准差；严重骨质疏松：骨质疏松并伴有骨折。其他评估方法如定量超声测定法及 X 线摄片法，但只有当骨量下降 30%才可以在 X 线摄片中显现出来，故对早期诊断意义不大。

第十一章
传染性疾病

一、学习目标

1. **掌握** 传染病的病史采集要点、诊断思路、检查及诊断、鉴别诊断方法。

2. **熟悉** 传染病的特征、预防,临床表现和流行特点,治疗原则和治疗方法。

3. **了解** 传染病、感染性疾病、感染、免疫的概念,传染病和感染性疾病的含义及其异同。

二、重点和难点内容

1. 传染病常见的病原体有病毒、细菌、寄生虫、真菌、衣原体、立克次体、螺旋体等。传染病属于感染性疾病。

2. **传染病具有四个基本特征** 病原体、传染性、流行病学特征和感染后免疫。

3. **传染病的病程发展的阶段性主要分为** 潜伏期、前驱期、症状明显期(极期)和恢复期。根据传染病临床过程的长短、轻重及临床特征,可分为急性、亚急性、慢性;轻型、中型、重型、暴发型;典型及非典型等。

4. 早期、正确的诊断是及时隔离和采取有效治疗的基础。传染病的诊断要综合分析临床资料、流行病学资料和实验室及其他辅助检查。实验室内病原体的检出可直接确定诊断,而免疫学检查也可以提供重要根据。

5. **传染病治疗的原则** 综合治疗。遵循治疗与预防并重,一般治疗、对症治疗、病原或特效治疗与康复治疗并重的原则。

6. **针对传染病流行过程的三个环节,采取相应的预防措施** 管理传染源、切断传播途径、保护易感人群。

三、习题

(一)选择题

【A1 型题】

1. 关于病原携带者的论述,正确的是
   A. 所有的传染病均有病原携带者
   B. 病原携带者不是重要的传染源
   C. 病原携带者不显出临床症状而能排除病原体
   D. 发生于临床症状之前者称为健康携带者
   E. 处于潜伏性感染者就是病原携带者

2. 用于检测病原体核酸的方法是
   A. 血清生化检查　　B. 聚合酶链式反应 PCR　　C. 特异性抗体检查

D. 放射免疫测定 RIA　　E. 影像学检查

3. 感染过程的表现中最易识别的是

A. 病原体被清除　　B. 隐性感染　　C. 显性感染

D. 病原携带状态　　E. 潜伏性感染

(二)填空题

传染病的基本特征包括______、______、______、________。

第一节 病毒感染

病毒性肝炎

一、学习目标

1. **掌握** 病毒性肝炎的分类;各型病毒性肝炎的传播途径、诊断和鉴别诊断。

2. **熟悉** 甲型、戊型肝炎的诊断和治疗;慢性乙型、丙型肝炎的抗病毒治疗方案、疗程及药物选择、随访项目等。

3. **了解** 对临床出现肝炎相关症状的患者进行相应的针对性检查项目并作出诊疗及康复的思路。

二、重点和难点内容

1. 病毒性肝炎是由具有嗜肝特性的肝炎病毒引起的,以肝脏损害为主的一组全身性传染病。

2. 甲型和戊型肝炎主要表现为急性肝炎。乙、丙、丁型肝炎除表现为急性肝炎外,慢性肝炎更常见。5 种肝炎病毒之间可出现重叠感染或协同感染,导致病情加重。

3. **急性肝炎分为两型** 急性黄疸型肝炎和急性无黄疸型肝炎。急性黄疸型肝炎分为三个阶段:①黄疸前期;②黄疸期;③恢复期。

急性无黄疸型肝炎:较黄疸型肝炎多见。主要表现为消化道症状而无显性黄疸,多较黄疸型肝炎轻。因不易被发现而成为重要传染源。

4. 慢性肝炎通常无发热,消化道症状类似急性肝炎。

5. 重型肝炎是病毒性肝炎中最严重的一种临床类型,主要表现为肝衰竭综合征;分为三种临床类型:急性重型肝炎、亚急性重型肝炎和慢性重型肝炎。

6. 淤胆型肝炎是以肝内胆汁淤积为主要表现的一种临床类型,又称毛细胆管炎型肝炎。

7. 肝炎肝硬化是在肝炎基础上进展为肝硬化,表现为肝功能异常及门静脉高压。分为:活动性肝硬化、静止性肝硬化。

8. 各型病毒性肝炎的诊断主要以血清学检查、病毒标志测定和肝功能检测为主要依据。

9. 病毒性肝炎的鉴别诊断应注意与溶血性黄疸、肝外梗阻性黄疸进行鉴别区分;也应注意与其他病毒所致的肝炎、感染中毒性肝炎、药物性肝损害、酒精性肝病、自身免疫性肝炎以及肝豆状核变性先天性铜代谢障碍性疾病进行鉴别诊断。

10. 各型病毒性肝炎的治疗原则均以休息、营养为主;辅以适当药物;避免饮酒、过劳和损害肝脏的药物。常用的肝炎治疗药物为:抗病毒治疗药物、免疫调节药物、护肝药物、降酶药物、退黄药物。

11. 肝炎患者和病毒携带者是本病的传染源。甲型和戊型肝炎主要通过粪—口途径传播;乙型、丙型、丁型肝炎主要通过血液、体液途径传播。

三、习题

(一)选择题

【A1 型题】

1. HBV 致病机制中错误的是
   A. 病毒致机体免疫力下降,持续感染　B. 病毒易发生变异,逃避机体免疫监控
   C. Ⅲ型超敏反应引起肝外炎症　D. 病毒直接损伤肝细胞
   E. 病毒基因片段整合可引发细胞转化
2. 近年来输血后肝炎主要由哪种病毒引起
   A. 甲型肝炎病毒　B. 乙型肝炎病毒　C. 丙型肝炎病毒
   D. 戊型肝炎病毒　E. 丁型肝炎病毒
3. 重型病毒性肝炎出血的最主要原因是
   A. 血小板减少　B. 毛细血管脆性增加　C. 凝血因子合成减少
   D. 肝素样物质增多　E. 骨髓造血功能受抑制
4. 急性重型病毒性肝炎病理变化是
   A. 肝细胞发生碎屑状坏死　B. 肝细胞灶性坏死　C. 毛细胆管淤胆
   D. 纤维组织增生　E. 大量肝细胞坏死
5. 急性重型肝炎最有诊断意义的临床表现是
   A. 黄疸加深　B. 肾功能障碍
   C. 出血倾向明显　D. 腹水出现
   E. 中枢神经系统症状　肝性脑病
6. 对病毒性肝炎下列哪项是正确的
   A. 慢性迁延型肝炎多发展为肝硬化　B. 甲型肝炎无慢性带毒状态
   C. 慢性活动性肝炎均由乙型肝炎病毒引起　D. 丙型肝炎不会发展成肝硬化
   E. 肝细胞癌与慢性乙型肝炎病毒感染无关
7. 指出下列哪种是戊型肝炎病毒主要传播途径
   A. 注射、输血　B. 蚊虫叮咬传播　C. 唾液传播
   D. 垂直传播　E. 粪、口传播
8. 目前预防乙型肝炎最有效措施为
   A. 隔离病人　B. 注射乙型肝炎疫苗　C. 丙种球蛋白被动免疫
   D. 搞好粪便管理及水源防护　E. 消灭蚊蝇

【A2 型题】

9. 35 岁女性,手术后 2 个月出现腹胀,乏力,ALT 200U/L,手术时输血 800ml,化验甲肝抗体-,HBsAg-,抗 HBc+,抗 HBs+,抗 HCV+,诊断应考虑
   A. 术后引起中毒性肝炎　B. 甲型肝炎
   C. 乙型肝炎　D. 输血后肝炎
   E. 急性丙型肝炎,输血所致

10. 男性，发现乙肝2年，出现乏力，腹胀，食欲缺乏，病情不稳定，查体：慢性肝病容，肝肋下触及1.0cm，质中等，脾界扩大，血清ALT 200U/L，白蛋白3.5g/L，球蛋白3.6g/L，应诊为
A. 慢性迁延性肝炎 B. 慢性活动性肝炎 C. 慢性重型肝炎
D. 肝硬化 E. 淤胆型肝炎

11. 男性，40岁，有早期肝硬化史，胆囊炎，因劳累，近一周发热，39℃，右季肋区不适，腹胀，下肢水肿，巩膜，皮肤深度黄疸，腹水征(+)，凝血酶等时间延长，应诊断为
A. 肝硬化失代偿 B. 肝硬化自发腹膜炎 C. 慢性重型肝炎
D. 淤胆型肝炎 E. 亚急性重型肝炎

12. 患者，男，43岁，企业经理，乏力伴食欲缺乏3周，尿黄、身目黄染1周。无发热、腹痛，无酱油样尿。无输血及血制品史，无嗜酒史。一年前体检发现HBsAg阳性。体格检查：神清，精神差，肝掌征(+)，皮肤、巩膜深度黄染，腹部移动性浊音(+)，肝、脾未扪及。实验室检查：ALT 230U/L，TBiL 360μmol/L，ALB 32g/L，PTA 28%。本病例最可能的临床类型是
A. 急性黄疸性肝炎 B. 慢性肝炎重度 C. 慢性重型肝炎
D. 酒精性肝炎 E. 亚急性重型肝炎

(二)填空题

1. 由粪-口途径进行传播的肝炎病毒有________和________；由血源性途径传播的有________、________、________和________。

2. 感染后一般不发展为慢性的肝炎病毒有________和________；已发展为慢性的有________、________和________。

流行性乙型脑炎

一、学习目标

1. **掌握** 流行性乙型脑炎的临床表现、诊断、鉴别诊断和治疗。

2. **熟悉** 流行性乙型脑炎的流行病学特征。

3. **了解** 流行性乙型脑炎的预防。建立对乙脑患者进行适宜的针对性检查项目并作出明确诊断及制订完善治疗方案的临床诊疗及康复思维。

二、重点和难点内容

1. 流行性乙型脑炎是由乙型脑炎病毒引起的以脑实质炎症为主要病变的中枢神经系统急性传染病。本病经蚊虫传播，多在夏秋季流行。临床上以高热、意识障碍、抽搐、病理反射及脑膜刺激征为特征。

2. **流行性乙型脑炎的临床经过分为四期** 初期、极期(高热、意识障碍、惊厥或抽搐、呼吸衰竭、颅内高压征及神经系统症状和体征)恢复期、后遗症期。

3. **流行性乙型脑炎的诊断依据为** 临床表现为急起高热、头痛、呕吐、意识障碍、抽搐、呼吸衰竭、病理反射及脑膜刺激征阳性等；脑脊液呈无菌性脑膜炎改变；乙脑IgM抗体阳性可助确诊；病原分离。

4. 流行性乙型脑炎的鉴别诊断应注意与中毒性菌痢、化脓性脑膜炎、结核性脑膜炎以及其他病毒性脑炎进行鉴别区分。

5. 流行性乙型脑炎目前尚无特效的抗病毒药物，重点是高热、抽搐和呼吸衰竭的积极

防治。

6. 乙脑是人兽共患的自然疫源性疾病。感染乙脑病毒的猪为主要传染源。三带喙库蚊是主要的传播媒介。主要传染源是未经过流行季节的幼猪。防蚊、灭蚊是预防本病的重要措施。通过疫苗的预防注射提高人群的特异性免疫力。

三、习题

选择题

【A1 型题】

1. 流行性乙型脑炎极期的临床表现**不出现**

A. 呼吸衰竭　B. 持续高热　C. 意识障碍

D. 肾衰竭　E. 惊厥或抽搐

2. 可用于流行性乙型脑炎早期诊断的实验室检查是

A. 中和试验　B. 特异性 IgM 抗体　C. 病毒分离

D. 血凝抑制试验　E. 补体结合试验

3. 预防乙脑的关键措施是

A. 管理好动物传染源　B. 及早发现病人及时隔离治疗

C. 抓好预防接种　D. 灭蚊防蚊

E. 灭蚊、防蚊和预防接种

艾 滋 病

一、学习目标

1. 掌握 艾滋病各期的临床表现及重要机会性感染的表现、实验室检查、诊断和鉴别诊断、抗病毒治疗策略。

2. 熟悉 艾滋病的流行病学特征。

3. 了解 艾滋病的预防策略。

二、重点和难点内容

1. 艾滋病(AIDS)是由人免疫缺陷病毒(HIV)所引起的慢性传染病。主要通过性接触、血液和母婴传播。病毒主要侵犯和破坏辅助性 T 淋巴细胞,$CD4^+T$ 淋巴细胞,造成机体细胞免疫功能受损,最后并发各种严重的机会性感染和机会性肿瘤。

2. 根据我国有关的诊疗标准和指南,分为急性期、无症状期和艾滋病期。可在肺部、消化系统、神经系统等多脏器表现相应的临床症状。

3. HIV 感染/AIDS 的诊断需结合流行病学史 不安全性生活史、静脉药瘾史、输入未经抗 HIV 抗体检测的血液或血液制品、HIV 抗体阳性者所生子女、职业暴露史等、临床表现和实验室检查进行综合分析。

4. 艾滋病病急性期应与传染性单核细胞增多症及流感、结核、脑膜炎等相鉴别;注意全身淋巴结肿大应与血液系统疾病相鉴别;注意免疫缺陷性改变须与先天性或继发性免疫缺陷病相鉴别。病原体相关检测是主要鉴别手段。

5. 抗病毒治疗是 AIDS 治疗的关键。联合用药 HAART 疗法既可抑制病毒复制,又可促使机体免疫重建。

6. 本病无症状病毒携带者和病人是传染源；性接触、血液、体液是主要传播途径；人群普遍易感。目前研制了许多 HIV 疫苗，有些已进入临床试验。

三、习题

（一）选择题

【A1 型题】

1. HIV 感染后最主要损害哪种细胞造成机体细胞免疫下降
   A. 库普弗细胞　B. B 淋巴细胞　C. $CD4^+T$ 淋巴细胞
   D. $CD8^+T$ 淋巴细胞　E. 自然杀伤细胞
2. 以下**不是** HIV 感染的临床主要特点是
   A. 免疫系统严重受损　B. 合并各种机会感染　C. 并发肿瘤
   D. 多脏器衰竭　E. 潜伏期较长
3. AIDS 的高危人群**不包括**
   A. 同性恋患者　B. 多次输血者　C. 性乱交者
   D. 共同进餐者　E. 静脉药瘾者

【A2 型题】

4. 患者，男，35 岁。乏力、发热 1 月余，咯血 4 天。体格检查：T 38.5℃，神清，消瘦，两肺听诊呼吸音处，肝、脾未扪及，移动性浊音(-)。实验室检查：HIV 抗体(+)，TB-TSPOT(+)、抗 HCV(-)、HBsAg(-)。本病例最可能的临床诊断是
   A. HIV/HBV 共感染　B. HIV/TB 共感染　C. HIV/HCV 共感染
   D. 卡波西肉瘤　E. 以上均不是

（二）填空题

1. 艾滋病的传染源是________和________，病毒主要的传播方式为________、________和________。

2. HIV 能选择性地侵犯表达________细胞。

（三）简答题

HIV 的传染源与传播方式有哪 3 种？

第二节 细菌感染

流行性脑脊髓膜炎

一、学习目标

1. **掌握**　流行性脑脊髓膜炎的临床表现、分期、分型和诊断。
2. **熟悉**　流行性脑脊髓膜炎的主要治疗原则。
3. **了解**　流行性脑脊髓膜炎的流行病学特征、鉴别诊断要点。

二、重点和难点内容

1. 流行性脑脊髓膜炎是由脑膜炎奈瑟菌引起的急性化脓性脑膜炎。临床主要表现为突

发高热，剧烈头痛，频繁呕吐，皮肤黏膜瘀点瘀斑及脑膜刺激征，脑脊液呈化脓性改变。

2. 人是该细菌唯一的天然宿主，带菌者和流脑患者是传染源。病原菌主要经咳嗽、打喷嚏借飞沫由呼吸道直接传播。

3. 按病情轻重分为轻型、普通型、慢性型和暴发型。普通型流脑最常见，其在临床上可分为四期：前驱期、败血症期、脑膜炎期、恢复期。

4. 流行性脑脊髓膜炎的诊断　有流脑流行病学史：冬春季节高发病，1 周内有流脑患者密切接触史，当地有发生或流行，既往未接种过流脑菌疫苗。临床体征及脑脊液检查符合化脓性脑膜炎的表现，伴有皮肤黏膜瘀点瘀斑。

5. 流行性脑脊髓膜炎的鉴别诊断应注意与其他细菌引起的化脓性脑膜炎、结核性脑膜炎、隐球菌性脑膜炎以及中毒型细菌性痢疾进行鉴别区分。

6. 流行性脑脊髓膜炎强调早期诊断，预防并发症。尽早足量应用抗菌药物。

7. 流行性脑脊髓膜炎病原菌主要经飞沫直接从空气中传播，属呼吸道传播；人群普遍易感，婴幼儿和儿童发病率最高。早期发现病人，就地隔离治疗。

三、习题

选择题

【A1 型题】

1. 流行性脑脊髓膜炎最主要的临床表现是

A. 高热、昏迷、抽搐、呼吸衰竭　B. 持续性发热、相对缓脉、玫瑰疹
C. 发热、头痛、呕吐、皮肤瘀点、脑膜刺激征　D. 发热、头痛、呕吐、昏迷
E. 高热、惊厥

2. 流行性脑脊髓膜炎的病原治疗首选

A. SMZ-TMP　B. 氨苄青霉素　C. 头孢唑啉
D. 氧氟沙星　E. 青霉素

【A2 型题】

患者，男孩，7 岁。因发热、头痛伴呕吐 1 天，于 10 月 12 日入院。体格检查：T 40℃，BP 50/30mmHg，浅昏迷，全身广泛的瘀点、瘀斑，融合成大片，面色苍白，四肢发冷，颈抵抗可疑，布鲁津斯基征(－)。血 WBC 22×10^9/L，中性粒细胞 0.9，淋巴细胞 0.1。腰椎穿刺脑脊液检查：压力 290mmHg，WBC 1.08×10^9/L，多核细胞比例 0.8，单核细胞比例 0.2，蛋白质 3.0g/L，糖 1.3μmol/L，氯化物 89μmol/L。

3. 此患者最可能的诊断是

A. 流行性出血热　B. 流行性脑脊髓膜炎爆发型休克型
C. 隐球菌性脑膜炎　D. 流行性脑脊髓膜炎爆发型脑膜脑炎
E. 流行性脑脊髓膜炎普通型

4. 有助于确诊的检查为

A. 头颅 CT　B. 脊髓检查
C. 脑脊液常规检查　D. 检测血清乙脑病毒特异性 IgM 抗体
E. 血、脑脊液涂片分离细菌+培养

5. 下列处理**不正确**的是

A. 抗真菌治疗　B. 大剂量青霉素治疗

C. 补液抗休克,营养支持治疗　　D. 保持呼吸道畅通
E. 甘露醇脱水

猩　红　热

一、学习目标

1. 掌握　A 组 β 型溶血性链球菌与致病力的关系、临床表现、诊断依据。
2. 熟悉　猩红热的鉴别诊断和治疗。
3. 了解　猩红热的流行病学特征和预防。

二、重点和难点内容

1. 猩红热是 A 组 β 型溶血性链球菌引起的急性呼吸道传染病。临床特征为发热、咽峡炎、全身弥漫性鲜红色皮疹和疹后明显脱屑,以及草莓舌。

2. A 组 β 型溶血性链球菌引起的咽峡炎患者是重要的传染源。主要经空气飞沫传播,也有“外科型猩红热”或“产科型猩红热”。多见儿童发病,人群普遍易感。

3. 猩红热的临床表现主要有化脓性、中毒性和变态反应性病变综合而成,并引起相应的病理改变。主要分为四种类型:普通型、脓毒型、中毒型和外科型。

4. 猩红热的诊断　与猩红热或咽峡炎患者有接触史者,临床表现为急性发热、咽峡炎、猩红热样皮疹、疹退后有脱屑。咽拭子、脓液培养获得 A 组 β 型溶血性链球菌为确诊依据。

5. 猩红热的鉴别诊断应注意与其他咽峡炎及发疹性疾病进行鉴别区分。

6. 猩红热患者应注意急性期卧床休息,呼吸道隔离。首选青霉素治疗。

7. 对患者及接触者、可疑猩红热、咽峡炎患者及带菌者,都应进行呼吸道隔离治疗。

三、习题

选择题

【A1 型题】

1. 猩红热的病原体为
A. A 组 a 型溶血性链球菌　B. A 组 β 型溶血性链球菌　C. A 组 g 型溶血性链球菌
D. 缓症链球菌　E. 金黄色葡萄球菌

2. 临床上猩红热和麻疹鉴别诊断最有意义的是
A. 患者年龄　B. 咽部充血　C. 头痛和全身酸痛
D. 出疹时间和皮疹特点　E. 体温高低

3. 猩红热的三大特征性表现是
A. 发热、咽峡炎、草莓舌　B. 发热、草莓舌、脱皮　C. 发热、草莓舌、皮疹
D. 发热、咽峡炎、皮疹　E. 发热、咽峡炎、杨梅舌

4. 猩红热病原治疗首选药物是
A. 四环素　B. 喹诺酮类　C. 青霉素
D. 红霉素　E. 氯霉素

第三节 立克次体感染

恙虫病

一、学习目标

1. 掌握 恙虫病的临床表现、诊断及治疗。
2. 熟悉 恙虫病的流行病学特征及病原检查。
3. 了解 恙虫病的病原立克次体特点、并发症和预防措施。

二、重点和难点内容

1. 恙虫病是由立克次体科的恙虫病东方体引起的急性自然疫源性传染病。鼠类是主要传染源,通过恙螨幼虫叮咬传播。临床上以叮咬部位焦痂或溃疡、发热、淋巴结肿大、白细胞计数减少及皮疹为特征。

2. 恙虫病具有一些特征性体征:焦痂与溃疡、浅表淋巴结肿大、皮疹、肝脾肿大,以及较常并发中毒性肝炎、支气管肺炎、心肌炎、脑膜脑炎、消化道出血和急性肾衰竭等。

3. 恙虫病的诊断依据:流行季节发病前 3 周内有否到过恙虫病流行区;以发现焦痂或特异性溃疡最具临床诊断价值;血清学和病原核酸特异性检测或分离到病原体。

4. 恙虫病主要与钩端螺旋体病、斑疹伤寒、伤寒进行鉴别。

5. 恙虫病主要以卧床休息,加强营养和护理为主;较常应用多西环素、大环内酯类、喹诺酮类和氯霉素。

6. 恙虫病的预防主要是灭鼠,关键在避免恙螨幼虫叮咬,做好个人防护。

三、习题

选择题

【A1 型题】

1. 恙虫病的主要传染源是

A. 恙螨　　B. 体虱　　C. 鼠虱
D. 鼠类　　E. 患者

2. 下列临床表现对诊断恙虫病有重要价值的是

A. 皮疹　　B. 肝肿大　　C. 焦痂与溃疡
D. 焦痂附近的淋巴结肿大　　E. 发热

【A2 型题】

患者,男,26 岁,农民。“高热、头痛 10 天”入院。体格检查:38.9℃,烦躁,头面及颈胸皮肤潮红,左侧腹股沟有一焦痂并淋巴结肿大,有触痛,眼结膜充血,心肺无异常。神经系统:凯尔尼格征阴性,布鲁津斯基征阴性,巴宾斯基征阴性。胸部 CT 未见异常。肝功能:ALT 150 U/L。尿常规:蛋白 +。血常规:血红蛋白 98g/L,白细胞计数为 5.8×10^9/L,中性粒细胞 0.75,淋巴细胞 0.25。

3. 最可能的诊断是

A. 流行性出血热　B. 败血症　C. 恙虫病
D. 钩体病　E. 伤寒

4. 以下检查对于确诊的首选是
A. 外斐试验　B. 出、凝血时间测定　C. 血培养
D. 肾功能检查　E. 头颅CT

5. 治疗药物应首选
A. 头孢唑啉　B. 氯霉素　C. 氧氟沙星
D. 氨苄西林　E. 红霉素

第四节 螺旋体感染

梅 毒

一、学习目标

1. **掌握** 梅毒的临床表现、临床分型及各型特点、诊断依据和治疗措施。
2. **熟悉** 梅毒的流行病学特征及病理基础。
3. **了解** 梅毒的鉴别诊断和预防措施。

二、重点和难点内容

1. 梅毒是由苍白螺旋体引起的一种全身慢性传染病，主要通过性接触和母婴垂直传播。临床表现复杂，早期主要侵犯皮肤黏膜，晚期可侵犯血管、中枢神经系统及全身各器官造成多脏器损害。

2. **根据传播途径不同可分为获得型** 后天梅毒和胎传先天梅毒；根据病程不同可分为早期梅毒和晚期梅毒。按临床主要症状分为：潜伏梅毒、一期梅毒、二期梅毒、三期梅毒和先天性梅毒。

3. **梅毒的诊断** 有无不洁性交史、全面体格检查、早期梅毒皮肤黏膜损害可查到苍白螺旋体。

4. 梅毒主要注意硬下疳与软下疳、固定性药疹、生殖器疱疹并发局部感染进行鉴别。

5. 梅毒强调早期诊断，早期治疗，疗程规则，剂量足够。青霉素为首选药物。

6. 杜绝不洁性行为。发现梅毒患者必须强迫隔离治疗；对可疑患者及时给予预防性治疗；防止感染胎儿。

三、习题

（一）选择题

【A1型题】

1. 初期梅毒患者，检查病原应取的标本是
A. 尿液　B. 血液　C. 硬下疳渗出液
D. 梅毒疹渗出液　E. 脑脊液

2. 根据原卫生部颁布的诊断标准，梅毒分期分类为以下哪项

A. 早期梅毒、晚期梅毒
B. 一期、二期、三期、潜伏、先天性梅毒
C. 显性梅毒、隐性梅毒
D. 后天梅毒、先天梅毒
E. 早期梅毒、晚期梅毒、先天梅毒

(二)简答题

试述梅毒螺旋体感染的检查方法。

第五节 寄生虫感染

阿米巴病

一、学习目标

1. **掌握** 阿米巴病的流行病学和临床表现、诊断及鉴别诊断。

2. **熟悉** 阿米巴病的病原学治疗。

3. **了解** 建立对阿米巴病患者进行针对性检查,并作出明确诊断及制订完善治疗方案的临床诊疗及康复思维。

二、重点和难点内容

1. 阿米巴病是一种高发病率、高致病性的人畜共患寄生虫病,可分为肠阿米巴病和肠外阿米巴病。阿米巴原虫最常侵犯的部位是结肠黏膜,引起阿米巴痢疾,且易有复发倾向。肠外阿米巴病可发生在肝、肺或脑,表现为各脏器的脓肿。常与宿主黏膜防御功能受损、免疫功能抑制或减弱有关。

2. **肠阿米巴病可分为三型** 无症状型(包囊携带者)、急性阿米巴痢疾、慢性阿米巴痢疾。诊断主要依靠:居留地区阿米巴病流行情况,进食不洁食物或与慢性腹泻患者密切接触;起病缓慢,腹痛、腹泻,腥臭味浓;以发现阿米巴滋养体和包囊为确诊;血清学或粪便检获特异性检测标志物或 DNA 作为辅助依据;结合乙状结肠镜可直接发现病原体。

3. 肠外阿米巴病以阿米巴肝脓肿最为常见。可行 B 超检查、X 线检查;行穿刺术,如引流出典型脓液,及时找到滋养体亦可确诊。

4. 阿米巴病主要与细菌性痢疾、细菌性食物中毒进行鉴别,其他如血吸虫病、肠结核、结直肠癌和慢性非特异性溃疡性结肠炎等注意鉴别。

5. 患者应卧床休息,加强营养。抗阿米巴治疗应选用抗溶组织内阿米巴药,辅以肠腔内抗阿米巴药。主要的药物有甲硝唑、替硝唑等。阿米巴肝脓肿可行外科手术切除。

6. 对排包囊者及慢性患者应彻底治疗;对于无症状阿米巴携带者亦需彻底治疗,消灭肠道寄生的病原体。加强水源管理。

三、习题

(一)选择题

【A1 型题】

1. 溶组织内阿米巴的主要致病机制是
A. 伪足破坏　　B. 触杀与胞溶　　C. 溶酶作用

D. 细胞毒杀　　E. 细胞吞噬

2. 肠外阿米巴最常见的是

A. 肺脓肿　　B. 脑脓肿　　C. 肝脓肿

D. 肛周脓肿　　E. 皮肤溃疡

3. 不是阿米巴痢疾的临床主要表现的是

A. 肠炎型大便为稀水样者　　B. 感染严重甚至导致死亡的重型

C. 易于识别的急性痢疾型　　D. 感染后无症状的包囊型

E. 便秘、腹泻交替或长期不愈的慢性型

【A2 型题】

4. 患者,男,38 岁。低热 1 月余,体温 38℃左右,伴右上腹疼痛,盗汗,消瘦明显。体格检查:右下肺呼吸音减弱,局部皮肤水肿,肝肋下 3cm 有压痛及叩痛。血常规示白细胞数偏高。2 年前有慢性腹泻史。最可能的诊断是

A. 肝癌　　B. 阿米巴肝脓肿　　C. 肺结核

D. 肺脓肿　　E. 细菌性肝脓肿

（二）简答题

人感染溶组织内阿米巴后为什么会出现带虫者或现症病人?

血吸虫病

一、学习目标

1. **掌握**　血吸虫病的临床表现、诊断依据及治疗措施。

2. **熟悉**　血吸虫病的流行病学和预防。

3. **了解**　血吸虫病的病理过程和鉴别诊断。

二、重点和难点内容

1. 血吸虫病是由血吸虫寄生于门静脉系统所引起的疾病,由匍匐接触含尾蚴的疫水而感染。在我国流行的主要是日本血吸虫,其主要病变是虫卵沉积于肝脏或肠道等组织而引起的虫卵肉芽肿。

2. 急性期患者有发热、腹痛腹泻或脓血便、肝大与压痛等,嗜酸性粒细胞显著增多;慢性期患者以肝脾大或慢性腹泻为主;晚期患者则以门静脉周围纤维化病变为主,可发展为肝硬化、巨脾或腹水等。

3. 血吸虫病临床表现复杂多样,根据患者感染的程度、时间、免疫状态、治疗是否及时等因素,可分为急性、慢性、晚期及异位损害。

4. 急性血吸虫病患者常有明确的疫水接触史,常为初次重度感染,慢性患者大量感染后亦可出现急性症状。半数患者出现尾蚴性皮炎。都伴有发热,肝大伴压痛,出现食欲减退、腹部不适、轻微腹痛腹泻、咳嗽气喘、胸痛等。

5. 慢性血吸虫病的临床表现以隐匿性间质性肝炎和慢性血吸虫性结肠炎为主,病症为血吸虫性肉芽肿肝病和结肠炎,最常见慢性腹泻、脓血黏液便。

6. 晚期血吸虫病患者,虫卵损害肝较重,发展为肝硬化,出现门静脉高压,脾显著增大和临床并发症,儿童常有生长发育障碍。主要临床表现分为四型:巨脾型、腹水型、结肠肉芽肿型

和侏儒型。

7. 异位血吸虫病是在门脉系统以外的器官或组织的血吸虫虫卵肉芽肿成为异位损害，常见的在肺和脑。

8. 疫区血吸虫疫水接触史是诊断的必要条件。结合寄生虫学与免疫学检查指标进行诊断。

9. **血吸虫病的鉴别诊断** ①急性血吸虫病可误诊为伤寒、阿米巴肝脓肿、粟粒性结核等，嗜酸性粒细胞显著增多有重要鉴别价值；②慢性血吸虫病肝脾大型与无黄疸型病毒性肝炎鉴别，后者食欲减退、乏力、肝区疼痛与肝功损害较明显；③血吸虫病患者有腹泻、便血、粪便孵化阳性，而且毛蚴较多，易与阿米巴痢疾、慢性菌痢鉴别；④晚期血吸虫病与门脉型及坏死后肝硬化的鉴别，需要病原学检查与免疫学检查才能鉴别。

10. 吡喹酮可用于各期各型血吸虫病患者。患者应加强营养，必要时可手术治疗。

11. 消灭钉螺是预防本病的关键。严禁接触疫水。

三、习题

（一）选择题

【A1 型题】

1. 日本血吸虫的主要病理变化是
   A. 过敏性皮炎　B. 肝细胞变性坏死
   C. 尾蚴性皮炎　D. 虫卵肉芽肿
   E. 成虫寄生门静脉引起血管阻塞
2. 血吸虫病发病后血常规检查明显升高的细胞是
   A. 粒细胞　B. 单核细胞　C. 淋巴细胞
   D. 嗜酸细胞　E. 嗜碱细胞
3. 血吸虫异位寄生的最常见部位是
   A. 皮肤、脑　B. 脑、脊髓　C. 肺、脑
   D. 肺、皮肤　E. 生殖器
4. 抗血吸虫的主要药物是
   A. 阿苯达唑　B. 伊维菌素　C. 乙胺嗪
   D. 喹诺酮　E. 吡喹酮

（二）名词解释

1. 急性血吸虫病
2. 晚期血吸虫病

（三）简答题

试述血吸虫进入人体后，可能引起的损害及临床表现。

第六节　医院感染

一、学习目标

1. **掌握**　医院感染的定义、临床表现、诊断标准。

2. **熟悉** 医院感染的鉴别诊断和流行病学特征。

3. **了解** 医院感染的临床诊疗及预防措施。

二、重点和难点内容

1. 医院感染是指住院患者在医院内发生的感染,包括住院期间发生的感染和在医院内获得而于出院后发生的感染,但不包括入院前已开始或入院时已存在的感染。医院工作人员在医院内获得的感染也属医院感染。医院感染的病原菌常呈现多重耐药且随抗生素应用或患者免疫功能缺损程度而有变迁。

2. 根据患者在医院中获得病原体的来源不同,可分为外源性感染和内源性感染。①外源性感染亦称交叉感染或获得性感染,是指携带病原微生物的医院内患者、工作人员或陪护探视者,以及医院环境中病原微生物引起的医院感染,可散发也可暴发;②内源性感染也称自源性感染,是指患者自身皮肤或腔道等处定植的条件致病菌,或从外界获得的定植菌由于数量或定植部位的改变而引起的感染,呈散发性。

3. 对于没有明确潜伏期的感染,规定入院 48 小时后发生的感染为医院感染;对于有明确潜伏期的感染,自入院时起超过平均潜伏期后发生的感染为医院感染。

4. 医院感染常见的有:肺部感染、尿路感染、消化道感染、全身感染、清洁伤口、污染-清洁伤口和污染伤口等。

5. 医院感染的诊断主要依靠临床资料、物理或生化检查、病原学检查等。

6. 医院感染的鉴别诊断,不属于的有:①皮肤黏膜开放性创口只有细菌定植而无炎症表现;②由物理性或化学性,而非生物性因子刺激产生的炎症反应;③新生儿经胎盘获得的感染;④患者原有的慢性感染在医院内急性发作;⑤全身感染的迁徙性病灶或原有慢性感染复发,不能证明系医院内获得者。

7. 治疗上首先根据临床诊断估计病原菌,经验治疗,尽量减少联合用药。根据病情轻重选择合理的抗菌药物给药方式。

8. 医院感染不可能完全避免,但有效的预防措施可以减少医院感染的发生。医院感染隔离应用的技术现有 7 种,主要是根据病原体传播途径制定。

三、习题

(一)选择题

【A1 型题】

1. 多重耐药菌患者采取的隔离措施是
   A. 标准预防+空气隔离　B. 标准预防+飞沫隔离　C. 标准预防+接触隔离
   D. 标准预防+严密隔离　E. 标准预防+保护性隔离

2. 终末消毒是指
   A. 指病人出院、转院或死亡后,对其原居住点的最后一次彻底的消毒
   B. 指对医院周围环境的彻底消毒
   C. 指对医院空气进行全面的消毒
   D. 杀灭或抑制活体组织上微生物的生长繁殖,以防组织感染
   E. 对所有场所的彻底清洁消毒

3. 控制医院感染最简单、最有效最方便最经济的方法是

A. 环境消毒　　B. 合理使用抗生素　　C. 高压消毒
D. 隔离传染病人　　E. 洗手

（二）名词解释

1. 医院获得性感染
2. 无菌操作
3. 潜伏感染

（三）简答题

铜绿假单胞菌的感染有何特点？

第十一章 传染性疾病答案

（一）选择题

【A1 型题】

1. C　2. B　3. C

（二）填空题

病原体　传染性　流行性学特征　感染后免疫

第一节 病 毒 感 染

病毒性肝炎

（一）选择题

【A1 型题】

1. D　2. C　3. C　4. E　5. C　6. B　7. E　8. B

【A2 型题】

9. E　10. B　11. A　12. E

（二）填空题

1. 甲型　戊型　乙型　丙型　丁型　庚型
2. 甲型　戊型　乙型　丙型　丁型

流行性乙型脑炎

（一）选择题

【A1 型题】

1. D　2. B　3. E

艾 滋 病

（一）选择题

【A1 型题】

1. C　2. D　3. D

【A2 型题】

4. B

（二）填空题

1. HIV 无症状携带者　艾滋病患者　性接触　污染的血制品输入　垂直传播

2. $CD4^{+}T$淋巴

（三）简答题

HIV 的传染源与传播方式有哪 3 种？

艾滋病的传染源是 HIV 无症状携带者和艾滋病患者，主要的 3 种传播方式是：①通过同性或异性间的性行为；②输入带 HIV 的血液或血制品、器官或骨髓移植、人工授精、静脉药瘾者共用污染的注射器及针头；③母婴传播，包括经胎盘、产道或经哺乳等方式引起的传播。

第二节 细菌感染

流行性脑脊髓膜炎

（一）选择题

【A1 型题】

1. C　2. E

【A2 型题】

3. B　4. E　5. C

猩红热

选择题

【A1 型题】

1. B　2. D　3. D　4. C

第三节 立克次体感染

恙虫病

选择题

【A1 型题】

1. D　2. C

【A2 型题】

3. C　4. A　5. B

第四节 螺旋体感染

梅毒

（一）选择题

【A1 型题】

1. C　2. B

（二）简答题

1. 试述梅毒螺旋体感染的检查方法。

(1)标本采集:Ⅰ期梅毒取硬下疳渗出液,Ⅱ期梅毒取梅毒疹渗出液或局部淋巴结抽出液。

(2)检查方法:①显微镜检查。暗视野显微镜观察活梅毒螺旋体,或用镀银染色镜检梅毒螺旋体呈棕褐色,也可用荧光标记抗体检查法或 ELISA 法。②血清学试验。非密螺旋体抗原试验;密螺旋体抗原试验。③PCR 方法检查病原体 DNA。

第五节 寄生虫感染

阿米巴病

（一）选择题

【A1 型题】

1. B　2. C　3. A

【A2 型题】

4. B

（二）简答题

人感染溶组织内阿米巴后为什么会出现带虫者或现症病人?

其主要与虫株毒力、机体抵抗力及是否夹杂细菌感染有关。若虫株毒力低、机体抵抗力强及未夹杂细菌感染,便不会出现明显的临床症状,即带虫者;反之则成为现症病人。

血吸虫病

（一）选择题

【A1 型题】

1. D　2. D　3. C　4. E

（二）名词解释

1. 急性血吸虫病常见于无免疫功能的人群一次大量感染,发病多在成虫开始产卵后,临床表现类似免疫复合物引起的血清病,机制可能是成虫产出大量虫卵,携带大量虫卵抗原,与相应抗体形成免疫复合物。

2. 晚期血吸虫病由于病人长期反复感染血吸虫尾蚴且未能得到及时治疗导致,临床表现有巨脾、侏儒及腹水 3 型,常并发上消化道出血、肝性脑病及结直肠癌变,可能导致病人死亡。

（三）简答题

试述血吸虫进入人体后,可能引起的损害及临床表现。

(1)尾蚴及童虫所致的损害:尾蚴性皮炎——局部刺痛,丘疹,瘙痒;童虫移行——发热,咳嗽,嗜酸性粒细胞增高。

(2)成虫所致的损害:机械性刺激引起静脉内膜炎,循环抗原引起免疫复合物反应,甚或引发肾小球肾炎。

(3)虫卵所致的损害:在肝、肠壁引起虫卵肉芽肿,进而引发肝、肠纤维化等继发病症。

(4)异位损害:脑、肺等部位有关的临床表现。

第六节 医院感染

（一）选择题

【A1 型题】

1. C　　2. A　　3. E

（二）名词解释

1. 医院获得性感染指病人在医院内获得的感染，包括在住院期间发生的感染和在医院内获得出院后发生的感染，但不包括入院前已开始或者入院时已处于潜伏期的感染。医院工作人员在医院内获得的感染也属医院感染。

2. 无菌操作指在医疗、护理操作过程中，防止一切微生物侵入人体和防止无菌物品、无菌区域被污染的技术。

3. 潜伏感染指有些病原体经急性或隐性感染后，病原体继续存在于一定组织或细胞内，但不能产生相应的临床表现。在某些条件下病原能大量繁殖，引起临床症状急性发作。

（三）简答题

铜绿假单胞菌的感染有何特点？

（1）铜绿假单胞菌是条件致病菌，当机体免疫力低下时引起感染。该菌通过接触传染，是医院感染的常见病原菌。

（2）铜绿假单胞菌具有多种毒素和酶，具有较强的蛋白分解能力，可感染人体的任何部位和组织，引起化脓性感染，脓液稀薄带绿色，并常引起败血症。

（3）铜绿假单胞菌抵抗力较强，对多种抗生素耐药，治疗应选用敏感的抗生素。

第十二章
神经系统疾病

第一节　颅内压与脑积水

一、学习目标

1. **掌握**　颅内压的形成及正常值；颅内压增高的后果；颅内压增高的诊断；脑疝的定义；脑疝的分类；小脑幕切迹疝的临床表现；枕骨大孔疝的临床表现；脑积水定义；脑积水的临床表现。

2. **熟悉**　颅内压增高的原因；颅内压增高的治疗；小脑幕切迹疝的诊断和治疗；枕骨大孔疝的诊断和治疗；脑积水病因及分类；脑积水的辅助检查；脑积水诊断。

3. **了解**　颅内压增高的病理生理；颅内压增高的分期及临床表现；小脑幕切迹疝定义；枕骨大孔疝的病理生理；脑积水病理生理；脑积水治疗。

二、重点和难点内容

（一）颅内压增高症

1. 凡是导致颅内容物体积增加或颅腔容积缩小的因素都是颅内压增高的病因。

2. 颅内压增高的病理生理包括：脑脊液的调节；脑血流量的调节。脑血流量的调节又包括：脑血管自动调节；全身血管加压反应。

3. 颅内压增高的后果包括：脑血流量减低，脑缺血甚至死亡；脑移位和脑疝；脑水肿；Cushing 反应；胃肠道功能紊乱及消化道出血；神经源性肺水肿。

4. 颅内压增高根据临床表现和发展进程，可分为代偿期、早期、高峰期、衰竭期。

5. 对颅内压增高的诊断主要依靠临床症状、基础疾病、辅助检查。

6. 颅内压增高的治疗主要有药物治疗和手术治疗，最根本的是解除引起颅内压增高的病因。

（二）脑疝

1. 脑疝即为脑组织的移位，根据移位脑组织的不同分成：小脑幕切迹疝（颞叶钩回疝），枕骨大孔疝（小脑扁桃体疝），大脑镰下疝（扣带回疝）和小脑幕切迹上疝（小脑蚓疝）等。

2. 小脑幕切迹疝是指大脑半球底部近中线结构如颞叶的钩回通过小脑幕疝入脚间池。

3. 小脑幕切迹疝的临床表现包括：意识障碍；瞳孔变化；锥体束征；生命体征改变。

4. 对小脑幕切迹疝的治疗原则包括：基础生命支持；药物治疗；手术治疗。

5. 枕骨大孔疝是指脑组织通过枕骨大孔疝入颈椎椎管。

6. 枕骨大孔疝的临床表现包括：枕下疼痛、颈强直或强迫头位；颅内压增高症状；后组颅神经受累;生命体征改变。

(三)脑积水

1. 脑脊液分泌过多、循环受阻或吸收障碍而导致脑脊液在脑室系统和(或)蛛网膜下腔积聚,使脑室扩大、脑实质相应减少,称为脑积水。

2. 按照脑积水的病因可分为交通性脑积水和阻塞性脑积水。

3. 脑积水的临床表现主要包括:头颅外形异常;神经功能障碍;颅内压增高的表现。

4. 对脑积水的辅助检查有:头围的动态测量;头颅 X 线平片;头颅 CT 和 MRI。

5. 脑积水的诊断主要从相关病史、临床表现及辅助检查作出。

6. 脑积水的治疗包括药物治疗和手术治疗,主要为脑脊液分流术。

三、习题

(一)选择题

【A1 型题】

1. 颅内压增高常见的病因有
A. 脑萎缩　B. 颅内肿瘤　C. 脑寄生虫病
D. 大量饮水　E. 颅内动脉瘤

2. 关于颅内压增高正确的是
A. 颅内压压力超过 180mmH_2O　B. 颅内压压力超过 150mmH_2O
C. 颅内压压力超过 200mmH_2O　D. 儿童不会出现
E. 多由颅骨骨折引起

3. 导致颅内容物增加的除去
A. 单纯颅骨骨折　B. 脑肿瘤　C. 颅内出血
D. 呼吸抑制　E. 脑脊液循环受阻

4. 颅内压增高可以导致
A. 脑疝　B. 脑肿瘤　C. 脑积水
D. 颅骨骨折　E. 颅内感染

5. Cushing 反应表现为
A. 血压下降　B. 血压升高　C. 呼吸加快
D. 心率加快　E. 剧烈头痛

6. 颅内压增高不会导致
A. 脑血流减低　B. 脑水肿　C. Cushing 反应
D. 胃肠道功能紊乱　E. 泌尿系统感染

7. 颅内压增高高峰期表现为
A. 呼吸平稳,神志清楚　B. 肢体活动障碍　C. 头痛、呕吐、视乳头水肿
D. 深度昏迷　E. 脑电活动停止

8. 诊断颅内压增高可依据
A. 腰椎穿刺　B. B 超　C. 心电图
D. 血压计测压　E. 皮尺测量头围

9. 颅内压增高"三联症"是指
A. 头痛、呕吐、尿失禁　B. 视物不清、步态不稳、记忆力减退

C. 高热、黄疸、休克　　D. 失语、头痛、尿失禁
E. 头痛、呕吐、视乳头水肿

10. 颅内压增高治疗可选用
A. 头孢类抗生素　　B. 氨基糖苷类抗生素　　C. 阿司匹林
D. 止痛药　　E. 甘露醇

11. 对颅内压增高进行代偿的主要是
A. 脑组织移位　　B. 脑血流减少　　C. 脑脊液动力学改变
D. 颅腔容积增加　　E. 颅骨密度改变

12. 脑疝是指
A. 脑组织坏死　　B. 脑组织体积增大　　C. 脑组织移位
D. 脑神经功能紊乱　　E. 脑脊液增多

13. 小脑幕切迹疝疝出的脑组织是
A. 额叶　　B. 枕叶　　C. 颞叶
D. 岛叶　　E. 脑干

14. 下述哪项**不符合**小脑幕切迹疝的临床表现
A. 头痛剧烈、呕吐频繁、烦躁不安　　B. 呼吸骤停、瞳孔无变化
C. 病侧瞳孔先缩小，后散大　　D. 散大瞳孔的对侧肢体运动障碍
E. 进行性意识障碍

15. 小脑幕切迹疝的典型临床表现为
A. 患侧瞳孔先缩小、继而散大　　B. 病变同侧锥体束征　　C. 心率增快
D. 呕吐　　E. 剧烈头痛

16. 与小脑幕切迹疝相关的解剖机构为
A. 脑干　　B. 大脑前动脉　　C. 小脑后下动脉
D. 面神经　　E. 动眼神经

17. 枕骨大孔疝的典型表现为
A. 双瞳不等大　　B. 呼吸骤停　　C. 血压骤升
D. 剧烈头痛　　E. 血压骤降

18. 枕骨大孔疝疝出的是
A. 枕叶　　B. 小脑　　C. 脑干
D. 颞叶　　E. 额叶

19. 枕骨大孔疝压迫的重要结构是
A. 脑干　　B. 颞叶　　C. 动眼神经
D. 视神经　　E. 大脑后动脉

20. 枕骨大孔疝的典型临床表现为
A. 尿失禁　　B. 视物不清　　C. 失语
D. 神志不清　　E. 呼吸骤停

21. 脑积水的病因可为
A. 先天性小头畸形　　B. 唐氏综合征　　C. 法洛四联症
D. 神经脱髓鞘疾病　　E. 脊椎外伤

22. 对脑积水的描述**不正确**的是

A. 可表现为头痛、大小便失禁　B. 多由 B 超检查发现
C. 多由 CT 检查发现　D. 可表现为记忆力差、反应迟钝
E. 可为先天性

23. 阻塞性脑积水是指
A. 脑脊液产生过多　B. 脑脊液吸收障碍
C. 脑脊液循环通路受阻　D. 脑脊液成分改变
E. 蛛网膜颗粒发育不良

24. 脑积水最不可能由下列哪种因素导致
A. 颅内感染　B. 脑出血　C. 颅内肿瘤
D. 顶骨骨折　E. 小脑扁桃体下疝

25. 关于脑脊液叙述正确的是
A. 可存在于腹腔、胸腔、脑室等体腔中　B. 由脑室内脉络膜产生
C. 由腹膜吸收　D. 每天产生约 1000ml
E. 脑脊液为红色、类似于血液

26. 脑积水的诊断很难通过以下哪种检查确立
A. 头围动态测量　B. 头颅 X 线片　C. 头颅 CT
D. 头颅 MRI　E. 脑脊液化验

【A2 型题】

27. 患者，男性，40 岁，突发头痛、恶心呕吐 10 小时入院，头颅 CT 示：广泛蛛网膜下腔出血。脑血管造影提示大脑中动脉动脉瘤，入院后 15 小时行动脉瘤夹闭术，术后 3 天患者出现头痛、恶心呕吐。复查头颅 CT 示：侧脑室额角呈钝角扩大，第三脑室呈球状。目前考虑患者出现
A. 动脉瘤再破裂　B. 脑积水　C. 脑梗死
D. 脑血管血栓　E. 动脉瘤扩大

28. 患者女性，5 岁，家长发现患者头颅较同龄儿童明显增大来诊，入院行头颅 CT 示：脑室系统增大，目前诊断考虑
A. 先天性脑发育不全　B. 脑萎缩　C. 先天性脑积水
D. 颅骨畸形　E. 唐氏综合征

29. 男性患者，35 岁，高血压病史 5 年，最高 180/110mmHg，未规律服药，1 天前突发头痛、恶心、呕吐来诊，头颅 CT 提示左侧基底节区高密度影，最大直径约 2cm。向患者家属交代病情时，应交代的并发症不应包括
A. 脑积水需行分流手术　B. 再次出血增多
C. 形成脑疝危及生命　D. 出现胃肠道功能紊乱
E. 脑出血可导致左侧肢体偏瘫

【B 型题】

（30~31 题共用备选答案）
A. 腰椎穿刺　B. 头颅 CT　C. 头颅 MRI
D. 脑血管造影　E. 超声

30. 诊断脑积水常用
31. 诊断颅内压增高可用

（32~33 题共用备选答案）

A. 脑干　　B. 颞叶内侧　　C. 额叶

D. 枕叶　　E. 小脑

32. 小脑幕切迹疝疝出的脑组织是
33. 枕骨大孔疝疝出的脑组织是

（34~35 题共用备选答案）

A. 脑脊液分泌过多　　B. 颅骨骨折　　C. 脑肿瘤

D. 老年性脑萎缩　　E. 腔隙性脑梗死

34. 梗阻性脑积水的原因多为
35. 交通性脑积水的原因多为

（二）名词解释

1. 颅内压
2. 脑疝
3. 小脑幕切迹疝
4. 枕骨大孔疝
5. 脑积水

（三）填空题

1. 颅内压的正常值成人为________，儿童为________。
2. 当颅内压超过________时称为颅内压增高。
3. 颅内压增高临床可分为________、________、________、________四期。
4. 脑疝根据发生的部位和疝出的脑组织不同，可以分为四型，包括________、________、________、________。

（四）简答题

1. 引起颅内压增高的病因。
2. 颅内压增高的后果。
3. 简述颅内压增高的分期。
4. 简述小脑幕切迹疝的临床表现。
5. 脑疝的治疗原则。
6. 简述枕骨大孔疝的临床表现。
7. 简述脑积水的分类。
8. 简述脑积水的临床表现。

第二节　脑、脊髓血管疾病

一、学习目标

1. 掌握　脑血管病的概念、分类；短暂性脑缺血发作、脑梗死、高血压脑出血、蛛网膜下腔出血、颅内动脉瘤和颈动脉狭窄的概念、临床表现、诊断和治疗原则。

2. 熟悉　脑、脊髓血管畸形和颅内动脉闭塞性脑病的概念、临床表现、诊断和治疗原则。

3. 了解　常见脑血管病的病因、流行病学知识、发病机制和相关辅助检查。

二、重点及难点内容

（一）脑血管病概述

1. 脑血管疾病（CVD）是由各种血管源性脑病引起的脑功能障碍。

2. 脑血管疾病按其性质通常分为缺血性脑病和出血性脑病两类。

（二）短暂性脑缺血发作（TIA）

1. 短暂性脑缺血发作（TIA）是局灶性脑缺血导致突发短暂性可逆性神经功能障碍，发作持续数分钟，通常在30分钟内完全恢复。多与高血压动脉硬化有关。

2. 颈内动脉系统TIA常见症状为对侧单肢无力或轻偏瘫，主侧半球受累可有失语症。

3. 椎基底动脉系统TIA常见症状为眩晕、跌倒发作、短暂性全面遗忘、双眼视力障碍。

4. TIA的治疗原则是根据病因及诱发因素进行针对性的病因治疗，控制卒中危险因素。

（三）脑梗死

1. 脑梗死即缺血性脑卒中（ischemic stroke）对人类生命和健康危害极大，多年来一直在我国疾病谱中发病率、死亡率前三位。

2. TOAST分型是目前临床常用的脑梗死分型方法。

3. MR是诊断脑梗死的最佳成像方法。

4. 脑梗死的治疗包括溶栓治疗、手术治疗、介入治疗等。

（四）高血压脑出血

1. 疑似高血压脑出血的患者，首选头部CT检查。

2. 高血压脑出血的处理包括一般情况监测、特异性治疗、防治并发症、早期二级预防以及早期康复。

（五）蛛网膜下腔出血（SAH）

1. 自发性蛛网膜下腔出血的常见病因为颅内动脉瘤和脑（脊髓）血管畸形，其中以动脉瘤破裂最为多见。吸烟、高血压也是SAH的主要危险因素。

2. 蛛网膜下腔出血的典型临床表现有头痛、呕吐、脑膜刺激征阳性，伴或不伴意识障碍。

3. 头部CT是诊断SAH的首选检查。

4. SAH的治疗原则是制止继续出血，防止继发性脑血管痉挛，去除出血的原因和防护复发。

（六）颅内动脉瘤

1. 颅内动脉瘤是引起蛛网膜下腔出血最常见的病因。破裂出血是引起主要临床表现的原因，再出血是致死的主要原因。

2. 数字减影血管造影（DSA）是确诊颅内动脉瘤的金标准。

3. 开颅夹闭动脉瘤是首选的治疗方法。

（七）脑血管畸形

1. 脑血管畸形包括动静脉畸形、海绵状血管畸形、毛细血管扩张以及静脉畸形。其中以动静脉畸形最常见。

2. 脑动静脉畸形（AVM）由供血动脉、畸形团和引流静脉三部分组成。最严重的临床症状是颅内出血。

（八）颈动脉狭窄

1. 有症状的患者应常规进行脑梗死/TIA筛查。

2. 颈动脉狭窄治疗包括药物治疗、颈动脉内膜剥脱以及血管内介入治疗。

（九）颅内动脉闭塞与烟雾病

1. 颅内动脉闭塞性脑病主要包含两大类疾病：烟雾病和动脉粥样硬化性颅内动脉闭塞。

2. 烟雾病以脑缺血及脑出血为主要首发症状，儿童烟雾病患者常表现为脑缺血，脑出血症状更常见于成年烟雾病患者。

3. 烟雾病的 Suzuki 分级已在临床诊疗过程中广泛应用。

三、习题

（一）选择题

【A1 型题】

1. 关于脑梗死的影像学检查错误的是
   A. 发病 24~48 小时后 CT 上显示闭塞血管供血区一致的低密度梗死灶
   B. 发病后 2~3 周后梗死区处于吸收期，CT 不能见到病灶
   C. CT 灌注成像或氙 CT 也可辅助脑梗死评估病情
   D. 诊断脑梗死的最佳成像方法是 CT
   E. 在 MR 上脑梗死数小时内，病灶区即有 MR 信号改变，呈长 T_1、长 T_2 信号
2. 椎基底动脉系统短暂脑缺血发作，不出现的症状是
   A. 失写　B. 眩晕　C. 构音障碍
   D. 复视　E. 交叉瘫
3. 颈内动脉系统短暂脑缺血发作最常见的症状是
   A. 对侧上肢或下肢的发作性瘫痪　B. 对侧偏身感觉障碍
   C. 失语　D. 同侧单眼失明
   E. 对侧上肢或下肢共济失调
4. 脑梗死临床表现中，不应有的症状或体征
   A. 意识不清　B. 肢体瘫痪　C. 失语
   D. 共济失调　E. 脑膜刺激征
5. 高血压性脑出血好发部位是
   A. 丘脑　B. 脑室　C. 内囊
   D. 脑桥　E. 小脑
6. 脑出血的内科治疗最重要的是
   A. 控制脑水肿　B. 给止血剂　C. 降低血压
   D. 抗生素治疗　E. 给氧
7. 关于脑出血，最确切的诊断依据是
   A. 60 岁以上发病　B. 均有偏瘫
   C. 脑脊液血性　D. 突然偏瘫、头部 CT 见底节附近高密度影
   E. 均有脑膜刺激征
8. 在各种非创伤性脑出血中占首位的是
   A. 动脉瘤　B. 脑动静脉畸形（AVM）　C. 高血压脑出血
   D. 血友病　E. 肿瘤卒中
9. 诊断急性蛛网膜下腔出血（SAH）首选的方法是

A. 腰穿　　B. CT　　C. MRI
D. 脑血造影　　E. 经颅多普勒超声

10. 自发性蛛网膜下腔出血最常见的病因是
A. 高血压　　B. 脑动脉粥样硬化　　C. 颅内动脉瘤破裂
D. 脑血管畸形　　E. 血液病

11. 蛛网膜下腔出血最可靠的诊断依据是
A. 头痛、呕吐　　B. 脑膜刺激征　　C. 腰穿时发现血性脑脊液
D. 一侧动眼神经麻痹　　E. 偏瘫

12. 颅内动脉瘤诊断的金标准是
A. 腰穿为血性脑脊液　　B. CT 扫描　　C. 经颅多普勒超声
D. 脑血管造影　　E. 临床表现和体征

13. 关于颅内动脉瘤,**不正确**的是
A. 创伤是动脉瘤破裂的原因　　B. 动脉瘤出血表现为霹雳样头痛
C. 动脉瘤破裂出血后,应嘱病人绝对卧床　　D. 颅内动脉瘤常位于 Willis 动脉环附近
E. 动脉瘤破裂不会引起脑积水

14. 关于颅内动脉瘤的叙述,下述**错误**的是
A. 动脉瘤破裂常产生蛛网膜下腔出血　　B. 动脉瘤破裂可产生脑缺血
C. 动脉瘤破裂不会引起癫痫　　D. 巨型动脉瘤易在瘤腔内形成血栓
E. 动脉瘤破裂可产生颅内血肿

15. 蛛网膜下腔出血的病人,保守治疗治疗措施**不正确**的是
A. 绝对卧床 4~6 周,避免引起血压或颅内压增高的原因
B. SAH 的病人不能给予镇静镇痛类药物
C. 在颅内压较高或呼吸不规则的情况下,禁用吗啡、哌替啶、咪达唑仑等麻醉药
D. 使用止血药物预防再出血
E. 早期使用钙离子拮抗剂预防脑血管痉挛发生

16. 动脉瘤破裂出现蛛网膜下腔出血后,病情轻重不一,为便于判断病情,评估疗效,国际上常用的分类法是
A. 按动脉瘤的形态大致分为三类　　B. 按出血部位分类
C. 按动脉瘤大小分四类　　D. 按动脉瘤病因分类
E. 采用 Hunt 及 Hess 五级分类法分类

17. 对于一个中等大小、位于非功能区的、有症状的、浅表的幕上脑动静脉畸形,最理想的治疗方法是
A. 动静脉畸形切除术　　B. 供血动脉夹闭术　　C. 栓塞术
D. 放射外科手术　　E. 观察

18. 脑动静脉畸形最严重的症状是
A. 头痛　　B. 癫痫　　C. 颅内出血
D. 进行性神经功能障碍　　E. 血管杂音

19. 脑血管畸形中最常见者为
A. 海绵状血管瘤　　B. 毛细血管扩张症　　C. 静脉畸形
D. 动静脉畸形　　E. 静脉曲张

20. 关于海绵状血管瘤的叙述错误的是
A. 海绵状血管瘤多位于幕上脑内
B. 家族性起病常见
C. 最常见的症状是癫痫和出血
D. 造成癫痫、神经功能缺损、反复出血的病灶应考虑手术切除病灶
E. DSA 是诊断海绵状血管瘤的金标准

【A2 型题】

21. 男性,65 岁,反复发作左侧肢体偏瘫,6~10 小时后完全恢复正常,头颅 CT 未见异常,应考虑
A. 脑血管痉挛　B. 进展性卒中　C. 短暂性脑缺血发作
D. 完全性卒中　E. 自主神经功能失调
22. 60 岁男性,突发失语,右上下肢无力,约 20 分钟恢复,反复发作,发作后检查,神经系统正常。首先要考虑的诊断是
A. 局限性癫痫　B. 脑栓塞　C. 癔症发作
D. 颈内动脉系统 TIA　E. 椎基底动脉系统 TIA
23. 男,49 岁。因突发头痛 3 小时入院。脑血管造影提示:后交通动脉瘤。患者拟行手术治疗。下列关于围手术期的治疗措施不正确的是
A. 根据病情退热、预防感染、加强营养、维持水电解质平衡
B. 给予甘露醇治疗
C. 术后应用地塞米松、扩容及控制血黏度
D. 术前适当升高血压,保证脑灌流
E. 钙拮抗剂
24. 女,60 岁。突发剧烈头痛、呕吐 3 小时。查体:神清,颈强直。头颅 CT 提示蛛网膜下腔出血。首选的辅助检查是
A. MRA　B. MRI　C. 脑电图
D. 脑血管造影　E. 经颅多普勒
25. 女性,55 岁。高血压 20 年,不规则服药。某日晨突发头痛,意识不清,30 分钟后送到医院。体检:昏迷,血压 210/100mmHg,双眼向右侧凝视,左足外旋位。最可能的诊断是
A. 晕厥　B. 脑出血　C. 脑血栓形成
D. 蛛网膜下脑出血　E. 心肌梗死
26. 58 岁男性,突然右眼失明,左上肢无力,2 天后右眼视力好转,但左侧肢瘫加重,查体:血压 15/12kPa,意识清,左侧中枢性面舌瘫,左侧上下肢瘫,左偏身感觉障碍。最可能的诊断是
A. 颈内动脉系统 TIA　B. 颈内动脉系统脑梗死　C. 高血压脑出血
D. 脑血管畸形破裂出血　E. 动脉瘤破裂出血

(二)名词解释

1. 脑血管疾病
2. 脑梗死
3. 短暂性脑缺血发作
4. 高血压脑出血
5. 脑动静脉畸形

6. Willis 动脉环
7. 蛛网膜下腔出血
8. Sturge-Weber 综合征
9. 脑底异常血管网症
10. 烟雾综合征

（三）填空题

1. 脑血管疾病按其性质通常分为________和________两类。
2. 高血压出血是________、________、________、________、________的“五高”疾病。
3. 蛛网膜下腔出血发病率随季节变化波动，一般________发病较高。
4. SAH 的典型临床表现包括________、________、________。
5. 急诊突发严重头痛的病人应该首选________检查。
6. 颈动脉狭窄治疗包括________、________以及________。
7. 海绵状血管畸形的常见临床表现包括________和________。
8. 烟雾病辅助检查中日本学者 Suzuki 根据 DSA 结果将烟雾病分为________期。

（四）简答题

1. 根据脑动脉瘤手术危险程度 Hunt 是如何进行分级的？
2. 简述颅内动脉瘤常见的临床表现。
3. 脑动静脉畸形（AVM）病人常有哪些临床表现？
4. 简述烟雾病的 suzuki 分期。
5. 脑梗死患者的 CT 和 MRI 影像学特点。

第三节 癫 痫

一、学习目标

1. **掌握** 癫痫的定义、癫痫发作的类型，癫痫的诊断及治疗原则。
2. **熟悉** 不同癫痫发作类型的临床表现，熟悉常见的自动症表现。
3. **了解** 典型失神发作、肌阵挛发作及全面强直-阵挛性发作的脑电图演变。

二、重点及难点内容

癫痫的不同临床表现类型、诊断及治疗。

三、习题

（一）名词解释

1. 自动症
2. 癫痫持续状态

（二）填空题

1. 癫痫发作的共同特征是________，________，________，________。
2. 典型失神发作的脑电图表现为________，肌阵挛发作的脑电图表现为________。

（三）简答题

1. 简述癫痫的发作类型及各型的临床表现。
2. 简述癫痫的治疗原则。

第四节 头　　痛

一、学习目标

1. 掌握　偏头痛的定义及分类。
2. 熟悉　偏头痛的临床表现及诊断标准。
3. 了解　偏头痛的发病机制。

二、重点及难点内容

头痛是临床常见的症状，通常局限于头颅上半部，包括眉弓、耳轮上缘和枕外隆凸连线以上部位的疼痛。引起头痛的病因众多，大致可分为原发性和继发性两大类。

三、习题

（一）选择题

【A1 型题】

1. 下列哪项不是偏头痛性头痛的特点
   A. 单侧或双侧性　　B. 搏动性　　C. 程度为中、重度
   D. 日常活动加重头痛　　E. 丛集性发作
2. 下列哪项不是偏头痛的先兆症状
   A. 视物模糊、暗点　　B. 闪光、亮点　　C. 耳鸣
   D. 胃气上升感　　E. 眩晕、共济失调

（二）名词解释

1. 偏头痛
2. 儿童周期性综合征

（三）简答题

简述偏头痛的慢性并发症。

第五节 中枢神经系统感染性疾病

一、学习目标

1. 掌握　病毒性脑膜炎和单纯疱疹病毒性脑炎的临床表现、诊断标准。
2. 熟悉　病毒性脑膜炎及单纯疱疹病毒的脑炎的治疗原则。
3. 了解　中枢神经系统感染的途径及病毒性脑膜炎常见的病原微生物。

二、重点及难点内容

中枢神经系统（central nervous system，CNS）感染是指各种生物性病原体侵犯 CNS 实质、被

膜及血管等引起的急性或慢性CNS炎症性疾病。CNS感染途径主要有:①血行感染:病原体通过呼吸道或昆虫叮咬、动物咬伤损伤皮肤黏膜后进入血液,或使用不洁注射器、输血等直接进入血流,并随血进入CNS;面部感染时病原体可经静脉逆行进入颅内;孕妇感染的病原体可经胎盘传给胎儿。②直接感染:病原体通过穿通性颅脑外伤或邻近组织感染直接向颅内蔓延。③逆行感染:嗜神经病毒如狂犬病毒、单纯疱疹病毒等先感染皮肤、呼吸道或消化道黏膜,然后经神经轴突、淋巴管或神经纤维间的组织间隙逆行进入颅内。

三、习题

(一)选择题

【A1型题】

1. 下列哪项**不是**中枢神经系统感染的途径

A. 血行感染　　B. 逆行感染　　C. 直接感染　　D. 消化道感染　　E. 泌尿系感染

【A2型题】

2. 20岁青年男性,3天前出现头痛、发热,精神症状明显,伴有抽搐,CSF显示压力200mmH$_2$O,白细胞50×10^6/L,蛋白0.55g/L,头颅MRI显示双侧额颞叶片状长T$_1$长T$_2$异常信号,脑电图显示弥漫性慢波,左侧颞区可见尖波及棘波放电,最可能的诊断是

A. 单纯疱疹性脑炎　　B. 颅内肿瘤　　C. 脑梗死　　D. 原发性癫痫　　E. 线粒体脑病

(二)填空题

1. 病毒性脑膜炎是一组由各种病毒引起的急性、自限性脑膜弥漫性炎症。________、________和________是病毒性脑膜炎最常见的病原体。

2. 单纯疱疹病毒性脑炎亦称________、________,是CNS最常见的病毒感染性疾病。

(三)简答题

单纯疱疹病毒脑炎的治疗原则。

第六节　神经系统变性病

一、学习目标

1. **掌握**　运动神经元病、多系统萎缩及阿尔茨海默病的临床表现。
2. **熟悉**　运动神经元病、多系统萎缩及阿尔茨海默病的诊断及治疗原则。
3. **了解**　运动神经元病、多系统萎缩及阿尔茨海默病的病因及病理。

二、重点及难点内容

运动神经元病通常起病隐匿,进展缓慢。运动神经元病由于累及上和(或)下运动神经元的不同,出现不同的临床类型。下运动神经元受累有两型,进行性脊肌萎缩和进行性延髓麻痹。上运动神经元受累仅一个型:原发性侧索硬化;上下运动神经元均受累,为肌萎缩侧索硬化。

多系统萎缩多为中年起病,平均发病年龄为50岁左右,男性略多于女性,隐匿起病,缓慢

进展，出现运动症状后平均生存时间为 6 年。临床可表现为自主神经功能不全、帕金森综合征、小脑共济失调等。

AD 通常隐匿起病，持续进展，病程通常为 5~10 年，临床表现为记忆障碍、失语、失用、失认、视空间能力损害、抽象思维和计算力损害、人格和行为改变等，病程演变大致可分为轻、中、重三个阶段：

三、习题

（一）选择题

【A1 型题】

1. 运动神经元病最常见的类型为
   A. 肌萎缩侧索硬化型　B. 原发性侧索硬化　C. 进行性延髓麻痹
   D. 进行性脊肌萎缩　E. 多系统萎缩
2. 多系统萎缩不会出现的临床表现
   A. 自主神经功能障碍　B. 帕金森样表现　C. 小脑性共济失调
   D. 锥体束损害　E. 感觉系统异常

【A2 型题】

3. 患者老年男性，50 岁，出现双手鱼际肌萎缩，双上肢肌肉可见肌束颤动，查体发现四肢腱反射亢进，双侧病理征阳性，肌电图显示神经源性损害，最有可能的诊断为
   A. 运动神经元病　B. 进行性核上性麻痹　C. 帕金森病
   D. 多系统萎缩　E. 阿尔茨海默病

【B 型题】

（4~5 题共用备选答案）
A. 运动神经元病　B. 多系统萎缩　C. 进行性核上性麻痹
D. 帕金森病　E. 阿尔茨海默病

4. 以自主神经损害为突出特点的疾病为
5. 早期出现记忆力损害的疾病为

（二）名词解释

1. 运动神经元病
2. 多系统萎缩
3. 阿尔茨海默病

（三）填空题

1. 运动神经元病由于累及上和(或)下运动神经元的不同，出现不同的临床类型。下运动神经元受累有两型________和________。上运动神经元受累仅一个型________；上下运动神经元均受累为________。

2. 多系统萎缩的四组临床症状包括________，________，________和椎体束症状。

3. 散发性 AD 的有关的基因为________基因，________携带者是散发性 AD 的高危人群。

（四）简答题

简述多系统萎缩的四组临床特征。

第七节 中枢神经系统脱髓鞘病

一、学习目标

1. 掌握 运动多发性硬化、视神经脊髓炎的临床表现。
2. 熟悉 运动多发性硬化、视神经脊髓炎的诊断及治疗原则。
3. 了解 多发性硬化、视神经脊髓炎的病因及病理。

二、重点及难点内容

运动多发性硬化多于20~40岁起病，小于10岁或超过50岁的发病者少见。女性多于男性，以亚急性起病多见，急性和隐匿起病仅见于少数病例。临床症状和体征多种多样，且体征常多于症状。常见体征有肢体无力、感觉障碍、眼部症状、共济失调、自主神经功能障碍等。

视神经脊髓炎一般呈急性或亚急性起病，数天至1~2个月内达到高峰，少数慢性起病者病情在数月内进行性加重，视神经和脊髓同时或相继受累，间隔时间为数天至数月不等，偶可长达3~4年。单相病程表现为迅速进展相继出现的较严重的视神经和脊髓损害，发生在1个月内的双侧视神经和脊髓损害常常预示单相病程，复发病程患者视神经和脊髓损害间隔时间为5个月左右，常伴有Lhermitte征、痛性痉挛和神经根痛。

三、习题

（一）选择题

【A1型题】

1. 多发性硬化的特点**不包括**下列哪项

A. 症状的空间多灶性　　B. 病程的时间多发性

C. 中枢神经系统广泛受累　　D. 白质受累为主

E. 累及3个以上的脊髓节段

【A2型题】

2. 患者男性，30岁，1月前出现右侧肢体无力，持续数天后缓解，未引起重视。2天前出现左侧肢体无力，同时伴有头晕及眼震，头颅MRI显示皮层下、双侧侧脑室旁及小脑多发点片状长 T_1、长 T_2 异常信号，首先考虑下列哪些诊断

A. 脑梗死　　B. 脑炎　　C. 视神经脊髓炎

D. 多发性硬化　　E. 线粒体脑病

3. 患者女性，40岁，2个月前出现双侧下肢无力伴尿便障碍，有胸腹部束带感，胸椎MRI显示 T_6~T_{10} 节段长 T_1 长 T_2 异常信号，3天前突然出现双眼视物模糊，最有可能的诊断是

A. 急性脊髓炎　　B. 视神经炎　　C. 多发性硬化

D. 视神经脊髓炎　　E. 脊髓压迫症

（二）名词解释

1. Lhermitte征
2. Charcot三联征

（三）填空题

1. 多发硬化最常累及的部位为________、________、________和________。

2. 视神经脊髓炎脊髓 MRI 检查最常累及的部位为________、________，常同时累及________个或________个以上椎体节段。

（四）简答题

多发性硬化 MRI 空间多灶性及病程时间多发性诊断标准。

第八节 脊髓疾病

一、学习目标

1. 掌握　急性脊髓炎、脊髓压迫症的临床表现。
2. 熟悉　急性脊髓炎、脊髓压迫症的诊断及治疗原则。
3. 了解　急性脊髓炎、脊髓的病因及病理。

二、重点及难点内容

急性脊髓炎任何年龄均可发病，但多见于青壮年，无性别差异，散在发病。起病较急，多数患者在 2~3 天内症状、体征发展达高峰，起病前 1~2 周内常有呼吸道或胃肠道感染症状，或有疫苗接种史。劳累、受凉、外伤等为诱因。常先有双下肢麻木或背痛或束带感，数小时至数天内出现受损平面以下肌无力或截瘫、感觉缺失及膀胱、直肠括约肌功能障碍。

急性脊髓压迫常表现为脊髓横贯性损害症状，多有脊髓休克期。慢性脊髓压迫典型的可分为①刺激期：主要表现神经根和脊膜刺激症状；②部分脊髓受压期：可表现脊髓半切综合征；③完全性脊髓横贯损害。

三、习题

（一）选择题

【A1 型题】

1. 急性脊髓炎常见的临床表现**不包括**下列哪项
   A. 截瘫　　B. 四肢瘫
   C. 损伤平面以下感觉障碍　　D. 损伤平面以下自主神经损害
   E. 脊髓半切综合征

2. 髓内病变感觉障碍的特点**不包括**
   A. 早期可出现病变节段支配区分离性感觉障碍
   B. 感觉障碍自病变节段向下发展
   C. 感觉障碍常自下肢远端开始，逐渐发展至受压节段
   D. 马鞍回避
   E. 以上都对

【A2 型题】

3. 患者男性，20 岁，半个月前有上呼吸道感染，2 天前出现双下肢无力，症状逐渐进展，无法行走，且出现尿失禁，查体显示双下肢肌力 2 级，双下肢腱反射亢进，双下肢病理征阳性，T_8 平

面以下针刺觉减退,最可能的诊断为

A. 急性脊髓炎　　B. 吉兰-巴雷综合征　　C. 脊髓压迫症

D. 多发性硬化　　E. 脑梗死

4. 患者男性,60 岁,2 个月前搬重物后出现右侧下肢放射性疼痛,未引起注意,1 个月前出现右侧下肢无力,左侧偏身感觉障碍,查头颅 MRI 未见异常,症状继续进展,2 天前出现双下肢瘫痪及小便潴留,最有可能的诊断为

A. 急性脊髓炎　　B. 多发性硬化　　C. 脊髓压迫症

D. 脑梗死　　E. 周围神经病

【B 型题】

(5~6 题共用备选答案)

A. 上升性脊髓炎　　B. 马鞍回避　　C. 总体反射

D. 脊髓休克　　E. 自主神经反射异常

5. 脊髓损害节段呈上升性,在起病 1~2 天甚至数小时内上升至延髓,瘫痪由下肢迅速波及上肢甚至延髓支配的肌群,出现吞咽困难、构音不良、甚至呼吸肌麻痹而死亡,称为

6. 脊髓病变平面以上可有发作性出汗过度、皮肤潮红、反射性心动过缓等,称为

(二)名词解释

1. 马鞍回避

2. 急性脊髓炎

(三)填空题

1. 脊髓病变时,下肢任何部位的轻微刺激或膀胱充盈,均可引起下肢屈曲痉挛,伴有出汗、竖毛、战栗、血压 增高、大小便自动排出等症状,称为________,常提示预后不良。

2. 慢性脊髓压迫典型的可分为三期________、________和________。

(四)简答题

脊髓休克的临床表现。

第九节 运动障碍疾病

一、学习目标

1. **掌握** 帕金森病临床表现及常见的肌张力障碍的类型。
2. **熟悉** 帕金森病的治疗原则及常用药物。
3. **了解** 帕金森病及肌张力障碍的发病机制。

二、重点及难点内容

帕金森病常 60 岁后起病,男性略多于女性。起病缓慢,症状常从一侧上肢开始,逐渐波及同侧下肢、对侧上肢及下肢,即呈"N"字型进展,四肢症状常不对称,但常表现为震颤、肌强直、运动迟缓、姿势步态异常等。

肌张力障碍是主动肌与拮抗肌收缩不协调或过度收缩引起的以肌张力异常的动作和姿势为特征的运动障碍综合征,具有不自主性和持续性的特点。依据病因可分为原发性和继发性;依据肌张力障碍的发生部位,可分为局限性、节段性、偏身性和全身性。

三、习题

（一）选择题

【A1 型题】

1. 帕金森病的临床特点**不包括**下列哪项
   A. 运动减少　B. 震颤　C. 强直
   D. 姿势反射消失　E. 舞蹈样症状
2. 下列哪种**不属于**肌张力障碍
   A. 扭转痉挛　B. 痉挛性斜颈　C. 手足徐动
   D. Meige 综合征　E. 僵人综合征

【A2 型题】

3. 患者男性，70 岁，出现右侧上肢不自主震颤 2 年，动作缓慢 1 年，同时面部表情减少，走路呈前冲步态，且便秘，最有可能的诊断为
   A. 帕金森病　B. 运动神经元病　C. 脑梗死
   D. 多系统萎缩　E. 脊髓病变

【B 型题】

（4~5 题共用备选答案）

A. 扭转痉挛　B. Meige 综合征　C. 手足徐动
D. 书写痉挛　E. 痉挛性斜颈

4. 以四肢、躯干甚至全身的剧烈而不随意的扭转运动和姿势异常为特征的肌张力障碍类型为
5. 在执行书写、弹钢琴、打字等职业动作时手和前臂出现的肌张力障碍和异常姿势的肌张力障碍类型为

（二）名词解释

1. 肌张力障碍
2. Meige 综合征

（三）填空题

1. 帕金森病的四大主征________、________、________和________。

2. 肌张力障碍按照病因可分为________和________；依据肌张力障碍的发生部位，可分为________、________、________和________。

（四）简答题

简述帕金森病药物治疗原则及常用药物。

第十节 神经肌肉疾病

一、学习目标

1. **掌握** 重症肌无力临床表现，周期性麻痹的特点，肌营养不良的临床表现。
2. **熟悉** 重症肌无力的治疗原则，周期性麻痹的治疗要点，肌营养不良的治疗原则。
3. **了解** 重症肌无力、周期性麻痹的发病机制。

二、重点及难点内容

重症肌无力临床特点为:受累骨骼肌病态疲劳骨骼肌易疲劳或肌无力呈波动性,肌肉连续收缩后出现肌无力或肌无力加重,经短暂休息后可见症状减轻或暂时好转。肌无力症状多于下午或傍晚劳累后加重,晨起和休息后减轻,称之为“晨轻暮重”。受累肌肉的分布全身骨骼肌均可受累,但脑神经支配的肌肉较脊神经支配的肌肉更易受累。首发症状常为一侧或双侧眼外肌麻痹。

周期性瘫痪是以反复发作的骨骼肌弛缓性瘫痪为特征的一组疾病,发作时多伴有血清钾含量的改变。根据发作时血清钾的浓度,可分为低钾型、高钾型和正常血钾型三类,临床以低钾型者多见。低钾型周期性瘫痪为周期性瘫痪中最常见的类型,以发作性肌无力、伴血清钾降低、补钾后能迅速缓解为特征。

三、习题

(一)选择题

【A1 型题】

1. 下列哪项不是重症肌无力的临床特点
   A. 晨轻暮重现象　B. 重频递减　C. 肌无力呈波动性
   D. 疲劳试验阳性　E. F 波及 H 反射延长
2. 低钾型周期性瘫痪的临床特点不包括哪项
   A. 发作性肌无力　B. 伴血清钾降低　C. 补钾后能迅速缓解
   D. 休息后症状缓解　E. 以上都包括
3. 下列哪项不是肌营养不良的常见体征
   A. 鸭步　B. Gower 征　C. 翼状肩
   D. 马蹄足　E. 眼睑下垂

【A2 型题】

4. 青年男性,20 岁,前天晚上剧烈活动后入睡,次日晨起后出现四肢无力,无法活动,无言语及吞咽障碍,无意识障碍及感觉障碍,最可能的诊断为
   A. 进行性肌营养不良　B. 吉兰-巴雷综合征　C. 周期性麻痹
   D. 重症肌无力　E. 急性脊髓炎
5. 中年女性,40 岁,2 年前出现眼睑下垂,有晨轻暮重现象,近 1 个月来症状加重,出现复视及四肢无力,休息后无力症状能缓解,肌电图检查显示重频递减现象,最有可能的诊断为
   A. 吉兰-巴雷综合征　B. 进行性肌营养不良　C. 重症肌无力
   D. 周期性麻痹　E. 多发性肌炎

【B 型题】

(6~8 题共用备选答案)

A. 晨轻暮重　B. 合并电解质紊乱　C. 假性肌肉肥大
D. 颅神经受累　E. 远端关节晨僵

6. 重症肌无力的临床特点为
7. 周期性麻痹的临床特点为
8. 进行性肌营养不良的临床特点为

（二）名词解释

1. 晨轻暮重
2. Gower 征
3. 重频递减

（三）填空题

1. 重症肌无力是一种获得性自身免疫性疾病，主要由于________突触后膜上的________受损引起，临床表现为受累骨骼肌肉的________和________，具有活动后加重、休息或应用胆碱酯酶抑制剂治疗后减轻和________等特点。

2. 周期性瘫痪根据发作时血清钾的浓度，可分为________、________和________三类，临床以________者多见。

（四）简答题

1. 成人重症肌无力的临床分型。
2. 重症肌无力的治疗原则。

第十一节 周围神经病

一、学习目标

1. **掌握** 特发性面神经麻痹、急性炎症性脱髓鞘性多发性周围神经病的临床表现及治疗原则。

2. **熟悉** 特发性面神经麻痹、急性炎症性脱髓鞘性多发性周围神经病的辅助检查及诊断。

3. **了解** 特发性面神经麻痹、急性炎症性脱髓鞘性多发性周围神经病的病因及病理。

二、重点及难点内容

特发性面神经麻痹治疗原则是改善局部血液循环，减轻面神经水肿，并促进面神经功能的恢复。尚需保护病侧暴露的角膜受损，防止瘫痪肌被健侧面肌过度牵拉。

急性炎症性脱髓鞘性多发性周围神经病可发生于任何年龄，20~40 岁较多，男多于女。半数以上患者发病前 1-4 周有胃肠道、呼吸道感染症状及疫苗接种史。急性或亚急性起病，通常数天至 2 周内瘫痪达高峰。可表现为运动障碍、感觉障碍、颅神经损害、自主神经功能障碍。

三、习题

（一）选择题

【A1 型题】

1. 下列哪项不是吉兰-巴雷综合征的临床表现
   A. 颅神经受累　B. 自主神经受累　C. 四肢对称性无力
   D. 早期腱反射消失　E. 出现感觉平面

2. 下列哪项不是膝状神经节受累的临床表现
   A. 面神经麻痹　B. 听觉过敏　C. 味觉丧失
   D. 外耳道及耳膜疱疹　E. 唾液腺分泌减少

【A2 型题】

3. 患者青年男性，20 岁，1 周前腹泻，2 天前感觉双下肢无力，症状迅速进展，逐渐出现复视、面瘫，同时感觉胸闷，下列最可能的诊断为

A. 重症肌无力　　B. 急性脊髓炎　　C. 吉兰-巴雷综合征
D. 进行性肌营养不良　　E. 周期性瘫痪

【B 型题】

（4~6 题共用备选答案）

A. Bell 麻痹　　B. Hunt 综合征　　C. 蛋白-细胞分离
D. Landry 上升性麻痹　　E. 重症肌无力

4. 面神经麻痹时，闭目时因瘫痪侧眼球转向上、外方露出角膜下缘的白色巩膜，称
5. 膝状神经节被累及时，除有面神经麻痹，听觉过敏和舌前 2/3 的味觉障碍外，还有病侧乳突部疼痛，以及耳郭部和外耳道感觉迟钝。外耳道或鼓膜出现疱疹，称
6. 格林-巴利综合征时腰穿脑脊液改变是蛋白含量增高，而细胞数正常或相对不增加，称为

（二）名词解释

1. Bell 征
2. Landry 上升性麻痹
3. 蛋白-细胞分离

（三）填空题

1. 膝状神经节被累及时，除有面神经麻痹，听觉过敏和舌前 2/3 的味觉障碍外，还有病侧乳突部疼痛，以及耳郭部和外耳道感觉迟钝。外耳道或鼓膜出现疱疹，称________。

2. 肢带型肌营养不良呈常染色体隐性或显性遗传。首发症状为________和________无力萎缩，可有________假性肥大，逐渐累及________，面肌一般不受累。血清酶明显升高，肌电图为肌源性损害，心电图正常。

（四）简答题

简述低钾型周期性瘫痪临床表现。

第十二节　颅脑及脊髓先天畸形

一、学习目标

1. **掌握**　先天性脑积水的临床表现和治疗原则；掌握颅裂、脊柱裂的主要症状和体征。
2. **熟悉**　先天性脑积水的影像学表现及分类；熟悉颅裂、脊柱裂的分类和诊断原则。
3. **了解**　先天性脑积水的病因；了解颅裂及脊柱裂的处理原则。

二、重点及难点内容

（一）先天性脑积水

先天性脑积水是指胚胎期或婴幼儿期由于各种原因导致的脑脊液分泌过多、吸收障碍或循环受阻而造成脑脊液在脑室内或蛛网膜下腔的异常蓄积。可分为交通性脑积水和梗阻性脑积水。

先天性脑积水的主要临床表现包括头颅增大、头皮变薄、头皮静脉怒张、落日征、步态异常

及发育落后等表现。头部 CT 或 MRI 检查可见脑室扩张表现。

先天性脑积水的治疗：对于症状进展的患儿，手术是主要的治疗方式。主要的手术方式包括脑室分流术和第三脑室造瘘术。

（二）颅裂和脊柱裂

1. 颅裂为颅骨先天发育异常造成的颅骨缺损，按缺损处有无内容物膨出可分为隐性颅裂和显性颅裂。显性颅裂的主要临床表现包括颅骨中线部位的囊性肿物。疾病进展时可出现肢体活动障碍、发育异常等症状。对于多数显性颅裂患者需手术治疗，最佳手术时机为 1 岁以前。

2. 脊柱裂为胚胎发育异常造成的椎板闭合不全，按有无椎管内容物膨出可分为隐性脊柱裂和显性脊柱裂。隐性脊柱裂多无症状，临床无需干预。显性脊柱裂除有背部肿物的表现外，按膨出内容物的不同可出现下肢感觉、活动障碍及大小便失禁等表现。对于多数显性脊柱裂需行早期手术干预。

三、习题

（一）选择题

【A1 型题】

1. 下列哪项不是梗阻性脑积水的病因
   A. 三脑室占位　B. 中脑导水管狭窄
   C. 蛛网膜下腔水平脑脊液吸收障碍　D. 四脑室肿瘤
   E. 室间孔闭锁
2. 先天性脑积水的治疗方式不包括
   A. 药物治疗　B. 去骨瓣减压术　C. 第三脑室造瘘术
   D. 脑室-心房分流术　E. 脑室-腹腔分流术

【X 型题】

3. 显性脊柱裂包括
   A. 脊膜膨出　B. 脊髓脊膜膨出　C. 脊髓膨出
   D. 脊柱侧弯畸形　E. 脊髓空洞
4. 显性脊柱裂可出现的临床表现包括
   A. 背部囊性肿物　B. 下肢感觉障碍　C. 下肢运动障碍
   D. 小便失禁　E. 头痛

（二）名词解释

1. 先天性脑积水

2. 显性脊柱裂

（三）简答题

简述先天性脑积水的治疗原则。

第十三节 神经系统肿瘤

一、学习目标

1. **掌握** 神经系统肿瘤的临床表现和治疗原则;掌握胶质瘤、脑膜瘤、垂体瘤、神经鞘瘤的主要症状和体征。

2. **熟悉** 椎管内肿瘤的概念、临床表现、诊断和治疗原则。

3. **了解** 常见神经系统肿瘤的病因、流行病学知识、发病机制和相关辅助检查。

二、重点及难点内容

1. **颅内肿瘤依其原发部位可分为两类** 原发性颅内肿瘤和继发性颅内肿瘤。

2. 颅内肿瘤的临床表现包括一般症状、定位体征两种。其中一般症状包括:头痛、呕吐、视力障碍、头晕眩晕、癫痫、复视、精神及意识障碍和生命体征改变,儿童还可出现前囟膨隆、头围增大及颅缝分离现象。定位体征为颅内组织受到肿瘤的刺激、压迫、破坏,或肿瘤造成局部血供障碍,会引起相应的神经功能障碍体征,不同位置肿瘤,其定位体征不同。

3. 神经系统肿瘤的影像学检查主要包括头颅 CT,MRI 以及电子发射断层扫描。

4. 胶质瘤是由神经外胚叶衍化而来的神经胶质细胞发生的肿瘤。是最常见的颅内肿瘤。在 MRI 上典型的星形细胞瘤常表现为 T1WI 为等或低信号区,T2WI 为均匀的高信号区,恶性胶质瘤表现为肿瘤不均匀强化,通常为环状强化,周围有明显水肿。胶质瘤的治疗包括手术治疗、放疗、化疗。

5. 脑膜瘤好发部位依次为大脑突面,矢状窦旁,大脑镰旁和颅底,其临床特点包括通常生长缓慢,肿瘤长得相当大,症状却很轻微,临床表现多现有刺激症状,再出现局灶症状。CT 上脑膜瘤常呈圆形,分叶状或扁平状,边界清晰,密度均匀,呈等或偏高密度。MRI 上肿瘤以硬脑膜为基底,肿瘤附着的硬脑膜和邻近硬脑膜可增强,反映该处硬脑膜通透性增大,称为脑膜尾征。治疗方法包括外科手术,立体定位放射外科治疗以及栓塞疗法。

6. 垂体腺瘤分为良性垂体腺瘤、侵袭性垂体腺瘤和垂体腺癌,其症状主要是由内分泌功能紊乱及占位效应引起,包括头痛、视力减退及双颞侧偏盲、内分泌功能紊乱、垂体卒中。MRI 上垂体腺瘤 T_1 像多为等信号,T_2 像多为高或稍高信号,可明显增强,向鞍上发展的肿瘤边界清楚而规则,少数呈分叶状,有的肿瘤内有软化灶,坏死或囊性变。内分泌检查不同激素水平不同,对诊断不同类型的功能腺瘤有确诊意义。垂体腺瘤需要和颅咽管瘤、鞍结节脑膜瘤、拉特克囊肿、生殖细胞瘤、垂体脓肿、鞍内动脉瘤、原发性空泡蝶鞍等相鉴别。治疗方法主要包括手术治疗、放射治疗及药物治疗。

7. 前庭神经 Schwann 细胞瘤组织学良性肿瘤,常见的症状为肿瘤压迫前庭神经的耳蜗,造成缓慢进展的单侧感觉性听力丧失。首发症状多为耳鸣,亦可伴有同侧角膜反射减退或消失、小脑症状、后组颅神经麻痹、锥体束征、高颅内压症状、面瘫等。MRI 为首选诊断方法,表现为以内耳道为中心的圆或卵圆形肿瘤,T_1 加权像上为略低或等信号,T_2 加权像上为高信号,如有囊变或出血,信号可不均匀。治疗方法包括保守随诊观察、外科治疗及放射治疗。

8. 颅咽管瘤源于原始口腔外胚层形成的颅咽管残余上皮细胞,是常见的颅内先天肿瘤。临床表现包括下丘脑及垂体损伤症状、视力视野障碍及颅压增高。影像学上特征性显示鞍上占位病变,可为囊性或实性,多有钙化灶且有特征性的环状钙化(蛋壳样)表现。内分泌检查可出现多种激素紊乱,同时应与垂体腺瘤、鞍结节脑膜瘤、鞍区动脉瘤相鉴别。其治疗方法主要为手术治疗和放射治疗。

9. 椎管内肿瘤指发生于脊髓本身或椎管内与脊髓邻近组织(脊神经根,硬脊膜脂肪组织血管或先天性残留组织等)的原发性肿瘤或转移性肿瘤。临床体征包括刺激性症状、运动功能障碍、感觉障碍、自主神经功能改变、感觉、运动功能及反射异常,不同节段的脊髓肿瘤有临床表现不同。影像学上主要通过脊柱 X 线平片、CT 和 MRI 对肿瘤进行评估及诊断。

三、习题

(一)选择题

【A1 型题】

1. 脊髓病变中“马鞍回避”是指
   A. 马尾病变的表现　B. 是脊髓髓内病变的表现
   C. 是脊髓髓外病变的表现　D. 是脊髓髓外硬膜下病变的表现
   E. 是脊柱病变的表现
2. 下述关于颅内肿瘤的论述中哪一个是**错误**的
   A. 胶质瘤很少起源自星形胶质细胞
   B. 儿童期颅内肿瘤的发病率仅次于白血病,居第二位
   C. 成人颅内肿瘤多发生于大脑半球
   D. 女性发病占优势的颅内肿瘤多为脑膜瘤、泌乳素腺瘤
   E. 胶质母细胞瘤及转移瘤在老年人常见
3. 下述颅内肿瘤中哪个在儿童最**不常见**
   A. 星形细胞瘤　B. 髓母细胞瘤　C. 室管膜瘤
   D. 胶质母细胞瘤　E. 颅咽管瘤
4. 儿童鞍区最常见的肿瘤是
   A. 畸胎瘤　B. 胆脂瘤　C. 颅咽管瘤
   D. 垂体瘤　E. 生殖细胞瘤
5. 根性感觉障碍表现为
   A. 出现感觉分离　B. 放射性疼痛　C. 症状在病变对侧
   D. 站立不稳　E. 共济失调
6. 来自脑神经元的肿瘤分为
   A. 神经纤维瘤和神经节细胞瘤　B. 神经节细胞瘤和中枢性神经细胞瘤
   C. 神经母细胞瘤和神经胶质瘤　D. 神经胶质瘤和神经节细胞瘤
   E. 神经纤维瘤和神经胶质瘤
7. 颅内肿瘤中最多见的是
   A. 转移瘤　B. 脑膜瘤　C. 神经上皮性肿瘤
   D. 垂体腺瘤　E. 胆脂瘤
8. 颅咽管瘤的主要治疗方法为
   A. 手术治疗　B. 保守治疗　C. 放射治疗
   D. 化疗　E. 免疫治疗

9. 目前对脑胶质瘤常用且诊断价值最大的检查手段是
A. 头颅 X 线平片检查　B. 脑血管造影　C. 脑室造影
D. 放射性同位素扫描　E. 强化 CT 或 MRI

10. 脑膜瘤多发于
A. 男性　B. 儿童　C. 男性稍多于女性
D. 女性稍多于男性　E. 男女相等

11. 脑膜瘤多发源于
A. 硬脑膜　B. 软脑膜　C. 蛛网膜内皮细胞
D. 血管组织　E. 神经间质细胞

12. 听神经瘤的最常见症状为
A. 头疼呕吐　B. 面部麻木,痛觉减退　C. 耳鸣,耳聋和眩晕
D. 吞咽困难,进食呛咳　E. 面部抽搐

13. 听神经瘤多来自
A. 耳蜗神经　B. 前庭神经　C. 中间神经
D. 面神经　E. 三叉神经

14. 有关圆锥肿瘤,下述哪项是**不正确**的
A. 下肢无明显运动障碍　B. 常有剧烈神经根痛
C. 有马鞍区感觉消失　D. 早期即有明显自主神经功能障碍
E. 感觉障碍对称分布,多为感觉分离

15. 在脊髓髓内外肿瘤的鉴别诊断中,哪项是**错误**的
A. 髓内肿瘤早期常有排便功能障碍
B. 髓外肿瘤早期常有排便功能障碍
C. 髓内肿瘤的感觉障碍是自上而下发展的
D. 髓外硬膜下肿瘤可能有椎间孔扩大
E. 髓外硬膜下肿瘤,脊髓造影常呈偏心状,杯口状充盈缺损

16. 胶质细胞瘤属于
A. 神经上皮组织肿瘤　B. 血管性肿瘤　C. 神经鞘细胞肿瘤
D. 先天性肿瘤　E. 胚胎性肿瘤

17. 颅内最常见的恶性肿瘤为
A. 脑膜瘤　B. 血管网状细胞瘤　C. 转移癌
D. 神经胶质瘤　E. 先天性肿瘤

【A2 型题】

18. 男性 50 岁,左侧耳鸣 3 年,左耳聋 1 年,口角右偏 1 周,最可能的定位诊断为
A. 鞍区　B. 左小脑脑桥角　C. 左侧脑桥
D. 左侧延髓　E. 左侧小脑半球

19. 女,55 岁,进行性视力下降 8 个月,检查双颞侧偏盲,眼底视乳头萎缩,头颅平片示蝶鞍明显扩大,MR 显示鞍内及鞍上占位,内分泌检查垂体各项激素水平均在正常范围内,诊断应首先考虑
A. 垂体腺瘤　B. 颅咽管瘤　C. 鞍区脑膜瘤
D. 空蝶鞍综合征　E. 垂体脓肿

20. 女,40 岁,劳累后头痛,次日左侧偏瘫,上肢重,5 天后不能起床,3 年来劳累后偶感胸闷气短,无咳嗽和发热史。多次胸片检查发现双肺各有 1.27cm×2.5cm 及 2.5cm×4cm 的结节状阴影,肺癌或肺结核不能确诊。体查:重病容,嗜睡,左侧肢体不全瘫痪,眼底视乳头边界稍模糊。血常规检查:WBC(8~12)×10^9/L,中性 85%,体温正常。MRI 检查发现,右侧额顶区有 3.0cm×2.1cm×2.5cm 占位性病灶,周围有环形水肿带,报告为颅内转移癌,最佳治疗方案是
A. 脱水,降颅压　B. 用抗肿瘤药物治疗　C. 肺部 CT 复查
D. 择期手术探查　E. 一般对症处理

21. 8 岁儿童出现头痛,呕吐,步态蹒跚强迫头位等表现,诊断上应考虑
A. 脑膜瘤　B. 垂体瘤　C. 髓母细胞瘤
D. 颅咽管瘤　E. 星形细胞瘤

22. 男,64 岁,头痛呕吐 3 个月,1 天前癫痫发作 1 次,发作后左侧肢体瘫痪,12 小时后肌力恢复。既往体健。查体:神清,记忆力减退,双眼底视乳头水肿,左侧偏身感觉障碍,左下肢病理征阳性,MRI:见右颞顶一形态不规则混杂信号境界不清病灶,周围脑组织水肿明显。增强扫描:肿瘤呈不均匀强化,根据上述临床资料,你认为病人的诊断应首先考虑为
A. 转移瘤　B. 低级别胶质瘤　C. 高级别胶质瘤
D. 脑脓肿　E. 恶性淋巴瘤

【A3 型题】

(23~25 题共用题干)

男性,56 岁,头痛 6 个月,左下肢无力 2 个月入院。查体:视神经乳头水肿,左下肢肌力Ⅳ级,左侧巴氏征阳性。头颅平片可见右顶骨内板增厚,骨板弥漫增生,外板骨质呈放射状增生

23. 为明确诊断首选
A. 脑电图　B. 脑血管造影　C. 头颅 CT
D. 气脑造影　E. 颅脑超声波检查

24. 诊断首先考虑
A. 脑膜瘤　B. 脑膜肉瘤　C. 胶质瘤
D. 海绵状血管瘤　E. 髓母细胞瘤

25. 正确治疗方法为
A. 单纯肿瘤切除　B. 肿瘤大部切除
C. 肿瘤及受侵颅骨全部切除　D. 局部放疗
E. 全身化疗

(26~27 题共用题干)

女,40 岁,双下肢麻木乏力 1 年,体检,双下肢肌力Ⅲ级,胸 8 以下痛,温觉减退

26. 确诊的首选检查是
A. 颈椎 MRI　B. 胸椎 MRI　C. 头颅 CT
D. 头颅 MRI　E. 胸椎 X 线

27. 如双下肢麻木乏力是从下向上发展的,病变定位应考虑在
A. 旁中央小叶　B. 脊髓髓内　C. 脊髓髓外
D. 顶叶运动区　E. 脊神经后根

（28~29 题共用题干）

男性患者，42 岁，间断头痛一年，以晨起时重，近 1 个月病情加重，伴呕吐。查体：双眼底视乳头水肿，左眼外展不全，右侧肢体肌力 Ⅳ 级，右 Babinski 征阳性。

28. 最可能的诊断是
A. 脑出血　　B. 脑肿瘤　　C. 脑脓肿
D. 脑梗死　　E. 脑膜炎

29. 此时应选择的辅助检查为
A. 头颅平片　　B. 腰穿检查　　C. 头颅 CT
D. 脑血管造影　　E. 脑电图

【B 型题】

（30~33 题共用备选答案）
A. 癫痫、偏身感觉障碍、失用、失算　　B. 精神症状、运动性失语、偏瘫
C. 感觉性失语、同向上 1/4 象限盲　　D. 步态异常、共济失调、眼震、构音障碍
E. 视力减退、双颞侧偏盲、闭经、尿崩

30. 蝶鞍区
31. 顶叶
32. 小脑
33. 额叶

（34~37 题共用备选答案）
A. 髓母细胞瘤　　B. 室管膜下巨细胞星形细胞瘤
C. 少枝胶质细胞瘤　　D. 间变性星形细胞瘤
E. 少枝星形细胞瘤

34. 发生于儿童小脑蚓部的肿瘤
35. 常与结节性硬化伴发的肿瘤
36. 恶性程度最高的肿瘤
37. 良性肿瘤

（二）名词解释

1. Forster-Kennedy 综合征
2. 原发性颅内肿瘤
3. 继发性颅内肿瘤

（三）简答题

1. 脑膜瘤切除的 Simpson 分级系统。
2. 听神经瘤的分期、临床表现。

第十四节　颅脑损伤

一、学习目标

1. **掌握**　常见颅脑损伤的临床表现和诊断要点，掌握颅内血肿、脑挫裂伤的手术指征。
2. **熟悉**　颅脑损伤的分类及 Glasgow 评分，熟悉不同类型颅脑损伤的影像学特征。

3. 了解 颅脑损伤的致伤机制及颅脑损伤的处理原则。

二、重点及难点内容

一、颅脑损伤

颅脑损伤是平时或战时颅脑在外力作用下所致的损伤,可以分为原发性颅脑损伤和继发性颅脑损伤。原发性颅脑损伤包括脑震荡、脑挫裂伤、弥漫性轴索损伤、原发性脑干损伤等。继发性颅脑损伤主要包括脑水肿和颅内血肿。

二、脑震荡

脑震荡是颅脑受伤后一过性的脑功能障碍,经过短暂的时间后可自行恢复,无肉眼可见的神经病理改变,显微镜下可见神经组织结构紊乱。意识障碍时间不超过30分钟,可出现逆行性遗忘及不同程度的头痛、头晕、疲劳等,神经系统查体多无阳性表现。

三、脑挫裂伤

脑挫裂伤是外力造成的原发性脑器质损伤,可发生于着力部位和对冲部位;多呈点片状出血,也是脑挫伤和脑列伤的统称。脑挫伤指脑组织遭受破坏较轻,软脑膜尚完整者;脑裂伤指软脑膜、血管和脑组织同时有破裂,伴有外伤性蛛网膜下腔出血。CT示高、低密度混杂影像,可伴有脑水肿和脑肿胀。

四、弥漫性轴索损伤

外伤使头部产生旋转加速度或角加速度时脑组织内部发生剪应力作用,脑组织受压及回位过程中神经轴索和小血管损伤。CT、MRI示皮质髓质交界处、神经核团和白质交界处、胼胝体、脑干有单发或多发无占位效应小出血灶及脑弥漫性肿胀。

五、原发性脑干损伤

原发性脑干损伤指颅脑外伤后即刻出现脑干损害症状,可分为脑干震荡、脑干挫伤及出血等。CT及MRI示脑干肿胀、点状出血区,周围脑池受压。

六、颅内血肿

1. 硬膜外血肿 指颅脑损伤后血液积聚在颅骨内板与分离的硬脑膜之间,好发于幕上大脑半球凸面,出血多来源于骨折损伤的硬脑膜动脉、静脉、静脉窦或颅骨板障,以脑膜中动脉损伤最常见。

2. 硬膜下血肿 指颅脑损伤后发生于脑皮质与硬脑膜和蛛网膜之间的血肿,出血多来源于脑挫裂伤、脑皮质动静脉破裂或桥静脉断裂。

3. 脑内血肿 常与脑挫裂伤合并存在,表现为外伤后进行性意识障碍,CT示挫裂伤附近或脑深部高密度影。

三、习题

(一)选择题

【A1型题】

1. 中型颅脑损伤指
   A. GCS 13~15分,伤后昏迷时间在30分钟以内
   B. GCS 9~12分,伤后昏迷时间在30分钟至12小时
   C. GCS 6~8分,伤后昏迷时间在12小时以上
   D. 伤后24小时内意识变化,再次昏迷6小时以上

E. GCS 3~5 分,伤后持续昏迷

2. 脑震荡的临床表现**不包括**

A. 头部外伤史　　B. 意识障碍　　C. 头痛

D. 逆行性遗忘　　E. 腰穿检查有异常改变

3. 硬膜下血肿的诊断依据**不包括**

A. 外伤史　　B. CT 检查无异常改变

C. 头颅 X 线检查提示有颅骨骨折　　D. 意识障碍

E. 生命体征改变

【X 型题】

4. 颅脑损伤中的间接损伤包括

A. 传递性损伤　　B. 加速性损伤　　C. 挥鞭样损伤

D. 胸部挤压伤　　E. 减速性损伤

5. 急性硬膜外血肿的临床特征包括

A. 多发生在着力同侧　　B. CT 表现为透镜样高密度影

C. 多数有颅骨骨折　　D. 原发性意识障碍较轻

E. 脑挫裂伤多较重

(二)名词解释

1. 脑震荡

2. 脑挫裂伤

(三)简答题

简述弥漫性轴索损伤的诊断要点。

第十二章 神经系统疾病答案

第一节 颅内压与脑积水

（一）选择题

【A1 型题】

1. B　2. A　3. D　4. A　5. B　6. E　7. C　8. A　9. E　10. E
11. A　12. C　13. C　14. B　15. A　16. A　17. B　18. B　19. A　20. E
21. E　22. B　23. C　24. E　25. B　26. A

【A2 型题】

27. B　28. C　29. D

【B 型题】

30. B　31. A　32. B　33. E　34. A　35. B

（二）名词解释

1. 颅内压指颅腔内容物（脑组织、血液、脑脊液）对密闭的颅腔产生的压力，通常以侧卧位腰段脊髓蛛网膜下腔穿刺所测得的脑脊液压为代表。正常为 80~180mmH_2O，儿童较低为 50~100mmH_2O。

2. 颅内病变所致的颅内压增高达到一定程度时，可以使一部分脑组织移位，通过一些空隙，被挤向压力较低的部位，即为脑疝（brain hernia）。脑疝是颅脑损伤、出血等脑疾病发展过程一种紧急而严重的情况，疝出的脑组织压迫脑的重要结构或生命中枢，如不及时抢救，往往导致严重的后果，甚至死亡。

3. 当小脑幕上一侧占位性病变不断恶化引起颅内压增高时，导致同侧大脑半球和脑干向对侧移位。半球上部由于大脑镰限制，移位较轻；而半球底部近中线结构如颞叶的沟回则移位较明显，疝入脚间池（为中脑双侧大脑脚之间），形成小脑幕切迹疝（transtentorialherniation），患侧动眼神经、脑干、后交通动脉和大脑后动脉受到挤压和牵拉。

4. 颅内压增高时，小脑扁桃体经枕骨大孔疝出到颈椎椎管内，称为枕骨大孔下疝（transforamen magna herniation）。多发生在后颅窝占位性病变，也可见于其他各种慢性颅内压增高者（后颅窝良性、慢性生长的占位性病变），症状较隐匿；急性疝多突然发生，如小脑出血，或在慢性疝的基础上由于用力或腰穿等诱因而形成，延髓生命中枢受压而衰竭，患者常迅速死亡。

5. 由于各种原因引起的脑脊液分泌过多、循环受阻或吸收障碍而导致脑脊液在脑室系统和（或）蛛网膜下腔积聚，使脑室扩大、脑实质相应减少，称为脑积水。临床上常伴有颅内压升高。

（三）填空题

1. 80~180mmH_2O　50~100mmH_2O

2. 200mmH_2O

3. 代偿期 早期 高峰期 衰竭期

4. 小脑幕切迹疝(颞叶沟回疝) 枕骨大孔疝(小脑扁桃体疝) 大脑镰下疝(扣带回疝) 小脑幕切迹上疝(小脑蚓疝)

(四)简答题

1. 引起颅内压增高的病因。

颅腔内容物增加:

(1)脑体积增加:最常见的原因是脑水肿。

(2)血容量增加。

(3)脑脊液增加:常见原因:①分泌过多。②吸收障碍③脑脊液循环通路阻塞。

(4)位性病变:为颅内容物额外增加。

颅腔容积缩小 狭颅症患儿,由于颅缝早闭,导致颅腔狭小,限制脑的发育,也可引起颅内压升高。

2. 颅内压增高的后果。

(1)脑血流量减低,脑缺血甚至死亡。当颅内压升高至接近平均动脉压时,脑血流几乎停滞,患者就处于严重的脑缺血状态,甚至出现脑死亡。

(2)脑移位和脑疝。

(3)脑水肿:颅内压增高直接影响脑的代谢和血流量从而产生脑水肿,使脑的体积增大,进而加重颅内压增高,形成恶性循环。

(4)Cushing 反应。

(5)胃肠道功能紊乱及消化道出血:部分颅内压增高的患者可首先表现为胃肠道功能紊乱,出现呕吐、胃十二指肠出血、溃疡及穿孔等。这与颅内压增高引起的下丘脑自主神经中枢缺血而导致功能紊乱有关。

(6)神经源性肺水肿在急性颅内压增高病例中,发生率高达5%~10%。

3. 简述颅内压增高的分期。

(1)代偿期:颅腔内容物虽有增加,但并未超过代偿容积,颅内压仍可保持正常,不会出现明显颅内压增高症状。

(2)早期:病变继续发展,颅内容物超过代偿体积,逐渐出现颅内压增高表现,如头痛,呕吐等。

(3)高峰期:病变进一步发展,脑组织有较严重的缺血缺氧。患者出现明显的颅内压增高"三联症"——头痛、呕吐和视乳头水肿。

(4)衰竭期:病情已至晚期,患者深度昏迷,一切反应和生理反射消失,瞳孔散大,颈强直,生命体征紊乱,血压下降,心率快,呼吸不规律甚至停止。脑细胞活动停止,脑电图呈直线,即使抢救,预后也很差。

4. 简述小脑幕切迹疝的临床表现。

(1)意识障碍:由嗜睡、朦胧到浅昏迷、昏迷,对外界刺激反应由迟钝到消失,系脑干受压,脑干网状上行激活系统受累逐渐加重的结果。

(2)瞳孔变化:最初因动眼神经轻度受压,出现神经受刺激的症状:可有短暂的患侧瞳孔缩小。随后动眼神经受压加重,出现神经被破坏的症状:瞳孔逐渐散大,对光反应迟钝、消失。晚期双侧瞳孔散大,对光反应消失,眼球固定,为中脑动眼神经核受压的表现。

(3)锥体束征:由于大脑脚受压(皮质脊髓束下行于同侧大脑脚,后在延髓形成椎体交叉至对侧,该神经传导束即为锥体束,受压出现的症状称锥体束征)出现对侧肢体肌力减弱或瘫痪,肌张力增高,腱反射亢进,病理征阳性。

(4)生命征改变:表现为血压升高,脉搏有力,呼吸深慢,体温上升。晚期,生命中枢衰竭,出现潮式或叹息样呼吸,脉搏弱,血压、体温下降,最后呼吸停止,继而心搏停止。

5. 脑疝的治疗原则。

(1)基础生命支持:吸氧、维持呼吸道通畅,必要时气管插管。

(2)药物治疗:立即静脉推注20%甘露醇250~500ml。

(3)手术治疗:病因明确者,立即手术切除病变;尚不明确者,尽快检查确诊后手术或做姑息性减压术(颞肌下减压、部分脑叶切除减压术、脑室引流术)。

6. 简述枕骨大孔疝的临床表现。

(1)枕下疼痛、颈强直或强迫头位:为避免延髓受压加重,机体发生保护性或反射性颈肌痉挛,患者头部保持于特定位置。

(2)颅内压增高症状:头痛、恶心、呕吐,慢性者多有视神经乳头水肿。

(3)后组颅神经受累:脑干下移,后组颅神经受牵拉,出现眩晕,听力障碍、饮水呛咳、声音嘶哑等。

(4)生命体征改变:慢性者生命体征变化不明显。急性者生命体征改变显著,迅速发生呼吸和循环衰竭。

7. 简述脑积水的分类。

交通性脑积水:以脑脊液分泌过多和吸收障碍为主要原因。

(1)脑脊液吸收功能障碍。

(2)蛛网膜颗粒发育不良、脑池发育不良和静脉窦闭塞。

(3)脑脊液成分改变或浓缩:如脑脊液蛋白含量升高,导致黏度增加,影响吸收。

(4)脑脊液分泌过多:如脑室脉络丛肿瘤或增生。

阻塞性脑积水:以脑脊液循环通路受阻为主要原因。

(1)先天性畸形:①中脑水管狭窄或闭塞;②Dandy-Walker 综合征:表现为脑积水、小脑蚓发育不全或缺失,第四脑室出口闭塞;③小脑扁桃体下疝畸形、颅底凹陷等。

(2)炎症或出血:导致室间孔、导水管或四脑室出口粘连或阻塞。

(3)脑脊液循环通路周围占位性病变。

8. 简述脑积水的临床表现。

(1)头颅外形异常:婴幼儿表现为头颅快速增大,明显大于正常;前囟扩大、隆起;颅缝分开、头形变圆、颅骨变薄变软;头发稀疏,头皮薄而亮;脑颅大而面颅小,严重时因眶顶受压,眼球下移,巩膜外露,形成所谓的"落日征"。

(2)神经功能障碍:反应迟钝、记忆力变差、智能低下;易激惹;意识水平下降和意识内容错乱;小便失禁;步态异常等。扩大的侧脑室枕角压迫视觉皮层,或扩大的三脑室压迫视交叉,可出现视力视野异常;中脑顶盖受压,可引起分离性斜视及上视困难等。

(3)颅内压增高的表现:头痛、恶心呕吐、视神经乳头水肿。高压性脑积水行颅内压测量(多用腰穿测压)可发现颅内压升高。

第二节 脑、脊髓血管疾病

（一）选择题

【A1 型题】

1. E　2. A　3. A　4. D　5. C　6. A　7. D　8. A　9. B　10. D
11. C　12. D　13. E　14. C　15. B　16. E　17. A　18. C　19. A　20. A

【A2 型题】

21. C　22. D　23. B　24. B　25. A　26. B

（二）名词解释

1. 脑血管疾病泛指脑部血管的各种疾病,包括脑动脉粥样硬化、血栓形成、狭窄、闭塞、脑动脉炎、脑动脉损伤、脑动脉瘤、颅内血管畸形、脑动静脉瘘等,其共同特点是引起脑组织的缺血或出血性意外,导致患者的残疾或死亡,发病率占神经系统总住院病例的 1/4~1/2。

2. 脑梗死系由各种原因所致的局部脑组织区域血液供应障碍,导致脑组织缺血缺氧性病变坏死,进而产生临床上对应的神经功能缺失表现。脑梗死依据发病机制的不同分为脑血栓形成、脑栓塞和腔隙性脑梗死等主要类型。其中脑血栓形成是脑梗死最常见的类型,约占全部脑梗死的 60%,因而通常所说的"脑梗死"实际上指的是脑血栓形成。

3. 短暂性脑缺血发作是颈动脉或椎-基底动脉系统发生短暂性血液供应不足,引起局灶性脑缺血导致突发的、短暂性、可逆性神经功能障碍。发作持续数分钟,通常在 30 分钟内完全恢复,超过 2 小时常遗留轻微神经功能缺损表现,或 CT 及 MRI 显示脑组织缺血征象。

4. 高血压病常导致脑底的小动脉发生病理性变化,突出的表现是在这些小动脉的管壁上发生玻璃样或纤维样变性和局灶性出血、缺血和坏死,削弱了血管壁的强度,出现局限性的扩张,并可形成微小动脉瘤。因情绪激动、过度脑力与体力劳动或其他因素引起血压剧烈升高,导致已病变的脑血管破裂出血所致。其中豆纹动脉破裂最为多见。

5. 病灶部位脑动脉和脑静脉之间缺乏毛细血管,致使动脉与静脉直接相通,形成动静脉之间的短路,导致一系列脑血流动力学的紊乱。临床上常表现为反复的颅内出血、部分性或全身性癫痫发作、短暂性脑缺血发作和进行性神经功能障碍,也是引起颅内自发性蛛网膜下腔出血的第二位病因。

6. Willis 动脉环是颅内最重要的侧支循环途径,将两侧半球和前、后循环联系起来。大脑动脉环,由两侧大脑前动脉始段、两侧颈内动脉末端、两侧大脑后动脉借前、后交通动脉连通而成。

7. 蛛网膜下腔出血指脑底部或脑表面的病变血管破裂,血液直接流入蛛网膜下腔引起的一种临床综合征,又称为原发性蛛网膜下腔出血,约占急性脑卒中的 10%,是一种非常严重的常见疾病。

8. Sturge-Weber 综合征又称脑-面血管瘤病;主要病变为脑软膜血管瘤和毛细血管畸形,填充于蛛网膜下隙,病人容易发生脑出血及脑梗死等脑血管疾病。

9. 脑底异常血管网症因颈内动脉颅内起始段闭塞或狭窄,脑内血管代偿性增生,脑底出现异常的小血管团,在脑血管造影上形似烟雾而得名。

10. 烟雾综合征也叫类烟雾病是合并一种以上基础疾病并伴有烟雾病的一组疾病。

（三）填空题

1. 急性　慢性

2. 高血压病　高黏血症　糖尿病　血脂异常　高尿酸血症

3. 冬季

4. 突然发生的剧烈头痛　恶心　呕吐和脑膜刺激征

5. CT

6. 药物治疗　颈动脉开刀手术　颈动脉腔内治疗术

7. 癫痫　颅内出血

8. Ⅵ

（四）简答题

1. 根据脑动脉瘤手术危险程度 Hunt 是如何进行分级的？

0　动脉瘤为破裂；

Ⅰ　无症状，或轻度头痛，轻度颈项强直，或无急性脑膜/脑反应，但有固定的神经功能缺失；

Ⅱ　中等至重度头痛，颈项强直，或颅脑神经瘫痪；

Ⅲ　嗜睡或混乱，轻度定向障碍；

Ⅳ　昏迷，中等至重度偏瘫；

Ⅴ　深昏迷，去脑强直，垂死表现。

2. 简述颅内动脉瘤常见的临床表现。

（1）出血症状：动脉瘤急性出血造成头痛，呈“霹雳样”。

（2）局灶症状：占位效应 大于 7mm 的动脉瘤可出现压迫症状。

（3）癫痫发作。

（4）迟发性脑缺血：表现为症状好转或加重伴白细胞持续升高、持续发热的前驱症状，意识由清醒转为嗜睡或昏迷，局灶性神经体征。

（5）脑积水。

（6）有些患者可无临床表现，在体检或其他原因行头颅 CT 或 MR 发现动脉瘤。

3. 脑动静脉畸形（AVM）病人常有哪些临床表现？

（1）少数的隐形或较小的 AVM 可无任何症状或体征。

（2）颅内出血：是脑 AVM 最严重的症状，表现为剧烈头痛、伴恶心呕吐，可有不同程度的意识障碍。患者也可出现急性颅内压增高、偏瘫、失语等严重症状。

（3）癫痫：多表现为大发作或局限性发作，多作为大量脑盗血的结果。

（4）头痛：类似于偏头痛，可能为脑血管扩张所致。

（5）进行性神经功能障碍：主要表现为运动或感觉性瘫痪。

（6）智力障碍：由于大型 AVM 造成“脑盗血”严重，导致弥漫性缺血及脑发育障碍。

4. 简述烟雾病的 suzuki 分期。

Ⅰ　颈动脉分叉狭窄。

Ⅱ　Willis 组成血管扩张伴随少量、纤细烟雾血管网。

Ⅲ　大脑前、大脑中动脉消失，出现明显、增粗的烟雾血管。

Ⅳ　大脑后动脉消失，而烟雾血管变细。

Ⅴ　颈内动脉起始的组成 Willis 环的血管消失，烟雾血管进一步减小，颈外系统侧支代偿进一步增强。

Ⅵ　烟雾血管消失，颅内仅由颈外动脉及椎基底动脉系统供血。

5. 脑梗死患者的 CT 和 MRI 影像学特点

(1)在脑梗死后 24~48 小时后出现低密度梗死灶,可有占位效应。

(2)发病后 2~3 周后梗死区处于吸收期,病灶可呈等密度。

(3)MR 的高空间分辨率能客观反映脑的解剖、生理和代谢情况,是诊断脑梗死的最佳成像方法。

(4)在 MR 上脑梗死数小时内,病灶区即有 MR 信号改变,呈长 T_1、长 T_2 信号。

第三节　癫　痫

(一)名词解释

1. 自动症是指在意识模糊状态的基础上发生的具有一定适应性和协调性的无意识活动。自动症均在意识障碍的基础上发生,伴有遗忘。意识障碍的严重程度、持续时间和脑低级功能的相对完整等满足了自动行为出现的条件,并非复杂部分性发作所特有,但最常见于复杂部分性发作。

2. 癫痫持续状态指癫痫部分或全身性发作在短时间内频繁发生,全身性发作在 2 次发作之间意识不清楚,全身或部分性发作持续 30 分钟以上称为持续状态。

(二)填空题

1. 发作性　短暂性　重复性　刻板性

2. 双侧对称 3 Hz 棘-慢综合波　多棘-慢波

(三)简答题

1. 简述癫痫的发作类型及各型的临床表现。

常见的癫痫发作类型有部分性发作和全面性发作。部分性发作又分为单纯部分性发作、复杂部分性发作、部分性发作继发全面性发作。单纯部分性发作又分为单纯运动性发作,单纯感觉性发作,精神性发作及自主神经性发作,复杂部分性发作又分为仅表现为意识障碍的复杂部分性发作、表现为意识障碍及自动症的复杂部分性发作及意识障碍与运动症状同时出现的复杂部分性发作。全面性发作包括全面强直-阵挛性发作,强直性发作、阵挛性发作、典型及不典型失神发作、肌阵挛发作及失张力发作。

2. 简述癫痫的治疗原则。

有明确病因者应首先行病因治疗。无明确病因,或虽有明确病因但不能根除病因者,需考虑药物治疗。对药物治疗无效的难治性癫痫,可考虑手术治疗。

药物治疗的一般原则:

(1)确定是否用药:一般半年内发作 2 次以上者,诊断明确后,应当使用抗癫痫药。

(2)正确选择药物:根据癫痫发作类型、癫痫及癫痫综合征类型、副作用大小、价格等选择用药。

(3)药物的用法:小剂量开始,逐渐增加。

(4)严密观察药物不良反应:定期监测血、尿常规和肝、肾功能。

(5)尽可能单药治疗。

(6)合理的联合用药。

(7)适时把握终止治疗时机。

第四节 头 痛

（一）选择题

【A1 型题】

1. E　　2. D

（二）名词解释

1. 偏头痛是临床常见的原发性头痛，主要表现为一侧或双侧头部反复发作的搏动性头痛，常伴恶心、呕吐，少数病例可有视觉、感觉和运动障碍等先兆，可有家族史。偏头痛人群的患病率约为 10%，仅次于紧张型头痛。

2. 儿童周期性综合征包括周期性呕吐、腹型偏头痛、儿童良性阵发性眩晕。分别表现为反复发作的呕吐、腹部中线附近的中重度疼痛和眩晕，发作时无头痛，可在成年后出现偏头痛。

（三）简答题

简述偏头痛的慢性并发症。

（1）慢性偏头痛：指偏头痛每月发作超过 15 天，连续 3 个月或 3 个月以上，并排除其他疾病所致的头痛。

（2）偏头痛持续状态：指持续时间超过 72 小时以上不缓解的重度偏头痛，期间可有因睡眠或药物应用获得的短暂缓解期。

（3）无梗死的持续先兆：指有先兆的偏头痛患者在一次发作中出现一种先兆或多种先兆症状持续 1 周以上，多为双侧性。须影像学除外脑梗死病灶。

（4）偏头痛性梗死：极少数情况下，在偏头痛先兆症状后出现颅内相应供血区域的缺血性梗死，此先兆持续 60 分钟以上，而且缺血性梗死病灶为神经影像学所证实，称为偏头痛性梗死。

第五节 中枢神经系统感染性疾病

（一）选择题

【A1 型题】

1. D

【A2 型题】

2. A

（二）填空题

1. 柯萨奇病毒　埃可病毒　肠道病毒 71

2. 出血坏死性脑炎　急性包涵体脑炎

（三）简答题

单纯疱疹病毒脑炎的治疗原则。

本病的治疗原则是积极抗病毒、免疫治疗、抑制炎症和对症支持治疗。

（1）抗病毒治疗：即病因治疗，应用抗病毒药物，能抑制病毒 DNA 的合成。首选药物为阿昔洛韦，其他常用抗病毒药物有更昔洛韦、泛昔洛韦等。

(2)免疫治疗:应用干扰素、转移因子等。干扰素是细胞受病毒感染后产生的一种高活性糖蛋白,具有广谱的抗病毒活性。转移因子可使正常淋巴细胞致敏而转化为免疫淋巴细胞。

(3)抑制炎症:应用肾上腺皮质激素,可控制 HSE 炎症反应和减轻水肿。

(4)对症支持治疗:对重症及昏迷的患者尤为重要,注意保持呼吸道通畅,维持营养及水、电解质的平衡。必要时可输人血丙种球蛋白或给予静脉高营养;对于严重脑水肿及颅内压增高者及时脱水降颅内压治疗;有高热、抽搐、精神症状者,分别予降温、抗惊厥及镇静等处理。

第六节 神经系统变性病

(一)选择题

【A1 型题】

1. A　2. E

【A2 型题】

3. A

【B 型题】

4. B　5. E

(二)名词解释

1. 运动神经元病是一组病因不明、选择性累及脊髓前角细胞、脑干后组运动神经核以及大脑皮质锥体细胞、锥体束的慢性进行性神经变性疾病,临床表现为上、下运动神经元损害的不同组合,特征表现为肌无力、肌萎缩、延髓麻痹和锥体束征,感觉和括约肌功能一般不受影响。多中年发病,病程为 2~6 年,男性多于女性。

2. 多系统萎缩是一组病因不明、累及锥体外系、锥体系、小脑和自主神经等多部位的神经系统变性疾病,临床表现为小脑性共济失调、自主神经功能不全和帕金森综合征等症状,由于起病时累及各个系统的先后不同,出现不同的临床表现而分为不同临床亚型,包括 3 个亚型,以帕金森综合征为主要表现的 MSA-P 型、以小脑症状为主要表现的 MSA-C 型、以自主神经功能不全为主要表现的 MSA-A 型。

3. 阿尔茨海默病是一种病因不明、发生于老年和老年前期、以认知功能减退和神经精神症状为主要临床表现的中枢神经系统变性疾病,是老年期痴呆最常见的类型。

(三)填空题

1. 进行性脊肌萎缩　进行性延髓麻痹　原发性侧索硬化　肌萎缩侧索硬化症

2. 自主神经功能障碍　帕金森综合征　小脑性共济失调

3. 载脂蛋白 E(APOE)基因　APOEe4 携带者

(四)简答题

简述多系统萎缩的四组临床特征。

多系统萎缩有四组临床特征,包括:①自主神经功能障碍:体位性低血压(收缩压下降 30mmHg 或舒张压下降 15mmHg)和(或)小便失禁(持续的不自觉部分或全部膀胱排空,伴男性勃起功能障碍)。②帕金森综合征:运动缓慢,加上肌强直、姿势不稳、震颤 3 项中至少 1 项。③小脑性共济失调:小脑性共济失调步态,加上共济失调性构音障碍、肢体性共济失调、侧视诱发的持续眼震 3 项中至少 1 项。④锥体束功能障碍:腱反射亢进、病理反射阳性。

第七节 中枢神经系统脱髓鞘病

（一）选择题

【A1 型题】

1. E

【A2 型题】

2. D　　3. A

（二）名词解释

1. 多发硬化患者前屈颈部时出现异常针刺样疼痛，自颈部沿脊柱放射至大腿或足部，称为 Lhermitte 征，是颈髓受累征象。

2. 半数多发硬化患者会出现共济失调，部分患者晚期出现眼震、意向性震颤和吟诗样语言等小脑病变的表现，称为 Charcot 三联征。

（三）填空题

1. 脑室周围白质　视神经　脊髓　脑干　小脑

2. 视神经　脊髓　3　3

（四）简答题

多发性硬化 MRI 空间多灶性及病程时间多发性诊断标准。

MRI 空间多发性以下 4 项具备 3 项：①1 个普通钆（Gd）增强的病灶或 9 个 T2WI 高信号病灶；②至少 1 个天幕下病灶；③至少 1 个近皮质病灶；④至少 3 个脑室周围病灶。要求病灶在横断面上直径在 3mm 以上，脊髓病灶与幕下病灶具有同等价值：1 个脊髓增强病灶等同于 1 个脑增强病灶，1 个脊髓 T2WI 病灶可代替 1 个脑内病灶。MRI 时间多发性：临床发作后至少 3 个月 MRI 出现新的钆增强病灶，或临床发作后至少 30 天出现 T2WI 新病灶。

第八节 脊髓疾病

（一）选择题

【A1 型题】

1. E　　2. C

【A2 型题】

3. A　　4. C

【B 型题】

5. A　　6. E

（二）名词解释

1. 髓内病变时早期可出现病变节段支配区分离性感觉障碍，以后侵及脊髓丘脑束则出现病变水平以下对侧躯干和肢体痛、温度觉缺失，但其感觉障碍自病变节段向下发展，“鞍区”（S3～5）感觉保留至最后才受累，称为“马鞍回避”。

2. 急性脊髓炎（acute myelitis）是指各种感染后变态反应引起的急性横贯性脊髓炎性病变，是临床最常见的一种脊髓炎。本病病因可能与病毒感染后变态反应有关，并非病毒感染的直接作用。

（三）填空题

1. 总体反射

2. 刺激期 部分脊髓受压期 完全性脊髓横贯性损害

（四）简答题

脊髓休克的临床表现。

脊髓休克期是的表现为四肢瘫或双下肢弛缓性瘫痪，肌张力低下、腱反射消失、病理反射阴性。

第九节 运动障碍疾病

（一）选择题

【A1 型题】

1. E　　2. E

【A2 型题】

3. A

【B 型题】

4. A　　5. D

（二）名词解释

1. 肌张力障碍是主动肌与拮抗肌收缩不协调或过度收缩引起的以肌张力异常的动作和姿势为特征的运动障碍综合征，具有不自主性和持续性的特点。依据病因可分为原发性和继发性；依据肌张力障碍的发生部位，可分为局限性、节段性、偏身性和全身性。

2. Meige 综合征主要表现为眼睑痉挛和口-下颌肌张力障碍，可分为三型：①眼睑痉挛；②眼睑痉挛合并口-下颌肌张力障碍；③口-下颌肌张力障碍。第Ⅱ型为 Meige 综合征的完全型；第Ⅰ、Ⅲ型为不完全型。

（三）填空题

1. 震颤 强直 动作缓慢 姿势反射消失

2. 原发性 继发性 局灶性 节段性 偏身性 全身性

（四）简答题

简述帕金森病药物治疗原则及常用药物。

药物治疗的原则为以达到有效改善症状，提高生活质量为目标，坚持“剂量滴定”“以最小剂量达到满意效果”的原则。常用的药物有：

（1）多巴制剂：以左旋多巴为最基本用药，从小剂量开始，初始用量 62.5~125mg，2~3 次/日，根据病情而渐增剂量至疗效满意和不出现不良反应为止，直至症状明显改善而不良反应尚轻为止。同类药物有多巴复合剂如美多芭、帕金宁及控释片息宁等，其中美多芭为目前临床最常用药。此类药物对震颤、强直、运动迟缓等均有较好疗效，常见不良反应为恶心、呕吐、低血压、不安和意识模糊等；迟发并发症包括症状波动、异动症和精神症状等。

（2）抗胆碱能药：以苯海索最常用，对震颤效果较好，但对肌强直和运动迟缓的作用较弱。不良反应有口干、便秘、尿潴留、幻觉等，因此青光眼及前列腺肥大患者禁用。

（3）DA 受体激动剂：目前大多推崇多巴胺受体激动剂为首选药物，尤其对于早期年轻患者。因为这类长半衰期制剂能避免对纹状体突触后膜多巴胺受体产生“脉冲样”刺激，从而减少或推迟运动并发症发生。多巴胺受体激动剂有两种类型，其一是麦角类，较常用溴隐亭，但此类药物不良反应较大，会导致心脏瓣膜病及胸膜纤维化。其二是非麦角类，药物有普拉克索，罗匹尼罗，吡贝地尔，此类药物副作用小，可以安全使用。

(4)单胺氧化酶B抑制剂：常用思吉宁，不良反应有失眠、口干、胃纳减退和体位性低血压等。

(5)其他药物：如金刚烷胺可促进DA在突触前合成与释放；苯海拉明可起镇静作用及轻微抗胆碱作用；儿茶酚-氧位-甲基转移酶抑制剂与美多巴合用有协同治疗作用。

第十节 神经肌肉疾病

（一）选择题

【A1型题】

1. E 2. D 3. E

【A2型题】

4. C 5. C

【B型题】

6. A 7. B 8. C

（二）名词解释

1. 重症肌无力病态疲劳骨骼肌易疲劳或肌无力呈波动性，肌肉连续收缩后出现肌无力或肌无力加重，经短暂休息后可见症状减轻或暂时好转。肌无力症状多于下午或傍晚劳累后加重，晨起和休息后减轻，称之为“晨轻暮重”。

2. 肌营养不良的患儿，腹肌和髂腰肌无力使患儿自仰卧位起立时必须先翻身转为俯卧位，再用双手攀附身体方能直立，称Gowers征。

3. 重复神经电刺激时出现低频刺激时动作电位递减10%以上、高频刺激时动作电位递减30%以上称为重频递减。

（三）填空题

1. 神经肌肉接头 乙酰胆碱受体 波动性无力 易疲劳 晨轻暮重

2. 低钾型周期性麻痹 正常血钾型周期性麻痹 高钾型周期性麻痹 低钾型周期性麻痹

（四）简答题

1. 成人重症肌无力的临床分型。

Ⅰ. 眼肌型：占15%~20%，病变仅限于眼外肌，表现为上睑下垂和复视。ⅡA. 轻度全身型：占30%，累及眼、面、四肢肌肉，无明显咽喉肌受累。ⅡB. 中度全身型：占25%，眼、面、四肢肌肉严重受累，且出现咽喉肌无力症状，但呼吸肌受累不明显。Ⅲ. 急性重症型：占15%，发病急，常在数周内进展至延髓肌、肢带肌、躯干肌和呼吸肌严重无力，伴重症肌无力危象，需做气管切开，死亡率高。Ⅳ 迟发重症型：占10%，2年内由Ⅰ、ⅡA、ⅡB型进展而来，症状同Ⅲ型，常合并胸腺瘤，死亡率高。Ⅴ 肌萎缩型：较早伴有肌萎缩者。

2. 重症肌无力的治疗原则。

(1)药物治疗

1)胆碱酯酶抑制剂：可改善症状，但不能影响基础疾病的病程。常用药物有：溴新斯的明、溴吡斯的明。

2)肾上腺皮质激素:适用于各种类型的重症肌无力,冲击治疗适用于住院危重病例,已进行气管插管或使用呼吸机者,应用时剂量及疗程应个体化处理,并注意其不良反应。

3)免疫抑制剂:适用于对肾上腺皮质激素疗效不佳、不耐受或因有高血压、糖尿病、溃疡病等不能应用者,注意药物的不良反应。

4)禁用和慎用药物:奎宁、吗啡、氨基糖苷类抗生素、新霉素、多黏菌素、地西泮、苯巴比妥、苯妥英钠、普萘洛尔等。

(2)胸腺治疗:适用于胸腺肥大和高 AchR 抗体者;伴有胸腺瘤的各型 MG;药物治疗效果不佳者。包括胸腺切除和放射治疗。

(3)血浆置换:仅用于肌无力危象和难治性 MG,免疫球蛋白治疗通常可使症状改善,作为辅助治疗缓解病情。

(4)危象的治疗:危象是指 MG 患者突然发生严重呼吸困难,甚至危及生命,需紧急抢救,包括肌无力危象、胆碱能危象和反拗危象。不管何种危象,基本的处理原则完全相同。

1)保持呼吸道通畅:当自主呼吸不能维持正常通气时应立即气管插管或气管切开,应用人工呼吸器辅助呼吸,根据不同的危象类型采用不同处理方法。

2)积极控制感染:选用有效而足量、对神经-肌肉接头无阻滞作用的抗生素。

3)肾上腺皮质激素治疗。

第十一节 周围神经病

(一)选择题

【A1 型题】

1. E　2. E

【A2 型题】

3. C

【B 型题】

4. A　5. B　6. C

(二)名词解释

1. 面神经麻痹患者闭目时,则因瘫痪侧眼球转向上、外方露出角膜下缘的白色巩膜,称贝尔征(Bell 征)。

2. 急性吉兰-巴雷综合征患者出现肢体两侧对称的弛缓性瘫痪,多从下肢开始,可从远端发展至近端,但多数以近端为重,严重者可影响胸腹肌而发生呼吸麻痹,如对称性肢体瘫痪在数天内从下肢上升到躯干、上肢或累及脑神经,称为 Landry 上升性麻痹。

3. 吉兰-巴雷综合征患者脑脊液检查典型的脑脊液改变是蛋白含量增高,而细胞数正常或相对不增加,即蛋白-细胞分离。蛋白升高多于起病第 1 周末开始出现,第 3 周最高,以后逐渐降低。

(三)填空题

1. Hunt 综合征

2. 骨盆带肌　下肢近端　腓肠肌　肩胛带肌

(四)简答题

简述低钾型周期性瘫痪临床表现。

(1)任何年龄均可发病,以20~40岁男性多见,随着年龄增长而发作次数减少。疲劳、饱餐、寒冷、酗酒和精神刺激等是常见的诱因。

(2)常于饱餐后夜间睡眠或清晨起床时,肢体肌肉对称性无力或完全瘫痪,下肢重于上肢、近端重于远端:也可以从下肢逐渐累及上肢,数小时至1~2天内达高峰。可伴有肢体酸胀、针刺感。

(3)发病期间神志清楚,呼吸、吞咽、咀嚼、发声和眼球活动正常,无大小便障碍。瘫痪 肢体肌张力低、腱反射减弱或消失。发病前可有肢体疼痛感、感觉异常、口渴、多汗、嗜睡、恶心等。

(4)少数严重病例可发生呼吸肌麻痹、心动过速或过缓、室性心律失常等情况甚至危及生命。

(5)发作一般经数小时至数日逐渐恢复,最先受累的肌肉最先恢复。发作频率不等,一般一周或数月一次,个别病例每天都有发作,也有数年一次甚至终生仅发作一次。发作期间一切正常。

第十二节 颅脑及脊髓先天畸形

(一)选择题

【A1型题】

1. D 2. B

【X型题】

3. AB 4. ABCD

(二)名词解释

1. 先天性脑积水也称婴儿脑积水。正常情况,颅内脑脊液是不断地产生和吸收的,保持着一个动态平衡;若出现产生过多或(和)吸收回流障碍,则脑室系统或(和)蛛网膜下腔将积聚大量脑脊液而扩大,形成脑积水。

2. 脊柱脊突和椎板在先天发育中未能发育或发育不完全,造成脊突和椎板的完全缺失或部分缺失叫显性脊柱裂。随着优生知识的普及,防止畸形儿的智力低下的痴呆儿出生,已成为许多夫妇生育时最为关切的问题之一。

(三)简答题

简述先天性脑积水的治疗原则。

本病主要手术治疗,可分三类:①去除阻塞原因的手术。②减少脑脊液分泌的手术。③脑脊液分流术。

术前颅内高压明显者可用脱水降颅压治疗。对症、预防感染、营养神经等治疗。

第十三节 神经系统肿瘤

(一)选择题

【A1型题】

1. B 2. A 3. D 4. C 5. B 6. B 7. C 8. A 9. E 10. D
11. C 12. C 13. B 14. B 15. B 16. A 17. D

【A2 型题】

18. B　19. A　20. D　21. C　22. C

【A3 型题】

23. C　24. A　25. C　26. B　27. C　28. B　29. C

【B 型题】

30. E　31. A　32. D　33. B　34. A　35. B　36. A　37. B

（二）名词解释

1. Forster-Kennedy 综合征表现为同侧视神经萎缩，对侧视神经乳突水肿，伴同侧嗅觉丧失。见于局限于一侧的嗅沟脑膜瘤，偶见于额叶底面肿瘤。

2. 原发性颅内肿瘤指发生于脑组织、脑膜、脑神经、垂体、血管及残余胚胎组织等处的肿瘤。

3. 继发性颅内肿瘤指身体其他部位恶性肿瘤转移或侵入颅内的肿瘤。

（三）简答题

1. 脑膜瘤切除的 Simpson 分级系统。

Ⅰ级：肿瘤全切除并切除肿瘤累及的硬膜和颅骨；

Ⅱ级：肿瘤全切除并用激光或电灼肿瘤附着硬膜；

Ⅲ级：肿瘤全切除，肿瘤附着的硬膜没有任何处理；

Ⅳ级：部分切除肿瘤；

Ⅴ级：单纯肿瘤减压或活检。近年来很多学者通过临床和基础观察提出 Simpson 0 级切除的概念，也就是切除受累硬膜周围 2cm 的正常硬膜。

2. 听神经瘤的分期、临床表现。

（1）早期耳部症状：肿瘤体积小时，出现一侧耳鸣、听力减退及眩晕，少数患者时间稍长后出现耳聋。耳鸣可伴有发作性眩晕或恶心、呕吐。

（2）中期面部症状：肿瘤继续增大时，压迫同侧的面神经和三叉神经，出现面肌抽搐及泪腺分泌减少，或有轻度周围性面瘫。三叉神经损害表现为面部麻木、痛、触觉减退、角膜反射减弱、颞肌和咀嚼肌力差或肌萎缩。

（3）晚期小脑桥脑角综合征及后组颅神经症状：肿瘤体积大时，压迫脑干、小脑及后组颅神经，引起交叉性偏瘫及偏身感觉障碍，小脑性共济失调、步态不稳、发音困难、声音嘶哑、吞咽困难、饮食呛咳等。发生脑脊液循环梗阻则有头痛、呕吐、视力减退、视乳头水肿或继发性视神经萎缩。

第十四节　颅脑损伤

（一）选择题

【A1 型题】

1. B　2. E　3. B

【X 型题】

4. ACD　5. ABC

（二）名词解释

1. 脑震荡指头部遭受外力打击后，即刻发生短暂的脑功能障碍。

2. 脑挫伤和脑裂伤的统称，单纯脑实质损伤而软脑膜仍保持完整者称为脑挫伤，如脑实质破损伴软脑膜撕裂成为脑裂伤。因脑挫伤和脑裂伤往往同时并存，故合称脑挫裂伤。

（三）简答题

简述弥漫性轴索损伤的诊断要点。

①受伤时头部处于运动状态，外力作用能使脑组织产生剪切力；②伤后立即发生昏迷或躁动不安，持续时间长，恢复缓慢，少数伤者可能有中间清醒期；③无明确的神经系统局灶性损害的定位体征；④CT 扫描具有 DAI 的特征表现。同时满足上述四点时才能明确临床诊断。

第十三章
精神疾病

第一节　精神障碍的基本知识

一、学习目标

1. **掌握**　精神活动、精神障碍与精神病学的基本概念。
2. **熟悉**　精神病学的分类。

二、重点及难点内容

精神病学是临床医学的一个分支学科，是研究各种精神疾病的病因、发病机制、临床表现、疾病发展规律以及治疗和预防为目的的一门学科。精神障碍是一类常见疾病，是各种因素作用下造成大脑功能的失调从而出现感知、认知、情绪、意志及行为等方面的异常的一类疾病。

三、习题

（一）选择题

【A1 型题】

下列关于精神活动的说法，哪项是**错误**的

A. 精神活动是大脑机能的产物

B. 精神活动是以客观现实为基础的

C. 病态精神活动与客观现实脱离，因此与客观现实无关

D. 精神活动包括认知、情感、意志等过程

E. 一般认为，人类是具有精神活动的唯一动物

（二）名词解释

1. 精神病学
2. 精神障碍

第二节　精神障碍的症状学

一、学习目标

1. **掌握**　常见的感知觉障碍、思维障碍、情感障碍、注意障碍、记忆障碍的表现形式及临床意义。掌握自知力的含义。

2. **熟悉** 常见的意志障碍、行为障碍及意识障碍的表现形式及临床意义。

3. **了解** 记忆的基本过程，包括识记、保持、再认及回忆。假性痴呆的常见类型及其临床表现。

二、重点及难点内容

人类正常的精神活动一般分为认知（感知觉、注意、思维、智能等）、情感（情感）和意志（意志、行为）过程。如果个体在认知、情感及意志行为方面出现异常，就会表现各种精神症状。常见的精神症状有感知觉障碍、思维障碍、情感障碍、记忆障碍、意志障碍、动作行为障碍、智能障碍、意识障碍、自知力障碍。

三、习题

（一）选择题

【A1 型题】

1. 感知的定义为
   A. 缺乏相应的客观刺激时的感知体验
   B. 客观刺激作用于感觉器官而被意识到的过程
   C. 对客观事物的错误感受
   D. 客观刺激作用于人脑的过程
   E. 对客观事物个别属性的反映
2. 关于幻觉的定义为
   A. 对客观事物的错误感受　　B. 对客观事物的胡思乱想
   C. 缺乏相应客观刺激时的知觉体验　　D. 客观刺激作用于感觉器官的感知体验
   E. 缺乏客观刺激时的思维过程
3. 不一定有诊断意义的听幻觉为
   A. 争论性幻听　　B. 评论性幻听
   C. 命令性幻听　　D. 原始性幻听
   E. 内容为指责、辱骂的听幻觉
4. 听幻觉最常见于
   A. 躁狂症　　B. 抑郁症　　C. 精神分裂症
   D. 癔症　　E. 强迫症
5. 下列哪项不属于思维形式障碍
   A. 思维迟缓　　B. 思维散漫　　C. 病理性赘述
   D. 思维中断　　E. 牵连观念
6. 关于思维迟缓，下列哪个说法较正确
   A. 是强迫症的典型症状　　B. 是精神分裂症的典型症状
   C. 是抑郁症的典型症状　　D. 是癔症的典型症状
   E. 是癫痫的典型症状
7. 关于思维奔逸，下列哪种说法正确
   A. 是精神分裂症的常见症状　　B. 是躁狂症的常见症状
   C. 是反应性精神病的典型症状　　D. 是神经衰弱的常见症状

E. 是器质性精神障碍的常见症状

8. 刻板言语常见于

A. 强迫症 B. 抑郁症 C. 精神分裂症

D. 器质性精神病 E. 癔症

9. 意志增强常见于

A. 精神分裂症青春型 B. 精神分裂症偏执型 C. 精神分裂症单纯型

D. 精神分裂症紧张型 E. 慢性精神分裂症

10. 谵妄属于下列哪种障碍

A. 情感障碍 B. 思维障碍 C. 行为障碍

D. 记忆障碍 E. 意识障碍

11. 遗忘综合征是

A. 一种选择性或局限性认知功能障碍 B. 一种广泛性认知功能障碍

C. 一种半侧脑认知功能障碍 D. 一种严重思维障碍

E. 酒精中毒是唯一的病因

12. 协调性精神运动性兴奋常见于

A. 精神分裂症青春型 B. 躁狂症 C. 精神分裂症紧张型

D. 谵妄状态 E. 药物中毒

13. 意识障碍的重要标志是

A. 反应迟钝 B. 情感淡漠 C. 定向力障碍

D. 记忆力障碍 E. 注意力集中困难

14. 思维贫乏

A. 是急性精神分裂症的常见症状 B. 是慢性精神分裂症的常见症状

C. 是抑郁症的常见症状 D. 是躁狂症的常见症状

E. 是焦虑症的常见症状

15. 木僵**不见于**下列哪种疾病

A. 精神分裂症 B. 抑郁症 C. 反应性精神障碍

D. 脑器质性精神障碍 E. 焦虑症

【A2 型题】

16. 22 岁男性，既往无精神异常，某一天听广播时突然坚信播音员在说他、所说内容都暗示要陷害他，因而感到非常害怕。此病人可能的症状为

A. 听幻觉 B. 原发性妄想 C. 继发性妄想

D. 思维散漫 E. 病理性象征性思维

17. 病人经常感到生殖器痒痛不适，似有小虫子在爬动，经过皮肤科反复检查却未发现任何异常，对于医生的解释患者拒绝接受。这种症状最可能是

A. 内脏性幻觉 B. 内感性不适 C. 幻触

D. 错觉 E. 躯体化症状

18. 病人感到脑内有一仪器在说话，所说内容大多是评论患者的日常言行，因而感到苦恼。这种症状属于

A. 错觉 B. 假性幻觉 C. 思维被插入

D. 思维被广播 E. 被控制感

19. 患者诉:“我脑内经常突然涌现出大量奇怪念头,这些念头不是我自己的,我不能控制他们的出现……”病人对此也感莫名其妙,这种症状可能是
A. 思维奔逸　B. 思维散漫　C. 强制性思维
D. 强迫性思维　E. 病理性象征性思维
20. 病人觉得被人跟踪,监视,因而不敢外出,其后又觉得有人在家中安装了窃听器和摄像机,故而到处寻找。该症状是
A. 关系妄想　B. 被窃妄想　C. 物理影响妄想
D. 被害妄想　E. 内心被揭露感

(二)名词解释

1. 幻觉
2. 妄想

(三)简答题

1. 简述思维迟缓、思维贫乏的鉴别要点。
2. 如何理解妄想?
3. 简述情感低落与情感淡漠的鉴别要点。

第三节　精神分裂症

一、学习目标

1. **掌握**　精神分裂症的概念、治疗原则。
2. **熟悉**　精神分裂症的临床表现。
3. **了解**　精神分裂症的诊断与鉴别诊断。

二、重点及难点内容

精神分裂症是思维、情感、意志及行为活动的异常,这种异常的精神活动与环境不协调。有些精神症状是精神分裂症相对特异性的症状。精神分裂症的治疗除了抗精神病药物以外,心理社会康复也是治疗的重要一环。

三、习题

(一)选择题

【A1 型题】

1. 以下有关精神分裂症的定义哪项**不正确**
A. 一组病因未明的精神病　B. 具有思维、情感、行为等多方面的障碍
C. 慢性病人可有意识障碍　D. 多起病于青壮年、常缓慢起病且病程迁延
E. 一般智力无明显损害
2. 精神分裂症最多见的幻觉是
A. 视幻觉　B. 听幻觉　C. 触幻觉
D. 嗅幻觉　E. 本体幻觉
3. 在意识清晰的基础上,下列何种症状对精神分裂症最有诊断意义

A. 被害妄想　　B. 嫉妒妄想　　C. 牵连观念
D. 思维散漫　　E. 夸大妄想

4. 精神分裂症急性发作期的最佳主要治疗是
A. 抗精神病药物治疗　　B. 认知心理治疗　　C. 中药治疗
D. 行为治疗　　E. 大剂量安眠药注射

【A2 型题】

5. 一男性病人,18 岁,三个月前急性起病,意识清晰,表现说话难以理解,行为幼稚怪异,本能意向亢进,有片断的耳闻远方亲友声音的幻觉,有时觉得有人跟踪。此病人最可能的诊断是
A. 精神分裂症　　B. 神经衰弱　　C. 强迫症
D. 病毒性脑炎　　E. 焦虑症

6. 一 30 岁男性病人,近半年来觉得有人跟踪自己,有人在屋里放了窃听器而不敢大声讲话,常听见有人在议论如何对付他但又看不到人,街上的陌生人对他也心怀恶意。因而表现闷闷不乐,闭门不出,写信到公安局请求保护。此病人最好用下列何种药物治疗为佳
A. 氯硝西泮　　B. 利培酮　　C. 中药
D. 帕罗西汀　　E. 碳酸锂

7. 女性,20 岁,大学生。家人诉其近 2 年来逐渐变得少语少动,孤僻离群,对亲友冷淡,不讲究个人卫生,有时发呆,学习成绩下降,对自己的前途无打算。未发现幻觉妄想。此病人最可能的诊断是
A. 抑郁症　　B. 精神发育迟滞　　C. 精神分裂症
D. 神经衰弱　　E. 人格障碍

【B 型题】

（8~9 题共用备选答案）
A. 利培酮　　B. 碳酸锂　　C. 舍曲林
D. 阿米替林　　E. 阿普唑仑

8. 主要治疗躁狂发作
9. 主要治疗精神分裂症

（二）简答题

1. 精神分裂症的情感障碍有哪些主要特点?
2. 如何鉴别精神分裂症与神经症?

第四节　双相及相关障碍

一、学习目标

1. **掌握**　躁狂发作的临床表现及治疗原则。
2. **熟悉**　躁狂发作的诊断及鉴别诊断。
3. **了解**　双相及相关障碍的病程和预后。

二、重点及难点内容

1. 躁狂发作的特点是“三高”症状,症状表现与环境是协调性的,可伴有精神病性症状,如

幻觉、妄想等，但不是主要的临床相。

2. 双相及相关障碍患者多为发作性病程，间歇期大多恢复正常，而治疗主张长程药物治疗。

三、习题

（一）选择题

【A1 型题】

1. 问患者几岁时，患者答："三十三，三月初三生，三月桃花开，开花结果给猴吃，我是属猴的。"这个回答说明患者有何症状

A. 音联意联　B. 病理性象征性思维　C. 思维散漫
D. 强制性思维　E. 虚构

2. 躁狂发作睡眠障碍的特点是

A. 入睡困难　B. 多梦　C. 早醒
D. 睡眠需要减少　E. 易惊醒

3. 关于躁狂症的临床表现，哪项说法正确

A. 躁狂症患者没有幻觉、妄想、思维散漫
B. 躁狂症患者都有幻觉、妄想、思维散漫
C. 部分躁狂症患者有精神症状，但随情感症状的好转而消失
D. 部分躁狂症患者有精神症状，且不随情感症状的好转而消失
E. 躁狂症患者的生活、工作和学习常受到病态的明显影响

【A2 型题】

4. 30 岁男性，既往体健。近半月来自觉聪明过人，能力非凡，精力旺盛，逢人打招呼。每天早起出门，很晚回家。乱买东西送人，喜欢结交朋友，尤其喜欢接近异性。交谈时，滔滔不绝，自觉思维加快，头脑特别灵活。好管闲事，做事虎头蛇尾，也常为小事而发怒。该患者最可能的诊断为

A. 精神分裂症　B. 反应性精神障碍　C. 人格障碍
D. 无病　E. 躁狂发作

5. 25 岁女性，工人。2 个月前由于工作失误受到领导当众批评，病人感到委屈，觉得丢脸，出现失眠，早醒，觉得自己前途全完了，整天闷闷不乐，少与人交往，认为人心难测，怀疑同事会看不起她，在背后议论她无能等。近 2 周来，病人一反常态，出现兴奋话多，说终于战胜了自己。自我感觉好，自我评价高，说自己能力大，购买多种复习资料说要考北京大学，通宵看书，说要把失去的时间补回来。说领导批评她是嫉妒她的才能，不认为自己有病。说单位送她住院是让她来疗养。此病人最可能的诊断是

A. 双相障碍　B. 反应性精神障碍
C. 分裂样精神病　D. 癔症性精神障碍
E. 分裂情感性精神障碍

（二）简答题

简述躁狂发作的主要临床表现。

第五节 抑郁障碍

一、学习目标

1. 掌握　抑郁发作的临床表现及治疗原则。
2. 熟悉　抑郁发作的诊断及鉴别诊断。
3. 了解　抑郁障碍的病程和预后。

二、重点及难点内容

1. 抑郁发作的特点是“三低”症状，可以伴有多种躯体症状以及焦虑、人格解体、现实解体与强迫症状。

2. 典型抑郁发作以情感低落、思维迟缓、意志活动减退和躯体症状为主。

三、习题

（一）选择题

【A1 型题】

1. 抑郁发作的生物学特征一般**不包括**
   A. 情绪呈昼重夜轻的节律改变　B. 早醒
   C. 便秘　D. 食欲和性欲减退
   E. 焦虑不安
2. 对轻、中度抑郁发作治疗一般首选
   A. MAOIs　B. 电休克治疗　C. SSRIs
   D. 抗精神病药　E. 锂盐
3. 抑郁发作睡眠障碍的特点是
   A. 入睡困难　B. 睡眠过多　C. 早醒
   D. 多梦　E. 易惊醒
4. 多数抗抑郁药对大多数病人的起效时间一般为
   A. 14~28 天　B. 8~10 天　C. 1~3 天
   D. 11~13 天　E. 4~7 天
5. 下列哪种疾病最易出现自杀行为
   A. 癔症　B. 精神分裂症　C. 抑郁症
   D. 躁狂症　E. 神经症

（二）简答题

简述抑郁发作的临床表现。

第六节 精神发育迟滞

一、学习目标

1. 掌握　精神发育迟滞的治疗原则。

2. 熟悉 精神发育迟滞的定义、等级划分原则和各自的临床表现。

3. 了解 精神发育迟滞的鉴别诊断。

二、重点及难点内容

精神发育迟滞是一组由各种原因导致的、起病于中枢神经系统发育成熟(18 岁)以前,以智力发育低下和社会适应困难为临床特征的心理发育障碍。疾病的严重程度主要根据智商来判断。治疗主要以教育训练为主。

三、习题

(一)选择题

【A1 型题】

1. 心理发育障碍是指儿童正常的哪一发展过程受阻
A. 认知、情感和抑制行为　B. 心理活动和心理特征　C. 注意及记忆
D. 人际交往　E. 智力和人际交往

2. 关于精神发育迟滞的临床表现,下列说法正确的是
A. 智商低于 50,心理年龄 12 岁以下　B. 词汇贫乏,不能完整表达意思
C. 智力低下和社会适应困难　D. 生活不能自理,大小便失禁
E. 可学会一定谋生技能和家务劳动

3. 关于精神发育迟滞的治疗原则,下列说法正确的是
A. 药物治疗　B. 药物治疗为主,教育训练为辅
C. 教育训练　D. 教育训练为主,药物治疗为辅
E. 心理治疗

4. 下列关于轻度精神发育迟滞的说法中**错误**的是
A. 心理年龄约为 9~12 岁　B. 无明显的语言障碍
C. 可以勉强完成小学学业　D. 可以从事简单的非技术性工作
E. 生活自理困难

【A2 型题】

5. 女,11 岁,小学二年级,留级两次,发音不清且难以用语言表达完整意思,仅会个位数加、减法,在指导帮助下可以自理简单生活。患者可能属于
A. 轻度精神发育迟滞　B. 中度精神发育迟滞　C. 重度精神发育迟滞
D. 极重度精神发育迟滞　E. 儿童孤独症

6. 女性,14 岁,初中二年级,凭空听到很多小学同学对自己评头论足,或褒或贬甚至争吵,为此足不出户,时哭泣,时自笑,少言寡语,不与人交往,偶尔发脾气,摔砸东西。此患者最可能的诊断是
A. 抑郁症　B. 广泛性焦虑　C. 精神分裂症
D. 儿童孤独症　E. 精神发育迟滞

7. 女性,6 岁,因语言表达能力差就诊。自幼儿园起就极少与其他儿童一起玩耍,与亲人和周围人很少有目光接触,喜欢玩纸盒或排列麻将牌,独自可玩数个小时,生活自理能力差,无明显躯体畸形。此患者最可能的诊断是
A. 精神发育迟滞　B. 品行障碍　C. Rett 综合征

D. 孤独症　　E. 选择性缄默症

【B型题】

（8~9题共用备选答案）

A. 饮食治疗　　B. 氟哌啶醇或利培酮治疗

C. 哌醋甲酯或苯异妥因治疗　　D. 甲状腺激素替代治疗

E. 行为治疗

8. 对伴有兴奋、攻击、自残、自伤行为的精神发育迟滞患者可以使用

9. 对有明显活动过多及注意缺陷者可以使用

（二）简答题

简述精神发育迟滞的治疗原则。

第七节　神经症性障碍

一、学习目标

1. **掌握**　神经症性障碍的共同特点及各种神经症的治疗原则。
2. **熟悉**　各种神经症性障碍的临床特点。
3. **了解**　各种神经症性障碍的诊断及鉴别诊断。

二、重点及难点内容

1. 神经症性障碍是一组疾病，共同特征包括：起病常与心理社会因素有关；病前多有一定的素质和人格基础；症状没有可证实的器质性病变基础，并与病人的现实处境不相称；社会功能相对完好；患者对疾病有相当的自知力。这些特征使其有别于多数重性精神疾病。

2. 不同亚型有各自相对突出的症状，如焦虑、强迫、恐惧、疑病、易兴奋易疲劳等，但可以有多种症状的混杂。神经症症状可见于多种躯体与精神疾病之中，要注意鉴别。

3. 治疗应该采用综合性措施，包括药物对症处理和心理社会康复手段。

三、习题

（一）选择题

【A1型题】

1. 神经症性疼痛，以哪个部位最为常见

A. 头颈部　　B. 腰背部　　C. 胸部

D. 四肢　　E. 上腹部

2. 在神经症的症状中，不包括

A. 情绪焦虑抑郁　　B. 感觉过敏　　C. 思维联想松散

D. 躯体不适　　E. 精神易兴奋、易疲劳

3. 以苯二氮䓬类药物治疗焦虑症时，下述哪项说法不对

A. 一般从小剂量开始

B. 达最佳有效治疗量后维持3~6个月后逐渐停药

C. 停药过程不应少于2周，以防症状反跳

D. 根据临床特点选用适当的药物
E. 合并使用β-受体阻滞剂时,应考虑有无哮喘史等禁忌情况

4. 神经衰弱最主要的症状特点是
A. 睡眠障碍 B. 情绪易烦恼 C. 精神易兴奋又易疲劳
D. 头痛头晕 E. 肌肉酸痛

5. 关于神经症的睡眠障碍,以下叙述正确的是
A. 失眠一般分为两种形式,即入睡困难、易惊醒
B. 早醒是抑郁症的症状,而不是神经症的症状
C. 失眠主要表现为睡眠时间短或质量差,或是对睡眠缺乏自我满足的体验
D. 神经症患者以易惊醒为主诉最为多见
E. 如用地西泮治疗神经症的失眠,疗程3~6个月为宜

6. 关于惊恐障碍的叙述,以下哪项不对
A. 通常起病急骤,终止也迅速
B. 每次一般历时5~20分钟,很少超过1小时
C. 诊断要求1个月内至少有3次发作或首发后继发害怕再发的焦虑持续1个月
D. 症状不是继发于其他躯体或精神疾病
E. 部分患者发作期间意识清晰

7. 关于强迫症的描述哪项不对
A. 可表现为强迫观念、强迫意向和强迫行为
B. 可能与5-羟色胺功能异常有关
C. 多数病人表现持续或波动性病程
D. 有意识的自我强迫和反强迫
E. 病前性格多表现为情感丰富、好表现、富于幻想、自我中心的人格特征

8. 恐惧症与广泛性焦虑症的主要区别是
A. 有无恐惧情绪 B. 有无具体的环境或情境
C. 有无自主神经功能紊乱 D. 有无焦虑情绪
E. 有无躯体焦虑

9. 以下有关躯体形式障碍的描述哪项不对
A. 是一种以持久的担心或相信各种躯体症状的优势观念为特征的神经症
B. 这些躯体症状被认为是心理冲突和个性倾向所致
C. 患者常反复就医,医学检查的阴性结果和医生的解释不能打消其疑虑
D. 患者喜欢纠缠医生探讨躯体症状的心理学病因
E. 本病女性多见,起病年龄多在30岁以前

【A2型题】

10. 男性,21岁,大四学生。自述近半年来,可能因临近毕业,就业压力大,出现失眠,曾服地西泮后症状明显好转。但近4个月来,出现了一种令他非常苦恼的现象,即每当看到异性就有一种想要脱掉裤子的强烈冲动,因而不敢与异性接近,怕自己万一失去控制而作出下流的行为。此病人最可能的诊断是
A. 焦虑症 B. 强迫症 C. 恐惧症
D. 神经衰弱 E. 性心理障碍

11. 某男,22 岁,学生,主动就医。自诉近一年来,注意不能集中,记忆下降,看书时常常是看了后面的就忘了前面的,入睡困难、多梦,易醒,醒后感到头脑混浊,无清新之感。容易疲劳、精力下降,工作稍久就觉得疲惫不堪;有时出现头晕眼花、心慌、胸闷、腹胀、多汗及肌肉酸痛不适等症状。躯体检查未见异常。此病人的诊断应首先考虑

A. 焦虑症　B. 心境恶劣障碍　C. 神经衰弱

D. 精神分裂症早期　E. 疑病症

12. 33 岁女性,公务员。自诉近半年来可能由于一些家庭矛盾而逐渐出现失眠,以入睡困难为主,自觉工作能力不如以前。近 3 个月以来症状加重,常莫名其妙地感到紧张,担心,注意不能集中。担心小孩会出事,担心会发生不好的事情,因而时刻提心吊胆。近半月以来症状明显加重,有时通宵不能入睡,坐立不安,心慌心悸,情绪不稳。既往有哮喘病史,余无特殊。体查发现双侧甲状腺轻度肿大,双上肢细微震颤,余未发现异常。未发现其他精神病性症状,迫切要求治疗。心电图提示窦性心动过速。入院诊断:焦虑状态。现要确诊病人疾病的性质,你认为以下哪项检查要优先考虑

A. 脑电图检查　B. 脑 CT 或脑 MRI 检查

C. 做 MMPI、PANSS 等量表检查　D. 做甲状腺功能检查

E. 做心、肺功能检查

13. 女性,35 岁,大学文化。28 岁嫁给一离异商人,婚后育一女。结婚 3 年后,因小孩的抚养问题(丈夫与前妻已有小孩)经常与丈夫发生口角,其夫也因此经常不回家。患者渐起失眠,觉上腹部不适,有腹胀、腹痛感,在当地医院胃镜检查后诊断为“浅表性胃炎”,给予护胃治疗,症状时轻时重。1 年前,闻丈夫又有外遇,症状逐渐加重,表现腹胀、腹痛、觉腹部有异常包块在游动,并出现食欲缺乏,胸闷,心悸,腰背不适,四肢麻木,月经周期紊乱、入睡困难等症状,即入住某大学附属医院,行多项检查,未发现异常,给予一些辅助药物治疗,好转出院。以后病情波动,症状多变,有时候腹部不适好转后又出现腰背疼痛,曾先后在消化科,心血管内科,中医科住院,均因疗效不佳而转入心理病房。精神检查:意识清,否认幻觉、妄想。认为“自已得的是怪病,这么多检查都诊断不出来”。希望医生治好她的病,但又反复问医生:“我的病能不能治好?我到底是什么病?”。认为自已肯定不是癌症,要是癌症可能早就死了。与医生说,如果她的病真治不好,她也不想活了……。此患者最可能的诊断是

A. 焦虑症　B. 抑郁症　C. 疑病症

D. 躯体化障碍　E. 心因性精神障碍

(二)名词解释

1. 焦虑症
2. 强迫症
3. 躯体形式障碍

(三)简答题

1. 简述神经症的基本概念和共同特征。
2. 简述躯体形式障碍主要的鉴别诊断。
3. 试述焦虑障碍的临床特点。

第十三章 精神疾病答案

第一节 精神障碍的基本知识

（一）选择题

【A1 型题】

C

（二）名词解释

1. 精神病学是临床医学的一个分支学科，是研究各种精神疾病的病因、发病机理、临床表现、疾病发展规律以及治疗和预防为目的的一门学科。

2. 精神障碍是一类具有诊断意义的精神方面的问题，是指在各种因素（包括各种生物学和心理社会因素）的作用下造成大脑功能的失调从而出现感知、认知、情绪、意志及行为等精神方面的异常，可伴有痛苦体验和（或）功能损害。

第二节 精神障碍的症状学

（一）选择题

【A1 型题】

1. B　2. C　3. D　4. C　5. E　6. C　7. B　8. D　9. B　10. E
11. A　12. B　13. A　14. C　15. E

【A2 型题】

16. B　17. C　18. B　19. C　20. B

（二）名词解释

1. 幻觉是指无客观存在的刺激作用于感觉器官而出现的类感知觉。

2. 妄想是一种病理性的歪曲信念，是病态推理和判断。

（三）简答题

1. 简述思维迟缓、思维贫乏的鉴别要点。

思维迟缓是指联想抑制和困难，联想的速度减慢及数量减少，患者自感思考费力，反应慢，脑子不灵了，记忆力及注意力减退，客观上表现为言语缓慢、语量减少、声音低微、行为动作反应迟缓，常见于抑郁症。思维贫乏是指联想数量减少，概念和词汇的贫乏，患者自感脑子空洞无物，没什么东西可想，患者常沉默少语，谈话内容空洞单调，回答问题简单，甚至对一切问题都回答不知道，常伴有情感及意志行为的变化，多见于慢性精神分裂症、脑器质性疾病及精神发育迟滞。

2. 如何理解妄想？

妄想是一种病理性的歪曲信念，是病态的推理和判断。妄想具有以下特征：①病理性信念的内容与事实不符，没有客观现实基础，但患者坚信不疑；②妄想内容以患者为中心，涉及患者本人，总是与患者的个人利害有关；③妄想具有个人独特性；④妄想内容因文化背景和个人经历而有所差异，但常有浓厚的时代色彩。

3. 简述情感低落与情感淡漠的鉴别要点。

情感低落与情感淡漠的患者均可表现为言语动作的减少、兴趣减退、意志减退及人际关系的疏远，但两者的本质不同。情感低落是负性情感增强的表现，患者外部表情愁苦，双眉紧锁，忧心忡忡，唉声叹气，内心深感痛苦，悲观绝望，觉得一无是处，甚至反复出现想死的念头，常伴有明显的思维迟缓，言语动作的减少，以及食欲减退、早醒等生物学症状，常见于抑郁症，也可见于反应性抑郁及更年期抑郁。

情感淡漠是情感反应的减弱或缺乏，患者外部表情冷淡呆板，内心对任何刺激均缺乏相应的情感反应，对自身前途及周围发生的事情漠不关心，熟视无睹，与周围环境失去情感上的联系，它是精神分裂症晚期常见的症状，也可见于痴呆病人。

第三节 精神分裂症

（一）选择题

【A1 型题】

1. C　2. B　3. A　4. A

【A2 型题】

5. A　6. B　7. C

【B 型题】

8. B　9. A

（二）简答题

1. 精神分裂症的情感障碍有哪些主要特点？

情感迟钝淡漠、情感反应与思维内容及外界刺激不相符是精神分裂症的重要特征。最早受损的是较细致的情感，如对亲朋的关心体贴，随着病情的发展，部分病人对任何外界刺激都缺乏相应的情感反应（即使是非常令人悲伤或高兴的事情）即情感淡漠。另一种形式是病人对情绪刺激的反应过度或不适当，表现为一点小事极端暴怒、高兴或焦虑，或表现情感倒错（高兴的事情出现悲伤体验，悲伤的事情出现愉快体验）。

2. 如何鉴别精神分裂症与神经症？

部分精神分裂症病人，尤其是疾病早期或单纯型病人，常出现神经衰弱和强迫性神经症的症状。鉴别要点：①神经症的病人大多自知力充分，病人完全了解自己的病情变化和处境，求治心切，情感反应强烈，而分裂症病人早期可有自知，但却不迫切求治，情感反应亦不强烈，分裂症病人的强迫症状内容有离奇、荒谬和不可理解的特点，摆脱的愿望不强烈，痛苦体验不深刻；②仔细地病史询问和检查可发现精神分裂症的某些症状，如情感淡漠迟钝、行为孤僻退缩等；③一时难以诊断则需要一定时间的随访观察，随着病情的进展，精神分裂症病人表现出日益加重的亲情淡漠，行为孤僻或思维离奇等症状。

第四节 双相及相关障碍

(一)选择题

【A1 型题】

1. A 2. D 3. C

【A2 型题】

4. E 5. A

(二)简答题

简述躁狂发作的主要临床表现。

情感高涨、思维奔逸和活动增多是躁狂发作的典型临床症状。

(1)情感高涨:病人主观体验非常好,表现为轻松愉快,自我感觉良好,自我评价过高。觉得一切都很美好,生活绚丽多彩,毫无挫折和困难可言。情感高涨往往鲜明生动,脸部表情与内心体验及周围环境相协调,具有一定的感染力,有时能引起周围人的"共鸣"。临床上亦可见到部分病人并不表现情绪高涨而以易激惹为主症。

(2)思维奔逸:思维奔逸、联想加速最为常见。病人语速快,语声大,自觉脑子特别灵活。思维内容丰富多变,概念一个接一个的产生,有时感觉说话跟不上思维的速度。因新概念的不断涌现和想象力极为丰富,有的患者出现音联(音韵联想)意联(词意联想)。

(3)意志和行为异常:躁狂病人意志活动增强,性欲和食欲增强,精神异常旺盛,整天忙碌不停,却无疲乏之感。对睡眠需要减少

(4)躯体症状:躁狂病人由于自我感觉良好而极少有躯体不适主诉。病人可有面色红润,双目有神,心率加快,瞳孔轻度扩大和便秘等交感神经功能兴奋症状。由于体力消耗过大,一些病人会有体重减轻,而自知力亦常常缺乏。

第五节 抑郁障碍

(一)选择题

【A1 型题】

1. E 2. C 3. C 4. A 5. C

(二)简答题

简述抑郁发作的临床表现。

抑郁发作临床上以情感低落、思维迟缓、意志活动减退和躯体症状为主。

(1)情感低落:主要表现为显著而持久的情感低落,抑郁悲观。患者终日忧心忡忡,愁眉苦脸。程度较轻者,感到闷闷不乐,无愉快感,凡事缺乏兴趣。重者可痛不欲生,悲观绝望。部分患者可伴有焦虑、激越症状,尤其是更年期和老年抑郁患者。典型的抑郁发作有晨重夜轻的特点。自我评价低,常有自责自罪,重者可有罪恶妄想、疑病观念等。部分患者可有幻觉,以幻听为常见。

(2)思维迟缓:思维联想速度减慢,反应迟钝,思路闭塞。主动言语减少,语速减慢,声音低沉,患者感觉思考问题困难,工作和学习能力下降。

(3)意志活动减退:行动迟缓,生活被动,不愿与人交往,重者连吃、喝等个人卫生都不顾,

甚至出现不语、不动、不食，达木僵状态。伴有焦虑者，可有坐立不安或搓手顿足。严重抑郁发作的患者可有消极自杀的观念或行为。

(4)躯体症状：躯体不适主诉可涉及各脏器，主要有睡眠障碍、食欲减退、体重下降、性欲减退、便秘、身体任何部位的疼痛、阳痿、闭经、乏力等。睡眠障碍主要为早醒，醒后不能再入睡，这对抑郁发作有诊断意义。

(5)其他：抑郁发作也可出现人格解体、现实解体及强迫症状。

第六节　精神发育迟滞

(一)选择题

【A1 型题】

1. B　　2. C　　3. D　　4. E

【A2 型题】

5. B　　6. C　　7. D

【B 型题】

8. B　　9. C

(二)简答题

简述精神发育迟滞的治疗原则。

精神发育迟滞重在预防，监测遗传性疾病、做好围产期保健是预防此病的重要措施。对于病因明确者，应及时采用病因治疗。

精神发育迟滞的治疗原则是以教育训练为主，药物治疗为辅。进行教育训练时，一定要根据患者的智力水平因材施教。

教育训练：由学校教师、家长、临床心理治疗师以及职业治疗师相互配合进行。教师和家长的任务是尽量使患者能够掌握与其智力水平相当的文化知识、日常生活技能和社会适应技能。临床心理治疗师则应针对患者的异常情绪和行为采用相应的心理与行为治疗方法来矫正患者的异常行为。职业治疗师则是根据患者的特点来培养患者某些谋生的技能。

对轻度患者：最好在普通小学接受教育，如患者不能适应，也可以到特殊教育学校就读。教学方法应采用形象、生动、直观的方法，同一内容反复强化。应重视日常基本生活能力和社会适应能力的培养和训练，包括辨认钱币、打电话、购物、看病、乘坐公共交通工具、回避危险和处理紧急事件等。当患者成长到少年期以后则应对他们进行职业训练，使其成年后具有独立生活的能力。

对中度患者：着重训练生活自理能力和社会适应能力。如洗漱、换衣，与人交往中的行为举止和礼貌，学会正确表达自己的要求和愿望等内容，同时给予一定的语言能力训练。

对重度患者：主要训练其与照料者之间的协调配合以及简单的生活能力和自卫能力。如进餐、定点如厕、简单语言交流以表达自身需要、避免受外伤等。训练时，可将每一种技能分解成几个步骤，再逐步反复强化训练的方法。对极重度精神发育迟滞患者则几乎无法实施任何教育训练。

药物治疗：①病因治疗：适合于病因明确者。例如，对半乳糖血症和苯丙酮尿症给予相应饮食治疗，对先天性甲状腺功能低下给予甲状腺激素替代治疗，对先天性脑积水、神经管闭合不全等颅脑畸形可考虑相应外科治疗等。②对症治疗：精神发育迟滞患者约 30%~60% 伴有各种精神症状,导致接受教育训练困难。因此,可根据不同的精神症状选用相应药物治疗。③促进脑功能发育治疗:主要有益智药和促脑代谢药,如谷氨酸、γ-氨酪酸、吡乙酰胺和脑活素等。

第七节 神经症性障碍

(一)选择题

【A1 型题】

1. A 2. C 3. B 4. C 5. C 6. E 7. E 8. B 9. D

【A2 型题】

10. B 11. C 12. D 13. D

(二)名词解释

1. 焦虑症是一种以焦虑情绪为主的神经症,以广泛和持续性焦虑或反复发作的惊恐不安为主要特征,常伴有自主神经紊乱、肌肉紧张与运动性不安,临床分为广泛性焦虑障碍与惊恐障碍两种主要形式。

2. 强迫症是以强迫症状为主要临床相的一类神经症。其特点是有意识的自我强迫和反强迫并存,两者强烈冲突使病人感到焦虑和痛苦;病人体验到观念和冲动来源于自我,但违反自己的意愿,需极力抵抗,但无法控制;病人也意识到强迫症状的异常性,但无法摆脱。病程迁延者可表现仪式动作为主而精神痛苦减轻,但社会功能严重受损。

3. 躯体形式障碍是一种以持久的担心或相信各种躯体症状的优势观念为特征的神经症。病人因这些症状反复就医,各种医学检查阴性和医生的解释均不能打消其疑虑。即使有时患者确实存在某种躯体障碍,但不能解释症状的性质、程度或病人的痛苦与先占观念。这些躯体症状被认为是心理冲突和个性倾向所致,但对病人来说,即使症状与应激性生活事件或心理冲突密切相关,他们也拒绝探讨心理病因的可能。患者常伴有焦虑或抑郁情绪。

(三)简答题

1. 简述神经症的基本概念和共同特征。

神经症是一组精神障碍的总称。其症状主要表现为精神易兴奋和/或易疲劳、焦虑、恐惧、抑郁、强迫、疑病、多种躯体不适感等,这些症状在不同类型的神经症患者中常常混合存在,病程大多持续迁延。其共同特征为:起病常与心理社会因素有关;病前多有一定的素质和人格基础;症状没有可证实的器质性病变基础,并与病人的现实处境不相称;社会功能相对完好,行为一般保持在社会规范允许的范围之内;患者有相当的自知力,疾病痛苦感明显。

2. 简述躯体形式障碍主要的鉴别诊断。

躯体形式障碍应与以下疾病鉴别:

(1)躯体疾病:有些躯体疾病在早期可能难以找到客观的医学证据,因此,各类躯体形式障碍的诊断要求病程至少要 3 个月以上,有的甚至要求 2 年以上,以便自然排除各类躯体疾病所引起的躯体不适。临床上,对年龄超过 40 岁而首次表现躯体不适为主要症状者,一定要谨慎,不要根据病人有心理诱因、初步检查未发现阳性体征、有一定的暗示性等就轻易作出躯体形式障碍的诊断,而要仔细观察,以免误诊、误治。

(2)抑郁症:抑郁症常伴有躯体不适症状,而躯体形式障碍也常伴有抑郁情绪。鉴别时一方面要考虑症状发生的先后;另一方面,要分析症状的特性。如为重性抑郁,尚有一些生物学方面的症状，如早醒，晨重夜轻的节律改变，体重减轻及精神运动迟滞，自罪自责，自杀言行等症状，求治心情也不如躯体形式障碍者强烈，而药物治疗效果较好等可资鉴别。

(3)精神分裂症：早期可有疑病症状，但其内容多离奇、不固定，有思维障碍和常见的幻觉和妄想，患者并不积极求治，可资鉴别。

(4)其他神经症：各种神经症均可出现躯体不适或疑病症状，但这些症状均系继发性的，也不是主要的临床相。

3. 试述焦虑障碍的临床特点。

焦虑症是以广泛和持续性焦虑或反复发作的惊恐不安为主要特征。常伴有自主神经紊乱、肌肉紧张与运动性不安。焦虑性神经症的焦虑症状是原发的，凡是继发于妄想、强迫症、疑病症、恐惧症等的焦虑都不属于焦虑性神经症。焦虑性神经症有以下两种常见类型：

(1)广泛性焦虑症：又称慢性焦虑症，是焦虑症最常见的表现形式。缓慢起病，以经常或持续存在的焦虑为主要临床相，如过分担心、紧张、害怕等。伴有自主神经功能紊乱症状，如口干、出汗、气急、尿频、尿急等与运动症状，如轻微震颤、坐立不安等。

(2)惊恐障碍：又称急性焦虑症。通常无明显诱因，在没有任何客观危险和特殊恐惧处境下，感到一种突如其来的惊恐体验。伴濒死感或失控感以及严重的自主神经功能紊乱症状，如心悸、出汗、面色苍白，过度换气或呼吸困难等。惊恐发作通常起病急骤，终止迅速，一般历时5~20分钟，很少超过1小时，但不久又可突然再发。发作期间始终意识清醒，高度警觉，发作之后仍心有余悸，产生预期性焦虑，担心下次再发。不过这时焦虑的体验不再突出而是代之以虚弱无力，需经若干天才能恢复。

第十四章
运动系统疾病

第一节 骨 折

一、学习目标

1. 掌握 骨折的临床表现，急救处理，骨折治疗的原则。
2. 熟悉 骨折的原因、分类、常见并发症及临床愈合标准。
3. 了解 骨折发病机制，愈合过程以及影响骨折愈合的因素。

二、重点及难点内容

骨折常见并发症，骨折治疗的三大原则为复位、固定、功能锻炼。

三、习题

（一）选择题

【A1 型题】

1. 骨折的特有体征
   A. 休克、体温升高、畸形
   B. 局部肿胀、压痛、功能障碍
   C. 局部肿胀、畸形、异常活动
   D. 畸形、异常活动、骨擦音
   E. 压痛、功能障碍、休克
2. 骨折治疗的三大原则
   A. 止血、固定、运送
   B. 复位、固定、康复治疗
   C. 抗休克、固定、迅速运送
   D. 处理伤口、止血、复位
   E. X 线摄片、复位、固定
3. 不属于骨折外因的是
   A. 直接暴力
   B. 间接暴力
   C. 肌肉牵拉
   D. 累积性力
   E. 脓肿导致骨骼的病变
4. 导致肱骨髁上骨折的暴力
   A. 间接暴力
   B. 直接暴力
   C. 肌肉拉力
   D. 疲劳积累
   E. 轻微外伤
5. 股骨颈骨折的主要并发症
   A. 休克
   B. 周围神经损伤
   C. 创伤性关节炎
   D. 关节僵硬
   E. 缺血性骨坏死

6. 陈旧骨折指
A. 伤后1周以上的骨折
B. 伤后2周以上的骨折
C. 伤后3周以上的骨折
D. 伤后1个月以上的骨折
E. 伤后半个月以上的骨折
7. 骨折愈合标准中哪项是**错误**的
A. 局部无压痛
B. 无异常活动
C. 连续2周骨折处不变形
D. 骨折已100天
E. X线片显示骨小梁通过骨折线
8. 下列哪一项**不是**导致骨折延迟愈合或不愈合的原因
A. 感染
B. 骨折端夹有软组织
C. 骨缺损
D. 反复多次复位
E. 未解剖复位
9. 下列骨折类型中,易招致感染骨折的是
A. 病理性骨折
B. 复杂性骨折
C. 关节内骨折
D. 开放性骨折
E. 累积性力
10. 肱骨中、下三分之一骨折常合并
A. 尺神经损伤
B. 正中神经损伤
C. 肌皮神经损伤
D. 臂丛神经损伤
E. 桡神经损伤
11. 容易出现腓总神经损伤的骨折是
A. 胫骨平台骨折
B. 髌骨骨折
C. 腓骨头骨折
D. 腓骨干骨折
E. 外踝骨折

【X型题】

12. 骨折常见的移位方式有
A. 成角移位
B. 侧方移位
C. 短缩移位
D. 分离移位
E. 旋转移位
13. 骨折的早期并发症有
A. 创伤性休克
B. 周围神经损伤
C. 感染
D. 血管损伤
E. 压疮
14. 老年股骨颈骨折长期卧床易并发
A. 心力衰竭
B. 压疮
C. 泌尿系统结石
D. 尿路感染
E. 坠积性肺炎
15. 骨盆骨折的并发症
A. 腹膜后血肿
B. 尿道和膀胱损伤
C. 神经损伤
D. 截瘫
E. 直肠损伤
16. 休克多发
A. 骨盆骨折
B. 长骨干骨折
C. 肱骨髁上骨折
D. 股骨颈骨折
E. 多发骨折
17. 骨折手术治疗的适应证
A. 骨折有移位
B. 骨折端有软组织嵌入
C. 骨折伴有主要血管、神经损伤
D. 关节内骨折复位后对位欠佳
E. 桡骨下端骨折

18. 老年人臀部着地跌倒,最常见的骨折为
A. 股骨颈骨折　B. 股骨粗隆间骨折　C. 股骨干骨折
D. 胫腓骨骨折　E. 脊柱压缩性骨折

（二）名词解释

1. 骨折
2. 开放性骨折
3. 骨筋膜室综合征
4. 骨擦音
5. 创伤性关节炎
6. 脂肪栓塞综合征
7. 骨化性肌炎
8. 缺血性骨坏死

（三）简答题

1. 影响骨折愈合的因素有哪些?
2. 骨折临床愈合的标准是什么?
3. Colles 骨折的肢体畸形表现?
4. 股骨颈骨折的临床表现?

第二节　关节脱位与损伤

一、学习目标

1. 掌握　肩关节脱位、桡骨头半脱位、髋关节脱位、膝关节半月板损伤和韧带损伤、正中神经、尺神经、桡神经和腓总神经损伤的临床表现。

2. 熟悉　桡骨头半脱位的手法复位操作。

3. 了解　肩关节脱位、髋关节脱位、膝关节半月板损伤和韧带损伤的治疗原则。

二、重点及难点内容

肩关节脱位的方肩畸形、搭肩试验(Dugas 征)。髋关节后脱位患肢的内收、屈曲、内旋、短缩畸形。半月板损伤的关节绞锁和回旋挤压试验(McMurray 征)。膝关节交叉韧带损伤的抽屉试验,侧副韧带损伤的侧方应力试验。

三、习题

（一）选择题

【A1 型题】

1. 脱位后出现的特有体征是
A. 骨擦音　B. 疼痛　C. 异常活动
D. 畸形　E. 弹性固定

2. 抽屉试验前移增加提示
A. 前交叉韧带损伤　B. 无韧带损伤　C. 后交叉韧带损伤

D. 外侧副韧带损伤　E. 内侧副韧带损伤

3. 桡骨头半脱位多见于

A. 婴儿　B. 青少年　C. 5 岁以上儿童

D. 成年人　E. 5 岁以下儿童

4. 先天性髋关节脱位治疗的最佳时间为

A. 1 岁以后　B. 1 岁以内　C. 3 岁以后

D. 3 岁以内　E. 5 岁以后

【X 型题】

5. 以下疾患属于损伤的是

A. 骨肿瘤　B. 骨髓炎　C. 骨折

D. 狂犬病　E. 脱位

（二）名词解释

1. 关节脱位
2. Dugas 征阳性
3. 抽屉试验

（三）简答题

1. 小儿桡骨头半脱位如何手法复位?
2. 抽屉试验如何检查?
3. 搭肩试验如何检查?

第三节　脊髓损伤与周围神经损伤

一、学习目标

1. **掌握**　脊髓损伤的临床表现、并发症和治疗原则。
2. **熟悉**　臂丛神经、正中神经、尺神经、桡神经、腓总神经损伤的临床表现及治疗原则。
3. **了解**　脊髓损伤及周围神经损伤的发病机制。

二、重点及难点内容

脊髓损伤的临床表现、并发症和治疗原则。正中、尺、桡、腓总神经损伤的临床表现。

三、习题

（一）选择题

【A1 型题】

1. 尺神经损伤后表现

A. 爪形手　B. 垂腕　C. 猿手

D. 腕不能屈曲　E. 拇指对掌不能

2. 大鱼际肌萎缩提示

A. 尺神经损伤　B. 正中神经损伤　C. 桡神经浅支损伤

D. 桡神经深支损伤　E. 尺神经运动支损伤

3. 肱骨中段骨折，根据哪项可诊断为并发桡神经损伤
   A. 患肢垂腕、垂指，虎口背侧感觉丧失
   B. 拇指不能内收，夹纸试验异常
   C. 手掌桡侧感觉迟钝，拇、示、中指不能屈曲
   D. 肘关节不能屈曲，前臂桡侧感觉丧失
   E. 上肢不能外展，肩部感觉迟钝
4. 腕关节掌侧玻璃切伤，出现哪项体征说明有正中神经损伤
   A. 伸指受限　　B. 外展小指受限　　C. 外展拇指受限
   D. 并指功能受限　　E. 内收拇指受限

（二）名词解释

臂丛神经

（三）简答题

1. 腓总神经损伤的临床表现。
2. 脊髓损伤的常见并发症有哪些？

第四节　手外伤与断肢（指）再植

一、学习目标

1. 掌握　手外伤的检查方法、诊断。断肢（指）再植的分类、现场急救。断肢（指）再植的手术适应证、术后观察和处理。

2. 熟悉　手外伤的治疗原则和断肢（指）再植的手术原则。

二、重点及难点内容

手外伤皮肤损伤、肌腱损伤、神经损伤、血管损伤、骨与关节损伤的检查方法，治疗原则。断肢（指）再植的手术适应证、术后观察和处理。

三、习题

（一）选择题

【A1 型题】

1. 手外伤清创缝合的最佳时限
   A. 24 小时内　　B. 12 小时内　　C. 6~8 小时内
   D. 16 小时内　　E. 8~10 小时
2. 关于手外伤治疗原则，下列哪项是**错误**的
   A. 早期彻底清创
   B. 清创可使用止血带
   C. 骨折不必急于复位固定，留待二期处理
   D. 有条件应尽量一期闭合伤口
   E. 尽量一期修复神经损伤
3. 关于断肢的现场处理和保存，下列哪项是**错误**的

A. 将断肢用清洁布类包好
B. 放入冰块时,应将断肢包好放入塑料袋中
C. 为迅速降温,将断肢直接放入冰水里
D. 现场对断肢不需做冲洗和消毒
E. 断肢在机器中时应将机器拆开取出断肢

(二)名词解释

1. 完全断离伤
2. 不完全断离伤

(三)简答题

简述断肢再植手术的操作顺序。

第五节 运动系统慢性损伤

一、学习目标

1. 掌握 狭窄性腱鞘炎、肱骨外上髁炎、胫骨结节骨软骨病及股骨头骨软骨病的临床表现及治疗原则。

2. 熟悉 狭窄性腱鞘炎、腱鞘囊肿、肱骨外上髁炎、胫骨结节软骨骨病、股骨头软骨骨病和跟骨软骨骨病的病因及发病机制。

二、重点及难点内容

狭窄性腱鞘炎、腱鞘囊肿、肱骨外上髁炎、胫骨结节软骨骨病、股骨头软骨骨病和跟骨软骨骨病的临床表现及治疗原则。

(一)选择题

【A1型题】

1. 引起肱骨外上髁炎的主要原因是
A. 慢性劳损　　B. 急性损伤　　C. 年龄
D. 体质　　E. 解剖特点

2. 对运动系统慢性损伤的治疗,临床上最常用的行之有效的方法是
A. 限制致伤动作,纠正不良姿势和增强肌力等
B. 理疗,按摩等方法
C. 局部注射肾上腺皮质类固醇
D. 非甾体类抗炎药
E. 手术治疗

(二)名词解释

"网球肘"

(三)简答题

1. 肱骨外上髁炎的临床诊断要点是什么?
2. 桡骨茎突狭窄性腱鞘炎的临床表现是什么?

第六节 颈肩痛和腰腿痛

一、学习目标

1. 掌握 肩关节周围炎、颈椎病、椎间盘突出症、腰椎管狭窄的临床表现和诊断。
2. 熟悉 颈椎病的分型。颈肩痛和腰腿痛的治疗原则。
3. 了解 颈椎病的X线改变,CT和MRI诊断腰椎间盘突出症的CT和MRI诊断。

二、重点及难点内容

颈椎病的分型,神经根型、脊髓型颈椎病的临床表现和治疗原则。腰椎间盘突出症和腰椎管狭窄的临床表现和诊断。

三、习题

(一)选择题

【A1型题】

1. 肩关节周围炎好发年龄为
   A. 20岁以下　B. 20~30岁　C. 30~40岁
   D. 50岁左右　E. 60岁
2. 肩关节周围炎病程日久肩臂部肌肉出现萎缩,较明显的是
   A. 大圆肌　B. 小圆肌　C. 胸大肌
   D. 胸小肌　E. 三角肌
3. 颈椎病发病率最高的是
   A. 神经根型　B. 脊髓型　C. 椎动脉型
   D. 交感神经型　E. 其他型
4. 初次确诊腰椎间盘突出症首选的治疗是
   A. 手术髓核摘除术　B. 皮质类固醇硬膜外封闭　C. 溶髓核术
   D. 绝对卧硬板床　E. 手法复位
5. 臂丛神经牵拉试验主要用于检查
   A. 颈椎结核　B. 寰枢椎半脱位　C. 颈椎病
   D. 肩关节脱位　E. 颈椎骨折
6. 腰椎间盘突出症主症为腰痛伴下肢放射痛,活动明显受限,下列哪项试验阳性
   A. 直腿抬高及加强试验　B. 床边试验　C. "4"字试验
   D. 髋关节屈曲试验　E. 分离试验
7. 脊髓型颈椎病受压并引起症状的组织是
   A. 椎动脉　B. 脊髓　C. 神经根
   D. 交感神经　E. 肌肉

【A2型题】

8. 患者男,60岁,两个月来四肢麻木、不灵活,胸部有束带感,手部精细活动障碍,步态不稳,有踩棉花感。病人的诊断是

A. 神经根型颈椎病　B. 脊髓型颈椎病　C. 交感神经型颈椎病
D. 椎动脉型颈椎病　E. 其他型颈椎病

9. 患者女，40 岁，1 个月来腰痛伴右下肢放射痛，直腿抬高试验及加强试验阳性。右小腿前外侧及足背内侧皮肤感觉减退，拇指伸力减弱。患者可能诊断是

A. L_5S_1 中央型椎间盘突出症　B. L_5S_1 侧突型椎间盘突出症
C. $L_{4\sim5}$中央型椎间盘突出症　D. $L_{4\sim5}$侧突型椎间盘突出症
E. $L_{3\sim4}$侧突型椎间盘突出症

【X 型题】

10. 神经根型颈椎病的临床表现

A. 上肢放射痛　B. 上肢牵拉试验阳性　C. 手部皮肤麻木
D. 手部精细活动失调　E. 下肢行走有踩棉花感觉

11. L_5S_1 型椎间盘突出症的典型临床表现可有

A. 拇指背伸力减弱　B. 外踝及足背外侧皮肤感觉减弱
C. 踝反射减弱或消失　D. 直腿抬高试验阳性
E. 小腿前外侧皮肤感觉减退

（二）名词解释

1. 肩关节周围炎
2. 颈椎病
3. 腰椎间盘突出症
4. 直腿抬高试验
5. 腰椎管狭窄症

（三）简答题

1. 颈椎病根据病理改变如何分型？
2. 神经根型颈椎病的临床表现？
3. 腰椎间盘突出症的临床表现？
4. 腰椎管狭窄症的临床症状？

第七节　骨与关节结核

一、学习目标

1. **掌握**　脊柱结核的病理、分型、临床表现和诊断。髋关节结核、膝关节结核的病理分型、临床表现和诊断。

2. **熟悉**　骨与关节结核、骨与关节化脓性炎症的治疗原则。

3. **了解**　骨与关节结核的 X 线表现。

二、重点及难点内容

脊柱结核的分型、脓肿常见蔓延途径、诊断和治疗原则。髋关节结核、膝关节结核的病理分型，诊断和治疗原则。

三、习题

（一）选择题

【A1 型题】

1. 骨与关节结核中发病率最高的是
   A. 膝关节结核　B. 髋关节结核　C. 腕关节结核
   D. 骨关节结核　E. 脊柱结核
2. 膝关节结核患膝形成窦道经久不愈病变属
   A. 单纯滑膜结核　B. 全关节结核　C. 单纯骨结核
   D. 合并脊柱结核　E. 全关节结核并发混合感染
3. 脊柱结核最严重的并发症是
   A. 窦道形成,混合感染　B. 椎体的病理性骨折
   C. 脊柱的活动功能障碍　D. 截瘫
   E. 骨骺受累时可影响生长发育
4. 骨与关节结核为继发性病变,最常继发于
   A. 肠结核　B. 淋巴结核　C. 肾结核
   D. 胸膜结核　E. 肺结核

（二）简答题

试述脊柱结核的治疗原则。

第八节　骨与关节化脓性炎症

一、学习目标

1. **掌握**　急性血源性骨髓炎的临床表现、诊断依据和治疗原则。化脓性关节炎的临床表现和早期诊断。

2. **熟悉**　急性血源性骨髓炎的病因及病理,化脓性关节炎的病因和病理分期。

3. **了解**　骨与关节化脓性炎症的 X 线表现。

二、重点及难点内容

急性血源性骨髓炎的发病年龄、易发生部位,常见病菌。病因系血源性播散、病理为骨质破坏、坏死和反应性骨质增生同时存在。临床表现和诊断依据,其中分层脓肿穿刺对早期诊断有重要价值。化脓性关节炎的病因和病理分三期,临床表现和早期诊断依据,关节腔穿刺有特殊价值,在浆液性渗出期及时治疗,可不遗留任何关节功能障碍。

三、习题

（一）选择题

【A1 型题】

1. 早期诊断急性血源性骨髓炎最有价值的是

A. X线表现　　B. 局部症状　　C. 全身中毒症状
D. 早期的分层脓肿穿刺　　E. 白细胞计数增高

2. 急性血源性骨髓炎的好发部位
A. 胫骨上端、股骨下端　　B. 髂骨　　C. 肱骨远端
D. 腰椎、胸腰段　　E. 桡骨远端

3. 化脓性关节炎的好发部位
A. 髋关节或膝关节　　B. 肘关节或肩关节　　C. 踝关节
D. 腰椎或胸腰段　　E. 腕关节

（二）名词解释

急性血源性骨髓炎

（三）简答题

1. 化脓性关节炎的临床表现?
2. 急性血源性骨髓炎的早期诊断要点?

第九节　非化脓性关节炎

一、学习目标

1. **掌握**　骨性关节炎的病因和分类，临床受累部位、症状及体征、诊断。
2. **熟悉**　非化脓性关节炎的影像学检查、治疗原则及预防。

二、重点及难点内容

骨性关节炎有原发性和继发性。主要症状为关节疼痛、局限性晨僵、关节活动受限。体征是关节肿大、触痛、活动响声、畸形和关节功能紊乱。X线平片有较大诊断价值。

三、习题

（一）选择题

【A1型题】

1. 关于骨关节炎的病理改变，下列哪项是错误的
A. 最早的病理改变在关节软骨　　B. 有骨刺形成
C. 可有关节内游离体　　D. 滑膜的改变是原发病变
E. 关节囊可产生纤维变性和增厚

2. 类风湿性关节炎往往是
A. 单关节疼痛　　B. 发病急，病程发展快　　C. 多关节性疼痛
D. 以脊柱小关节痛为主　　E. 好发于老年人

3. “竹节样”脊椎见于
A. 强直性脊柱炎　　B. 脊柱结核　　C. 脊柱侧弯
D. 脊柱骨折　　E. 脊柱肿瘤

4. 下列类风湿性关节炎的特征哪项是错误的
A. 病程慢　　B. 关节痛　　C. 肿胀反复发作

D. 始终伴有低热　　E. 关节畸形逐渐形成

（二）名词解释

骨性关节炎

（三）简答题

骨性关节炎的临床表现。

第十节　运动系统畸形

一、学习目标

1. 掌握　发育性髋关节脱位、脊柱侧凸的临床表现、影像学检查及治疗原则。
2. 熟悉　先天性斜颈、先天性马蹄内翻足的临床表现和治疗原则。
3. 了解　各类畸形的病因。

二、重点及难点内容

发育性髋关节脱位的临床表现，分为站立前期和脱位期。脊柱侧凸的影像学检查及治疗原则。

三、习题

（一）选择题

【A1 型题】

1. Allis 征阳性常提示
   A. 髋关节疾病　　B. 小儿脊柱疾病　　C. 膝关节疾病
   D. 上肢疾病　　E. 小儿先髋
2. 先天性髋关节脱位治疗的最佳时间为
   A. 1 岁以后　　B. 1 岁以内　　C. 3 岁以后
   D. 3 岁以内　　E. 5 岁以后
3. 先天性斜颈的特殊姿势畸形
   A. 头偏向患侧，同时下颌转向健侧　　B. 头偏向健侧，同时下颌转向患侧
   C. 头取中立位，同时颈部偏向一侧　　D. 头后仰，同时颈部后伸偏向一侧
   E. 头前倾，同时颈部屈曲偏向一侧
4. 下列哪项不符合先天性髋关节脱位
   A. 患髋的股骨头、髋臼及其周围组织发育异常
   B. 病理改变随着年龄增大而加重
   C. 髋臼变浅，股骨头变小，关节囊等周围韧带松弛
   D. 骨盆、脊柱同时出现继发性畸形
   E. 新生儿弹出试验阳性

（二）名词解释

Allis 征

（三）简答题

先天性髋关节脱位的临床表现和诊断。

第十一节 骨 肿 瘤

一、学习目标

1. **掌握** 骨软骨瘤的临床表现、X 线表现。骨肉瘤的好发年龄和好发部位,临床表现和实验室检查,X 线表现。

2. **熟悉** 骨软骨瘤、骨巨细胞瘤、骨肉瘤的治疗原则。

二、重点及难点内容

常见骨肿瘤的好发年龄、常侵犯部位、临床表现和 X 线表现。

三、习题

(一)选择题

【A1 型题】

1. 骨巨细胞瘤的好发年龄
   A. 5 岁以下　B. 5~10 岁　C. 10~20 岁
   D. 20~40 岁　E. 40 岁以上
2. 骨肉瘤的好发年龄
   A. 5 岁以下　B. 5~10 岁　C. 10~20 岁
   D. 20~40 岁　E. 40 岁以上
3. 骨巨细胞瘤的好发部位之一
   A. 股骨下端　B. 桡骨远端　C. 胫骨下端
   D. 尺骨近端　E. 髂骨
4. 骨肉瘤的好发部位之一
   A. 股骨上端　B. 桡骨远端　C. 胫骨上端
   D. 尺骨近端　E. 肱骨下段
5. 关于骨软骨瘤的治疗,下列哪项是**错误**的
   A. 一般均需手术　B. 若肿瘤过大才切除
   C. 若肿瘤生长较快才切除　D. 若肿瘤影响功能才切除
   E. 肿瘤恶变应尽早手术

(二)简答题

骨巨细胞瘤的影像学特点。

第十四章 运动系统疾病答案

第一节 骨 折

（一）选择题

【A1 型题】

1. D 2. B 3. E 4. A 5. E 6. B 7. D 8. E 9. D 10. E
11. C

【X 型题】

12. ABCDE 13. ABD 14. BDE 15. BCDE 16. AE 17. C 18. AE

（二）名词解释

1. 骨折是外力作用于骨组织且超过了其应力极限，使其完整性或连续性遭受破坏，发生裂隙、穿孔或断离，同时损伤周围软组织。

2. 开放性骨折是骨折处皮肤与黏膜破裂，骨折端与外界相通。骨折处的创口可由刀伤、枪伤等由外向内形成，亦可由骨折端刺破皮肤或黏膜从内向所致。

3. 骨筋膜室综合征是由骨、骨间膜、肌间隔和深筋膜形成的骨筋膜室内的肌肉和神经因急性缺血产生的系列早期表现，如由疼痛转为无痛；皮肤苍白或发绀、大理石花纹；感觉异常；麻痹；无脉。常发生于前臂掌侧和小腿。早期诊断和及早减压是防止肌肉和神经发生缺血性坏死的唯一有效方法。

4. 骨擦音又称骨擦感，骨折后，两骨折端相互摩擦时，可产生骨擦音或骨擦感。

5. 骨折尤其是关节内骨折时，由于关节软骨损伤、骨折未准确复位、力线不正、关节面不平整等，愈合后应力失衡，引起创伤性关节炎。

6. 脂肪栓塞综合征通常发生在严重创伤、特别是长管状骨骨折后，骨髓脂肪滴进入破裂的静脉窦内，可引起肺栓塞、脑栓塞及下肢血管栓塞等，临床表现以意识障碍、淤斑和进行性低氧血症、呼吸窘迫为特征。

7. 骨化性肌炎是关节及其附近的骨折，特别是肘关节，骨膜剥离后形成的骨膜下血肿，如处理不当，血肿机化、骨化后，在关节附近的软组织内形成广泛的骨化，可影响关节功能。

8. 缺血性骨坏死是某些特殊部位骨折，由于骨折段的血液供应中断导致骨缺血性坏死，常见的骨折部位有股骨颈骨折、手舟状骨骨折和距骨骨折。

（三）简答题

1. 影响骨折愈合的因素有哪些？

影响骨折愈合的因素可以分为全身和局部两个方面。①全身因素包括年龄、健康情况等；②局部因素：断面的接触、断端血供、损伤程度、感染的影响、固定和运动因素等。

2. 骨折临床愈合的标准是什么？

骨折临床愈合标准:①局部无压痛及纵向叩击痛;②局部无异常活动;③X 线片显示骨折处有连续性骨痂,骨折线模糊;④拆除外固定后,上肢能向前平举一公斤重物持续达一分钟;下肢不扶拐能在平地连续行走 3 分钟,并不少于 30 步,连续观察 2 周骨折处不变形。

3. Colles 骨折的肢体畸形表现?

桡骨远侧段向背侧移位,侧面可见典型的"银叉"畸形,又因远侧段桡侧移位,移位显著时,尺骨下端可特别突出,手掌正面观呈"枪刺刀"状畸形。

4. 股骨颈骨折的临床表现?

患侧髋部疼痛,下肢不能活动,患髋内收、轻度屈曲,患肢缩短、外旋 45°~60°畸形,股三角部压痛,股骨大粗隆上移,有纵轴叩击痛。如骨折端嵌插时,临床表现不明显,部分患者仍可行走。

第二节 关节脱位与损伤

(一)选择题

【A1 型题】

1. E 2. A 3. E 4. B

【X 型题】

5. CE

(二)名词解释

1. 关节脱位是指组成关节的各骨的关节面失去正常的对应关系,关节脱位后关节囊、韧带、关节软骨及肌肉等软组织也有损伤,关节周围有血肿形成,若不及时复位,血肿机化,关节粘连,使关节不同程度丧失功能。另外,关节面失去部分正常对合关系称为半脱位。

2. Dugas 征阳性指患侧肘部贴胸壁时,手掌搭不到健侧肩部,或手掌搭在健侧肩部时,肘部无法贴近胸壁。

3. 抽屉试验为膝关节屈曲 90°,小腿垂下,检查者双手握住胫骨上端作拉前或推后动作,前后移动的幅度超出正常范围,前移增加提示前交叉韧带断裂,后移增加提示后交叉韧带断裂。

(三)简答题

1. 小儿桡骨头半脱位如何手法复位?

嘱家长抱患儿坐位,术者面对患儿而坐,一手握伤肘,以拇指于肘中部向外、向后捏压脱出之桡骨头,同时用另一手握上肢腕部,并向下适当用力牵拉,使前臂旋后,然后屈肘,常可听到轻微的入臼声,使其手触及伤侧肩部,复位即告成功,疼痛立即消失,病儿既能屈伸伤肢。

2. 抽屉试验如何检查?

病人仰卧屈膝 90°,检查者轻坐在患侧足背上(固定),双手握住小腿上段,向后推,再向前拉。前交叉韧带断裂时,可向前拉 0.5cm 以上;后交叉韧带断裂者可向后推 0.5cm 以上。

3. 搭肩试验如何检查?

又称 Dugas 征,在正常情况下将手搭到对侧肩部,其肘部可以贴近胸壁。肩关节有脱位时,将患侧肘部紧贴胸壁时,手掌搭不到健侧肩部;或手掌搭在健侧肩部时,肘部无法贴近胸壁,称为 Dugas 征阳性。Dugas 征还可用来判断肩脱位复位是否成功。

第三节 脊髓损伤与周围神经损伤

（一）选择题

【A1 型题】

1. A 2. B 3. A 4. C

（二）名词解释

臂丛神经是支配上肢运动和感觉的重要神经，由 C_5、C_6、C_7、C_8 和 T_1 神经根所组成，在颈部前斜角肌之间穿出后，分别形成臂丛神经的上、中、下三干。

（三）简答题

1. 腓总神经损伤的临床表现？

表现为小腿前外侧伸肌麻痹，出现足背伸、外翻功能障碍，足下垂、内翻畸形，以及伸趾功能丧失，呈屈曲状态，小腿前外侧及足背前内侧感觉障碍。

2. 脊髓损伤的常见并发症有哪些？

有呼吸衰竭与呼吸道感染，泌尿生殖道的感染和结石，褥疮，体温失调。

第四节 手外伤与断肢（指）再植

（一）选择题

【A1 型题】

1. C 2. C 3. C

（二）名词解释

1. 完全断离伤指伤肢（指）的远侧部分没有任何组织相连或虽有残存的损伤组织相连，但在清创时必须切除。

2. 不完全断离伤指肢（指）体骨折或脱位，主要血管已损伤，三分之二以上软组织断离，肢（指）体远端无血供，不修复及吻合血管，远侧部分将发生坏死。

（三）简答题

简述断肢再植手术的操作顺序。

①彻底清创；②骨折固定；③缝合肌腱；④吻合血管重建断肢血循环；⑤缝合神经；⑥闭合伤口。

第五节 运动系统慢性损伤

（一）选择题

【A1 型题】

1. A 2. C

（二）名词解释

网球肘即肱骨外上髁炎，常见于网球运动员，故又称“网球肘”。也多见于长期、反复用力活动手或腕的家庭妇女、砖瓦工等。

（三）简答题

1. 肱骨外上髁炎的临床诊断要点是什么？

①起病缓慢，无明显的外伤史；②初起时在劳累后感到肘外侧疼痛，日久则逐渐加重，尤以前臂旋转，腕背伸时疼痛明显，疼痛可沿前臂桡侧放射；③患肢乏力，握力减弱，甚至持物落地；④局部不红不肿，较重时可有灼热；⑤局部压痛明显；⑥腕伸肌腱紧张实验阳性；⑦本病多见于特殊工种如网球运动员等。

2. 桡骨茎突狭窄性腱鞘炎的临床表现是什么？

起病缓慢，腕桡骨茎突处疼痛，提重物时乏力、疼痛加重。桡骨茎突处压痛明显，皮下可触及一压痛结节。拇指屈于掌心握拳尺偏试验（Finkelstein 征）阳性。

第六节　颈肩痛和腰腿痛

（一）选择题

【A1 型题】

1. D　2. E　3. A　4. D　5. C　6. A　7. B

【A2 型题】

8. B　9. D

【X 型题】

10. AB　11. BCD

（二）名词解释

1. 肩关节周围炎简称肩周炎，是由于肩关节周围的肌肉、肌腱、韧带、滑囊及关节囊等组织发生慢性炎症，导致肩部疼痛及肩关节功能障碍，本病好发年龄为 50 岁左右，故又称“五十肩”“冻结肩”等。

2. 颈椎病是一种常见退变性疾病，多见于中老年人，是由于颈椎间盘退行性病变、颈椎骨质增生、颈椎管或椎间孔变形、狭窄或椎间盘脱出等导致颈脊髓、神经根或椎动脉受压，出现一系列功能障碍的临床综合征。

3. 腰椎间盘突出症是骨科的常见病和多发病，指腰椎间盘退行性改变，纤维环破裂和髓核组织突出，刺激和压迫马尾神经、神经根所引起的一种综合征，以 20~50 岁为多发年龄，男性多于女性。

4. 患者仰卧、伸膝、被动抬高患肢，抬高在 60°以内即出现放射痛，称直腿抬高试验阳性。

5. 腰椎管狭窄症是指因原发或继发因素造成椎管结构异常，椎管腔内变窄，出现以间歇性跛行为主要特征的一种综合征。

（三）简答题

1. 颈椎病根据病理改变如何分型？

颈椎病根据病理改变主要分为：神经根型颈椎病、脊髓型颈椎病、椎动脉型颈椎病、交感神经型颈椎病。

2. 神经根型颈椎病的临床表现？

①主要表现有颈肩背疼痛，可向肩部及上肢放射，咳嗽，打喷嚏及活动时，疼痛加剧。②颈神经刺激或者受压症状，上肢有沉重感，皮肤可有麻木、过敏等感觉异常，上肢肌力和手握力减退，重者尚可以见到肌肉萎缩。③颈部有不同程度的畸形及僵硬，颈部肌肉痉挛，颈肩部压痛，

颈部和肩关节活动可有不同程度受限，有颈神经根受累的相应神经定位体征。

3. 腰椎间盘突出症的临床表现？

①腰部疼痛：腰痛常在腰骶附近，咳嗽、喷嚏、用力排便时可使疼痛加剧，休息后症状减轻；②下肢放射痛：沿患侧大腿后侧向下放射致小腿外侧、足跟或足背外侧；③主观麻木感：病程较长者，其下肢放射部位感觉麻木，有的感觉患肢发凉；④腰部活动障碍：腰部活动在各方面均受影响，尤以前屈为明显。

4. 腰椎管狭窄症的临床症状？

①间歇性跛行：患者直立或行走时，下肢发生逐渐加重的疼痛、麻木、沉重感、乏力等不同的感觉，需蹲下、站立或弯腰等休息后，症状可减轻或消失，才能继续站立或行走，症状再次出现而被迫再次休息；②下腰痛：大多数患者有下腰痛，但一般比较轻微，休息则减轻或消失；③神经根压迫症状：可表现为放射性下肢痛，部位与受压神经根有关。马尾神经受压迫，表现为鞍区的麻木、疼痛、不同程度括约肌功能障碍及性功能障碍。

第七节 骨与关节结核

（一）选择题

【A1 型题】

1. E　2. E　3. D　4. E

（二）简答题

试述脊柱结核的治疗原则。

（1）全身治疗：①支持疗法：注意休息、营养，每日摄入足够的蛋白质和维生素。②抗结核药物疗法：目前以异烟肼、利福平和乙胺丁醇为一线药物，尤以异烟肼和利福平为首选药物。

（2）局部治疗：①局部制动：有石膏和支架等。②手术治疗：适用于：a. 有明显的死骨和大脓肿形成；b. 窦道流脓经久不愈者；c. 有脊髓受压表现者，包括切开排脓、病灶清除术和矫形手术等。

第八节 骨与关节化脓性炎症

（一）选择题

【A1 型题】

1. D　2. A　3. A

（二）名词解释

急性血源性骨髓炎又称急性化脓性骨髓炎，多见于 10 岁以下的儿童，男女之比为 4∶1，多发生在生长活跃的长骨干骺端，以胫骨上端、股骨下端为多见。

（三）简答题

1. 化脓性关节炎的临床表现？

①全身症状：多有外伤史或感染史。起病急，有寒战、高热等症状，体温可达 39℃以上。②局部症状：关节疼痛、红肿、皮肤温度增高，处于半屈曲位，稍有活动即感剧痛，患肢不能负重。关节腔积液膨隆、周围肌肉痉挛，可发生病理性关节脱位或半脱位。深在的关节如髋关节，局部常无明显红肿。③关节腔穿刺可抽吸出脓液。

2. 急性血源性骨髓炎的早期诊断要点？

(1)急聚的高热与毒血症表现；

(2)长骨干骺端剧痛而不愿活动肢体；

(3)干垢端明显的压痛区；

(4)白细胞计数明显增高，中性粒细胞可占90%以上；

(5)局部分层穿刺可抽出浓液；

(6)MRI早期发现局限于骨内的炎性病灶。

第九节 非化脓性关节炎

(一)选择题

【A1型题】

1. D　2. C　3. A　4. D

(二)名词解释

骨性关节炎是一种慢性关节疾病，又称增生性、肥大性或退行性关节炎，是由多种致病因素引起关节软骨破坏所致。原发性多见于中老年，继发性者可见于青壮年。

(三)简答题

骨性关节炎的临床表现。

①关节疼痛：早期多为活动后疼痛，休息后缓解。后期休息时也有疼痛，且常有夜间痛发生。疼痛与活动、气候有关。②晨僵：是骨性关节炎的常见症状，活动后缓解，一般不严重，且时间短，常为数分钟，极少超过30分钟。③关节活动受限：早期较轻微，随着病情进展，逐渐加重，出现关节活动不灵活，直至受累关节活动范围减小。

第十节 运动系统畸形

(一)选择题

【A1型题】

1. A　2. B　3. A　4. D

(二)名词解释

Allis征指双髋屈曲90°，双腿并拢，双侧内踝对齐，患侧膝关节平面低于健侧。

(三)简答题

先天性髋关节脱位的临床表现和诊断。

(1)站立前期：新生儿和婴儿临床表现较轻，症状常常不明显。往往不能引起家长的注意。如果发现有下列体征时应视为有先天性髋关节脱位的可能：①两侧大腿内侧皮肤皱褶不对称，患侧皮皱加深增多。②患儿会阴部增宽，双侧脱位时更为明显。③患侧髋关节活动少，活动时受限。蹬踩力量较健侧弱。常处于屈曲位，不能伸直。④患侧肢体短缩。⑤牵拉患侧下肢时有弹响声或弹响感，有时患儿会哭闹。

(2)脱位期：患儿一般开始行走的时间较正常儿晚。单侧脱位时，患儿步态跛行。双侧脱位者，站立时骨盆前倾，臀部后耸，腰部前凸特别明显，行走呈鸭行步。患儿取仰卧位，双侧髋、膝关节各屈曲90°时，双侧膝关节不在同一平面。推拉患侧股骨时，股骨头可上下移动，似打气筒样。内收肌紧张,髋关节外展活动受限。Trendelenburg 征(单足站立试验)呈阳性:如果站立侧有先天性髋关节脱位时,因臀中、小肌松弛,对侧骨盆不但不能抬起,反而下降。X 线摄片检查可明确脱位的性质和程度。

第十一节 骨 肿 瘤

(一)选择题

【A1 型题】

1. D　2. C　3. A　4. C　5. A

(二)简答题

骨巨细胞瘤的影像学特点。

骨巨细胞瘤的 X 线表现为发生在长骨骨骺端偏心性生长的膨胀性溶骨破坏,溶骨区可呈多房肥皂泡沫样,或单房而膨胀不明显,无骨化或钙化。

第十五章
妇产科疾病

第一节　妊娠诊断和正常分娩

一、学习目标

1. **掌握**　妊娠及分娩的定义,早、中、晚期妊娠的诊断方法。

2. **熟悉**　决定分娩的因素、分娩的临床经过。

3. **了解**　胎产式、胎先露、胎方位的定义;各产程中的处理。

二、重点和难点内容

(一)妊娠诊断

1. **定义**　妊娠是胚胎和胎儿在母体内发育成长的过程。

2. **诊断**

(1)早期妊娠的诊断:有停经、早孕反应。查体子宫、乳房增大。妊娠试验可明确是否妊娠,B型超声检查可了解妊娠部位。

(2)中晚期妊娠的诊断:有早期妊娠的经过,并逐渐感到腹部增大和自觉胎动。可听到胎心音、触及胎体。

(二)正常分娩

1. **定义**　妊娠满28周及以上,胎儿及其附属物从临产开始到从母体娩出的过程。

2. **分娩的临床经过及处理**

(1)先兆临产:①假临产;②胎儿下降感;③见红。

(2)临产:临产开始的重要标志为有规律且逐渐增强的子宫收缩,持续30秒及以上,间歇5~6分钟,同时伴随进行性宫颈管消失、宫口扩张和胎先露部下降。

(3)产程分期:一般分三个阶段:①第一产程:指从规律宫缩开始直至宫口开全(10cm)为止;②第二产程:指从宫口开全到胎儿娩出的全过程;③第三产程:指从胎儿娩出后到胎盘胎膜娩出。

三、习题

选择题

【A1型题】

1. 正常受精后多少天能检测出孕妇血清中hCG升高

A. 受精后3~5天　　B. 受精后6~7天　　C. 受精后8~10天
D. 受精后11~12天　　E. 受精后13天左右

2. 关于先兆临产下列正确的是
   A. 规律宫缩、宫口扩张、见红
   B. 规律宫缩、胎儿下降感、见红
   C. 不规律宫缩、胎儿下降感、见红
   D. 不规律宫缩、宫口扩张、见红
   E. 宫口扩张、胎儿下降感、见红
3. 判断胎先露高低的标志是
   A. 入口平面
   B. 坐骨棘
   C. 中骨盆平面
   D. 出口平面
   E. 耻骨联合上缘
4. 足月妊娠时，正常的胎心率范围是指
   A. 140次~180次/分
   B. 100次~140次/分
   C. 110次~150次/分
   D. 130次~160次/分
   E. 110次~160次/分
5. 关于正常枕先露分娩机转顺序，正确的是
   A. 衔接-下降-俯屈-内旋转-仰伸-复位及外旋转
   B. 衔接-俯屈-下降-内旋转-仰伸-复位及外旋转
   C. 衔接-下降-内旋转-俯屈-仰伸-复位及外旋转
   D. 下降-俯屈-衔接-内旋转-仰伸-复位及外旋转
   E. 下降-衔接-俯屈-内旋转-仰伸-复位及外旋转
6. 初产妇第二产程延长是指第二产程时间
   A. 超过0.5小时
   B. 超过1小时
   C. 超过2小时
   D. 超过4小时
   E. 超过3小时
7. 卵子从卵巢排出经输卵管伞部进入输卵管内，正常在何处等待受精
   A. 输卵管峡部
   B. 输卵管峡部与壶腹部连接处
   C. 输卵管壶腹部
   D. 输卵管间质部
   E. 宫腔内

【A2型题】

8. 初产妇，26岁，妊娠39周，就诊时无宫缩。产科检查：宫底处胎儿部分宽而软。左侧胎儿部分不规则。耻上胎儿部分圆而硬。右侧胎儿部分宽而平坦占据大部分。此时胎位应是
   A. 骶右前位
   B. 枕左后位
   C. 枕左横位
   D. 枕右前位
   E. 骶左后位
9. 孕妇23岁，第一胎，孕期检查未发现异常，妊娠37周，开始有规律宫缩6小时，血压120/70mmHg，脉搏80次/分，胎儿右枕前位，胎心好，宫口开大2cm，估计胎儿体重2500g，处理应为
   A. 用抑制宫缩剂保胎
   B. 剖宫产
   C. 缩宫素静脉点滴催产素
   D. 可以等待自然分娩
   E. 先抑制宫缩，后剖宫产
10. 孕妇，28岁，39周妊娠临产，产程进展顺利，宫口开全时突然出现胎心音变慢至100次/分，则下一步处理**不合适**的是
    A. 左侧卧位
    B. 积极寻找原因
    C. 尽快终止妊娠
    D. 立即剖宫产
    E. 吸氧

【B型题】

（11~13题共用备选答案）
   A. 枕骨
   B. 骸骨
   C. 骶骨

D. 臀部　　E. 面部

11. 枕先露的指示点是
12. 臀先露的指示点是
13. 面先露的指示点是

（14~16 题共用备选答案）

A. 正常产程　　B. 潜伏期延长　　C. 活跃期延长
D. 活跃期停滞　　E. 第二产程停滞

14. 临产 22 小时，宫口开大 3cm
15. 宫口开大 8cm，超过 2 小时无进展
16. 临产 10 小时，宫口开大 2cm

（17~18 题共用备选答案）

A. 胎儿身体纵轴与母体纵轴的关系
B. 最先进入骨盆入口的胎儿部分
C. 胎儿先露部的指示点与母体骨盆的关系
D. 胎儿在子宫内的姿势
E. 胎儿娩出的方式

17. 胎方位的定义是
18. 胎产式的定义是

第二节 异常分娩

一、学习目标

1. **掌握** 异常分娩的定义及引起异常分娩的因素。
2. **熟悉** 产力异常、产道异常及胎位异常的分类与诊断。
3. **了解** 异常分娩的治疗原则。

二、重点和难点内容

（一）异常分娩

异常分娩又称难产，主要特征为产程进展缓慢或延长。引起异常分娩的因素包括产力、产道、胎儿及产妇精神心理因素，这些因素既相互影响又互为因果关系。任何一个或一个以上的因素发生异常及四个因素间相互不能适应，而使分娩进程受到阻碍，称异常分娩。产程延长会增加分娩期母儿并发症，严重的可危及母儿生命。

三、习题

选择题

【A1 型题】

1. 关于协调性子宫性收缩乏力，正确的是

A. 子宫收缩具有正常的极性、对称性，失去正常的节律性
B. 子宫收缩具有正常的节律性，失去正常的对称性、极性

C. 子宫收缩具有正常的节律性及极性,失去正常的对称性

D. 子宫收缩具有正常的节律性、对称性及极性

E. 子宫收缩具有正常的节律性、对称性,失去正常的极性

【X 型题】

2. 臀位分娩,哪些处理不正确

A. 凡臀位均应剖宫手术

B. 骨盆入口狭窄可以试产

C. 阴道口已见胎足拨露,证明宫口已开全

D. "堵"臀时间越长越好

E. 阴道分娩时从脐部娩出到胎头娩出,最长不能超过 8 分钟

3. 临床表现为孕妇烦躁不安,持续性腹痛和胎心改变的有

A. 强直性子宫收缩　B. 不协调性子宫收缩过强　C. 不协调性宫缩乏力

D. 子宫痉挛性狭窄环　E. 胎膜早破

4. 造成子宫收缩乏力的原因有

A. 头盆不称　B. 胎位异常　C. 子宫因素

D. 精神因素　E. 内分泌因素

第三节　产褥期及产褥期疾病

一、学习目标

1. **掌握**　产褥期定义及产褥期可能出现的疾病。

2. **熟悉**　正常产褥的临床表现;产褥感染的临床表现。

3. **了解**　产褥期的处理与保健;产褥感染的诊断及防治措施;产褥期抑郁症的临床表现、诊断标准及治疗原则。

二、重点和难点内容

正常产褥及产褥期疾病

1. 正常产褥

(1)定义:从胎盘娩出至产妇全身各器官除乳腺外恢复至正常未孕状态(包括形态和功能)所需的一段时期,称为产褥期,通常规定为 6 周。

(2)临床表现

1)生命体征:产后生命体征在正常范围。

2)子宫复旧和宫缩痛:子宫在胎盘娩出后逐渐恢复至未孕前状态的过程,称为子宫复旧,需时 6~8 周。产后子宫收缩引起的疼痛,称为宫缩痛。

3)褥汗:产后一周内,孕期潴留的水分通过皮肤排泄,不属病态。

4)恶露:产后随子宫蜕膜脱落,含有血液及坏死蜕膜等组织经阴道排出,称为恶露,分为 3 种:①血性恶露;②浆液性恶露;③白色恶露。

(3)产后保健:应加强营养,适当活动,做康复锻炼,产褥期禁止性生活。

2. 产褥感染

(1)定义:分娩时及产褥期生殖道受病原体感染,引起局部和全身的炎性变化称产褥感染。产褥病率是指分娩 24 小时以后的 10 日内用口表每日测量 4 次,间隔 4 小时,体温有 2 次达到或超过 38℃。

(2)临床表现:可因感染的部位、程度、扩散范围不同而出现不同的临床表现。主要表现为发热、疼痛、异常恶露及全身中毒症状。腹部有压痛,反跳痛及肌紧张;妇科检查阴道内有大量的脓性分泌物且有臭味,子宫复旧不良,宫体有压痛,附件有增厚压痛或有炎性包块。

(3)治疗:首选广谱抗生素,再根据细菌培养及药敏试验调整用药。

3. 产褥期抑郁症

(1)定义:产褥期抑郁症是指产妇在分娩后出现抑郁症状,是产褥期精神综合征中最常见的一种。

(2)表现:通常在产后 2 周出现症状,表现为易激惹、恐怖、焦虑、沮丧和对自身及婴儿健康过度担忧等异常表现。

三、习题

(一)选择题

【A1 型题】

1. 关于正常产褥,下列**错误**的项目是
   A. 子宫复旧主要是子宫肌细胞数减少
   B. 产后 10 天腹部检查时不易摸到子宫底
   C. 出汗量多,睡眠和初醒时更为明显
   D. 正常恶露有血腥味,无臭味,总量可达 500ml
   E. 一般在产后 24 小时内体温轻度升高,不超过 38℃
2. 产后子宫底下降至骨盆腔内的时间为
   A. 产后 5 天　B. 产后 7 天　C. 产后 10 天
   D. 产后 3 周　E. 产后 6 周
3. 产褥感染中最强的致病菌是
   A. 产气荚膜梭菌　B. 厌氧链球菌　C. 大肠埃希菌
   D. 葡萄球菌　E. β-溶血性链球菌

【A2 型题】

4. 女患 27 岁,4 天前在家自然分娩,手取胎盘完整取出,阴道流血 400ml,自昨日起,下腹痛,寒战后高热达 39℃,血性恶露无臭味,子宫有轻压痛,双侧宫旁无压痛,初步应诊断为
   A. 血栓性静脉炎　B. 急性输卵管炎　C. 急性盆腔结缔组织炎
   D. 急性盆腔腹膜炎　E. 急性子宫肌炎

(二)名词解释

产褥感染

(三)填空题

产后抑郁症通常可以在产后________周出现症状,产后________周症状明显。

第四节 妊娠和分娩期并发症

一、学习目标

1. **掌握** 输卵管妊娠的处理原则；妊娠高血压疾病的临床分类和子痫前期、子痫的临床表现。

2. **熟悉** 输卵管妊娠的临床特点及诊断辅助检查方法；前置胎盘的定义、分类及其临床表现；胎盘早剥的分类及其临床表现；产后出血的病因、分类及处理方法。

3. **了解** 流产的病因及病理变化；异位妊娠的定义、病因；前置胎盘的诊断要点及处理原则；胎盘早期剥离的并发症、诊断要点及处理原则；妊娠高血压疾病诊断及治疗原则；产后出血的临床表现、诊断及各种预防措施。

二、重点和难点内容

妊娠和分娩期并发症

1. 流产

(1)概念：是指妊娠不足28周，胎儿体重不足1000g而终止者。

(2)流产的分类及临床表现：流产的主要症状是阴道流血和腹痛。分为：先兆流产、难免流产、不全流产及完全流产。另有三种特殊类型：稽留流产、习惯性流产及流产感染。

(3)处理：①先兆流产：保胎治疗；②难免流产、不全流产：一旦确诊，应尽早使胚胎及胎盘组织完全排出；③完全流产：一般不需特殊处理。

2. 异位妊娠

(1)定义：受精卵于子宫体腔外着床，称为异位妊娠。

(2)临床表现

1)症状：①停经；②腹痛；③不规则阴道流血；④晕厥与休克。

2)体征：贫血貌，血压下降及休克，下腹有明显压痛及反跳痛，移动性浊音，可有下腹包块。

3)盆腔检查：未发生流产或破裂者，除子宫略大较软外，可触及胀大的输卵管有轻度压痛。发生流产或破裂者，宫颈举痛明显；宫旁可触及包块，明显触痛。

(3)治疗：包括MTX为主的药物治疗、手术治疗。有大量内出血，出现休克时，要积极抢救休克治疗，尽快手术。无或少量内出血，无药物禁忌证，血hCG<2000IU/L，盆腔肿块直径<3cm，超声未见胚芽及原始血管搏动，肝肾功能正常时，可选择药物治疗。

3. 妊娠期高血压疾病

妊娠期高血压疾病是妊娠期特有的疾病，包括妊娠期高血压、子痫前期、子痫、慢性高血压并发子痫前期、妊娠合并慢性高血压。子痫前期可分为轻度和重度。

(1)子痫前期及子痫的临床表现

1)子痫前期：轻度：妊娠20周后出现BP≥140/90mmHg，尿蛋白≥0.3g/24h或随机尿蛋白(+)。重度：子痫前期出现以下任何一个表现：①BP≥160/110mmHg；②血小板减少；③右上腹或上腹部疼痛；肝功能损害；④肾功能损害；⑤肺水肿；⑥新发生的脑功能障碍或视觉障碍；⑦胎儿生长受限。

2）子痫：子痫前期的基础上发生不能用其他原因解释的抽搐。

（2）治疗原则：应根据病情程度不同，进行个体化治疗。子痫前期处理原则：休息、镇静、解痉、降压、利尿，适时终止妊娠。子痫的处理原则为控制抽搐并尽快终止妊娠。

4. 前置胎盘

（1）定义：正常妊娠时，胎盘位于附着于子宫体部的前壁、后壁或者侧壁。妊娠 28 周后，胎盘附着于子宫下段、下缘达到或覆盖宫颈内口，其位置低于胎先露部，称前置胎盘。

（2）临床表现及治疗：是妊娠晚期阴道流血的主要原因。妊娠晚期或临产时，发生无诱因、无痛性反复阴道流血。阴道流血时间、频率、出血量与前置胎盘类型有关。查体：①大量出血呈现休克表现；②腹部检查：子宫软，无压痛，胎头高浮，有时并发胎位异常。超声检查：是诊断前置胎盘主要依据。根据阴道流血量、有无休克、妊娠周数、胎儿是否存活、是否临产及前置胎盘类型等采取期待疗法或终止妊娠。

5. 胎盘早剥

（1）定义：妊娠 20 周后或分娩期，正常位置的胎盘在胎儿娩出前，部分或全部从子宫壁剥离，称为胎盘早剥。

（2）临床表现及分类：根据胎盘剥离面积大小及病情严重程度分 3 度，Ⅰ度以外出血为主，Ⅱ、Ⅲ度常为内出血或混合性出血。临床表现为突发的持续性腹痛、腰酸或腰背痛。腹部检查：子宫硬且有压痛。Ⅱ、Ⅲ度病人确诊后应立即终止妊娠，胎盘早剥危及孕妇生命时，不管胎儿是否存活，均应立即剖宫产。

6. 产后出血

（1）定义：胎儿娩出后 24 小时内阴道流血量超过 500ml，剖宫产时超过 1000ml 称产后出血。

（2）引起产后出血的四种类型及其处理原则：总的处理原则针对病因迅速止血、补充血容量，纠正休克及防治感染。

1）宫缩乏力：最有效的止血是加强宫缩。

2）软产道裂伤：止血的有效措施是及时准确修补缝合。

3）胎盘因素：剥离取出胎盘。

4）凝血功能障碍：争取去除病因或使病情明显好转。

三、习题

（一）选择题

【A1 型题】

1. 不全流产由下列哪项发展而来

A. 先兆流产　B. 难免流产　C. 流产感染
D. 稽留流产　E. 习惯性流产

2. 流产是指

A. 凡妊娠不足 18 周，胎儿体重小于 500g 而终止者
B. 凡妊娠不足 20 周，胎儿体重小于 1000g 而终止者
C. 凡妊娠在 20~28 周之间，胎儿体重小于 1000g 而终止者
D. 凡妊娠在 20~28 周之间，胎儿体重小于 500g 而终止者
E. 凡妊娠不足 28 周，胎儿体重小于 1000g 而终止者

3. 输卵管妊娠最常见的原因是
   A. 输卵管发育异常　　B. 慢性输卵管炎
   C. 盆腔肿块压迫或牵引输卵管　　D. 宫内节育器的影响
   E. 输卵管结扎术后
4. 输卵管妊娠最常见的部位是
   A. 输卵管间质部　　B. 输卵管峡部　　C. 输卵管壶腹部
   D. 输卵管伞端　　E. 输卵管系膜内
5. 关于输卵管妊娠,下列正确的是
   A. 以输卵管峡部妊娠最常见
   B. 子宫增大与停经月份相符
   C. 子宫内膜的形态学变化与孕卵存活及绒毛活力有关
   D. 阴道流血不多,说明内出血少
   E. 后穹隆穿刺阴性可排除输卵管妊娠
6. 输卵管妊娠与宫内妊娠流产的主要鉴别要点是
   A. 休克程度是否与外出血成正比　　B. 停经
   C. 下腹痛　　D. 阴道流血
   E. 尿妊娠试验(+)
7. 下述哪项内容与妊娠期高血压疾病无关
   A. 前置胎盘　　B. 胎儿宫内发育迟缓(IUGR)
   C. 胎盘早剥　　D. DIC
   E. 羊水过多
8. 前置胎盘分类**错误**的是
   A. 按胎盘边缘与宫颈内口的位置关系分
   B. 胎盘边缘与宫颈内口的关系可随孕周不同而改变
   C. 边缘性前置胎盘指胎盘边缘达子宫下段,不超越宫颈内口
   D. 前置胎盘分类固定不变
   E. 孕 28 周前不能下前置胎盘诊断
9. 仅见于胎盘早剥的是哪一种情况
   A. DIC　　B. 产后出血　　C. 子宫胎盘卒中
   D. 严重休克　　E. 肾衰竭
10. 产后出血最常见的原因是
    A. 子胎盘残留　　B. 子宫收缩乏力　　C. 胎盘植入
    D. 宫颈裂伤　　E. 凝血机制障碍
11. 胎儿娩出后,随即阴道大量出血,其最佳的处理办法是
    A. 立即徒手剥离胎盘　　B. 立即应用宫缩剂　　C. 立即配血
    D. 检查有无软产道裂伤　　E. 立即输液

【A2 型题】

12. 27 岁已婚妇女,平素月经规律,停经 60 天,半月前诊断为妊娠。2 天前出现大量阴道流血。检查宫口可容一指,似有胎盘组织堵塞于宫口,子宫稍大。此时应首先诊断为
    A. 不全流产　　B. 难免流产　　C. 稽留流产

D. 完全流产　　E. 先兆流产

13. 女性，30岁，结婚4年未孕，停经45天，阴道出血3天，左下腹疼痛，伴昏厥1天，检查：体温37.3℃，脉搏110次/分，血压80/40mmHg下腹部压痛，反跳痛(+)，移动性浊音(+)，子宫稍大，宫颈有举痛，左附件触及5cm×4cm×3cm肿块，压痛明显，如何处理最好

A. 中西医结合治疗　　B. 腹腔镜检查　　C. 输血输液

D. 输血输液同时应尽快手术　　E. 注射氨甲蝶呤

14. 孕妇，35岁，孕1产0，妊娠34周，夜间醒后发现阴道流血多量，无腹痛，妊娠20周后反复出血4次，曾予以保胎治疗，子宫软，压痛(-)，无宫缩，胎位骶左前位，臀部位于耻骨联合上方高浮，胎心音140次/分，耻骨联合上闻及胎盘杂音，最可能的诊断是

A. 中央性前置胎盘　　B. 部分性前置胎盘　　C. 边缘性前置胎盘

D. 低置前置胎盘　　E. Ⅰ度胎盘早剥

15. 一停经30周孕妇，无痛性阴道流血3次，查：胎心尚好，子宫无压痛，阴道流血少于月经量，关于其进一步处理以下**错误**的是

A. 超声检查了解胎盘位置　　B. 予宫缩抑制剂治疗　　C. 备血

D. 抗生素预防感染　　E. 剖宫产终止妊娠

【X型题】

16. 以下哪些是妊娠期高血压疾病的好发因素

A. 初产妇　　B. 多胎妊娠

C. 慢性肾炎　　D. 营养不良及低社会经济状况

E. 有妊娠期高血压病史及家族史

（二）名词解释

1. 前置胎盘
2. 胎盘早剥
3. 异位妊娠
4. 产后出血

（三）填空题

1. 前置胎盘的四种类型为________、________、________、________。

2. 引起产后出血的原因的主要有________、________、________、________、以________最常见。

（四）简答题

1. 简述胎盘剥离征象有哪些？
2. 胎盘早剥主要并发症包括哪些？

第五节　女性生殖系统炎症

一、学习目标

1. **掌握**　女性生殖系统炎性疾病的临床表现。

2. **熟悉**　滴虫阴道炎、假丝酵母菌外阴阴道炎的病因、传染途径和治疗原则。急慢性宫颈炎的临床表现。

3. **了解**　女性生殖系统炎性疾病的病原体、感染途径、病因和治疗原则。

二、重点和难点内容

1. 滴虫性阴道炎

(1)诊断:①症状　阴道分泌物为稀薄脓性、黄绿色、泡沫状、有臭味,伴外阴瘙痒,间或有灼热、疼痛、性交痛等;②在阴道分泌物中找到滴虫即可确诊。

(2)治疗:主要治疗药物为甲硝唑及替硝唑。性伴侣应同时进行治疗。

2. 外阴阴道假丝酵母菌病

(1)诊断:①症状　主要表现为外阴瘙痒、灼痛、性交痛及尿痛,分泌物为白色稠厚呈豆渣样;②在分泌物中找到白念珠菌孢子和假菌丝即可确诊。

(2)治疗:寻找发病诱因,可选用咪康唑、克霉唑栓剂局部用药。病情严重者可氟康唑或伊曲康唑口服用药。性伴侣同时进行治疗。

3. 宫颈炎

(1)急性宫颈炎临床表现:①症状　黏液脓性分泌物、经间期出血、性交后出血等;②妇检　宫颈充血、水肿、黏膜外翻,有黏液脓性分泌物附着甚至从子宫颈管流出,子宫颈管黏膜质脆,容易诱发出血。

(2)慢性宫颈炎临床表现:①症状　多无症状,少数患者可有阴道分泌物增多,性交后出血,月经期间出血;②妇检　宫颈糜烂,宫颈息肉,宫颈肥大。

4. 盆腔炎

(1)盆腔炎性疾病的病原体

1)内源性病原体:需氧菌、厌氧菌、混合感染。

2)外源性病原体:主要为性传播疾病的病原体,如淋病奈瑟菌、沙眼衣原体、支原体等。

(2)感染途径:上行蔓延,淋巴系统蔓延,还可通过血循环传播、直接蔓延。

(3)临床表现

1)常见症状为下腹痛、发热、阴道分泌物增多。

2)体格检查:轻者无异常发现或妇科检查仅发现宫颈举痛或宫体压痛或附件区压痛。重者可呈急病面容,体温高,心率快,下腹部压痛等。

3)妇科检查:阴道充血,分泌物多,宫颈举痛摇摆痛,子宫体压痛明显,活动受限,双附件增厚、增粗,压痛明显,或及包块。

(4)诊断:PID 的诊断标准(2002 年美国 CDC 诊断标准)

1)临床诊断最低标准　宫颈举痛或子宫压痛或附件区压痛。

2)附加标准　体温>38.3℃(口表);阴道或宫颈异常黏液脓性分泌物;阴道分泌物涂片见到白细胞;红细胞沉降率升高;实验室证实的宫颈淋病奈瑟菌或衣原体阳性;C-反应蛋白升高。

3)诊断的特异性标准　子宫内膜活检证实内膜炎;B 超或 MRI 可见充满液体的增粗的输卵管伴或不伴盆腔积液;输卵管卵巢肿块;腹腔镜检查见输卵管炎。

4)诊断后应明确病原体　手术直接采取患处分泌物培养;宫颈分泌物或后穹隆穿刺液涂片/培养。

(5)治疗:积极清除病原体,改善症状及体征,减少后遗病变。包括全身治疗、物理疗法、中药治疗、抗生素治疗、手术治疗等,主要治疗方法是抗生素药物合理应用。

三、习题

（一）选择题

【A1 型题】

1. 滴虫性阴道炎的典型白带为
   A. 均质稀薄白色　B. 白色稠厚呈凝乳或豆渣样白带
   C. 稀薄脓性黄绿色泡沫状白带　D. 血性白带
   E. 透明黏性白带
2. 外阴阴道假丝酵母菌病的典型白带为
   A. 均质稀薄白色　B. 白色稠厚呈凝乳或豆渣样白带
   C. 稀薄脓性黄绿色泡沫状白带　D. 血性白带
   E. 透明黏性白带
3. 34 岁，已婚女性，白带增多，腥臭 1 个月，外阴不痒。最可能的诊断
   A. 滴虫性阴道炎　B. 霉菌性阴道炎　C. 细菌性阴道病
   D. 外阴炎　E. 慢性盆腔炎
4. 关于萎缩性阴道炎的临床表现，哪项**错误**
   A. 阴道分泌物增多、稀薄　B. 外阴瘙痒、灼热
   C. 分泌物呈块状、灰白色　D. 可有血样脓性白带
   E. 阴道黏膜可见散在出血点和出血斑
5. 宫颈炎最常见的临床表现是
   A. 白带增多　B. 接触性出血　C. 痛经
   D. 下腹坠胀　E. 腰背酸痛
6. 盆腔炎性疾病的治疗正确的是
   A. 经验型选择抗生素
   B. 根据药敏选择抗生素
   C. 诊断不确定时，可待明确诊断后应有抗生素
   D. 用药期间，为观察病情随时行妇科检查
   E. 病情严重者，需平卧位休息

【X 型题】

7. 关于盆腔炎症，正确的是
   A. 病原体为一般化脓菌，经胎盘剥离面及手术创面进入体内
   B. 少数病人因临近器官炎症直接蔓延
   C. 急性输卵管卵巢炎是化脓菌炎症继宫旁结缔组织延到输卵管周围
   D. 输卵管炎病变以间质炎为主，内膜层可不受累或受累极轻
   E. 常见症状为下腹痛、发热、阴道分泌物增多

（二）名词解释

急性宫颈炎

（三）简答题

PID 的主要临床表现有哪些？

第六节 女性生殖内分泌疾病

一、学习目标

1. **掌握** 闭经的概念及分类;功能失调性子宫出血的概念;围绝经期、绝经综合征概念。

2. **熟悉** 闭经部位的诊断步骤;功能失调性子宫出血的诊断步骤

3. **了解** 闭经的病因、治疗原则;多囊卵巢综合征的概念、临床表现及诊治;围绝经期的内分泌变化;绝经综合征临床表现、治疗方法。

二、重点和难点内容

1. 闭经

(1)闭经的概念、病因、分类:闭经可分原发性闭经和继发性闭经两类。原发性闭经指年龄超过16岁、女性第二性征已发育、月经还未来潮,或年龄超过14岁尚无女性第二性征发育者。继发性闭经指正常月经建立后月经停止6个月,或按自身原来月经周期计算停经3个周期以上者。原发性闭经往往由于遗传学原因或先天发育缺陷引起,继发性闭经病因复杂,以下丘脑性闭经最常见,其后依次为垂体、卵巢及子宫性闭经。

(2)闭经部位的诊断步骤:首先排除妊娠。判断闭经程度和选择项目检查行病因定位诊断。

(3)治疗:全身治疗;内分泌药物治疗;手术治疗;辅助生育等。

2. 功血

(1)功血的定义和分类:功能失调性子宫出血简称功血,是调节生殖的神经内分泌机制失常,引起异常子宫出血。本病可分无排卵性功血和有排卵性功血二类。

(2)功血的临床表现

1)无排卵功血:特点是月经完全不规律,包括周期紊乱,经期长短不一,经量不定。常继发贫血。妇科检查无阳性体征发现。全身检查可有继发贫血。

2)排卵性功血

黄体功能不足:月经周期缩短,月经频发。不易受孕,易发生早期流产。

子宫内膜不规则脱落:月经周期正常,但经期延长,且出血量多。

(3)功血的诊断:主要是排除器质性病变,而后依据月经紊乱病史,检查无阳性体征,以及辅助检查提示作出诊断。

(4)治疗原则

1)无排卵功血治疗原则:青春期与生育期无排卵性功血原则为止血、调整周期、促排卵。绝经过渡期无排卵性功血治疗目的是止血、调整周期、减少经量,防止子宫内膜病变。

2)排卵性功血:促进卵泡发育,刺激黄体功能,黄体功能补充疗法;或应用孕激素反馈作用HPOA,促使黄体及时萎缩。

3. 多囊卵巢综合征

(1)概念:多囊卵巢综合征是一种以高雄激素血症、排卵障碍以及多囊卵巢为特征的病变,在青春期及育龄期妇女中发生率均较高,为5%~10%。

(2)临床表现:①月经失调;②不孕;③多毛、痤疮;④肥胖;⑤黑棘皮征。

(3)诊断:PCOS 的诊断为排除性诊断。欧洲生殖和胚胎医学会与美国生殖医学会 2003 年提出的鹿特丹标准:①稀发排卵或无排卵②高雄激素的临床表现和(或)高雄激素血症③卵巢多囊改变:超声提示一侧或双侧卵巢直径 2-9mm 的卵泡≥12 个,和(或)卵巢体积≥10ml④3 项中符合 2 项并排除其他高雄激素病因,如先天性肾上腺皮质增生、库欣综合征、分泌雄激素肿瘤。

(4)治疗

1)一般治疗:肥胖者加强锻炼和限制高糖、高脂饮食以减轻体重。

2)药物治疗:①调节月经周期,可应用口服短效避孕药或孕激素后半周期疗法;②降低血雄激素水平:环丙孕酮、螺内酯、糖皮质类固醇激素等;③改善胰岛素抵抗,常用胰岛素增敏剂,如二甲双胍;④诱发排卵:氯米芬为一线促排卵药物,需注意卵巢过度刺激综合征的发生。

3)手术治疗:可行腹腔镜下卵巢打孔术、卵巢楔形切除术等,可能出现治疗无效、盆腔粘连及卵巢功能低下等问题。

4. 绝经综合征

(1)概念

1)围绝经期:是从接近绝经出现与绝经有关的内分泌、生物学和临床特征起,至绝经一年内的时间,即绝经过渡期至绝经后一年。

2)绝经综合征:指妇女绝经前后因性激素波动或减少而出现的一系列躯体和心理的症状。

(2)围绝经期的内分泌变化:包括①卵巢的变化;②性激素水平;③促性腺激素;④其他:GnRH 增加,血清抑制素减少,PRL 下降。

(3)绝经综合征临床表现:①月经紊乱;②血管舒缩症状;③精神神经症状;④泌尿生殖道症状;⑤心血管疾病;⑥骨质疏松。

(4)绝经综合征治疗方法

1)一般治疗:心理疏导,锻炼,营养等。

2)激素替代治疗(HRT)用药原则:明确的适应证、最低有效剂、量、根据每位患者的具体情况、意愿来决定个体化方案、定期随访。

3)非激素类药物:钙剂、维生素 D、降钙素、双磷酸盐类等。

三、习题

(一)选择题

【A1 型题】

1. 继发性闭经指
   A. 至少 3 个月　B. 至少 6 个月　C. 至少 2 年
   D. 至少 12 个月　E. 至少 3 年
2. 生育期妇女,闭经 4 个月,孕激素试验阳性,闭经的原因最**不可能**是
   A. 垂体性　B. 下丘脑性　C. 卵巢性
   D. 子宫性　E. 以上都不对
3. 多囊卵巢综合征的临床特点是
   A. 多毛　B. 闭经或月经稀发　C. 卵巢增大
   D. 子宫内膜增生过长　E. 以上都有
4. 绝经期妇女内分泌变化表现为

A. 雌激素升高　B. 孕激素升高　C. FSH 升高
D. LH 升高　E. FSH、LH 升高，E、P 降低

5. 28 岁，女性，产后 6 个月，月经周期缩短，妇科检查无异常。基础体温曲线呈双相型，提示
A. 无排卵性功血　B. 子宫内膜不规则脱落　C. 黄体功能不足
D. 早期妊娠　E. 不能确定诊断

【X 型题】

6. 绝经综合征的近期表现
A. 骨质疏松　B. 月经紊乱　C. 舒缩症状
D. 自主神经失调症状　E. 精神神经症状

（二）名词解释

绝经综合征

第七节　子宫内膜异位症和子宫腺肌症

一、学习目标

1. **掌握**　子宫内膜异位症临床表现。
2. **熟悉**　子宫内膜异位症的诊断及鉴别诊断。
3. **了解**　子宫内膜异位症的预防及治疗原则；子宫腺肌病的临床表现。

二、重点和难点内容

子宫内膜异位症和子宫腺肌症

1. 子宫内膜异位症

（1）定义：指具有生长能力的子宫内膜在子宫腔被覆黏膜及子宫肌层以外的部位出现、生长、浸润、周期性出血。

（2）子宫内膜异位症临床表现。

1）症状：常见的症状有：痛经和慢性盆腔痛、月经失调、不孕、深部性交痛。肠道病灶症状，膀胱病灶的尿频、尿痛。卵巢子宫内膜异位症囊肿（巧克力囊肿）破裂是妇科最常见的急腹症之一。

2）体征：典型盆腔检查体征有后倾固定的子宫，三合诊可及宫颈后方或骶韧带处有盆腔痛性结节，活动差的附件囊性包块。直视下异位病灶黏膜面紫蓝色、褐色结节病灶。

2. 子宫腺肌症　子宫内膜腺体及间质出现和生长在子宫肌层时称子宫腺肌症。临床表现为进行性痛经逐年加剧，妇科检查子宫均匀性增大呈球形，或有局限性结节隆起，质硬而有压痛。可合并盆腔内膜异位症体征。B 超可在肌层中见到种植内膜所引起的不规则回声增强。

三、习题

（一）选择题

【A1 型题】

1. 子宫内膜异位最常见的部位是
A. 输卵管　B. 卵巢　C. 子宫后壁下段
D. 阴道直肠膈　E. 直肠子宫陷凹

2. 子宫内膜异位症最主要的临床特点是

A. 经期第1~2日出现腹痛　　B. 下腹两侧疼痛　　C. 经期腹痛伴发热

D. 经期腹痛伴肛门坠胀感　　E. 继发性痛经,进行性加重

3. 确诊子宫内膜异位症最有效的辅助检查方法是

A. B超检查　　B. 腹腔镜检查　　C. 宫腔镜检查

D. 诊断性刮宫　　E. 子宫输卵管造影

4. 女,41岁。进1年来月经量增多,经期延长,伴进行性痛经且逐渐加重。体检子宫质硬有压痛。MRI示子宫均匀性增大。最有可能的诊断是

A. 子宫肌瘤　　B. 多囊卵巢综合征　　C. 痛经

D. 功能性子宫出血　　E. 子宫腺肌病

5. 应用孕激素治疗有效的是

A. Ⅱ度闭经　　B. 功血子宫内膜萎缩性　　C. 子宫内结核

D. 子宫内膜异位症　　E. 过期流产

6. 关于子宫腺肌症正确的一项是

A. 当子宫内膜侵入子宫肌层时,称为子宫腺肌症

B. 是一种肿瘤

C. 与雌激素无关

D. 可用高效孕激素和假孕疗法治疗

E. 多发生于未产妇

【X型题】

7. 内膜异位症治疗方法包括

A. 期待疗法　　B. 药物治疗　　C. 手术治疗

D. 放疗　　E. 化疗

(二) 名词解释

子宫内膜异位症

第八节　盆底功能障碍性及生殖器官损伤疾病

一、学习目标

1. **掌握**　子宫脱垂概念。

2. **熟悉**　阴道壁膨出临床表现、分类、诊断。子宫脱垂临床表现。

3. **了解**　阴道壁膨出分类、诊断。子宫脱垂病因,临床分度。生殖器官瘘的病因、临床表现、诊断及防治。

二、重点和难点内容

1. 阴道壁膨出临床表现

(1)症状:多见中老年妇女。重者可下坠感、腰酸,阴道有块物脱出,可伴有排尿或排便困难、尿潴留或尿失禁。

(2)体征:前壁膨出时可见阴道前壁呈囊袋样向阴道内凸起。注意检查有否尿道膨出及

伴随子宫脱垂。后壁膨出时见阴道口宽大,可见后壁向阴道内隆起。会阴陈旧性Ⅲ度撕裂:嘱患者收缩肛门,无收缩感。

2. 子宫脱垂概念　子宫的正常位置沿阴道下降,其宫颈外口达到坐骨棘水平以下,甚至子宫全部脱出于阴道口外。

3. 子宫脱垂临床表现

(1)症状:轻症患者无表现。重症患者有不同程度的腰酸和腹部下坠感,常伴尿潴留和压力性尿失禁,外露宫颈可因摩擦,致溃疡,出血和感染。

(2)体征:不能还纳的子宫脱垂呈阴道块物突出,常伴有阴道前后壁膨出。

4. 生殖器官瘘的诊断

(1)尿瘘的诊断:不能控制的阴道漏液,妇科检查发现阴道内流液,或可见尿瘘孔。特殊检查可明确尿瘘部位、大小。

(2)粪瘘的诊断:典型症状为能自控的阴道排气排便,妇科检查阴道后壁找到瘘孔。特殊检查如探针探测、钡剂灌肠等可明确尿瘘部位、大小。

三、习题

(一)选择题

【A1 型题】

1. 关于子宫脱垂,正确的是
   A. 发生原因为盆底组织松弛　　B. 初产妇比经产妇多见
   C. 宫颈外口达处女膜缘为Ⅰ度轻型　　D. 宫颈已脱出至阴道口外为Ⅱ度重型
   E. 宫颈及部分宫体脱出至阴道口外为Ⅲ度
2. 与子宫脱垂发生无关的韧带是
   A. 圆韧带　　B. 卵巢固有韧带　　C. 主韧带
   D. 阔韧带　　E. 宫骶韧带
3. 40 岁妇女,因阴部有一块状物脱出就诊。妇科检查见宫颈与部分宫体外露于阴道口,宫颈较长。本例正确治疗措施应是
   A. 阴道前后壁修补术　　B. Manchester 手术
   C. 经阴道子宫全切除及阴道前后壁修补术　　D. 阴道纵隔形成术
   E. 经腹子宫全切除术

【X 型题】

4. 经产妇主诉自阴道脱出一肿块,应想到
   A. 子宫脱垂　　B. 阴道前后壁脱垂　　C. 子宫黏膜下肌瘤
   D. 子宫颈癌　　E. 阴道壁囊肿

(二)简答题

如何诊断阴道前壁脱垂及判断其严重程度?

第九节　女性生殖器官肿瘤

一、学习目标

1. 掌握　宫颈癌的临床表现、早期诊断方法。

2. **熟悉** 肌瘤的变性;子宫内膜癌的临床表现、诊断方法。卵巢肿瘤的临床表现、良性与恶性肿瘤的鉴别诊断。卵巢肿瘤的常见并发症。

3. **了解** 宫颈癌的病因、转移途径及治疗原则;子宫肌瘤的发病因素、分类、临床表现和治疗原则。子宫内膜癌的病因与病理、临床分期及治疗原则。卵巢肿瘤的组织学分类、病理特点、高危因素、预防措施和处理原则。

二、重点和难点内容

女性生殖器肿瘤

1. 子宫肌瘤

(1)临床表现

1)子宫出血:最常见的症状,出血多可出现继发性贫血。

2)下腹部包块:子宫增大超出盆腔,实性质硬不规则包块,活动,无压痛。

3)白带增多:感染时出现脓性分泌物,坏死时呈血性白带。

4)压迫症状:尿频、尿潴留,腰酸下腹坠,便秘、下腹坠胀。

5)其他:部分患者出现不孕或流产。变性或蒂扭转可出现急腹痛和发热等。

(2)治疗原则

1)非手术治疗:期待疗法;药物治疗。

2)手术治疗指征:肌瘤大于孕2.5月子宫、继发贫血者;不育或反复流产者;出现并发症;有恶性变可能者。

2. 宫颈癌

(1)病因:主要是高危型HPV(16、18、56、58等)感染持续存在,可诱发癌变。

(2)临床表现

1)症状:早期可无症状。主要症状为:阴道流血、阴道排液,晚期继发症状为邻近器官受压的表现。最终出现全身衰竭恶病质状况。

2)体征:病灶表现有:外生型、内生型、溃疡型、颈管型。以及转移灶表现。

(3)早期诊断方法:①子宫颈涂片细胞学检查;②碘试验;③阴道镜检查;④宫颈和颈管活组织检查;⑤宫颈管搔刮术;⑥宫颈锥切术;⑦影像学检查。

(4)治疗原则:放疗适用于各期病例。手术适用于Ⅱa期以前的病例,Ⅱb期的病例可考虑先期放、化疗,降低分期后再行手术,或直接行放疗、化疗。Ⅲ期以上适用放疗。

3. 子宫内膜癌

(1)临床表现:早期无明显症状,主要症状为阴道出血、异常阴道排液、宫腔积液或宫腔积脓。晚期浸润或压迫症状出现下腹或腰骶部痛,恶病质。

(2)诊断方法:脱落细胞学检查、超声波检查、分段诊刮、宫腔镜检查、放射学检查、肿瘤指标测定。

(3)治疗原则:主要为手术治疗、放疗及药物治疗。

4. 卵巢肿瘤

(1)卵巢肿瘤的临床表现

1)良性肿瘤:病程长,发展慢,早期肿瘤小,无症状。肿瘤体积中等大以上腹部包块,并有压迫征。检查肿瘤轮廓清,活动好。

2)恶性肿瘤:病程短,发展快。一旦发现多晚期。出现腹胀、腹水、腹部活动差的包块。

晚期患者恶病质。检查肿瘤、活动差，出现腹水，淋巴结肿大。

3）恶性卵巢肿瘤的转移：卵巢肿瘤的转移途径主要是直接蔓延和腹腔种植，淋巴道也是重要的转移途径。血行转移少见，晚期可转移至肝和肺。

（2）卵巢肿瘤的处理原则

1）卵巢良性肿瘤：除疑为卵巢瘤样病变可作短期观察外，发现卵巢肿瘤，应手术治疗。

2）卵巢恶性肿瘤：治疗原则手术为主，辅以化疗、放疗。

三、习题

（一）选择题

【A1 型题】

1. 宫颈癌的确诊下列哪项最可靠
   A. 临床症状　B. 宫颈多点活检病理检查
   C. 妇科双合诊检查宫颈组织硬、脆、易出血　D. 宫颈刮片细胞学检查
   E. 阴道镜检查
2. 最常见的妇科恶性肿瘤是
   A. 子宫内膜癌　B. 卵巢癌　C. 宫颈癌
   D. 子宫肉瘤　E. 外阴癌
3. 宫颈癌的危险因素下列哪项是**不正确**的
   A. 宫颈癌的发病与经济状况低下、种族和地理环境有关
   B. 过早性生活、早年分娩、多产、密产是宫颈癌的发病高危因素
   C. 人乳头状病毒是宫颈癌的主要危险因素
   D. 与高危男子的性接触是宫颈癌的发病因素
   E. 宫颈癌的发病与多种因素有关
4. 黏膜下子宫肌瘤主要症状为
   A. 腰痛　B. 尿频　C. 月经多
   D. 排便困难　E. 尿痛
5. 子宫肌瘤的发生可能与哪项有关
   A. 皮质激素　B. 雌激素、孕激素　C. HCG
   D. HMG　E. 雄激素
6. 双侧卵巢肿瘤，手术时见肝脏表面有转移灶直径 1cm，属于
   A. ⅡA 期　B. ⅡB 期　C. ⅢA 期
   D. ⅢB 期　E. ⅢC 期
7. 最常见于儿童和少女的卵巢肿瘤是
   A. 畸胎瘤　B. 内胚窦瘤　C. 黏液性囊腺瘤
   D. 浆液性囊腺瘤　E. 纤维瘤

【X 型题】

8. 目前子宫内膜癌的发生机制有
   A. 雌激素依赖型　B. 非雌激素依赖型　C. 孕激素依赖型
   D. 非孕激素依赖型　E. 雄激素依赖型
9. 卵巢恶性肿瘤的症状与下列哪些因素有关

A. 肿瘤的大小　　B. 肿瘤的位置　　C. 肿瘤的组织学类型
D. 有无并发症　　E. 侵犯邻近器官的程度

（二）名词解释

移行带区

（三）简答题

1. 诊断宫颈癌有哪些辅助检查方法？
2. 子宫内膜癌的主要症状。

第十五章　妇产科疾病答案

第一节　妊娠诊断和正常分娩

选择题

【A1 型题】

1. C　2. C　3. B　4. D　5. A　6. E　7. C

【A2 型题】

8. D　9. C　10. B

【B 型题】

11. A　12. C　13. B　14. B　15. D　16. A　17. C　18. A

第二节　异 常 分 娩

选择题

【A1 型题】

1. D

【X 型题】

2. ABCD　3. ABDE　4. ACDE

第三节　产褥期及产褥期疾病

(一) 选择题

【A1 型题】

1. A　2. C　3. E

【A2 型题】

4. E

(二) 名词解释

分娩时及产褥期生殖道受病原体感染，引起局部和全身的炎性变化称产褥感染。

(三) 填空题

2　6~8

第四节 妊娠和分娩期并发症

(一)选择题

【A1 型题】

1. B　2. E　3. B　4. C　5. C　6. A　7. A　8. D　9. C　10. B
11. B

【A2 型题】

12. B　13. D　14. A　15. A

【X 型题】

16. ABCDE

(二)名词解释

1. 正常妊娠时,胎盘附着于子宫体部的前壁、后壁或者侧壁。妊娠 28 周后,胎盘附着于子宫下段、下缘达到或覆盖宫颈内口,其位置低于胎先露部,称前置胎盘。

2. 妊娠 20 周后或分娩期,正常位置的胎盘在胎儿娩出前,部分或全部从子宫壁剥离,称为胎盘早剥。

3. 受精卵于子宫体腔外着床,称为异位妊娠。

4. 胎儿娩出后 24 小时内阴道流血量超过 500ml 称产后出血。剖宫产时超过 1000ml。

(三)填空题

1. 完全性前置胎盘　部分性前置胎盘　边缘性前置胎盘　低置胎盘

2. 子宫收缩乏力　软产道裂伤　胎盘因素　凝血功能障碍　子宫收缩乏力

(四)简答题

1. 简述胎盘剥离征象有哪些?

①宫体变硬呈球形,胎盘剥离后降至子宫下段,下段被扩张,宫体呈狭长形被推向上,宫底升高达脐上;②剥离的胎盘降至子宫下段,阴道口外露的一段脐带自行延长;③阴道少量流血;④用手掌尺侧在产妇耻骨联合上方轻压子宫下段时,宫体上升而外露的脐带不再回缩。

2. 胎盘早剥主要并发症包括哪些?

①胎儿宫内死亡:胎盘剥离面积大,出血多,胎儿多缺氧死亡;②弥散性血管内凝血(DIC):胎盘早剥是妊娠晚期发生凝血功能障碍最常见原因,表现为全身出血,阴道出血不凝,或较软凝血块,另有血尿、咯血及呕血现象;③产后出血:发生子宫胎盘卒中,影响子宫肌层收缩,导致出血,若并发 DIC,产后出血难以纠正;④急性肾衰竭:大量出血影响肾血流量,导致双肾小管或肾皮质缺血坏死,出现急性肾衰;⑤羊水栓塞:胎盘早剥时羊水可经剥离面开放的子宫血管,进入母血循环,导致肺栓塞,引起肺动脉高压。

第五节 女性生殖系统炎症

(一)选择题

【A1 型题】

1. C　2. B　3. C　4. C　5. B　6. A

【X 型题】

7. ABCDE

（二）名词解释

急性宫颈炎指子宫颈发生急性炎症，包括局部充血、水肿，上皮变性、坏死，黏膜、黏膜下组织、腺体周围见大量中性粒细胞浸润，腺腔中可有脓性分泌物。

（三）简答题

PID 的主要临床表现有哪些？

PID 的主要临床表现有：①常见症状为下腹痛、发热、阴道分泌物增多。②体格检查：轻者无异常发现或妇科检查仅发现宫颈举痛或宫体压痛或附件区压痛。重者可呈急病面容，体温高，心率快，下腹部压痛等。③妇科检查：阴道充血，分泌物多，宫颈举痛摇摆痛，子宫体压痛明显，活动受限，双附件增厚、增粗，压痛明显，或及包块。

第六节 女性生殖内分泌疾病

（一）选择题

【A1 型题】

1. B　2. D　3. E　4. E　5. E

【X 型题】

6. BCDE

（二）名词解释

绝经综合征指妇女绝经前后因性激素波动或减少而出现的一系列躯体和心理的症状。

第七节 子宫内膜异位症和子宫腺肌症

（一）选择题

【A1 型题】

1. A　2. A　3. B　4. E　5. D　6. A

【X 型题】

7. ABC

（二）名词解释

子宫内膜异位症指具有生长能力的子宫内膜在子宫腔被覆黏膜及子宫肌层以外的部位出现、生长、浸润、周期性出血。以卵巢子宫内膜异位症最常见。

第八节 盆底功能障碍性及生殖器官损伤疾病

（一）选择题

【A1 型题】

1. A　2. B　3. B

【X 型题】

4. ABDE

（二）简答题

如何诊断阴道前壁脱垂及判断其严重程度？

（1）诊断依据：患者的病史和主诉，妇科检查典型阳性体征，阴道有块物突出感，阴道壁呈囊袋样向阴道内凸起。同时需行B超检查观察盆腔子宫附件有无异常。同时了解膀胱容量，测量膀胱后角，评估有无张力性尿失禁存在。可辅助膀胱镜检查、膀胱容量及残留尿量测定、肾盂造影，尿流动力学检查等。

（2）分度：我国目前主要采用以下分度标准，检查时以屏气膨出最大程度来判定。阴道前壁膨出程度可分为：Ⅰ度——膨出的膀胱随同阴道前壁向下突出，但仍位于阴道内；Ⅱ度——部分阴道前壁脱出至阴道口外；Ⅲ度——阴道前壁全部脱出至阴道口外。

第九节 女性生殖器官肿瘤

（一）选择题

【A1 型题】

1. B 2. C 3. D 4. C 5. B 6. D 7. B

【X 型题】

8. AB 9. ABCDE

（二）名词解释

移行带区指宫颈上皮原始鳞柱交接部与生理鳞柱交接部间的区域。

（三）简答题

1. 诊断宫颈癌有哪些辅助检查方法？

①子宫颈涂片细胞学检查；②碘试验；③阴道镜检查；④宫颈和颈管活组织检查；⑤宫颈管搔刮术；⑥宫颈锥切术；⑦影像学检查。

2. 子宫内膜癌的主要症状。

子宫内膜癌的主要症状：早期无明显症状，常常因普查或其他疾病检查偶然发现。主要症状为阴道出血、异常阴道排液、宫腔积液或宫腔积脓。阴道出血主要为绝经后阴道出血或不规则的月经紊乱。

第十六章 儿科疾病

第一节 儿科学基础

一、学习目标

1. **掌握** 小儿年龄分期及各期特点;掌握判断小儿体格生长情况的各项具体指标以及生长发育的评价;掌握小儿神经精神的发育进程。

2. **了解** 了解小儿生长发育的规律、影响生长发育的因素及其在实际工作中的意义。

3. **熟悉** 儿科学的特点、儿科学的进展与展望。

二、重点和难点内容

1. 儿科学关注的是幼小儿童以及青少年的健康问题、他们的生长发育以及使这些孩子长大成人后能充分发挥他们的潜力。儿科学作为医学的一个专门分支,是因为儿童的健康问题有别于成人。儿童对疾病和外界的反应随着年龄而变化,儿童在解剖、心理、生理和病理等方面的状况,在不同的阶段均表现出与年龄相关的规律性。因此,本章节的重点学习内容是儿童的年龄分期(包括胎儿期,围产期,新生儿期,婴儿期,幼儿期,学龄前期,学龄期和青春期),以及不同年龄期的特点。

2. 小儿生长发育的规律主要有:由上到下、由近到远、由粗到细、由简单到复杂、由低级到高级;生长发育是连续的过程;在不同的阶段,各系统器官发育并不平衡;受遗传、营养、性别、环境、疾病、教育程度等影响,在一定范围内存在个体差异。

3. 小儿体格生长的常用评价指标有体重、身高、坐高、头围、胸围、骨骼等的发育。小儿神经、精神发育包括各年龄段运动、行为能力和神经反射的发育、感知觉、语言、心理活动等的发育。

三、习题

(一)选择题

【A1 型题】

1. 2 岁后,身高平均每年增加

A. 1~1.5cm　　B. 2~3.5cm　　C. 3~3.5cm

D. 5~7.5cm　　E. 7~9.5cm

2. 小儿各系统器官发育不平衡,各系统发育快慢不同,发育较早的系统是

A. 淋巴系统　　B. 神经系统　　C. 生殖系统
D. 消化系统　　E. 骨骼肌肉系统

3. 乳牙出齐的最晚年龄是
A. 1岁　　B. 1.5岁　　C. 2岁
D. 2.5岁　　E. 3岁

4. 以下哪项**不符合**小儿运动发育的一般规律
A. 由上到下　　B. 由远到近　　C. 由粗到细
D. 由低级到高级　　E. 由简单到复杂

5. 婴儿体重4kg,前囟1.5cm×1.5cm,后囟0.2cm,能微笑,头不能竖立,最可能的月龄是
A. 生后7天　　B. 生后15天　　C. 生后1~2个月
D. 生后3~4个月　　E. 生后4~5个月

6. 下列各项说法中,**不正确**的是
A. 正常婴儿的腹壁反射及提睾反射可能阴性
B. 正常婴儿的肌腱反射略为亢进
C. 2岁以内Babinski征阳性还属正常
D. 3~4个月婴儿Kerning征阳性有病理价值
E. 瞳孔反射在出生前已存在

7. 围生期保健重点是
A. 母乳喂养,合理添加辅食　　B. 进行生长发育系统监测
C. 完成基础计划免疫　　D. 加强传染病防治,预防意外
E. 有遗传病史者应加强产前诊断

8. 小儿各年龄分期,正确的是
A. 围生期为生后脐带结扎至生后7天　　B. 新生儿期为脐带结扎至生后56天
C. 婴儿期,生后至满2岁之前　　D. 幼儿期,生后满1岁至满3岁之前
E. 学龄前期,生后5岁至满7岁之前

【B型题】

（9~10题共用备选答案）
A. 卡介苗　　B. 脊髓灰质炎疫苗　　C. 百白破
D. 麻疹疫苗　　E. 甲肝疫苗

9. 8个月时初种的疫苗是
10. 出生时就应接种的疫苗

（11~12题共用备选答案）
A. 3个月　　B. 6个月　　C. 8个月
D. 11个月　　E. 15个月

11. 可用双上肢向前爬的月龄是
12. 能够独坐的月龄是

（二）名词解释

1. 小儿年龄分期
2. 婴儿期

（三）简答题

1. 小儿生长发育的规律。
2. 体格生长的评价方法。
3. 儿童神经心理发育的筛查性测验和诊断性测验。

第二节 新生儿疾病

一、学习目标

1. **掌握** 新生儿的分类方法，新生儿缺氧缺血性脑病的诊断，生理性黄疸与病理性黄疸的诊断，新生儿黄疸的治疗。

2. **熟悉** 新生儿窒息的复苏方案，新生儿缺氧缺血性脑病治疗，新生儿黄疸常见病因，胆红素脑病临床表现。

3. **了解** Apgar 评分，新生儿缺氧缺血性脑病的影像学检查，颅内出血临床表现，常见产伤及处理。

二、重点和难点内容

（一）新生儿总论

【内容要点】

1. **按胎龄分类** 足月儿、早产儿和过期产儿。

2. **按体重分类** 正常出生体重儿、低出生体重儿、极低出生体重儿、超低出生体重儿和巨大儿。

3. **根据出生体重与胎龄的关系分类** 小于胎龄儿、适于胎龄儿和大于胎龄儿。

4. **根据生后周龄分类** 早期新生儿和晚期新生儿。

5. **高危儿** 已发生或可能发生危重疾病的新生儿。

【内容难点和注意点】

高危儿系指生后已经发生或可能发生危重疾病而需要特殊监护的新生儿，应予以注意。

（二）新生儿窒息

【内容要点】

1. **病因** 孕母因素、胎盘原因、脐带因素、分娩因素、胎儿因素。

2. **临床表现** 新生儿 Apgar 评分表（见教材表 16-2-1）。

3. **治疗** 执行 ABCDE 复苏方案。复苏步骤按最初评估、初步复苏、正压通气、胸外心脏按压和药物治疗等步骤进行。复苏后应予观察监护。

【内容难点和注意点】

单独的 Apgar 评分不应作为评估低氧或产时窒息以及神经系统预后的唯一指标，尤其是早产儿或存在其他严重疾病时。

窒息的本质是缺氧。

（三）新生儿缺氧缺血性脑病

【内容要点】

1. **病因** 所有引起新生儿窒息的原因都可导致本病。

2. 临床表现 症状大多出现在生后3天内,主要表现为意识障碍、肌张力及原始反射改变,严重者则伴惊厥和脑干功能障碍(瞳孔改变、眼球震颤、呼吸节律改变),症状轻重不一,临床可分为轻中重三度。

3. 辅助检查 脑影像学检查(头颅超声、CT和磁共振成像)可发现病变部位及类型;脑电生理检查有助于确定脑病严重程度,判断预后和对惊厥的鉴别诊断。

4. 诊断 ①有明确的可导致胎儿宫内窘迫的异常产科病史,以及严重的胎儿宫内窘迫表现,或在分娩过程中有明显窒息史;②出生时有重度窒息;③出生后不久出现神经系统症状,并持续24小时以上;④排除其他原因引起的抽搐和脑损伤。同时具备以上4条者可确诊。

5. 治疗

(1)积极支持疗法 包括:①维持良好的通气功能:选择适当的供氧方法,纠正低氧血症和高碳酸血症;②保持和恢复脑部灌注,维持良好循环功能,使心率和血压保持在正常范围,以保证各脏器的血液灌注;③维持血糖在正常高值,保证脑的能量代谢需要。

(2)对症治疗:控制惊厥,减轻脑水肿。

(3)亚低温疗法。

6. 预后 与病情严重程度、抢救是否正确及时有关。

【内容难点和注意点】

1. 新生儿缺氧缺血性脑病的发病机制十分复杂,主要与脑血流,脑组织代谢改变等有关。凡有围生期窒息史,尤其是重度窒息史的足月儿,于生后最初12小时内出现意识障碍、肌张力和神经反射改变等神经系统症状均需考虑本病。

2. 要掌握临床分度标准。

3. 治疗是综合性的,重点是供氧,控制惊厥,保持和恢复脑部血流灌注,纠正酸中毒和减轻脑水肿,生后6小时内开始亚低温治疗。病情稳定后尽早康复训练。

(四)新生儿颅内出血

【内容要点】

1. 病因及发病机制 早产、缺氧、产伤等。

2. 临床表现 神经系统表现有:①颅内压力增高征;②呼吸不规则或暂停;③神志改变;④眼征:凝视、斜视、眼球震颤等;⑤瞳孔不对称、对光反应迟钝或消失;⑥原始反射减弱或消失;⑦肌张力:增高、减弱或消失;⑧其他:不明原因的苍白、贫血和黄疸。

3. 诊断 根据病史、临床表现、头颅影像学检查可诊断。

4. 治疗 ①支持疗法;②止血;③止惊;④降低颅内压;⑤脑积水。

【内容难点和注意点】

新生儿颅内出血不同部位的临床特点:硬膜下出血、脑实质出血、脑室周围-脑室内出血。蛛网膜下腔出血及小脑出血。

(五)新生儿黄疸

【内容要点】

1. 新生儿黄疸的分类

(1)生理性黄疸。

(2)病理性黄疸:常见病因有:①胆红素生成过多;②肝脏胆红素代谢障碍;③胆红素排泄障碍。

2. 诊断

(1)临床表现:根据病因不同有不同的临床表现。

(2)辅助检查:根据不同病因选用不同的实验室及影像学检查。

3. 并发症 胆红素脑病是严重高胆红素血症最严重的并发症。

4. 治疗 重点是降低胆红素水平,防治胆红素脑病。包括:①光照疗法;②药物治疗;③换血疗法。

【内容难点和注意点】

1. 小早产儿血清胆红素低也可发生胆红素脑病,因此临床上应综合判断,不可拘泥于数值。

2. 胆红素脑病是严重高胆红素血症最严重的并发症。目前将胆红素脑病分为急性胆红素脑病和慢性胆红素脑病。

3. 新生儿治疗的重点是降低胆红素水平,防治胆红素脑病。

(六)新生儿产伤性疾病

【内容要点】

1. 头颅血肿 头顶部多见,血肿不超越骨缝,边界清楚,触之有波动感。血肿小者不需治疗;若有贫血、高胆红素血症等,可给予对症处理。

2. 锁骨骨折 可无临床表现,容易漏诊,触诊可发现双侧锁骨不对称,患侧有增厚感,局部软组织肿胀、有压痛、骨摩擦音,扪及骨痂硬块,X 摄片可确诊。

3. 臂丛神经麻痹 出生后一侧上肢运动障碍。分为上臂型——Erb 麻痹、下臂型——Klumpke 瘫和全臂型——全上肢瘫。磁共振可确定病变部位,肌电图检查及神经传导试验有助于诊断。数周可开始按摩、针灸、被动运动。若有神经撕裂可行神经外科手术。

4. 面神经麻痹 分为周围性和中枢性面瘫。

【内容难点和注意点】

臂丛神经麻痹的分型较为复杂。

三、习题

(一)选择题

【A1 型题】

1. 根据胎龄早产儿的定义是

   A. 胎龄<37 足的婴儿　　B. 胎龄>37 周至<40 周的新生儿

   C. 胎龄>37 周至<42 周的新生儿　　D. 胎龄<42 周的新生儿

   E. 胎龄<28 周的新生儿

2. 下列哪项属于高危儿

   A. 母亲有妊高征、先兆子痫

   B. 母亲分娩过程中使用镇静剂和止痛药物病史

   C. 母亲为 Rh 阴性血型,过去有死胎、死产史

   D. 母孕期吸烟、吸毒、酗酒史

   E. 以上均是

3. 在新生儿初步复苏中正确的步骤

   A. 保暖→吸引→擦干→体位→刺激　　B. 刺激→保暖→体位→吸引→擦干

   C. 擦干→保暖→体位→吸引→刺激　　D. 保暖→体位→吸引→擦干→刺激

E. 保暖→体位→刺激→吸引→擦干

4. 新生儿缺氧缺血性脑病最常见的原因是

A. 一氧化碳中毒　B. 围产期窒息　C. 产伤
D. 脑血管栓塞　E. 贫血

5. 以下哪一项是生理性黄疸

A. 足月儿生后4天胆红素213μmol/L　B. 每日上升92μmol/L
C. 生后20小时发现黄疸　D. 足月儿生后17天皮肤可见黄染
E. 足月儿血中直接胆红素42μmol/L

6. 新生儿生后24小时内出现黄疸,应首先考虑的诊断是

A. 生理性黄疸　B. 新生儿溶血病　C. 新生儿败血症
D. 新生儿肝炎　E. 胆道闭锁

7. 胎龄为32周的新生儿,出生体重为1299克,其体重位于同胎龄标准的第3百分位,下列哪个诊断准确

A. 早产儿　小于胎龄儿　低出生体重儿
B. 早产儿　大于胎龄儿
C. 早产儿　小于胎龄儿　极低出生体重儿
D. 早产儿　适于胎龄儿
E. 早产儿　适于胎龄儿

8. 新生儿出生时皮肤苍白,心率40次/分,无呼吸,四肢略屈曲,弹足底无反应,Apgar评分为

A. 1分　B. 2分　C. 3分
D. 5分　E. 7分

9. 37孕周新生儿出生时Apgar评分1分钟、5分钟及10分钟分别为3、5、7分,生后12小时小儿肌张力增高,有抽搐,最可能的诊断是

A. 低血糖　B. 新生儿缺氧缺血性脑病　C. 大脑中动脉梗死
D. 蛛网膜下腔出血　E. 先天性脑发育不全

10. 患儿,74小时 G_2P_1,足月顺产。生后7小时发现颜面黄染,呈进行性加重,1小时前黄疸显著加深,小儿嗜睡,吐奶,少吃;查体:肌张力减弱。吸吮反射变弱。诊断应首先考虑新生儿溶血病合并

A. 新生儿败血症　B. 化脓性脑膜炎　C. 胆红素脑病
D. 低血糖　E. 新生儿缺氧缺血性脑病

【B型题】

(11~14题共用备选答案)

A. 极低出生体重儿　B. 超低出生体重儿　C. 巨大儿
D. 低出生体重儿　E. 早产儿

11. 出生体重不到2500g者称
12. 出生体重低于1500g者称
13. 出生体重低于1000g者称
14. 出生体重超过4000g者称

(二)名词解释

胆红素脑病

(三)填空题

出生体重指________的体重。正常出生体重儿为________。不管胎龄如何,凡出生体重<2500g 者,称________,其中出生体重<1500g 者,称为________,出生体重<1000g 称为________;出生体重>4000g 者称巨大儿。

(四)简答题

简述新生儿窒息复苏方案?

第三节 营养和营养障碍性疾病

一、学习目标

1. **掌握** 小儿营养不良的表现、临床分度。维生素 D 缺乏临床表现、诊断、治疗。
2. **熟悉** 各年龄期儿童的营养要求、能量代谢和主要的营养物质。
3. **了解** 单纯性肥胖管理与干预的基本目标。

二、重点和难点内容

1. 小儿能量的需要与年龄和不同的状态有关。碳水化合物、脂肪、蛋白质是儿童生长发育的三大功能物质。

2. 营养不良的临床特征为体重下降,渐进性消瘦或水肿,皮下脂肪减少,常伴有各器官的功能紊乱,严重影响儿童的生长发育。

3. 蛋白质-能量营养不良易并发营养性贫血、微量营养素缺乏和多种感染等。营养不良的临床表现有体重不增、皮下脂肪层消耗,骨骼生长减慢,甚至影响神经系统的发育。根据体重减轻的程度可分为轻、中、重度营养不良。

4. 维生素 D 缺乏性佝偻病是一种儿童常见的慢性营养缺乏性疾病,以维生素 D 缺乏导致的钙、磷代谢紊乱和骨样组织钙化不良,骨质软化为特征,严重者可致骨骼畸形。本病多见于小于 2 岁的婴幼儿,病因与日光照射不足、生长速度快、外源性维生素 D 补充不足有关。临床主要表现为生长中的骨骼改变,肌肉松弛以及神经兴奋性的改变。治疗主要采用维生素 D 制剂,如果膳食中钙摄入不足,应适当补充钙剂。

5. 儿童单纯性肥胖(obesity)是由于长期能量摄入超过人体的消耗,多余的能量以脂肪的形式储存于组织,使体内脂肪堆积过多、体重超过参考值范围的一种营养障碍性疾病。肥胖不仅影响儿童健康,且与成年期代谢综合征发生密切相关,已成为当今大部分公共健康问题的根源。肥胖管理与干预的基本目标是改变生活方式,包括指导健康饮食以减少产热能性食物的摄入、增加运动量以增加机体对热能的消耗等,使体内脂肪不断减少,体重逐步下降。

三、习题

(一)选择题

【A1 型题】

1. 以下哪项是诊断维生素 D 缺乏的重要病史部分
   A. 早产、双胎、日照不足　B. “夜惊”　C. 食欲不佳
   D. 纯母乳喂养　E. 头发脱落
2. 营养不良的体格测量标准应是

A. 体重降低
B. 身高<均值减 2SD
C. 皮下脂肪减少
D. 体重、身高、体重/身高<均值减 2SD
E. 胸围小于头围

3. 补充机体维生素 D 的主要来源是
A. 牛奶
B. 鱼肝油
C. 日光皮肤照射
D. 动物肝脏
E. 钙片

4. 下列哪种维生素缺乏可引起婴儿骨骼发育异常
A. 维生素 A
B. 维生素 B_{12}
C. 维生素 C
D. 维生素 D
E. 维生素 K

5. 8 个月婴儿，方颅、肋骨串珠、手镯征、血清钙和血清磷降低，血清碱性磷酸酶升高，智力发育正常，无家族史，可能的诊断为
A. 营养性维生素 D 缺乏性佝偻病
B. 维生素 D 依赖性佝偻病
C. 慢性肾疾病
D. 先天性甲状腺功能低下
E. 维生素 A 缺乏病

6. 营养不良的最初表现为
A. 身长低于正常
B. 体重不增或减轻
C. 全身水肿
D. 肌张力低下
E. 智力发育落后

7. 营养不良小儿皮下脂肪消失最先出现在
A. 腹部
B. 面部
C. 躯干
D. 大小腿外侧
E. 臀部

8. 男孩，8 个月，母乳喂养至 4 个月，改为米粉喂养，2 个月来反复腹泻，诊断为营养不良，下列表现中哪项最先出现
A. 肌肉张力降低
B. 皮肤失去弹性
C. 皮下脂肪减少
D. 体重不增
E. 身长低于正常

9. 2 岁患儿，多汗烦躁，前囟未闭，方颅，鸡胸，“O”形腿，血清钙、磷偏低，治疗主要是
A. 手术纠正骨骼畸形
B. 口服钙片
C. 口服维生素 D 400IU/d
D. 口服维生素 D 4000IU/d，1 个月后改为预防量
E. 口服维生素 D 10 000IU/d，1 个月后改用预防量

【B 型题】

（10~11 题共用备选答案）
A. 3~6 个月
B. 5~9 个月以后
C. 6 个月以后
D. 2 岁以后
E. 3 岁以后

10. 佝偻病颅骨软化多发生于
11. 佝偻病手足镯征多发生于

（12~13 题共用备选答案）
A. 干骺端增宽，钙化预备带消失，呈毛刷样杯口状改变
B. 钙化预备带重新出现，致密增厚
C. 骨骼无明显改变
D. 长骨弯曲，干骺端变宽，呈喇叭口状，轮廓光整

E. 长骨钙化预备带密度增加,骨皮质增厚及骨硬化

12. 佝偻病活动期X线表现
13. 佝偻病恢复期X线表现

（二）名词解释

1. 营养素
2. 佝偻病
3. 蛋白质-能量营养障碍

第四节 遗传代谢性和内分泌疾病

一、学习目标

1. **掌握** 21-三体综合征的典型体征和主要防治措施。苯丙酮尿症的病因和防治措施。先天性甲状腺功能减低症的病因、治疗与预后。

2. **熟悉** 遗传代谢病的临床特征及诊断。

3. **了解** 新生儿的意义和早期治疗的目的。

二、重点和难点内容

1. 遗传性代谢病(inherited metabolic disorders)是指由遗传物质发生改变、遗传性生化代谢缺陷而引起的或者是由致病基因所控制的疾病。一部分内分泌疾病也与遗传有关。由于多数遗传病目前缺乏有效治疗方法,存活患儿常伴有智力低下和体格残疾。

2. 21-三体综合征是人类最早发现且最常见的常染色体病,发病与母亲年龄有关。主要特征为智力落后、特殊面容、肌张力低下、生长发育障碍、多发畸形和机体免疫状态低下。目前尚无有效的治疗方法,通过对轻型患儿的康复训练与教育,有可能提高其生活自理能力。

3. 苯丙酮尿症是由于苯丙氨酸代谢途径中酶的先天性缺陷所致,属常染色体隐性遗传性疾病。临床主要表现为出生后逐渐出现的智力低下,神经行为异常和色素减少。通过开展新生儿筛查,可以作出早期诊断。一旦诊断确立,应立即开始治疗。治疗主要是给予低苯丙氨酸的饮食疗法,饮食控制至少需持续到青春期以后。

4. 先天性甲状腺功能减低症是由于先天因素使甲状腺激素合成障碍和(或)分泌不足,导致患儿不同程度的智能发育落后、生长发育迟缓和生理功能低下。通过新生儿筛查可以早期发现可疑患儿,血清T_3、T_4、TSH测定可确诊。治疗需要终身服用甲状腺素。

三、习题

（一）选择题

【A1型题】

1. 苯丙酮尿症临床表现最突出的特点是
   A. 头发呈黄褐色　　B. 皮肤白皙且多湿疹　　C. 智力低下
   D. 尿有鼠臭味　　E. 可伴有惊厥
2. 筛查新生儿先天性甲状腺功能减低症最常用的方法是
   A. 血清T_4、TSH测定　　B. 干血滴纸片测定TSH　　C. 放射性核素检查

D. TRH 刺激试验　E. 骨龄测定

3. 苯丙酮尿症的主要诊断依据是
A. 智力低下　B. 阳性家族史　C. 尿有鼠臭味
D. 尿三氯化铁试验阳性　E. 血清苯丙氨酸明显升高

4. 确诊 21-三体综合征应选用哪种检查
A. 血清 T_3、T_4、TSH 测定　B. 血红蛋白电泳　C. 染色体检查
D. 骨骼 X 线摄片　E. 脑电图

5. 21-三体综合征最主要的临床特征是
A. 四肢短小　B. 腹部膨隆　C. 智能落后
D. 通贯手　E. 体重低下

6. 21-三体综合征最常见的伴发器官畸形是
A. 呼吸道　B. 心脏　C. 消化道
D. 肾脏　E. 生殖器

7. 典型苯丙酮尿症最主要的治疗方法是给予
A. 低苯丙氨酸饮食　B. 酪氨酸　C. 四氢生物蝶呤
D. 5-羟色胺　E. 左旋多巴

8. 苯丙酮尿症患儿一般在生后何时初现症状
A. 1~2 个月　B. 3~6 个月　C. 7~12 个月
D. 13~18 个月　E. 19~24 个月

9. 以下哪项**不符合**先天性甲状腺功能减低症的表现
A. 身材矮小但全身比例匀称　B. 腹大，有脐疝　C. 智力明显低下
D. 皮肤粗糙、眼距宽，眼睑水肿　E. 体温低而怕冷

10. 哪项**不符合**先天性甲状腺功能减退症
A. 生理性黄疸延长　B. 反应低下　C. 腹胀，便秘
D. 出生体重小于正常儿　E. 低体温

【A2 型题】

11. 女孩，2 岁，不会独站，不会说话，身材矮小，眼距宽，眼裂小，鼻梁低，皮肤细嫩，腹胀，小指中节短宽，胸骨 2~3 肋间可闻及明显收缩期杂音，为明确诊断，应首选
A. 胸部 X 线摄片　B. 心脏彩超　C. 颅脑 CT
D. 染色体核型分析　E. 血清 T_4、TSH 测定

12. 女孩，2 岁，因抽搐就诊，不会独站，肌张力较高，不认识父母，皮肤白皙，头发浅黄，尿有怪臭味，临床上首先应考虑的诊断是
A. 21-三体综合征　B. 癫痫
C. 先天性甲状腺功能减低症　D. 维生素 D 缺乏性手足抽搐症
E. 苯丙酮尿症

【B 型题】

（13~14 题共用备选答案）
A. 呆小病　B. 21-三体综合征　C. 肝豆状核变性
D. 苯丙酮尿症　E. 先天性甲低

13. 两眼距宽，双眼外侧上斜，耳郭小

14. 智能发育落后，毛发、皮肤色泽变浅，尿有鼠臭味

（15~16 题共用备选答案）

A. 三氯化铁试验　　B. 染色体检查

C. 血清 T_3、T_4、TSH 测定　　D. 血清苯丙氨酸浓度

E. 苯丙氨酸耐量试验

15. 新生儿期后确诊苯丙酮尿症应选用

16. 先天性甲状腺功能减低症的确诊应选用

（二）名词解释

1. 染色体

2. 遗传病代谢病

（三）简答题

1. 苯丙酮尿症为何会出现皮肤、毛发颜色变浅？

2. 苯丙酮尿症的饮食控制方法。

3. 21-三体综合征的临床特征。

第五节　神经系统疾病

一、学习目标

1. **掌握**　化脓性脑膜炎的病因和临床表现。结核性脑膜炎的病因。

2. **熟悉**　脑性瘫痪的定义、常见病因、临床表现、临床类型及康复治疗措施。

3. **了解**　小儿神经系统发育特点。

二、重点和难点内容

1. 化脓性脑膜炎是小儿时期常见的、由各种化脓性细菌引起的中枢神经系统感染性疾病。临床以急性发热、颅内压增高、脑膜刺激征、意识障碍以及脑脊液化脓性改变为特征。脑脊液检查是确诊本病的重要依据。早期诊断、早期治疗可减少严重并发症发生。

2. 结核性脑膜炎是小儿结核病中最严重的类型，常为全身性粟粒性结核病的一部分，主要通过血行播散发生。典型结脑的起病多较缓慢，主要表现包括慢性结核中毒症状、颅内压增高症状和脑膜刺激征。抗结核治疗和降低颅内高压是治疗的两个重要环节。预后与治疗早晚、年龄、病期和病型有关。严重者常留有脑积水、肢体瘫痪、颅神经损害等后遗症。

3. 脑性瘫痪（简称脑瘫）是指在妊娠到新生儿期之间由各种原因引起的非进行性脑损伤，临床主要表现为中枢性运动障碍、肌张力和反射异常以及姿势异常。为小儿常见的致残疾病之一。常伴有不同程度的智力低下、癫痫、语言障碍、视听及行为异常等。临床上分别按运动障碍的性质和瘫痪累及部位进行分类。脑瘫的临床表现多种多样，主要为运动功能障碍。婴儿时期诊断比较困难，1 岁以后脑性瘫痪的临床表现逐渐明显和典型化。在作出诊断的同时应对脑性瘫痪的合并症状做出判断。需要采取综合治疗手段对患儿所有运动障碍及伴随症状进行干预和康复治疗，包括功能训练、矫形器的应用和手术治疗等，以促进其正常运动发育，抑制异常运动和姿势。治疗时间越早越好。同时应控制其癫痫发作，以阻止患儿脑损伤的加重。

三、习题

（一）选择题

【A1 型题】

1. 容易并发硬膜下积液的化脓性脑膜炎的病原菌是
   A. 脑膜炎双球菌、肺炎链球菌　B. 溶血性链球菌、脑膜炎双球菌
   C. 金黄色葡萄球菌、大肠埃希菌　D. 肺炎链球菌、流感嗜血杆菌
   E. 流感嗜血杆菌、金黄色葡萄球菌
2. 小儿结核性脑膜炎的早期临床表现是
   A. 前囟饱满　B. 性格改变　C. 惊厥
   D. 意识模糊　E. 脑膜刺激征
3. 在严重颅内压增高的病例中，首选降低颅内压的药物是
   A. 双氢克尿塞　B. 乙酰唑胺　C. 氨苯蝶啶
   D. 甘露醇　E. 速尿
4. 脑瘫的临床特征为
   A. 出生后进行性运动发育异常　B. 出生后非进行性运动发育异常
   C. 出生后进行性智力发育异常　D. 出生后非进行性智力发育异常
   E. 出生后进行性智力、运动发育异常
5. 病毒性脑炎的炎症主要累及
   A. 脑实质　B. 硬脑膜　C. 颅神经
   D. 软脑膜　E. 脑血管
6. 以下选项中不属于结核性脑膜炎分型的是
   A. 浆液型　B. 脑膜脑炎型　C. 脑室管膜炎型
   D. 脊髓型　E. 脑底脑膜炎型
7. 结核性脑膜炎最可靠的诊断依据是
   A. 脑脊液外观呈毛玻璃状
   B. 脑脊液中白细胞数增多及淋巴细胞占大多数
   C. 脑脊液中有典型结核性脑膜炎改变，糖和氯化物同时降低
   D. 脑脊液中查到结核分枝杆菌
   E. 脑脊液外观呈米汤样
8. 下列选项中不属于3个月以下婴儿化脓性脑膜炎临床表现特点的是
   A. 热度可高可低　B. 吐奶、尖叫、拒乳　C. 囟门紧张
   D. 脑膜刺激征明显　E. 面肌抽动
9. 结核性脑膜炎治愈的标准，不包括
   A. 临床症状消失　B. 脑脊液正常
   C. 疗程结束后2年无复发　D. 结核菌素试验阴性
   E. 血沉正常
10. 化脓性脑膜炎患儿有急性颅高压、脑疝症状时，最好首选使用
    A. 20%甘露醇静推　B. 50%葡萄糖静推　C. 呋喃苯胺酸肌注
    D. 50%甘油盐水口服　E. 地塞米松静注

11. 化脓性脑膜炎最常见的感染途径是
A. 血行感染　B. 淋巴感染　C. 直接感染
D. 周围感染　E. 嗅神经
12. 有关结核的治疗,下列哪一项**不正确**
A. 异烟肼是小儿结核病治疗的首选药物
B. 利福平是用于耐药菌感染和短程化疗的主要药物
C. 链霉素能杀死酸性环境中生长、分裂、繁殖活跃的细胞外结核菌
D. 异烟肼静脉滴注可用于结核性脑膜炎的治疗
E. 利福平为全杀菌药

【A2 型题】

13. 10 个月男孩,诊断为流感嗜血杆菌脑膜炎,经抗生素治疗 1 周后,病情好转,体温正常,近 2 天又出现发热,搐搦,前囟饱满,颅缝分离,应首先考虑的诊断是
A. 脑膜炎复发　B. 脑膜炎后遗症　C. 脑脓肿
D. 脑水肿　E. 硬膜下积液
14. 男,5 岁。患结核性脑膜炎,控制炎症首选的治疗是
A. 链霉素+异烟肼+利福平+吡嗪酰胺　B. 链霉素+异烟肼
C. 链霉素+对氨基水杨酸钠　D. 链霉素+异烟肼+对氨基水杨酸钠
E. 异烟肼+对氨基水杨酸钠
15. 男,16 个月。咳嗽 1 天,发热 3 小时,T 39.3℃,就诊过程中突然双眼上翻,肢体强直,持续 1 分钟。查体:咽红,心肺腹及神经系统无异常,半年前也有相同病史,最可能的诊断是
A. 癫痫　B. 低钙惊厥　C. 中毒性脑病
D. 化脓性脑膜炎　E. 高热惊厥

【B 型题】

(16~17 题共用备选答案)
A. 清亮透明,白细胞数正常至数百,压力增高
B. 微混,呈毛玻璃样,白细胞数十~数百
C. 混浊,呈米汤样,白细胞总数显著增多($\geqslant 1000/mm^3$)
D. 清亮透明,白细胞数正常,压力正常
E. 外观清亮,白细胞计数正常,蛋白增高
16. 化脓性脑膜炎脑脊液改变
17. 病毒性脑膜炎脑脊液改变

(18~19 题共用备选答案)
A. 病变多侵犯颅底,颅神经损害重
B. 病变多侵犯颅顶,颅神经损害轻
C. 病变多侵犯脑实质,导致脑膜脑炎
D. 病变多侵犯颅底,颅神经损害轻
E. 脑膜和脑实质均易受累,出现脑局灶性症状
18. 结核性脑膜炎病理改变特点
19. 化脓性脑膜炎病理改变特点

（20~24 题共用备选答案）

A. 患侧手生长迟滞
B. 双下肢呈马蹄内翻状，上肢运动正常
C. 四肢肌张力增高
D. 肌张力降低，抬头无力
E. 共济失调

20. 痉挛性偏瘫
21. 痉挛性双瘫
22. 痉挛性四肢瘫
23. 手足徐动型瘫痪
24. 共济失调型脑瘫

（二）名词解释

1. 脑膜刺激征
2. 脑性瘫痪

（三）简答题

1. 化脓性脑膜炎和结核性脑膜炎脑脊液的改变有何不同？
2. 脑瘫的基本表现。

第十六章　儿科疾病答案

第一节　儿科学基础

（一）选择题

【A1 型题】

1. D　2. B　3. D　4. B　5. C　6. D　7. E　8. D

【B 型题】

9. D　10. A　11. C　12. B

（二）名词解释

1. 小儿的年龄划分为 7 个时期，分别是胎儿期、新生儿期、婴儿期、幼儿期、学龄前期、学龄期和青春期。根据各年龄期的特点，有不同的保健要求。

2. 婴儿期是指自出生到 1 周岁之前的年龄期。

（三）简答题

1. 小儿生长发育的规律。

生长发育是连续的、有阶段性的过程；各个系统、器官的发育不平衡；生长发育在一定范围内存在个体差异；一般规律：由上到下，由近到远、由粗到细、由低级到高级、由简单到复杂。

2. 体格生长的评价方法。

体格生长的评价包括发育水平、生长速度和匀称度三个方面，与参照人群值进行比较。使用均数和标准差法进行评价。

3. 儿童神经心理发育的筛查性测验和诊断性测验。

儿童神经心理发育的筛查性测验包括丹佛发育筛查法、绘人测试和图片词汇测试等；诊断性测验包括 Gesell 发育量表、Bayley 婴儿发育量表和 Griffiths 神经心理发育量表等。

第二节　新生儿疾病

（一）选择题

【A 型题】

1. A　2. E　3. D　4. B　5. A　6. B　7. C　8. B　9. B　10. C

【B 型题】

11. D　12. A　13. B　14. C

（二）名词解释

胆红素脑病是严重高胆红素血症最严重的并发症。是指未结合胆红素水平过高，透过血脑屏障引起中枢神经系统功能障碍。如不经治疗干预，急性期可引起死亡，存活者遗留不同程度后遗症。

（三）填空题

出生1小时内 2500~4000g 低出生体重儿 极低出生体重儿 超低出生体重儿

（四）简答题

简述新生儿窒息复苏方案？

ABCDE 复苏方案包括：A(air way)：清除呼吸道分泌物；B(breathing)：建立呼吸；C(circulation)：维持正常循环，保证足够心搏出量；D(drug)：药物治疗；E(evaluation)：评价。尤以前3项最为重要，其中A是根本，B是关键。

第三节 营养和营养障碍性疾病

（一）选择题

【A1型题】

1. A 2. D 3. C 4. D 5. A 6. B 7. A 8. D 9. E

【B型题】

10. A 11. C 12. A 13. B

（二）名词解释

1. 营养素是指食物中可给人体提供能量、构成机体和组织修复以及具有生理调节功能的化学成分。

2. 佝偻病即维生素D缺乏性佝偻病，是由于维生素D摄入不足，引起钙、磷代谢紊乱，产生的一种以骨骼病变为特征的全身、慢性、营养性疾病，常见病因包括：日光照射不足、食物摄入不足、小儿生长发育速度过快以及疾病或药物影响等。

3. 蛋白质-能量营养不良为膳食中蛋白质和热能摄入不足引起的营养缺乏病，分度主要依据：体重下降的程度、皮下脂肪的厚度、有无重要脏器功能损害。

第四节 遗传代谢性和内分泌疾病

（一）选择题

【A1型题】

1. C 2. A 3. E 4. C 5. C 6. B 7. A 8. B 9. A 10. D

【A2型题】

11. D 12. E

【B型题】

13. B 14. D 15. D 16. C

（二）名词解释

1. 染色体是细胞遗传物质的载体。人类细胞染色体数为23对(46条)，其中22对男性和女性都一样，称为常染色体，另1对是决定性别的，称为性染色体。

2. 遗传病代谢病是指由遗传物质发生改变、遗传性生化代谢缺陷而引起的或者是由致病基因所控制的疾病。一部分内分泌疾病也与遗传有关。

(三) 简答题

1. 苯丙酮尿症为何会出现皮肤、毛发颜色变浅?

苯丙酮尿症患儿由于体内缺乏酪氨酸,黑色素合成不足,致使出生数月后皮肤、毛发颜色逐渐变浅。

2. 苯丙酮尿症的饮食控制方法。

苯丙酮尿症是一种可以通过饮食控制来进行治疗的遗传代谢性疾病,控制的关键是给予患儿低苯丙氨酸的食物,开始治疗的年龄越小,治疗效果越好。婴儿可给予特制的低苯丙氨酸奶粉,幼儿添加辅食应以淀粉类、蔬菜和水果等低蛋白食物为主。每日苯丙氨酸按 30~50mg/kg 供给,以能维持苯丙氨酸浓度在 0.12~0.6mmol/L 为宜。饮食控制至少需持续至青春期。同时应注意避免患儿发生营养不良。

3. 21-三体综合征的临床特征。

21-三体综合征的主要特征为智能落后、特殊面容和生长发育迟缓,并可伴有多种畸形。

第五节 神经系统疾病

(一) 选择题

【A1 型题】

1. D 2. B 3. D 4. B 5. D 6. C 7. D 8. D 9. D 10. A
11. A 12. C

【A2 型题】

13. E 14. A 15. E

【B 型题】

16. C 17. A 18. D 19. C 20. A 21. B 22. C 23. D 24. E

(二) 名词解释

1. 脑膜刺激征包括颈项强直、Kernig 征和 Brudzinski 征阳性。系炎症刺激脑脊膜的改变。

2. 脑性瘫痪是指胎儿期到新生儿期间由于各种原因引起的小儿非进行性脑损伤。临床主要表现为中枢性运动障碍、肌张力和反射异常以及姿势异常。为小儿常见的致残疾病之一。常伴有不同程度的智力低下、癫痫、语言障碍、视听及行为异常等。

(三) 简答题

1. 化脓性脑膜炎和结核性脑膜炎脑脊液的改变有何不同?

化脓性脑膜炎和结核性脑膜炎脑脊液的改变有何不同:化脓性脑膜炎脑脊液典型表现为:压力增高,外观混浊。白细胞总数显著增高,$\geq 1000\times10^6/L$,分类以中性粒细胞为主,糖含量明显降低,<1.1mmol/L,蛋白含量显著增高;结核性脑膜炎时,脑脊液压力增高,外观清亮或呈毛玻璃样,细胞计数常在$(50\sim500)\times10^6/L$,以淋巴细胞为主,蛋白含量增加,糖和氯化物同时降低。

2. 脑瘫的基本表现。

脑瘫临床主要表现为中枢性运动障碍和姿势异常。表现为运动发育落后、主动运动减少、姿势异常、肌张力异常和反射异常等。常伴有不同程度的智力低下、癫痫、语言障碍、视听及行为异常等。

第十七章
口腔科疾病

第一节　先天性唇、腭裂

一、学习目标

1. **熟悉**　先天性唇、腭裂的分级。
2. **了解**　先天性唇、腭裂的病因、治疗。

二、重点及难点内容

唇裂：临床上根据裂隙部位可将唇裂分为：单侧唇裂（不完全裂、完全裂）和双侧唇裂（不完全裂、完全裂、混合型裂）。

根据裂隙的程度可分为：

Ⅰ度唇裂（仅限于唇红部的裂开）；

Ⅱ度唇裂（上唇部分裂开，但未裂开至鼻底）；

Ⅲ度唇裂（整个上唇至鼻底完全裂开）；

伴发畸形：唇裂的最常见伴发畸形是腭裂。

临床上根据裂隙程度可将腭裂分为：

一度腭裂：指软腭裂、悬雍垂裂；

二度腭裂：指软腭和部分硬腭裂开；

三度腭裂：指硬腭、软腭、悬雍垂以及牙槽突全部裂开。其中二度和三度腭裂又有单侧和双侧之分。

三、习题

选择题

【A1 型题】

下列属于Ⅱ度唇裂的是

A. 仅限于唇红部的裂开
B. 上唇部分裂开，但未裂开至鼻底
C. 软腭和部分硬腭裂开
D. 整个上唇至鼻底完全裂开
E. 软腭裂、悬雍垂裂

第二节 颞下颌关节常见疾病

一、学习目标

1. **熟悉** 颞下颌关节紊乱病、颞下颌关节脱位的临床表现。
2. **了解** 颞下颌关节紊乱病、颞下颌关节脱位的治疗要点。

二、重点及难点内容

1. **颞下颌关节紊乱病** 精神因素、咬合关系紊乱、不良习惯等是可能的病因。临床特征为颌面部疼痛:开口和咀嚼时关节或关节周围肌群的疼痛;弹响和杂音;下颌运动异常。治疗要点:翼外肌功能亢进:用0.5%的普鲁卡因5ml做翼外肌封闭;翼外肌痉挛:理疗、封闭治疗等;关节盘后区损伤:局部封闭;可复性关节盘前移位:戴颌垫治疗;不可复性关节盘前移位:手法复位。再用颌垫治疗。

2. **颞下颌关节脱位** 病因多为大开口或张口状态下受到外力时容易发生。临床特征为单侧脱位:开、闭口困难,颏部中线偏向健侧,患侧后牙接触时前牙开牙合,健侧后牙反牙合;双侧脱位:开口状态,前牙开颌,后牙早接触;下颌前伸,脸型变长。治疗上急性前脱位应及时复位,复位制动;复发性脱位:应先复位,复位后延长颌间固定的时间;陈旧性脱位:手术复位。

三、习题

(一)选择题

【X型题】

1. 颞下颌关节紊乱综合征的主要临床表现有
   A. 下颌骨运动异常　B. 疼痛　C. 各种眼症耳症
   D. 头疼　E. 弹响和杂音
2. 颞下颌关节紊乱综合征的治疗方法有
   A. 手法复位　B. 限制下颌骨运动　C. 红外理疗
   D. 局部封闭　E. 手术治疗
3. 下列哪种疾病宜选用颌垫治疗
   A. 关节盘后区损伤　B. 不可复性关节盘前移位　C. 翼外肌功能亢进
   D. 可复性关节盘前移位　E. 急性前脱位
4. 颞下颌关节脱位的手法复位基本方法
   A. 手指缠以纱布　B. 放置在左右侧第二磨牙颌面上
   C. 压下颌颏部　D. 抬高下颌骨颏部
   E. 后推髁突回到关节窝内
5. 颞下颌关节脱位的治疗方法哪几项是对的
   A. 手法复位在麻醉下进行　B. 耐心向病人解释　C. 患者精神放松
   D. 压下颌骨向下　E. 复位后固定

(二)简答题

简述颞下颌关节紊乱病的主要临床特征。

第十七章 口腔科疾病答案

第一节 先天性唇、腭裂

选择题

【A1 型题】

B

第二节 颞下颌关节常见疾病

（一）选择题

【X 型题】

1. ABCDE　2. ABCDE　3. BD　4. ABDE　5. ABCDE

（二）简答题

简述颞下颌关节紊乱病的主要临床特征。

主要有颌面部疼痛、颞下颌关节杂音、下颌运动异常、头痛、耳症等。

第十八章
耳鼻咽喉科疾病

第一节　耳鼻咽喉科的特点及检查方法

一、学习目标

1. **掌握**　耳鼻咽喉科的特点，耳的听功能检查法，间接鼻咽镜检查法，喉内镜检查法。

2. **熟悉**　耳鼻咽喉解剖学及生理学，鼻的鼻内镜检查法和影像学检查法，咽的一般望诊和颈部扪诊。

3. **了解**　耳的一般检查法、咽鼓管功能检查法、前庭功能检查法和影像学检查法，鼻的一般检查法和鼻功能检查，咽部触诊、内镜检查法和影像学检查法，喉的外部检查法和影像学检查法。

二、重点和难点内容

1. **耳鼻咽喉科学的特点**　表现为耳鼻咽喉众器官在解剖和功能上的密切联系以及它们和全身各系统的有机联系。

2. **耳鼻咽喉科检查方法**

(1)耳的听功能检查法可分为主观测听法和客观测听法两大类。

(2)鼻内镜检查法在临床上应用广泛，计算机断层摄影(CT)是诊断鼻腔、鼻窦疾病首选的影像学检查方法，对鼻内镜手术有明确指导意义。

(3)咽部望诊、间接鼻咽镜检查、颈部扪诊、内镜检查和影像学检查是常用并十分重要的检查方法。

(4)间接喉镜检查为目前最常用的喉部检查方法，通过将镜面向下的间接喉镜置于软腭部，左右转动镜面以便观察喉全部。

三、习题

(一)选择题

【A1 型题】

1. 位于鼻腔后方的鼻窦是
   A. 额窦　　B. 筛窦　　C. 额窦和筛窦
   D. 上颌窦　　E. 蝶窦

2. 可检查镫骨是否活动的是
   A. Rinne 试验　　B. Gelle 试验　　C. Valsalva 法

D. Schwabach 试验　　E. Weber 试验

3. 属于主观测听法的是

A. 声导抗测试　　B. 耳蜗电图　　C. 耳声发射测试

D. 听性脑干反应测听　　E. 纯音听阈测试

4. 检查者用右手持镜柄如握铅笔状，将镜面与舌背平行放入口腔，并将向下的镜面置于软腭和咽后壁之间，转动镜面观察结构，该检查称为

A. 咽鼓管功能检查　　B. 鼻内镜检查　　C. 间接鼻咽镜检查

D. 间接喉镜检查　　E. 直接喉镜检查

【B 型题】

（5~6 题共用备选答案）

A. 耳、鼻、咽、喉、气管和食管各器官黏膜相互延续

B. 吞咽需咽缩肌、软腭肌群和喉外肌等共同协调完成

C. 婴幼儿深度感音神经性聋可导致聋哑症

D. 前庭性眩晕疾病的诊断常需听力学检查结果以助鉴别

E. 治疗中耳炎常需治疗鼻腔和鼻咽部疾病以改善咽鼓管功能

5. 体现了耳鼻咽喉众器官生理上相关联的选项是

6. 体现了耳鼻咽喉众器官病理上相互影响的选项是

（7~8 题共用备选答案）

A. 上气道持续压力测定　　B. 纤维鼻咽喉镜辅以 Müller's 检查法

C. 头颅 X 线测量　　D. 头颅 CT、MRI

E. B 超

7. 可观察上气道各部位截面积、引起气道狭窄的结构性原因的检查方法是

8. 通过对上气道各平面的三维测量，有助于更好地了解上气道的形态的检查方法是

（二）名词解释

音叉试验

（三）填空题

耳分为________、________和________三部分，其中________和________具有传导声音的作用，________含有听觉与位置觉重要感受装置。

（四）简答题

简述鼻科检查主要包括哪些方面？

第二节　耳鼻咽喉科症状学

一、学习目标

1. **掌握**　耳聋及吞咽障碍的定义、病因及分类特点。

2. **熟悉**　耳的常见症状，咽的常见症状。

3. **了解**　眩晕、嗅觉障碍、共鸣障碍、咯血等症状。

二、重点和难点内容

1. 耳聋的定义、分类及特点

(1)定义:临床上将听力下降称为耳聋。

(2)分类:可按病变的性质、发病的时间特点、病变部位进行分类。

(3)特点:不同病变部位导致的气骨导下降程度不同。

2. 吞咽障碍的病因

(1)功能障碍性:剧烈的咽痛及喉部疼痛均可引起吞咽障碍。

(2)梗阻性:咽部或食管狭窄、喉部水肿、肿瘤或异物均可引起吞咽障碍。

(3)瘫痪性:中枢性和周围性疾病导致咽喉部神经麻痹。

三、习题

(一)选择题

【A1 型题】

1. 急性化脓性额窦炎头痛特点

A. 晨起即有,逐渐加重,午后减轻,晚间消失

B. 晨起即有,逐渐加重,午后减轻,晚间加重

C. 晨起轻,午后加重

D. 晨起轻,午后加重,晚间消失

E. 晨起即有,逐渐减轻,午后消失

【A2 型题】

2. 某患者,听力图检测结果提示:骨导曲线正常,气导下降,气骨导差距为 40dB,气导曲线呈上升型,最可能的诊断是

A. 传导性聋　　B. 感音神经性聋　　C. 混合性聋

D. 突发性耳聋　　E. 非器质性耳聋

3. 一位体胖老年高血压病患者,鼻腔反复出血 2 天,其最可能原因是

A. 营养障碍　　B. 血液病　　C. 维生素缺乏

D. 高血压动脉硬化　　E. 急性传染病

(二)名词解释

1. Tullio phenomenon

2. 吞咽困难

3. 耳鸣

(三)填空题

三凹征指________、________及________出现凹陷。

(四)简答题

吞咽障碍的概念及其病因分类?

第三节 梅尼埃病

一、学习目标

1. **掌握** 梅尼埃病的临床定义,梅尼埃病典型症状及体征,梅尼埃病诊断依据。

2. **熟悉** 梅尼埃病的常用辅助检查及特征性改变,梅尼埃病临床鉴别诊断以及治疗原则。

3. **了解** 梅尼埃病发病机制及主要病因学说。

二、重点和难点内容

1. **定义** 将膜迷路积水引起的发作性眩晕、耳鸣和波动性耳聋为主要症状的疾病命名为梅尼埃病。

2. **临床表现** 典型临床表现为眩晕、耳聋、耳鸣和耳胀满感四联征。眩晕为反复发作性、旋转性,持续时间从数十分钟至数小时。听力减退呈波动性。

3. **诊断** 梅尼埃病的诊断主要依靠典型的临床表现,且有反复发作的特性,至少发作 2 次以上。特殊检查主要是听功能检查及耳蜗电图,结合甘油脱水试验,前庭功能检查也有一定意义。最终确诊需排除其他眩晕性疾病。

4. **治疗** 初次发作或间隔 1 年或数年再次发作者,应予积极对症处理。对频繁发作者,可考虑手术治疗(内淋巴囊手术、半规管填塞术、前庭神经切断术、迷路切除术)。

三、习题

(一)选择题

【A1 型题】

1. 梅尼埃病首次发病年龄以哪个年龄段为主
   A. 20~30 岁　B. 30~60 岁　C. 50~60 岁
   D. 60~70 岁　E. 70 岁以上
2. 梅尼埃病单耳患病者约占
   A. 35%　B. 45%　C. 55%
   D. 65%　E. 85%
3. 甘油试验阳性是指
   A. 250~1000Hz 气导听力改善≥5dB　B. 250~1000Hz 气导听力改善≥10dB
   C. 250~1000Hz 气导听力改善≥15dB　D. 250~1000Hz 气导听力改善≥20dB
   E. 250~1000Hz 气导听力改善≥25dB
4. 梅尼埃病的基本病理改变是
   A. 膜迷路纤维化　B. 膜迷路积水　C. 膜迷路充血
   D. 螺旋器退行性变　E. 血管纹萎缩
5. 梅尼埃病的临床特征**不包括**
   A. 意识丧失　B. 耳聋　C. 耳鸣
   D. 耳胀满感　E. 眩晕

6. 下列符合梅尼埃病发病特征的是
A. 上感后出现眩晕，无耳鸣和耳聋
B. 眩晕发作时可伴随有意识障碍
C. 头部处于某一位置则出现眩晕
D. 发作性眩晕，伴有波动性听力下降
E. 眩晕伴有面瘫、耳聋

7. 梅尼埃病早期听力最常见的改变
A. 高频波动性听力下降
B. 高频对称性听力下降
C. 低频波动性听力下降
D. 陡降型听力下降
E. 卡氏切迹

8. 梅尼埃病发作期**不宜**采用
A. 卧床休息
B. 高蛋白、高维生素饮食
C. 低盐、低脂肪饮食
D. 多饮水
E. 对久病、频繁发作者应配合心理治疗

（二）名词解释

梅尼埃病

（三）填空题

梅尼埃病以________为基本病理改变，以________、________、________和________为临床特征的特发性内耳疾病。

（四）简答题

试述梅尼埃病的诊断依据。

第四节 听觉障碍

一、学习目标

1. **掌握** 听觉障碍的定义和分类，听力学检测的三种基本方法。
2. **熟悉** 突发性耳聋和遗传性聋的概念。
3. **了解** 听觉障碍的病因和病史要点，听觉脑干电位、耳声发射的原理及应用，先天性耳聋的诊断干预时间。

二、重点和难点内容

听觉障碍是听觉传导通路发生器质性或功能性病变导致不同程度的听力损害。根据听力损失的程度，可将听觉障碍分为轻度、中度、中重度、重度和极重度聋。根据听觉障碍的发生部位及性质，可将听觉障碍分为传导性耳聋、感音神经性耳聋和混合性耳聋。

1. **传导性聋** 经空气径路传导的声波，受到外耳道、中耳病变的阻碍，到达内耳的声能减弱，导致的听力减退称为传导性聋。病因有：外耳、中耳的炎症；外伤；异物或其他机械性阻塞；畸形。治疗：明确病因，对症治疗。

2. **感音神经聋** 耳蜗、听神经或听觉中枢的病变影响声音的信号转换和分析能力，由此引起的听力减退称为感音神经性聋。病因复杂。病史应详细询问。查体无阳性表现。听力学检测用来证明和量化听觉障碍的程度和性质。纯音听阈测试、言语测听和声导抗是最基本的检查。突发性耳聋和遗传性聋是重要的两种感音神经性聋。

3. 混合性聋 中耳、内耳病变同时存在，影响声波传导与感受所造成的听力障碍称混合性聋。治疗混合性聋时，应分别处理中耳、内耳病变。

三、习题

（一）选择题

【A1 型题】

1. 经空气径路传导的声波，受到外耳道、中耳病变的阻碍，到达内耳的声能减弱，导致的听力减退称为

A. 感音神经性聋　B. 突发性聋　C. 混合性聋
D. 传导性聋　E. 遗传性聋

2. 听力学检测的基本检查除了纯音听阈测试、声导抗，还包括

A. 听性脑干反应　B. 耳声发射　C. 声导抗
D. 多频稳态　E. 耳蜗电图

3. 先天性耳聋应在下列哪个年龄进行干预

A. 42 天　B. 3 个月　C. 6 个月
D. 1 岁　E. 2 岁

4. 根据美国突发性耳聋诊疗指南，特发性突聋首选下列哪种方法进行治疗

A. 糖皮质激素　B. 高压氧　C. 金纳多
D. 甘露醇　E. 巴曲酶

5. 新生儿听力筛查常用下列哪项和快速脑干诱发电位

A. 纯音听阈检测　B. 声导抗　C. 多频稳态
D. 耳蜗电图　E. 耳声发射

【A2 型题】

6. 病人，女性，26 岁，晨起发现右耳听力下降，伴右耳鸣、视物旋转、恶心呕吐。检查发现右耳中度感音神经性聋。其最可能的诊断是

A. 突发性聋　B. 前庭神经元炎　C. 梅尼埃病
D. Hunt 综合征　E. 耳硬化症

（二）名词解释

感音神经性聋

（三）填空题

耳聋按病变部位分为________、________和________。

（四）简答题

听力学检测的三种基本方法包括？

第五节　声 带 麻 痹

一、学习目标

1. **掌握**　声带麻痹的定义，声带麻痹的病因。
2. **熟悉**　声带麻痹的临床表现；声带麻痹的鉴别诊断。

3. **了解** 声带麻痹的治疗。

二、重点和难点内容

1. 声带麻痹的定义 声带麻痹，由于声带的运动神经支配障碍，引起的声带运动异常称为声带麻痹，病因可以包括中枢性或者周围神经病变。

2. 声带麻痹的病因 因神经遭受损害的部位不同，可分为中枢性和周围性两种，其中以周围性多见。中枢性，脑出血、基地动脉瘤、颅后窝炎症、脑桥和延髓肿瘤均可引起声带麻痹。周围性，颅底骨折、甲状腺手术、颈部和喉部各种外伤、喉部颈部或者颅底各种良、恶性肿瘤压迫、纵隔食管转移性肿瘤等。

3. 各种单侧或（和）双侧声带麻痹的临床表现 声带麻痹的症状：单侧不完全麻痹，主要为声带外展障碍，间接喉镜下见声带位于一侧旁中位，吸气时不能外展，发声时声门可闭合。单侧完全麻痹，患侧声带外展和内收功能消失，检查见声带固定于旁中位，发声时声带不能闭合，发声嘶哑无力。双侧不完全麻痹，两侧声带均不能外展而居旁中位，声门呈小裂隙状，患者平静时可无症状，但在体力活动时常感呼吸困难。双侧完全麻痹，双侧声带固定于旁中位，既不能闭合，也不能外展。发生嘶哑无力，一般呼吸正常，易误吸呛咳。双侧声带内收麻痹，多见于功能性失声，发声时声带不能内收，但咳嗽有声。

4. 声带麻痹的鉴别诊断 功能性失声；癔病性失音；声带息肉；喉肿物；环杓关节炎。

三、习题

（一）选择题

【A1 型题】

1. 使声门开放的肌肉是
   A. 环杓后肌　　B. 环杓侧肌　　C. 杓肌
   D. 甲杓肌　　E. 环甲肌
2. 发声时声带振幅最大的部位是
   A. 声带膜部　　B. 声带膜部中点　　C. 声带后 1/3
   D. 声带前 1/3　　E. 声带中 1/3
3. 喉返神经损伤后**不会**出现麻痹的是
   A. 内收肌麻痹　　B. 声带张肌麻痹　　C. 甲状会厌肌麻痹
   D. 环甲肌麻痹　　E. 胸骨舌骨肌
4. 平静呼吸时声带的位置是
   A. 中间位　　B. 旁正中位　　C. 轻外展位
   D. 中线位　　E. 轻内收位
5. 关于喉返神经**错误**的是
   A. 迷走神经起始于疑核　　B. 在气管食管间上行达喉部
   C. 左侧比右侧长　　D. 在喉内分前支和后支
   E. 喉返神经是喉部的主要运动神经
6. 有关喉返神经麻痹**错误**的是
   A. 喉返神经麻痹一定有严重声嘶　　B. 多为突发性
   C. 左侧多见　　D. 可产生误吸

E. 喉返神经是喉部的主要运动神经

7. 喉返神经由迷走神经分出,分出的部位为
   A. 右侧在颈部,左侧在胸腔
   B. 两侧均在胸腔,左侧位置较右侧低
   C. 左侧在主动脉弓前分出,右侧在主动脉上缘分出
   D. 左侧在甲状腺下缘分出,右侧在甲状腺上缘分出
   E. 喉返神经发生直接分支入喉较为常见
8. 声带位于外展位,参与作用的喉肌有
   A. 环甲肌　　B. 环杓后肌　　C. 环杓侧肌
   D. 杓间肌　　E. 甲杓肌
9. 喉上神经支配
   A. 甲状会厌肌　　B. 环杓后肌　　C. 杓肌
   D. 环甲肌　　E. 甲杓肌
10. 声带麻痹是由于损伤了
   A. 舌咽神经　　B. 喉返神经　　C. 副神经
   D. 交感神经　　E. 舌下神经

(二)名词解释

声带麻痹

(三)填空题

因受损的部位不同,声带麻痹可分为________和________两种,其中以________多见。

(四)简答题

声带麻痹的鉴别诊断包括?

第六节　阻塞性睡眠呼吸暂停低通气综合征

一、学习目标

1. **掌握**　阻塞性睡眠呼吸暂停低通气综合征的临床表现,阻塞性睡眠呼吸暂停低通气综合征的诊断,阻塞性睡眠呼吸暂停低通气综合征的治疗。

2. **熟悉**　阻塞性睡眠呼吸暂停低通气综合征的病因,多导睡眠监测的临床意义。

3. **了解**　阻塞性睡眠呼吸暂停低通气综合征的病理生理。

二、重点和难点内容

1. OSAHS 的临床表现

(1)症状:睡眠打鼾伴呼吸暂停;白天嗜睡;晨起后不适;可有记忆力下降、注意力不集中;部分重症患者出现性功能减退,夜尿次数增多,性格急躁易怒;儿童患者除上述表现外,还有遗尿、学习成绩下降,胸廓发育畸形、矮小等。

(2)体征:一般征象;上气道征象。

2. OSAHS 的诊断

(1)定性诊断。

(2)定位诊断及病因分析:纤维鼻咽喉镜辅以 Müller's 检查法;上气道持续压力测定;头颅 X 线测量;头颅 CT、MRI 等。通过对上气道各平面的三维测量,有助于更好地了解上气道的形态。

3. OSAHS 的治疗

(1)一般治疗。

(2)内科治疗:持续正压通气治疗;口腔矫正器。

(3)手术治疗。

三、习题

(一)选择题

【A1 型题】

1. 诊断 OSAHS 的金标准是
   A. 纤维鼻咽喉镜辅以 Müller's 检查法
   B. 鼻咽口腔影像学检查,包括 MRI 和 CT
   C. 多导睡眠图
   D. 白天嗜睡程度
   E. 临床症状和体征
2. 上气道狭窄的原因有
   A. 鼻腔及鼻咽部狭窄、口咽腔狭窄、喉咽及喉腔狭窄、上下颌骨发育障碍畸形、上气道扩张肌张力异常
   B. 鼻腔及鼻咽部狭窄、口咽腔狭窄、喉咽及喉腔狭窄、上下颌骨发育障碍畸形等原因导致的骨性结构狭窄
   C. 鼻腔及鼻咽腔狭窄、口咽腔狭窄、喉咽及喉腔狭窄、颏舌肌、咽壁肌肉及软腭肌肉张力异常
   D. 鼻息肉、腺样体肥大、扁桃体肥大、上气道扩张肌张力异常、呼吸中枢调节功能异常
   E. 鼻息肉、腺样体肥大、扁桃体肥大、支气管肿瘤等
3. OSAHS 患者的病理生理改变,下列哪项是**错误**的
   A. 儿茶酚胺分泌增高　B. 促红细胞生成素升高　C. 肾小球滤过量增加
   D. 纤溶活性增强　E. 血小板活性升高

【A2 型题】

4. 男性,55 岁,身高 170cm,体重 85kg,白天精神差,晨起头晕头胀痛,疲乏感,开车时易瞌睡,夜间鼾声大,多惊醒,记忆力下降,脾气易激怒。最有可能的诊断是
   A. 脑供血不足　B. 神经官能症
   C. 糖尿病　D. 阻塞性睡眠呼吸暂停低通气综合征
   E. 冠心病

(二)名词解释

1. 阻塞性睡眠呼吸暂停低通气综合征
2. 呼吸暂停
3. 低通气

（三）填空题

1. 多导睡眠图（polysomnogram，PSG）是诊断 OSAHS 的金标准，监测指标包括________、________、________、________、________、________、________及________。

2. AHI 指数是指平均每小时睡眠中________和________的总次数，单位是________。

（四）简答题

1. 阻塞性睡眠呼吸暂停低通气综合征如何诊断？

2. 如何治疗 OSAHS？

第七节 耳鼻咽喉科肿瘤

一、学习目标

1. 掌握 鼻咽癌主要发病原因，鼻咽癌的首选治疗方案，喉癌治疗原则及手术后处理。

2. 熟悉 鼻咽癌常见发病部位和诊断方法，喉癌常用临床分型及临床表现。

3. 了解 鼻咽癌治疗方法，喉癌常见致癌因素。

二、重点和难点内容

1. 鼻咽癌

（1）鼻咽癌的发病原因和治疗方案

1）经大规模流行病学调查，遗传因素和病毒感染是鼻咽癌发病的主要原因。

2）鼻咽癌常见病理类型为低分化鳞状细胞癌，对放射治疗敏感，故鼻咽癌的首选治疗方案为放射治疗。

（2）鼻咽癌的主要症状

1）鼻咽癌的常见症状表现为回缩涕带血，其他较为常见症状还有单侧分泌性中耳炎、头痛、颈部淋巴结肿大、鼻塞等。

2）鼻咽癌主要确诊依据为活检病理，鼻内镜检查、颈部淋巴结活检、影像学检查、EB 病毒血清学检查等具有一定的辅助诊断价值。

（3）鼻咽癌的治疗方法：以放射治疗作为首选，其次如手术治疗、化学治疗作为辅助手段。

2. 喉癌

（1）病因：吸烟、饮酒、空气污染、职业因素、病毒感染、人乳头状瘤病毒（HPV）可引起喉乳头状瘤，目前认为是喉癌的癌前病变、性激素 、微量元素缺乏、放射线等。

（2）临床表现：喉癌主要症状主要为声嘶、呼吸困难、咳嗽、吞咽困难、颈部淋巴结转移等。不同原发部位症状出现顺序可不同。

（3）辅助检查：喉镜检查；影像学检查；活体组织病理学检查是喉癌确诊的主要依据。

（4）鉴别诊断：喉结核；喉乳头状瘤；喉淀粉样瘤；喉梅毒；喉返神经麻痹或环杓关节炎；喉部其他恶性肿瘤；声带息肉、喉角化症、喉黏膜白斑病等。

（5）治疗

1）手术治疗：喉部分切除术；喉全切除术。

2）放射治疗。

三、习题

（一）选择题

【A1 型题】

1. 鼻咽癌的常见组织学类型
   A. 高分化鳞癌　B. 泡状核细胞癌　C. 未分化癌
   D. 腺癌　E. 低分化鳞癌
2. 鼻咽癌常见发病部位是
   A. 鼻咽后部　B. 鼻咽顶部　C. 鼻咽侧壁
   D. 鼻咽前壁　E. 咽隐窝
3. 下列哪项检查对鼻咽癌的诊断最有价值
   A. 鼻咽镜检查　B. CT 扫描　C. 颈部肿块针吸活检
   D. 鼻咽部活检　E. EB 病毒血清学诊断
4. 鼻咽癌根治性放射治疗后最常见的后遗症是
   A. 皮肤色素沉着　B. 口干　C. 听力减退
   D. 后组颅神经损伤　E. 涕多
5. 声门上型癌早期的常见症状为
   A. 声音嘶哑　B. 咽喉疼痛　C. 喉阻塞
   D. 喉部异物感　E. 吞咽困难
6. 全喉切除术适应证有误的是
   A. 年纪大，体力弱，咳痰较困难　B. 声带癌侵及声门下　C. 声门下癌
   D. 喉癌放疗后复发　E. 声门型喉癌 T2N0M0
7. 关于喉癌，下列哪项有误
   A. 男性发病率远比女性高
   B. 鳞癌比腺癌常见
   C. 确诊需活组织检查
   D. 按发生率高低，各型的顺序为：声门上型、声门型、声门下型
   E. 可采用手术或放射治疗
8. 喉癌最常见的病例类型是
   A. 鳞癌　B. 未分化癌　C. 淋巴肉瘤
   D. 腺癌　E. 乳头状瘤癌变
9. 支撑喉镜下喉显微 CO_2 激光手术适用于
   A. 声带癌 T1N0M0　B. 声门下型喉癌 T1N0M0　C. 声带癌侵及声门下
   D. 声门上型喉癌 T3N0M0　E. 跨声门型癌 T3N1M0
10. 有关贯声门癌，下列哪项有误
   A. 指原发于喉室的癌肿　B. 咽喉痛为首发症状
   C. 亦称贯声门癌　D. 常先有声带固定，而未窥见肿瘤
   E. 易向外侧声门旁间隙扩散

（二）名词解释

喉部分切除术

（三）填空题

1. 声门型喉癌是指原发于________的癌肿。其临床特点是：________为首发症状，肿瘤突破________后很快发生淋巴结转移。

2. 喉癌应与________、________、________、________及________相鉴别。

3. 常用的发音重建方法主要有________、________及________。

（四）简答题

鼻咽癌的主要症状有哪些？

第十八章 耳鼻咽喉科疾病答案

第一节 耳鼻咽喉科的特点及检查方法

（一）选择题

【A1 型题】

1. E　2. B　3. D　4. D

【B 型题】

5. B　6. C　7. D　8. B

（二）名词解释

检查者手持叉柄，敲击叉臂，使其振动。检查气导时，将振动的叉臂置于距受试者外耳道口 1cm 处，两叉臂末端应与外耳道口在同一平面；检查骨导时，将叉柄末端的底部压置于鼓窦区或者颅面中线上。Rinne 试验、Weber 试验和 Schwabach 试验等可初步鉴别耳聋为传导性或感音神经性，Gelle 试验可检查镫骨是否活动。

（三）填空题

外耳　中耳　内耳　外耳　中耳　内耳

（四）简答题

简述鼻科检查主要包括哪些方面。

(1)外鼻及鼻腔的一般检查法：包括询问病史，视、触、叩、听和嗅诊，前鼻镜检查及后鼻镜检查。

(2)鼻窦的一般检查法：除了前述的检查方法外，头位引流法、上颌窦穿刺冲洗法亦可使用。

(3)鼻内镜检查法：因其多角度、视野广的特点，鼻内镜检查在临床上广泛应用。除可完成对鼻腔各部分和鼻咽部的检查外，还可通过穿刺进行窦内检查、在其引导下取活体组织病理检查、发现鼻出血部位行电凝固或激光止血等。

(4)鼻功能检查法：包括鼻通气功能检查法、鼻自洁功能检查法和嗅觉功能检查法等。

(5)鼻的影像学检查法：X 线平片常用于观察鼻骨骨折的移位情况。CT 是诊断鼻腔、鼻窦疾病首选的影像学检查方法，对鼻内镜手术有明确指导意义。MRI 能为肿瘤的诊断和治疗提供更全面的信息。

第二节　耳鼻咽喉科症状学

（一）选择题

【A1 型题】

1. A

【A2 型题】

2. A　　3. D

（二）名词解释

1. Tullio phenomenon 即图利奥现象，是指强声刺激诱发出眩晕与眼球眼震。

2. 当支配吞咽运动的神经、肌肉及口腔、咽、喉等处病变时，可引起吞咽运动障碍，称为吞咽困难。

3. 耳鸣指患者耳内或头内有声音的主观感觉，但其体外环境中并无相应声源。

（三）填空题

胸骨上窝　锁骨上窝　剑突下

（四）简答题

吞咽障碍的概念及其病因分类？

当支配吞咽运动的神经、肌肉及口腔、咽、喉等处病变时，可引起吞咽运动障碍，称为吞咽困难。常见病因可分为三类：

(1)功能障碍性：有剧烈咽痛的患者往往伴有吞咽困难，咽痛愈烈，吞咽困难愈严重。

(2)梗阻性：咽部或食管狭窄、肿瘤或异物等妨碍食物下行，表现为固体食物难以咽下，流质饮食尚能通过。

(3)瘫痪性：中枢性病变或周围性神经炎所致咽肌麻痹。

第三节　梅尼埃病

（一）选择题

【A1 型题】

1. B　　2. E　　3. C　　4. B　　5. A　　6. D　　7. C　　8. D

（二）名词解释

梅尼埃病是一种原因不明的，以膜迷路积水为主要病理特征的内耳疾病，临床表现为发作性眩晕、波动性听力下降、耳鸣和(或)耳闷胀感。

（三）填空题

膜迷路积水　发作性眩晕　波动性耳聋　耳鸣　耳胀满感

（四）简答题

试述梅尼埃病的诊断依据。

(1)反复发作的旋转性眩晕，持续 2 分钟至数小时，至少发作 2 次以上；常伴恶心、呕吐、平衡障碍，无意识丧失；可伴水平成水平旋转性眼震。

(2)至少一次纯音测听示感音神经性聋。

(3)间歇性或持续性耳鸣。

(4)耳胀满感。

(5)排除其他可引起眩晕的疾病。

第四节 听觉障碍

(一)选择题

【A1 型题】

1. D　2. B　3. D　4. A　5. E

【A2 型题】

6. A

(二)名词解释

耳蜗、听神经或听觉中枢的病变影响声音的信号转换和分析能力,由此引起的听力减退称为感音神经性聋。

(三)填空题

传导性聋　感音神经性聋　混合性聋

(四)简答题

听力学检测的三种基本方法包括?

听力学检测用来证明和量化听觉障碍的程度和性质。纯音听阈测试、言语测听和声导抗是最基本的检查。

(1)通过纯音听阈测试可以判断有无听觉障碍、听觉障碍的程度、听觉障碍的类型(传导性、感音神经性还是混合性)。

(2)言语测听可以直接评估患者的言语识别能力,包括言语接受阈和言语识别率两个方面。言语接受阈可检测纯音气导阈值的准确性;提供言语听敏度的指标;确定言语识别测试的初始给声强度。言语分辨率是指受试耳能够听懂所测词汇的百分率,可判断感音神经性聋的性质(蜗性还是蜗后),是评估佩戴助听器和人工耳蜗植入效果的重要检测手段。

(3)声导抗是指声能传入外耳道后产生鼓膜张力变化,对声能的传导能力发生改变,利用这一特性,记录鼓膜反射回外耳道的声能大小,反映中耳传音系统和脑干听觉通路功能。声导抗包括鼓室图和声反射,是一种临床上最常用的客观听力测试的方法之一。鼓室图可提供中耳及咽鼓管功能的相关信息,包括中耳是否有积液,咽鼓管是否通畅,鼓膜是否穿孔。声反射测试能够提供与声反射路径有关的感受器、传入和传出神经及效应器功能的信息。

第五节 声带麻痹

(一)选择题

【A1 型题】

1. A　2. B　3. D　4. A　5. D　6. A　7. A　8. B　9. D　10. B

(二)名词解释

声带麻痹(paralysis of vocal cord)或称喉麻痹,是一种临床表现,而不是一个独立的疾病。当喉的运动神经(喉返神经)受到损害时,即可出现声带外展、内收或肌张力松弛三种类型的麻痹。临床上因左侧喉返神经行程较长,故左侧声带麻痹多见。

（三）填空题

中枢性 周围性 周围性

（四）简答题

声带麻痹的鉴别诊断包括？

声带麻痹根据查体可进行诊断。需与以下疾病鉴别：

(1)功能性失：声带麻痹多为一侧性，双侧少见，功能性失声多为双侧声带内收麻痹。功能性失声均能找到一定的诱因，如生气、悲伤过度等。功能性失声在间接喉镜下检查，让患者咳嗽时，声带活动正常。功能性失声暗示疗法有效。

(2)癔病性失声：青年女性多见，与情绪波动有关，在精神受到刺激后发作。喉镜检查见声带不能闭合，但咳嗽、笑、哭时声带能闭合，发声正常。

第六节 阻塞性睡眠呼吸暂停低通气综合征

（一）选择题

【A1 型题】

1. C 2. A 3. D

【A2 型题】

4. D

（二）名词解释

1. 阻塞性睡眠呼吸暂停低通气综合征是指睡眠时上气道塌陷、阻塞引起的睡眠时呼吸暂停和通气不足，通常伴有打鼾、睡眠结构紊乱，频繁发生血氧饱和度下降、白天嗜睡、注意力不集中等症状，并可能导致高血压、冠心病、糖尿病等多器官多系统损害。

2. 呼吸暂停指睡眠过程中口鼻气流停止（较基线水平下降≥90%），持续时间≥10 秒。其中口鼻气流消失，胸腹呼吸运动也停止，定义为中枢性呼吸暂停；而口鼻气流消失，胸腹呼吸运动依然存在，则为阻塞性呼吸暂停；两者兼而有之为混合性呼吸暂停。

3. 低通气指睡眠过程中口鼻气流强度较基线水平降低≥30%，并伴 SaO_2 下降≥0.04，持续时间≥10 秒；或者口鼻气流强度较基线水平降低≥50%，并伴 SaO_2 下降≥0.03 或微觉醒，持续时间≥10 秒。

（三）填空题

1. 动脉血氧饱和度 脑电图 眼动电图和颏下肌群肌电图 口鼻气流 胸腹呼吸运动 体位 胫前肌肌电图

2. 呼吸暂停 低通气 次/小时

（四）简答题

1. 阻塞性睡眠呼吸暂停低通气综合征如何诊断？

(1)定性诊断：患者睡眠时打鼾、反复呼吸暂停，通常伴有白天嗜睡、注意力不集中、情绪障碍等症状，或合并高血压、缺血性心脏病或脑卒中、2 型糖尿病等。同时 PSG 检查 AHI≥5 次/小时，呼吸暂停和低通气以阻塞性为主。

OSAHS 病情程度以 5≤AHI<15 次/小时为轻度，15≤AHI<30 次/小时为中度，AHI≥30 次/小时为重度。低氧血症严重程度以睡眠最低血氧饱和度判定：85%≤睡眠最低血氧饱和度<90%为轻度，65%≤睡眠最低血氧饱和度<85%为中度，睡眠最低血氧饱和度<65%为重度。

(2)定位诊断及病因分析:纤维鼻咽喉镜辅以 Müller's 检查法。可观察上气道各部位截面积、引起气道狭窄的结构性原因。Müller's 检查即嘱患者捏鼻、闭口,用力吸气,用以模拟上气道阻塞状态下咽腔塌陷情况。两者相结合是评估上气道阻塞部位最为常用的方法。

上气道持续压力测定:将含有微型压力传感器的导管自鼻腔经咽腔,直到食管,该导管表面含多个压力传感器,分别位于鼻咽、舌根上口咽、舌根下口咽、喉咽、食管等部位,正常吸气时全部传感器均显示一致的负压变化,如气道某一部位发生阻塞,阻塞平面以上的传感器则无压力变化,据此可判定气道阻塞的部位,是目前最为准确的定位诊断方法。

头颅 X 线测量:拍摄定位头颅侧位片,主要用于评估骨性气道的形态状况。

头颅 CT、MRI　通过对上气道各平面的三维测量,有助于更好地了解上气道的形态。

根据病因、病情及全身状况,可选择不同的治疗方法。即使 AHI 判断病情程度较轻,如合并高血压、缺血性脑病、脑卒中、2 型糖尿病等相关疾病,应按重度积极治疗。

2. 如何治疗 OSAHS?

(1)一般治疗:减肥、戒酒、养成侧卧位睡眠习惯,建立良好的生活作息。

(2)内科治疗

1)持续正压通气治疗:是目前应用较为广泛并有效的方法之一。原理是通过一定压力的机械通气,保证 OSAHS 患者睡眠时上呼吸道通畅。

2)口腔矫正器的应用:睡眠时佩戴特定口内装置,将下颌向前拉伸,借以使舌根前移,以扩大舌根后气道。主要适应用以舌根后气道阻塞为主、病情较轻的患者。

(3)手术治疗:是治疗 OSAHS 的重要方法之一,若病因明确,原则上应予以手术除去病因。若阻塞发生在鼻腔鼻咽平面,可行鼻息肉摘除术、鼻中隔偏曲矫正术、腺样体切除术等;若阻塞发生在口咽平面,可行悬雍垂腭咽成形术(uvulopalatopharyngoplasty UPPP)、舌根牵引术、舌骨悬吊术等;针对颌面畸形,可行颌骨前徙术等。对于某些麻醉插管困难的患者,术前行气管切开术可降低术后拔管的风险。术后建议患者控制体重、禁服镇静药、避免过量饮酒,这些因素对于保持疗效较为重要,同时需定期复查、对疗效不完全者可辅以 CPAP 治疗或行二期手术。

第七节　耳鼻咽喉科肿瘤

(一)选择题

【A1 型题】

1. D　2. E　3. A　4. D　5. D　6. E　7. D　8. A　9. A　10. B

(二)名词解释

喉部分切除术是一类在彻底切除喉癌的基础上,将喉的正常部分安全地保留下来,经过整复恢复喉的全部或部分功能的手术。

(三)填空题

1. 声带　声嘶　声门

2. 喉结核　喉梅毒　喉乳头状瘤　喉返神经麻痹　喉部其他恶性肿瘤

3. 食管发音法　人工喉和电子喉　食管气管造瘘术

(四)简答题

鼻咽癌的主要症状有哪些?

由于鼻咽部解剖位置隐蔽，所以鼻咽癌早期症状一般不典型，难以被早期发现，应特别警惕。其常见症状主要表现为：

（1）鼻部症状：早期可表现为涕中带血，典型表现为晨起回缩涕带血。当肿瘤组织增大阻塞后鼻孔时可引起单侧或双侧进行性鼻塞。

（2）耳部症状：发生于咽隐窝的鼻咽癌可能早期压迫咽鼓管咽口或因腭帆张肌麻痹从而引起耳鸣、耳闷及听力下降、鼓室积液等。

（3）颈部淋巴结肿大：鼻咽癌常见的转移方式为颈部淋巴结转移，以颈部淋巴结转移作为鼻咽癌首发症状者约占总病例数额 60%。常见淋巴结转移多为颈深部上群淋巴结，多为单侧始发，单个或多个，呈进行性增大，后期多个淋巴结可融合，一般质硬，活动度差或者不活动，无明显压痛，偶可发展为双侧。

（4）脑神经症状：鼻咽癌因毗邻破裂孔等颅底结构，容易由颅底解剖间隙侵犯颅内，常先累及患侧第 V、VI 颅神经，继而累及 II、III、IV 颅神经，从而引起如头痛、面部疼痛或麻木、眼球外展受限、复视、上睑下垂等颅神经受累症状；肿瘤组织直接侵犯或转移淋巴结压迫第 IX、X、XI、XII 后组颅神经时，可引起软腭瘫痪、呛咳、声嘶、伸舌偏斜等症状。

（5）远处转移：鼻咽癌远处转移多为晚期，常见远处转移部位多为骨、肺、肝等部位。

第十九章 眼科疾病

第一节 眼睑及泪器疾病

一、学习目标

1. **掌握** 睑腺炎、睑板腺囊肿的定义、病因及治疗原则。
2. **了解** 睑内翻,泪道狭窄和泪囊炎的临床症状。

二、重点和难点内容

1. 睑腺炎是化脓性细菌侵入眼睑腺体而引起的一种急性炎症。如果是睫毛毛囊或其附属的皮脂腺(Zeis 腺)或变态汗腺(Moll 腺)感染,称为外睑腺炎,以往称为麦粒肿。如果是睑板腺感染,称为内睑腺炎。

2. 睑板腺囊肿是睑板腺特发性无菌性慢性肉芽肿性炎症,以往称为霰粒肿。它有纤维结缔组织包囊,囊内含有睑板腺分泌物及包括巨细胞在内的慢性炎症细胞浸润。

3. 睑内翻是指眼睑,特别是睑缘向眼球方向卷曲的位置异常。倒睫是指睫毛向后生长,触及眼球。

4. 慢性泪囊炎是一种常见眼病,尤其是农村更为多见。本病多由于鼻泪管阻塞后合并细菌感染所致,少数可能与沙眼、外伤、下鼻甲肥大、鼻炎及鼻中隔偏曲有关。

三、习题

(一)选择题

【A1 型题】

1. 麦粒肿最常见的致病菌是
   A. 链球菌　B. 金黄色葡萄球菌　C. 莫-阿双杆菌
   D. 真菌　E. 铜绿假单胞菌
2. 外麦粒肿早期治疗正确的是
   A. 局部热敷　B. 局部冷敷　C. 切开排脓
   D. 将脓液挤出　E. 滴抗生素眼液
3. 睑板腺囊肿的病因是
   A. 细菌感染　B. 真菌感染
   C. 睑板腺分泌功能过旺　D. 睑板腺出口阻塞
   E. 睑板腺肉芽肿性炎症

4. 外麦粒肿手术时,其手术切口应
A. 与皮肤面垂直 B. 与睑板面垂直 C. 与睑缘垂直
D. 与睑缘平行 E. 与眶缘垂直

(二)名词解释

1. 睑腺炎
2. 睑板腺囊肿
3. 睑内翻

(三)简答题

1. 睑板腺囊肿的治疗方法包括哪些?
2. 急性睑腺炎的治疗方法包括哪些?
3. 什么是慢性泪囊炎?

第二节 结膜及眼表疾病

一、学习目标

1. **掌握** 结膜病的临床表现、结膜病的治疗原则及预后与预防。
2. **了解** 干眼症状和翼状胬肉的临床表现。

二、重点和难点内容

1. 急性细菌性结膜炎主要为流感嗜血杆菌、肺炎链球菌、Kock-Weeks 杆菌、葡萄球菌引起等。临床表现为眼睑肿胀,结膜充血,结膜表面分泌物多,对视力影响不大。

2. 沙眼是由 A、B、C 或 Ba 抗原型沙眼衣原体感染所致的一种致盲性慢性传染性结膜角膜炎。睑结膜乳头、滤泡、角膜血管翳和结膜瘢痕是其特点。有较严重的后遗症和并发症,睑内翻及倒睫、上睑下垂、睑球粘连、实质性角结膜干燥症、慢性泪囊炎和角膜混浊。

3. 流行性结膜炎本病是由腺病毒 8、19、29 和 37 型腺病毒引起的一种传染性强、发病急剧的病毒性结膜炎。可有上呼吸道感染史,发病急,潜伏期为 5~7 日,发病 48 小时内睑结膜和结膜穹隆部出现大量滤泡,发病后 2~3 周后出现角膜前弹力膜下数个至数十个灰白色圆点浸润,影响视力。

4. 干眼是指任何原因引起的泪液质或量异常,或动力学异常导致的泪膜稳定性下降,并伴有眼部不适,和(或)眼表组织病变为特征的多种疾病的总称。

5. 翼状胬肉是一种向角膜表面生长的与结膜相连的纤维血管样组织。

三、习题

(一)选择题

【A1 型题】

1. 结膜炎的最基本体征是
A. 结膜充血 B. 结膜水肿 C. 结膜脓性分泌物
D. 滤泡形成 E. 结膜出血

2. 急性或亚急性结膜炎的潜伏期

A. 1~6 天　　B. 2~5 天　　C. 1~3 天

D. 3~4 天　　E. 3~5 天

3. 急性细菌性结膜炎的常见发病季节是

A. 夏季　　B. 冬季　　C. 春秋季

D. 春季　　E. 秋季

4. 导致沙眼的沙眼衣原体抗原型是

A. A、B、C 或 Ba 型　　B. D-K 型　　C. L1 型

D. L2 型　　E. L3 型

5. Herbert 小凹主要位

A. 睑结膜　　B. 球结膜　　C. 角膜缘

D. 穹窿部结膜　　E. 虹膜

（二）名词解释

1. 沙眼

2. "红眼病"

3. 翼状胬肉

（三）简答题

1. 结膜炎的临床表现和诊断方法。

2. 流行性角结膜炎临床表现。

3. 干眼的临床表现和体征。

第三节 角 膜 病

一、学习目标

了解　角膜常见病的临床表现。

二、重点和难点内容

1. 细菌性角膜炎主要由金黄色葡萄球菌、肺炎双球菌、溶血性链球菌等毒力较强的细菌感染角膜所致，表现为异物感、畏光、流泪和视力下降，角膜出现灰白色或黄白色浓密浸润点，形成溃疡。多数病例伴发前房积脓，严重者角膜穿孔。

2. 真菌性角膜炎的常见致病菌为曲霉菌属、镰刀菌属、念珠菌属、青霉菌属和酵母菌属等。患者常有角膜损伤史，如某些角膜外伤史，尤其是植物性外伤史，以及角膜接触镜配戴史。病程发展相对缓慢，角膜病灶呈现灰白色，光泽度差，溃疡表面干燥粗糙，有时在病灶周围可见伪足或卫星灶形成。

3. 单纯疱疹病毒性角膜炎其病原体是单纯疱疹病毒。眼部有异物感、畏光、流泪和视力下降等症状，角膜病变可为点状、树枝状、地图状溃疡；严重者发生角膜基质炎、角膜融解、穿孔；病变区角膜知觉减退。并且反复发作，病程迁延。

三、习题

（一）选择题

【A1 型题】

1. 角膜溃疡呈不规则状，表面粗糙，干燥，溃疡底呈白色、灰白色，溃疡边缘不规则，边界清楚，这种角膜溃疡常见于
   A. 单纯疱疹性角膜炎　B. 真菌性角膜炎
   C. 铜绿假单胞菌性角膜炎　D. 角膜基质炎
   E. 淋菌性角膜炎
2. 树枝状角膜溃疡的病原体是
   A. 腺病毒 8 型　B. 微小 RNA 病毒　C. 单纯疱疹病毒
   D. 肺炎双球菌　E. 真菌
3. 细菌性角膜炎治疗的关键是
   A. 全身大剂量的抗生素　B. 散瞳
   C. 胶原酶抑制剂　D. 高浓度的抗生素滴眼液频繁滴眼
   E. 治疗性角膜移植
4. 患者右眼戴接触镜后，红痛 5 天，检查：右眼矫正视力 0.8，结膜混合充血，角膜上有直径 2mm 的灰白色浸润灶，荧光染色阳性，前房 Tyndall 阳性但无脓，最可能的诊断是
   A. 铜绿假单胞菌性角膜溃疡　B. 匐行性角膜溃疡　C. 真菌性角膜溃疡
   D. 病毒性角膜溃疡　E. 蚕蚀性角膜溃疡

（二）简答题

1. 细菌性角膜炎的临床表现。
2. 真菌性角膜炎的临床表现。

第四节　青　光　眼

一、学习目标

掌握　原发性青光眼的基本概念及分类、诊断方法及防治原则。

二、重点和难点内容

1. 原发性开角型青光眼，是指眼压升高前房角始终开放的情况下，引起视神经乳头萎缩和视野缺损的一种眼病。临床表现特点发病隐匿，进展缓慢，有轻度眼胀、雾视、头痛，眼压升高，视神经乳头青光眼性损害，并有特征性视野出现青光眼性缺损。治疗目的是控制眼压，防止或延缓视功能进一步损害。

2. 原发性闭角型青光眼，是由于周边虹膜堵塞小梁网，或与小梁网产生永久性粘连，房角关闭致房水外流受阻，引起眼压升高的一类青光眼。发病不同时期，可有不同的临床表现：①眼压升高：出现阵发性视物模糊，虹视，患侧头痛、眼眶痛、鼻根酸胀等症状；②眼压急剧升高：表现为剧烈头痛、眼痛，伴有恶心、呕吐等症状。患眼出现虹视，视力急剧下降。球结膜混合充血，角膜水肿，前房浅，前房角关闭，瞳孔中度大，对光反射消失，常呈竖椭圆形。在治疗上

应根据发病的不同时期采用药物或手术方式。

三、习题

（一）选择题

【A1 型题】

1. 青光眼的临床表现中最具诊断意义的是下列哪项
   A. 眼红、眼痛　　B. 眼压升高　　C. 视力下降
   D. 瞳孔散大　　E. 头痛

2. 急性闭角青光眼的最主要发病机制
   A. 窄房角　　B. 浅前房　　C. 晶状体厚
   D. 瞳孔阻滞　　E. 晶状体变形

3. 原发性闭角青光眼发病与下列哪些因素有关
   A. 绝大多数发生于 40 岁以上的人　　B. 好发于远视眼或正视眼
   C. 在暗室停留或药物放大瞳孔　　D. 有家族史
   E. 绝大多数发生于儿童

4. 原发性闭角青光眼的诊断最重要依据是
   A. 视力下降同时伴有虹视现象　　B. 头痛、眼胀及恶心呕吐
   C. 眼压升高、房角关闭　　D. 角膜水肿
   E. 无光感

5. 下列哪项真正属于闭角青光眼特征
   A. 球结膜充血及角膜水肿　　B. 视力下降但能矫正　　C. 瞳孔散大
   D. 眼压升高、房角关闭　　E. 瞳孔缩小

（二）名词解释

1. 青光眼
2. 青光眼斑

（三）简答题

1. 急性闭角型青光眼急性发作期的临床表现。
2. 原发性开角青光眼的视野缺损有哪些表现？

第五节　白　内　障

一、学习目标

掌握　白内障的临床特点和治疗。

二、重点和难点内容

1. 年龄相关性白内障年龄相关性白内障又称老年性白内障，是中老年发生的晶状体混浊，随着年龄增加患病率明显增高。主要症状为随眼球转动的眼前阴影、渐进性无痛性视力减退、单眼复视或多视、虹视、畏光和眩光。治疗上主要以手术为主。

2. 先天性白内障本病为出生时或出生后第一年内发生的晶状体混浊，是儿童常见眼病，

可为家族性发病或为散发;可伴发其他眼部异常或遗传性、系统性疾病。根据晶状体混浊部位、形态和程度进行诊断分类。治疗目标以恢复视力,减少弱视和盲目的发生。

三、习题

(一)选择题

【A1 型题】

1. 哪种白内障最常见
   A. 先天性白内障　B. 老年性白内障　C. 外伤性白内障
   D. 并发性白内障　E. 全白内障
2. 老年性白内障进展过程中晶状体膨胀在该病哪一期
   A. 初发期　B. 未成熟期　C. 成熟期
   D. 过熟期　E. 全程膨胀
3. 白内障的主要症状是什么
   A. 视力障碍　B. 眼痛　C. 眼充血
   D. 压痛　E. 眼分泌物
4. 皮质性白内障膨胀期和初发期的临床表现不同之处是
   A. 水裂　B. 混浊形态不同　C. 视力进行性下降
   D. 空泡　E. 板层分离
5. 年龄相关性白内障的最好治疗方法是
   A. 手术治疗　B. 药物治疗　C. 放射治疗
   D. 验光戴镜　E. 补充营养

(二)名词解释

1. 白内障
2. 先天性白内障

(三)简答题

1. 为什么年龄相关性皮质性白内障膨胀期可诱发青光眼?
2. 为什么年龄相关性皮质性白内障过熟期可诱发葡萄膜炎?

第六节 葡萄膜炎

一、学习目标

熟悉　葡萄膜疾病的类型及并发症,葡萄膜炎的临床表现、诊断及治疗原则。

二、重点和难点内容

1. 前葡萄膜炎是指累及虹膜和睫状体的炎症,包括虹膜炎、虹膜睫状体炎和前部睫状体炎三类。临床表现有眼红、眼痛、畏光、流泪及视物模糊。角膜后有沉着物、房水闪辉及房水中有浮游细胞、虹膜后粘连、前粘连和瞳孔缩小。严重者可有前房积脓、眼压升高、囊样黄斑变性和视乳头水肿。并发症有并发性白内障、继发性青光眼、低眼压和眼球萎缩。治疗以散瞳孔及抗炎为主。

2. 后葡萄膜炎是一组累及脉络膜、视网膜、视网膜血管和玻璃体的炎性疾病。由于炎症的原发位置不同,在临床上可表现出多种类型,如视网膜炎、视网膜血管炎、脉络膜炎等。表现有眼前黑影飘动、视物变形或视力下降,玻璃体内炎症细胞和混浊,局灶性视网膜或脉络膜浸润灶。视网膜血管炎时血管旁出血、渗出,血管白鞘、白线等。治疗目的是消除炎症,保存视力,预防并发症和复发。同时要针对病因进行治疗。

3. 交感性眼炎是指发生于一眼穿通伤或内眼手术后的双侧肉芽肿性葡萄膜炎,受伤眼被称为诱发眼,另一眼则被称为交感眼。

三、习题

(一)选择题

【A1 型题】

1. 前葡萄膜炎是指
   A. 虹膜炎　B. 睫状体炎　C. 虹膜和睫状体炎
   D. 脉络膜炎　E. 结膜炎
2. 葡萄膜炎最常见的是
   A. 前葡萄膜炎　B. 中间葡萄膜炎　C. 后葡萄膜炎
   D. 视网膜脉络膜炎　E. 黄斑变性
3. 虹膜睫状体炎的瞳孔改变常见是
   A. 瞳孔散大　B. 瞳孔缩小　C. 瞳孔闭锁
   D. 瞳孔强直　E. 瞳孔无改变
4. 单纯虹膜炎时不包括下列哪些体征
   A. 虹膜后粘连　B. 房水闪辉　C. 瞳孔缩小
   D. 玻璃体混浊　E. 视网膜新生
5. 中间葡萄膜炎的诊断依据典型特征是
   A. 出现飞蚊症　B. 玻璃体雪球样混浊、雪堤样改变
   C. 视网膜新生血管　D. 黄斑囊样水肿
   E. 玻璃体内炎症细胞和混浊

(二)名词解释

1. 葡萄膜炎
2. 瞳孔闭锁

(三)简答题

1. 治疗急性前葡萄膜炎的原则是什么?
2. 什么是交感性眼炎?

第七节 视网膜血管疾病

一、学习目标

1. **掌握** 视网膜中央动脉阻塞的诊断及紧急处理。

2. 了解　视网膜脱离病因及临床表现、糖尿病性视网膜病变的临床表现及治疗原则。

二、重点和难点内容

1. 视网膜动脉阻塞是视网膜中央动脉发生阻塞,其供养的视网膜急性缺缺氧,视力立即下降,是导致盲目的眼科急症之一。临床表现为即刻或几分钟内视力完全丧失。瞳孔散大,直接对光反应消失。治疗上应紧急处理。先用作用较快扩张血管药物,继以作用较长的血管扩张剂。

2. 视网膜中央静脉阻塞常见无痛性视力突然下降,大多降到数指或手动,眼底见视网膜静脉血流瘀滞,色紫暗;管径不规则,显著扩张,可呈腊肠状,整个眼底满布大小不等的视网膜出血斑。治疗以针对全身病因和溶栓和抗凝药物为主。

3. 糖尿病性视网膜病变是糖尿病全身小血管病变的一部分,临床上可分为①非增生性玻璃体视网膜病变:早期出现微血管瘤、小点状或圆形出血、硬性渗出、棉絮斑。毛细血管闭锁、代偿性扩张及视网膜内微血管异常。微血管的异常可导致渗漏,引起视网膜水肿。②增生性玻璃体视网膜病变:在毛细血管无灌注区的边缘出现新生血管,玻璃体增生性病变,在玻璃体内形成纤维血管膜,其收缩、牵拉可致玻璃体积血、视网膜脱离,亦可形成视网膜前膜、视网膜下膜及黄斑皱褶等。

4. 视网膜脱离是指视网膜神经上皮与色素上皮之间积聚液体而发生分离。根据病因可分为孔源性视网膜脱离、牵拉性视网膜脱离、渗出性视网膜脱离。临床表现为视力不变或突然下降、视物变形,眼前有浮影飘动和闪光感,视网膜脱离的相对应方向出现视野暗区,视网膜隆起脱离。眼底检查可发现视网膜脱离伴有裂孔或玻璃体内和视网膜前可见增殖膜。

5. 年龄相关性黄斑变性又称老年性黄斑变性,多起病于 50 岁以上,发病率随年龄增加而增加。①干性黄斑变性患者在早期无任何症状,以后中心视力进行性下降,Amsler 方格表显示视野缺损;②湿性黄斑变性患者双眼可先后发病,视力下降迅速,视物模糊、变形或边缘扭曲、中心视野出现暗点及阅读困难。

三、习题

(一)选择题

【A1 型题】

1. 黄斑部樱桃红在以下哪项疾病中常见
   A. 视网膜中央静脉阻塞　B. 视网膜中央动脉阻塞
   C. 年龄相关性黄斑变性　D. 中心性渗出性脉络膜炎
   E. 视乳头水肿
2. 下列哪项属于视网膜中央动脉阻塞的表现
   A. 视力急剧下降甚至光感消失　B. 视力缓慢下降出现复视
   C. 视力下降并出现视物变形　D. 视力下降并出现虹视
   E. 眼压升高
3. 下列哪些疾病对视力影响较小
   A. 视网膜中央静脉阻塞　B. 视网膜中央动脉阻塞
   C. 急性闭角青光眼　D. 中心性浆液性脉络膜视网膜病变
   E. 前葡萄膜炎

4. 某高度近视患者突然发现左眼前黑幕遮盖，首先考虑
   A. 左眼玻璃体积血　　B. 左眼玻璃体混浊　　C. 左眼视网膜脱离
   D. 左眼近视加重　　E. 左眼炎症
5. 哪项**不符合**原发性视网膜脱离临床表现
   A. 远视眼易发生　　B. 几乎都可见裂孔　　C. 视野可有缺损
   D. 眼底有青灰色隆起　　E. 初发时有“飞蚊症”

（二）名词解释

1. 视网膜脱离
2. 视网膜中央动脉阻塞

（三）简答题

1. 视网膜脱离临床表现有哪些？
2. 糖尿病性视网膜病变的临床表现及治疗原则。

第八节　视神经、视路疾病

一、学习目标

1. **掌握**　视神经炎的早期诊断及治疗原则。
2. **了解**　前部缺血性视神经病变临床症状及体征；视乳头水肿的临床特点及病因。

二、重点和难点内容

视神经乳头炎指发生在视神经球内段的急性炎症，发病急剧，可有前额部或眼球后疼痛和压迫感。视力急剧下降，严重者可致无光感。早期眼底可见视乳头轻度充血，边界模糊。患眼瞳孔常散大，有相对性传入性瞳孔障碍。视野检查　可见巨大致密的中心暗点，有时周边视野向心性缩小，严重者视野全盲。针对病因进行治疗。

前部缺血性视神经病变为供应视盘筛板前区及筛板区的睫状后血管的小分支发生缺血，或血黏度增加或眼部血流低灌注致使视盘发生局部的梗死。临床变现为突然发生无痛、非进行性的视力减退，典型的视野缺损为与生理盲点相连的弓形或扇形暗点。

神经乳头水肿指视神经乳头非炎性被动性水肿，又称淤血乳头，常由颅内压增高引起。视野早期生理盲点扩大；若有视神经乳头水肿所致的视网膜水肿累及黄斑时，可同时存在相对性中心暗点；慢性期发展至视神经萎缩时，可有向心性周边视野缩窄。

三、习题

（一）选择题

【A1 型题】

1. 视神经乳头炎的眼底改变是
   A. 视神经乳头充血、边界模糊　　B. 视网膜静脉扩张
   C. 视神经乳头周围视网膜水肿、出血或渗出　　D. 视乳头隆起度一般不超过 3 屈光度
   E. 视乳头隆起度一般都超过 5 屈光度
2. 视神经炎的视野检查表现为

A. 旁中心暗点　　B. 中心暗点或视野向心性缩小
C. 弓形暗点　　D. 鼻侧阶梯暗点
E. 颞侧阶梯暗点

3. 视神经炎的临床特征描述错误是
A. 发病 1 周时视力损害最严重　　B. 眼球转动时疼痛
C. 成人双眼累及率较儿童高　　D. 有中心暗点或视野向心性缩小
E. VEP 表现为 P100 波(P1 波)潜伏期延长,振幅降低

4. 引起视神经乳头水肿的最主要原因是
A. 颅内压增高　　B. 青光眼术后　　C. 慢性肾炎
D. 高血压　　E. 贫血

5. 前部缺血性视神经病变以下哪项描述是正确的
A. 发病 1 周时视力损害最严重
B. 眼球转动时疼痛
C. 多为年轻人
D. 视野缺损常为与生理盲点相连的弓形或扇形暗点
E. 早期视盘正常

(二)名词解释

1. 视神经萎缩
2. 视路

(三)简答题

1. 前部缺血性视神经病变。
2. 简述视神经炎的病因。

第九节　正视、屈光不正、老视和斜视、弱视

一、学习目标

掌握　各类屈光不正、老视、斜视和弱视的临床症状与体征。

二、重点和难点内容

1. 当眼调节静止时,外界的平行光线(一般认为来自 5m 以外)经眼的屈光系统后恰好在视网膜黄斑中心凹聚焦,这种屈光状态称为正视。

2. 在调节放松状态下,平行光线(一般认为来自 5m 以外)经眼球屈光系统后聚焦在视网膜之前,称为近视。

3. 当调节放松时,平行光线(一般认为来自 5m 以外)经过眼的屈光系统后聚焦在视网膜之后,称为远视。

4. 眼球在不同子午线上屈光力不同,形成两条焦线和最小弥散斑的屈光状态称为散光。

5. 双眼屈光度数不等者称为屈光参差。

6. 随着年龄增长,晶状体逐渐硬化,弹性减弱,睫状肌的功能逐渐减低,从而引起眼的调节功能逐渐下降,这种由于年龄增长所致的生理性调节减弱称为老视。

7. 斜视是双眼视觉和眼球运动相关的疾病，目前临床尚无完善的斜视分类方法，通常有以下几类：①根据融合功能分为：隐斜视，间歇性斜视和恒定性斜视；②根据眼球运动及斜视角有无变化分为：共同性斜视和非共同性斜视；③根据注视情况分为：交替性斜视和单眼性斜视；④根据发病年龄分为：先天性斜视（婴儿型斜视）和获得性斜视；⑤根据偏斜方向分为：水平斜视包括：内斜视，外斜视，垂直斜视，旋转斜视和混合型斜视。

三、习题

（一）选择题

【A1 型题】

1. 下列不属于屈光不正的是
   A. 近视　B. 远视　C. 散光
   D. 老视　E. 屈光参差
2. 外界的平行光线一般认为与眼球相距
   A. 4m 以内　B. 4m 以外　C. 5m 以内
   D. 5m 以外　E. 6m
3. 矫正近视的方法有
   A. 框架眼镜、角膜接触镜、屈光手术　B. 电刺激
   C. 物理疗法　D. 药物
   E. 按摩
4. 下列答案中，哪一个属于逆规散光
   A. -3.00DS/-1.50DC×45　B. -2.00DS/-2.25DC×90
   C. -1.00DS/-1.75DC×180　D. -4.00DS/+1.25DC×45
   E. -1.00DS/+1.00DC×135
5. 最大屈光力主子午线在何位置称为顺规散光
   A. 90°　B. 180°　C. 150°
   D. 135°　E. 20°

（二）名词解释

1. 近视
2. 屈光参差

（三）简答题

1. 何谓斜向散光？
2. 老视的病理机制及表现。

第十节　盲和低视力康复

一、学习目标

掌握　盲和低视力的诊断标准和常见的低视力康复方法。

二、重点和难点

眼科常用的药物和治疗方法，盲和视力损伤的标准及康复方法

三、习题

简答题

1. 世界卫生组织规定盲和低视力的标准?
2. 盲和低视力患者如何进行康复?

第十九章 眼科疾病答案

第一节 眼睑及泪器疾病

（一）选择题

【A1 型题】

1. B 2. A 3. D 4. D

（二）名词解释

1. 睑腺炎是化脓性细菌侵入眼睑腺体而引起的一种急性炎症。如果是睫毛毛囊或其附属的皮脂腺(Zeis 腺)或变态汗腺(Moll 腺)感染,称为外睑腺炎,以往称为麦粒肿。如果是睑板腺感染,称为内睑腺炎。

2. 睑板腺囊肿是睑板腺特发性无菌性慢性肉芽肿性炎症,以往称为霰粒肿。它有纤维结缔组织包囊,囊内含有睑板腺分泌物及包括巨细胞在内的慢性炎症细胞浸润。

3. 睑内翻是指眼睑,特别是睑缘向眼球方向卷曲的位置异常。倒睫是指睫毛向后生长,触及眼球。

（三）简答题

1. 睑板腺囊肿的治疗方法包括哪些?

①小而无症状的睑板腺囊肿无需治疗,待其自行吸收;②大者可通过热敷,或向囊肿内注射糖皮质激素促其吸收;③如不能消退应在局部麻醉下手术切除。

2. 急性睑腺炎的治疗方法包括哪些?

早期睑腺炎应给予局部热敷,每日滴用抗生素滴眼液 4~6 次,反复发作及伴有全身反应者,可口服抗生素类药物,以便控制感染。当睑腺炎脓肿形成后,应切开排脓。外睑腺炎的切口应在皮肤面,切口与睑缘平行,使其与眼睑皮纹相一致,以尽量减少瘢痕。内睑腺炎的切口常在睑结膜面,切口与睑缘垂直,以免过多伤及睑板腺管。当脓肿尚未形成时不宜切开,更不能挤压排脓,否则会使感染扩散,导致眼睑蜂窝织炎,甚至海绵窦脓毒血栓或败血症而危及生命。早期发现眼眶与颅内扩散和败血症的症状,进行适当处理。

3. 什么是慢性泪囊炎?

慢性泪囊炎是一种常见眼病,尤其是农村更为多见。本病多由于鼻泪管阻塞后合并细菌感染所致,少数可能与沙眼、外伤、下鼻甲肥大、鼻炎及鼻中隔偏曲有关。

第二节 结膜及眼表疾病

（一）选择题

【A1 型题】

1. A 2. C 3. C 4. A 5. C

（二）名词解释

1. 沙眼是由 A、B、C 或 Ba 抗原型沙眼衣原体感染所致的一种致盲性慢性传染性结膜角膜炎。睑结膜乳头、滤泡、角膜血管翳和结膜瘢痕是其特点。有较严重的后遗症和并发症，睑内翻及倒睫、上睑下垂、睑球粘连、实质性角结膜干燥症、慢性泪囊炎和角膜混浊。

2. "急性卡他性结膜炎"，俗称"红眼病"。多见于春秋季节，可散发，也可流行。常见病原菌为流感嗜血杆菌、肺炎链球菌、Kock-Weeks 杆菌、葡萄球菌等。

3. 翼状胬肉是一种向角膜表面生长的与结膜相连的纤维血管样组织。

（三）简答题

1. 结膜炎的临床表现和诊断方法。

临床表现：①发病急，潜伏期 1~3 天，两眼同时或间隔 1~2 天发病。②发病 3~4 天时病情达到高潮，以后逐渐减轻。③流泪、异物感、灼热感或刺痛感等。④眼睑肿胀，结膜充血，以穹隆部和睑结膜最为显著。⑤结膜表面分泌物，先为黏液性，以后呈脓性分泌物，因分泌物多，早晨起床时睁眼困难。⑥偶可并发卡他性边缘性角膜浸润或溃疡。

诊断：①根据发病急、结膜充血、黏液脓性分泌物等表现可以诊断。②结膜刮片和细菌培养可明确致病菌。

2. 流行性角结膜炎临床表现。

(1) 可有上呼吸道感染史，发病急，潜伏期为 5~7 日。

(2) 初起时有异物感、眼痒、眼痛、水样黏液性分泌物、畏光和流泪等。

(3) 眼睑水肿、睑球结膜显著充血、球结膜水肿。

(4) 发病 48 小时内睑结膜和结膜穹隆部出现大量滤泡。结膜滤泡可被水肿的结膜掩盖。

(5) 偶有结膜下出血，少数严重患者可有结膜假膜和膜形成。

(6) 发病后 2~3 周后出现角膜前弹力膜下数个至数十个灰白色圆点浸润。这些混浊斑点可于数月后吸收。部分患者需 1~2 年才能吸收，影响视力。

(7) 急性期可合并咽喉痛，耳前淋巴结肿大。

3. 干眼的临床表现和体征。

干眼最常见症状是视疲劳、异物感、干涩感、其他症状有烧灼感、眼胀感、眼痛、畏光、眼红等。

临床体征包括：①球结膜血管扩张、球结膜失去光泽，增厚水肿、皱褶，严重者可伴有角膜上皮缺损区荧光素着染；②泪河宽度变窄≤0.35mm（正常为 0.5~1.0mm）；③泪液分泌试验减少：<10mm/5min（正常值大于 10mm/5min）；④泪膜破裂时间缩短：<10 秒（正常值为 10~45 秒）。

第三节 角膜病

（一）选择题

【A1 型题】

1. B　2. C　3. D　4. B

（二）简答题

1. 细菌性角膜炎的临床表现。

(1)多在角膜损伤后24~48小时内发生,病变发展迅速。

(2)眼部出现异物感、畏光、流泪和视力下降等症状。

(3)角膜受损部位首先出现灰白色或黄白色浓密浸润点,随之坏死脱落,形成溃疡。

(4)角膜溃疡周围组织呈暗灰色水肿,溃疡可以向周围及深部进展,其进行缘多潜于角膜基质中,呈匐行性,其相对一侧则呈现修复状态。

(5)随着病变发展,角膜基质层变薄,可发生角膜穿孔,甚至发生化脓性眼内炎。

(6)多数病例伴发前房积脓。

(7)可伴有虹膜睫状体炎的表现。

2. 真菌性角膜炎的临床表现。

(1)病程发展相对缓慢。

(2)眼部有轻中度疼痛、畏光、流泪等刺激症状和视力下降。

(3)结膜混合性充血,角膜病灶呈现灰白色,光泽度差,溃疡表面干燥粗糙,有时在病灶周围可见伪足或卫星灶形成。

(4)角膜溃疡与周围组织界限分明,角膜后有斑状沉着物,50%有黏稠状前房积脓。

(5)病灶表面物质易于刮除。

(6)严重者角膜变薄、穿孔,也可发生真菌性眼内炎。

第四节 青光眼

(一)选择题

【A1型题】

1. B　2. D　3. C　4. C　5. D

(二)名词解释

1. 青光眼是一组以特征性视神经萎缩和视野缺损为共同特征的疾病,是主要致盲眼病之一。

2. 青光眼斑为严重的急性闭角型青光眼可以引起晶状体改变,在瞳孔区的晶状体前囊下可见半透明瓷白色或乳白色混浊斑点。典型的变化是长圆形或点状混浊,位于晶状体纤维末端。

(三)简答题

1. 急性闭角型青光眼急性发作期的临床表现。

眼压急剧升高。表现为剧烈头痛、眼痛,伴有恶心、呕吐等症状。患眼出现虹视,视力急剧下降。球结膜混合充血,角膜水肿,前房浅,前房角关闭,虹膜脱色素;房水可有混浊,甚至出现絮状渗出物;瞳孔中度大,对光反射消失,常呈竖椭圆形,可有限局性瞳孔缘后粘连;晶状体前囊下有时可见小片状白色混浊,称为青光眼斑。如可见眼底,可发现视网膜中央动脉搏动,视乳头水肿或出血。

2. 原发性开角青光眼的视野缺损有哪些表现?

①相对性或绝对性旁中心暗点;②不完全或完全的与生理盲点相连的弧形暗点;③环形暗点;④鼻侧阶梯;⑤管状视野和颞侧视岛。

第五节 白内障

（一）选择题

【A1 型题】

1. B　2. B　3. A　4. C　5. A

（二）名词解释

1. 白内障是中老年发生的晶状体混浊，随着年龄增加患病率明显增高。它分为皮质性、核性和后囊下三类。病因较为复杂，可能是环境、营养、代谢和遗传等多种因素对晶状体长期综合作用的结果。

2. 先天性白内障为出生时或出生后第一年内发生的晶状体混浊，是儿童常见眼病，可为家族性发病或为散发；可伴发其他眼部异常或遗传性、系统性疾病。根据晶状体混浊部位、形态和程度进行诊断分类。治疗目标以恢复视力，减少弱视和盲目的发生。

（三）简答题

1. 为什么年龄相关性皮质性白内障膨胀期可诱发青光眼？

晶状体混浊继续加重，急剧肿胀，体积变大，视力进行性下降。晶状体急剧肿胀，体积变大，将虹膜向前推移，前房变浅，房角变窄甚至关闭，眼压增高而诱发急性闭角型青光眼。

2. 为什么年龄相关性皮质性白内障过熟期可诱发葡萄膜炎？

过熟期白内障囊膜变性，通透性增加或出现细小的破裂。当液化的皮质漏出时，可发生晶状体诱发的葡萄膜炎。

第六节 葡萄膜炎

（一）选择题

【A1 型题】

1. A　2. A　3. B　4. D　5. B

（二）名词解释

1. 葡萄膜炎为发生于葡萄膜、视网膜、视网膜血管以及玻璃体的炎症通称为葡萄膜炎，还有人将视乳头的炎症也归类于葡萄膜炎。葡萄膜炎多见发于青壮年人，易合并全身性自身免疫性疾病，常反复发作，治疗棘手，可引起一些严重并发症，是一类常见而又重要的致盲性眼病。

2. 瞳孔闭锁为在葡萄膜炎时，虹膜有粘连，在瞳孔区虹膜呈360°范围内粘连，则称为瞳孔闭锁。

（三）简答题

1. 治疗急性前葡萄膜炎的原则是什么？

局部选用睫状肌麻痹剂和糖皮质激素滴眼液。应根据临床需要选择药物，如阿托品、托品酰胺等。混合散瞳剂（阿托品+肾上腺素）结膜下注射可以拉开新鲜的虹膜后粘连。糖皮质激素滴眼液根据炎症程度选择滴药浓度及频率，根据炎症控制情况逐渐减量，浓度由高到低，滴药频率由多到少。也可选用非甾体类抗炎药。当前房出现成形性或纤维素样渗出时，给予糖皮质激素全身治疗。

2. 什么是交感性眼炎?

交感性眼炎是指发生于一眼穿通伤或内眼手术后的双侧肉芽肿性葡萄膜炎,受伤眼被称为诱发眼,另一眼则被称为交感眼。

第七节 视网膜血管疾病

(一)选择题

【A1 型题】

1. B　2. A　3. E　4. C　5. B

(二)名词解释

1. 视网膜脱离是指视网膜神经上皮与色素上皮之间积聚液体而发生分离。根据病因可分为孔源性视网膜脱离、牵拉性视网膜脱离、渗出性视网膜脱离。

2. 视网膜中央动脉阻塞视网膜中央动脉发生阻塞,其供养的视网膜急性缺血缺氧,视力立即下降。本病是导致盲目的眼科急症之一常见无痛性视力突然下降,大多降到数指或手动,眼底见视网膜静脉血流瘀滞,色紫暗;管径不规则,显著扩张,可呈腊肠状,整个眼底满布大小不等的视网膜出血斑。

(三)简答题

1. 视网膜脱离临床表现有哪些?

(1)眼前浮影飘动和闪光感。

(2)视力不变或突然下降、视物变形。

(3)视网膜脱离的相对应方向出现视野暗区。

(4)玻璃体液化、混浊及后脱离。

(5)视网膜隆起/脱离,其表面光滑,并可见视网膜裂孔,但视网膜脱离时间较久则出现视网膜皱褶及增殖。

(6)超声波检查提示视网膜脱离。

2. 糖尿病性视网膜病变的临床表现及治疗原则。

答:(1)控制高血糖,治疗高血压、高血脂及肾病等全身性疾病,定期眼底检查。

(2)激光治疗

1)非增生期作局部激光光凝,主要封闭有渗漏的微血管瘤、视网膜内微血管异常及黄斑病变。

2)增生前期和增生期作全视网膜激光光凝。

(3)手术治疗:当严重的玻璃体积血、增生性玻璃体视网膜病变引起牵拉性视网膜脱离、纤维增殖膜已侵犯黄斑或发生视网膜裂孔等并发症需要手术处理。

第八节 视神经、视路疾病

(一)选择题

【A1 型题】

1. A　2. B　3. C　4. A　5. D

（二）名词解释

1. 视神经萎缩指任何疾病引起视网膜神经节细胞及其轴索发生的病变，一般为发生于视网膜至外侧膝状体之间的神经节细胞轴突变性。

2. 视路从解剖上讲，包括从视网膜光感受器至大脑枕叶皮质视觉中枢的整个视觉传到通路。有时习惯将视神经单独列出。

（三）简答题

1. 前部缺血性视神经病变。

视力骤然严重下降，眼球运动时多无疼痛。视盘肿胀趋于灰白色。视野缺损最常见在下方，常为弓形或扇形视野缺损，呈水平分布，一般无中心暗点。

2. 简述视神经炎的病因。

较为复杂，国内视神经炎因以特发性脱髓鞘性视神经炎最常见，结核和梅毒感染是常见的感染相关视神经炎病因。包括炎性脱髓鞘、感染（局部或全身）、自身免疫性疾病如系统性红斑狼疮等。

第九节 正视、屈光不正、老视和斜视、弱视

（一）选择题

【A1 型题】

1. D　2. D　3. A　4. B　5. A

（二）名词解释

1. 近视为在调节放松状态下，平行光线（一般认为来自 5m 以外）经眼球屈光系统后聚焦在视网膜之前。

2. 屈光参差指的是双眼屈光度数不等者。

（三）简答题

1. 何谓斜向散光？

散光类型分为规则散光和不规则散光。规则散光又分为顺规散光、逆规散光、斜向散光。最大屈光力主子午线在 90 度+30 度位置的散光称为顺规散光，最大屈光力主子午线在 180 度+30 度称为逆规散光，其余为斜向散光。

2. 老视的病理机制及表现。

随着年龄增长，晶状体逐渐硬化，弹性减弱，睫状肌的功能逐渐减低，从而引起眼的调节功能逐渐下降。

第十节 盲和低视力康复

简答题

1. 世界卫生组织规定盲和低视力的标准？

视力损伤		最好矫正视力	
类别	级别	较好眼	较差眼
低视力	1 级	<0.3	≥0.1
	2 级	<0.1	≥0.05(指数/3m)
盲	3 级	<0.05	≥0.02(指数/1m)
	4 级	<0.02	光感
	5 级	无光感	

2. 盲和低视力患者如何进行康复?

盲人的康复应根据具体情况采取个体化实施。老年盲人可能最需要适应家庭生活方面的训练,而年轻的盲人则需要适应社会生活、教育、工作等比较全面的训练,包括盲文方面的训练。对于仍有部分视力的盲人和低视力患者来说,应当采用光学助视器和非光学助视器来改进他们的视觉活动能力,使他们利用残余视力工作和学习,以便获得较高的生活质量。

第二十章
皮肤病学与性病学

第一节　皮肤疾病概论

一、学习目标

1. **掌握**　皮肤病的基本损害,皮肤病外用药物的治疗原则。
2. **熟悉**　皮肤的基本结构和生理功能,皮肤病常用的物理治疗方法。
3. **了解**　皮肤病的诊断和治疗方法。

二、重点和难点内容

(一)皮肤的基本结构和生理功能

1. 皮肤由表皮、真皮和皮下组织构成。

2. 皮肤的功能　皮肤具有保护,吸收,感觉,分泌和排泄,体温调节,代谢,免疫及美学等功能。

(二)皮肤病外用药物的治疗原则

1. 正确选择外用药物的种类　应根据皮肤病的病因与发病机制等进行选择。

2. 正确选用外用药物的剂型　应根据皮肤病的皮损特点进行选择剂型,仅有红斑、丘疹而无渗液时可选用粉剂或洗剂;炎症重,渗出糜烂较多时宜用溶液湿敷,有糜烂但渗出不多时则用糊剂;慢性皮炎可选用乳剂、软膏等;单纯瘙痒者可选用乳剂、酊剂等。

(三)皮肤病基本损害

1. 原发疹　①斑疹;②风团;③丘疹;④结节;⑤斑块;⑥水疱;⑦脓疱;⑧囊肿。

2. 继发疹　包括:①萎缩;②糜烂;③溃疡;④皲裂;⑤鳞屑;⑥结痂;⑦苔藓化。

(四)皮肤病的诊断和治疗

1. 常用的物理治疗方法包括光疗,激光,冷冻及放射治疗等。

2. 常用的外用药剂型有粉剂,洗剂,乳剂,糊剂,软膏,油剂,凝胶剂,溶液,酊剂等。

三、习题

(一)选择题

【A1 型题】

1. 表皮层由外向内依次分为

　A. 基底细胞层、棘细胞层、颗粒细胞层、角质层

　B. 角质层、颗粒细胞层、棘细胞层、基底细胞层

C. 角质层、棘细胞层、颗粒细胞层、基底细胞层
D. 颗粒细胞层、角质层、棘细胞层、基底细胞层
E. 颗粒细胞层、棘细胞层、角质层、基底细胞层

2. 关于皮肤的原发疹正确的是
A. 红斑、丘疹、裂隙、斑块
B. 红斑、丘疹、脓疱、斑块
C. 丘疹、脓疱、斑块、苔藓样变
D. 红斑、丘疹、裂隙、水疱
E. 丘疹、脓疱、斑块、浸渍

3. "真皮浅层水肿引起的暂时性、隆起性,经数小时消退,不留痕迹"描述的原发性损害是
A. 结节 B. 斑块 C. 斑疹
D. 丘疹 E. 风团

4. 急性期糜烂渗出较多的皮损宜选用的外用制剂
A. 洗剂 B. 糊剂 C. 霜剂
D. 溶液 E. 乳膏

5. 继发性损害不包括
A. 鳞屑 B. 糜烂 C. 苔藓样变
D. 囊肿 E. 皲裂

【X 型题】

6. 皮肤病常用的物理治疗方法包括
A. 光疗 B. 激光 C. 冷冻
D. 放射治疗 E. 拔罐治疗

(二)名词解释

1. 丘疹
2. 糜烂

(三)填空题

1. 皮肤结构由外往内依次为________、________、________。
2. 皮肤最重要的功能是________。

(四)简答题

请简述皮肤病外用药物的治疗原则。

第二节 常见皮肤病

一、学习目标

1. 掌握 单纯疱疹、带状疱疹和疣的病因及临床表现,毛囊炎、疖、丹毒和蜂窝织炎临床表现及治疗,各类癣的病因、临床表现,疥疮的临床表现,接触性皮炎的临床表现及治疗原则,湿疹、特应性皮炎的临床表现,荨麻疹的临床表现及特点,药疹的临床表现及重症药疹的治疗原则,银屑病的分型、分期,寻常型银屑病的临床表现,白癜风的临床表现,痤疮的临床表现。

2. 熟悉 单纯疱疹、带状疱疹和疣的诊断及治疗,毛囊炎、疖、丹毒和蜂窝织炎的病因及发病机制,各类癣的治疗,疥疮的病因、传播途径及诊断,接触性皮炎的病因、发病机制及诊断,

湿疹和特应性皮炎的诊断及治疗原则，荨麻疹的治疗原则及过敏性休克的抢救，药疹的发病机制，其他类型银屑病的临床表现，痤疮的发病机制及诊断。

3. 了解 单纯疱疹、带状疱疹和疣的发病机制及预防，毛囊炎、疖、丹毒和蜂窝织炎的实验室检查和预防，真菌性皮肤病的发病机制及预防，疥疮的鉴别诊断及防治，湿疹和特应性皮炎的病因及鉴别诊断，荨麻疹的病因、鉴别诊断和预防，药疹的病因和预防，银屑病的病因及治疗，白癜风的鉴别诊断及治疗，痤疮的治疗原则。

二、重点和难点内容

（一）病毒性皮肤病

1. 带状疱疹 是由水痘-带状疱疹病毒再激活导致的皮肤及神经病变，以沿单侧周围神经分布的簇集性小水疱为特征，常伴有显著的神经疼痛。

2. 单纯疱疹 由单纯疱疹病毒导致，临床以簇集性水疱为特征，易复发，可以分为初发型和复发型。

3. 疣 是由人乳头瘤病毒感染皮肤黏膜所致的良性赘生物，典型皮损为灰褐色或皮色丘疹，表面粗糙角化，可以发生于身体任何部位。

（二）细菌性皮肤病

1. 毛囊炎和疖 是累及毛囊及其周围组织的细菌感染性疾病，致病菌多为金黄色葡萄球菌。毛囊炎多局限于毛囊口，表现为红色毛囊性丘疹的中央出现脓疱，疖常累及毛囊深部及周围组织，初起为毛囊性炎性丘疹，扩展形成质硬结节，伴红肿热痛，必要时系统应用敏感抗生素。

2. 丹毒和蜂窝织炎 是累积皮肤深部组织的细菌感染性疾病，丹毒多由乙型溶血性链球菌感染引起，多为单侧，表现为境界清楚的水肿性红斑伴皮温高，疼痛；蜂窝织炎多由溶血性链球菌和金黄色葡萄球菌感染引起，境界不清的水肿性浸润性红斑，疼痛明显，可伴发全身不适，两者需要静脉应用敏感抗生素。

（三）真菌性皮肤病

1. 体癣和股癣 体癣指发生于除头皮、毛发、掌跖和甲以外其他部位的皮肤癣菌感染；股癣指主要累及腹股沟、会阴、肛周和臀部真菌感染。常见的致病菌为皮肤癣菌，可以通过直接或间接接触传染。皮损表现为境界清楚的红色鳞屑性斑片，形成环状或多环状，边缘常有丘疹、丘疱疹和水疱，自觉瘙痒。

2. 手癣和足癣 累及指（趾）间、手掌（足底）、掌（足）侧缘皮肤；分为水疱鳞屑型，浸渍糜烂型和角化过度型。

（四）动物性皮肤病

疥疮 疥螨引起的接触传染性皮肤病，皮损表现为丘疹、丘疱疹及疥虫隧道，好发于皮肤薄嫩处，夜间奇痒。

（五）湿疹与皮炎

1. 接触性皮炎 接触某些外源性物质后，在皮肤黏膜接触部位发生炎症反应。根据发病机制不同，接触性皮炎可分为刺激性和变应性接触性皮炎。临床表现可以分为急性接触性皮炎及亚急性、慢性接触性皮炎。根据皮损性质选择相应的治疗方案。

2. 湿疹 皮损具有渗出倾向，伴有剧烈瘙痒、红斑、鳞屑和集簇性丘疱疹，易反复发作。临床表现分为急性湿疹，亚急性湿疹和慢性湿疹；急性期以丘疱疹为主，有渗出倾向，慢性期以苔藓样变为主。

3. **特应性皮炎** 是遗传因素与环境因素相互作用并通过免疫途径介导产生的慢性炎症性皮肤病，临床表现为多形性皮损，并有渗出倾向，常伴发哮喘、过敏性鼻炎等疾病。临床表现分为婴儿期、儿童期、青年成人期，目前采用 Williams 诊断标准。

（六）荨麻疹

荨麻疹是由于皮肤、黏膜小血管反应性扩张及渗透性增加而产生的一种局限性水肿反应，主要表现为伴发瘙痒的风团，24 小时内消失，不留痕迹，严重者可伴发呼吸道、消化道症状，甚至导致过敏性休克。治疗给予 H_1 受体拮抗剂，过敏性休克患者及时给予肾上腺素及糖皮质激素等药物抢救。

（七）药疹

药疹是药物通过内服、注射、吸入、灌肠等任何途径进入人体后，引起皮肤和（或）黏膜的急性炎症反应，重者可累及内脏。常引起药疹的药物：①抗生素类；②解热镇痛类；③磺胺类；④镇静安眠药及抗癫痫药；⑤其他异种血清制品、某些中草药等。药疹分为固定型药疹，荨麻疹及血管水肿型药疹，猩红热样或麻疹样型药疹，多形红斑型药疹，大疱表皮坏死松解型药疹，剥脱性皮炎型药疹等类型。治疗原则是首先停用一切可疑致敏药物，并促进致敏药物排出，抗过敏治疗及全身支持治疗，重症药疹首选早期足量应用糖皮质激素。

（八）银屑病

临床表现分为寻常型、脓疱型、关节型和红皮病型，寻常型银屑病最常见，一般分为三期：进行期，稳定期，退行期；其最具特征性的损害是境界清楚、有银白色鳞屑性红色斑块或斑丘疹，蜡滴现象、薄膜现象与点状出血现象是本病的临床特征。

（九）白癜风

白癜风是后天性色素脱失性皮肤病，其病因及发病机制目前尚不清楚，典型皮损为境界清楚的乳白色色素脱失斑，任何部位均可发生，曝光部位及摩擦部位好发，无明显自觉症状。

（十）痤疮

痤疮是毛囊皮脂腺的慢性炎症性疾病，其发病机制主要与雄激素水平升高、皮脂腺分泌增加，毛囊皮脂腺开口处过度角化，痤疮丙酸杆菌感染及继发炎症有关，其临床表现包括粉刺，炎性丘疹，脓疱，结节，囊肿及瘢痕等。

三、习题

（一）选择题

【A1 型题】

1. 带状疱疹的临床表现**不包括**
   A. 潮红斑上分布粟粒至黄豆大小水疱　B. 各簇水疱群间皮肤正常
   C. 皮损沿某一周围神经呈带状排列　D. 皮损多对称分布
   E. 神经痛
2. 初发型单纯疱疹病毒常见好发部位
   A. 鼻周　B. 口腔、牙龈、硬腭　C. 指端
   D. 眼周　E. 腰骶部
3. 丹毒的病因多为
   A. 金黄色葡萄球菌　B. 流感杆菌　C. 大肠埃希菌

D. 肺炎链球菌　E. 乙型溶血性链球菌

4. 疖是下列哪项的化脓性炎症
A. 皮肤深部组织　B. 毛囊口　C. 淋巴结
D. 毛囊深部及周围组织　E. 淋巴管

5. 关于体癣的说法正确的是
A. 境界清楚的红色鳞屑性斑片　B. 对称分布
C. 念珠菌为最常见的致病菌　D. 边界不清楚
E. 可见同形反应

6. 接触性皮炎最典型的临床表现是
A. 有丘疹和丘疱疹　B. 表现为水肿性红斑
C. 可出现水疱和大疱　D. 皮损境界清楚,局限于接触部位
E. 一般 1~2 周痊愈

7. 特异性皮炎临床分为
A. 婴儿期、儿童期、青年成人期　B. 婴儿期和儿童期
C. 儿童期和青年成人期　D. 新生儿期、儿童期、青年成人期
E. 婴儿期、儿童期、青年期和成人期

8. 特异性皮炎患者哪项正确
A. 血液嗜酸性粒细胞增多,血清 IgE 升高
B. 血液嗜酸性粒细胞减少,血清 IgE 正常
C. 血液嗜酸性粒细胞减少,血清 IgE 降低
D. 血液嗜酸性粒细胞正常,血清 IgE 正常
E. 血液嗜酸性粒细胞增多,血清 IgE 降低

9. 药疹初次用药的潜伏期一般为
A. 1~7 天　B. 3~5 天　C. 4~20 天
D. 4~30 天　E. 7~8 天

10. 临床上当我们怀疑某一病人为药疹时,首先应
A. 尽早足量使用皮质类固醇激素　B. 防治继发感染以降低病死率
C. 抗组胺药治疗　D. 停用一切可疑致敏药物
E. 局部及对症治疗

11. 慢性荨麻疹病程常超过几周
A. 2　B. 4　C. 6
D. 8　E. 12

12. 荨麻疹的治疗**不正确**的是
A. 以抗组胺药物为主　B. 可多种抗组胺药交替使用
C. 可合并用 H_2 受体拮抗剂　D. 给药时间应根据风团发生时间予以调整
E. 首选规则使用糖皮质激素

13. 疥疮的好发部位**不包括**
A. 指缝　B. 手足掌侧　C. 脐周
D. 乳房下　E. 肘窝

14. 关于白癜风临床表现正确的是

A. 对称分布的色素减退斑
B. 边界不清楚
C. 出生即有
D. 境界清楚的乳白色色素脱失斑
E. 自觉瘙痒

15. 不属于痤疮临床表现的是
A. 白头粉刺
B. 黑头粉刺
C. 脓疱
D. 囊肿
E. 斑块

【A2 型题】

16. 患者男性，28 岁，因癫痫服用卡马西平 16 天，2 天前出现高热，T 39.8℃，1 天前自口唇部出现溃疡糜烂，眼部肿胀，分泌物增多，躯干部出现多量紫红色水肿性红斑及靶形损害，今日面部、躯干、四肢皮疹迅速增多，融合成片状，皮损上出现大量水疱、大疱，超过体表面积 50%，尼氏征阳性，皮损处疼痛明显。根据患者的病史及临床表现考虑患者最有可能的诊断是
A. 接触性皮炎
B. 荨麻疹
C. 大疱表皮坏死松解型药疹
D. 固定型药疹
E. 剥脱性皮炎型药疹

17. 对于上题患者的治疗中首选的治疗方案是
A. 早期足量应用糖皮质激素
B. 口服抗组胺药
C. 外用糖皮质激素软膏
D. 静脉应用免疫球蛋白
E. 眼部护理及口腔护理

18. 患者女，34 岁，因左踝部扭伤后外用红花油，3 天后局部出现界限清楚的水肿性红斑，表面分布红色丘疹，丘疱疹及小水疱，伴发痒痛感，皮损形状与涂抹红花油区域相一致。该患者临床诊断考虑为
A. 湿疹
B. 特应性皮炎
C. 荨麻疹
D. 接触性皮炎
E. 神经性皮炎

【B 型题】

（19～22 题共用备选答案）
A. 脓疱型银屑病
B. 寻常型银屑病
C. 红皮病型银屑病
D. 关节型银屑病
E. 急性点滴状银屑病

19. 可导致关节畸形
20. 全身皮肤弥漫性潮红浸润
21. 可分为泛发型和局限型
22. Auspitz 征阳性

（23～26 题共用备选答案）
A. 水痘—带状疱疹病毒
B. 单纯疱疹病毒Ⅰ型
C. 单纯疱疹病毒Ⅱ型
D. 人乳头瘤病毒
E. 柯萨奇病毒

23. 口唇部单纯疱疹的致病病因
24. 带状疱疹的致病病因
25. 寻常疣的致病病因
26. 生殖器疱疹的致病病因

（27~28 题共用备选答案）

A. 喹诺酮类药物　B. 大环内酯类药物　C. 青霉素

D. 二代或三代头孢类药物　E. 四环素类药物

27. 丹毒治疗首选

28. 蜂窝织炎治疗首选

【X 型题】

29. 重症药疹包括

A. 固定型药疹　B. 麻疹样型药疹　C. Steven-Johnson 综合征

D. 大疱表皮坏死松解型药疹　E. 剥脱性皮炎型药疹

30. 特应性皮炎的特点有

A. 哮喘病史　B. 过敏性鼻炎　C. 血清 IgE 升高

D. 可有家族史　E. 不痒

31. 荨麻疹的常见病因是

A. 食物　B. 药物　C. 感染

D. 物理因素　E. 精神因素

32. 寻常型银屑病典型的临床特征包括

A. Koebner 征　B. 蜡滴现象　C. 薄膜现象

D. 虹膜样损害　E. 点状出血

33. 可用于足癣治疗的是

A. 特比萘芬乳膏　B. 酮康唑软膏　C. 咪康唑霜

D. 醋酸地塞米松软膏　E. 复方苯甲酸乳膏

（二）名词解释

1. 药疹

2. 荨麻疹

（三）填空题

1. 足癣的临床分型包括________，________，________。

2. ________是接触性皮炎可靠的辅助诊断方法。

3. 药物性皮炎的发病机制包括________和________。

4. 银屑病的临床分型包括________，________，________和________。

（四）简答题

1. 试述湿疹在临床分期及各期外用药物制剂的使用原则。

2. 请简述重症药疹的治疗原则。

第三节　性传播疾病

一、学习目标

1. **掌握**　STD 概念及传染病防治法规定的性病种类，获得性梅毒临床表现及分期，淋病的临床表现，尖锐湿疣的病因及临床表现，生殖器疱疹的病因及临床表现。

2. **熟悉**　梅毒传播途径、诊断及治疗原则，淋病的诊断与治疗，非淋菌性尿道炎的临床表现,尖锐湿疣的诊断及治疗,生殖器疱疹的诊断及治疗。

3. **了解** 梅毒的病因、实验室检查、先天性梅毒的临床表现,淋病病因、传播途径、实验室检查,非淋菌性尿道炎的病因、传播途径、诊断及治疗。

二、重点和难点内容

(一)STD 概念

性传播疾病(sexually transmitted disease,STD)是一组以性接触、类似性行为及间接接触所感染的传染性疾病。

我国传染病防治相关法规规定的 STD 包括淋病、梅毒、尖锐湿疣、非淋菌性尿道炎(宫颈炎)、生殖器疱疹、软下疳、性病性淋巴肉芽肿和艾滋病等八种疾病。

(二)梅毒

1. 梅毒是由梅毒螺旋体引起的一种慢性全身性传染病。它不仅侵犯皮肤和黏膜,而且还可以侵犯全身组织,造成多器官的损害。

2. 人是梅毒的唯一传染源,传播途径有:①性接触传染;②胎盘传染;③输血感染;④非性接触传染和间接接触传染。

3. 梅毒根据传染途径的不同分为获得性(后天)梅毒和胎传(先天)梅毒。两者又根据病程长短分为早期梅毒(病程在 2 年以内)和晚期梅毒(病程在 2 年以上)。早期梅毒包括一期梅毒,二期梅毒和早期潜伏梅毒;晚期梅毒包括三期皮肤黏膜损害,骨梅毒,神经和心血管梅毒以及晚期潜伏梅毒。

4. **治疗原则** 早期、足量、疗程规则,性伴必须同时接受检查和治疗,治疗后严格定期追踪随访。

(三)淋病

1. 淋病是由奈瑟淋球菌引起的泌尿生殖系统化脓性疾病。

2. 男性急性淋菌性尿道炎表现为急性尿道炎,尿道口红肿、发痒,24 小时后症状加剧,尿道口排出大量黄绿色黏稠脓液,尿频、尿急、尿痛、尿道刺激症状。

3. 女性泌尿生殖系统淋病有淋菌性尿道炎和淋菌性宫颈炎等。

4. 严重时可以有并发症淋病及播散性淋病等。

(四)非淋病性尿道炎

1. 非淋病性尿道炎(NGU)是由淋球菌之外的其他病原体引起的泌尿生殖道急慢性炎症,病原微生物主要包括沙眼衣原体、生殖道支原体和解脲支原体等。

2. **男性非淋菌性尿道炎** 主要表现为尿道刺痒及轻重不等的尿痛和烧灼感,分泌稀薄少量的黏液性或脓性分泌物。

3. 女性非淋病性尿道炎主要表现为宫颈炎、尿道炎或早期无症状。

(五)尖锐湿疣

1. 尖锐湿疣,是由人乳头瘤病毒所致的皮肤黏膜良性增生性病变。主要通过性接触传染,少数通过间接接触传染。

2. 临床表现为生殖器部位菜花状赘生物,醋酸白试验阳性,细胞学和组织病理学检查可协助诊断。

(六)生殖器疱疹

1. 生殖器疱疹主要是由单纯疱疹病毒 HSV-Ⅱ通过性接触感染引起的性传播性疾病。

2. 原发性生殖器疱疹为首次感染 HSV 病毒，表现为生殖器或肛周的簇集小水疱，自觉疼痛，皮损反复发作，成为复发性生殖器疮疱疹多位于原发部位，症状较原发疹轻。

三、习题

（一）选择题

【A1 型题】

1. 梅毒病原体是
   A. 苍白螺旋体　B. 病毒　C. 支原体
   D. 寄生虫　E. 嗜酸杆菌
2. 一期梅毒的原发损害为
   A. 软下疳　B. 尖锐湿疣　C. 硬下疳
   D. 扁平湿疣　E. 树胶样肿
3. 男性急性淋病患者主要症状为
   A. 排尿困难　B. 血尿　C. 尿道口脓液"糊口"
   D. 排尿不适　E. 腰酸背痛
4. 急性淋病选用治疗药物
   A. 青霉素　B. 磺胺　C. 苄星青霉素
   D. 头孢曲松钠　E. 泼尼松
5. 淋菌性尿道炎最常见的检查是
   A. 淋菌培养　B. 淋球菌涂片　C. 衣原体检查
   D. 梅毒血清检查　E. 涂片找滴虫
6. 非淋菌性尿道炎首选治疗药物
   A. 青霉素　B. 壮观霉素　C. 阿奇霉素
   D. 头孢曲松钠　E. 阿昔洛韦
7. 通常无明显自觉症状的疾病是
   A. 体癣　B. 湿疹　C. 二期梅毒
   D. 神经性皮炎　E. 丘疹性荨麻疹
8. 生殖器疱疹的病原体是
   A. 单纯疱疹Ⅰ型病毒　B. 单纯疱疹Ⅱ病毒　C. 人乳头瘤病毒
   D. 解脲支原体　E. 苍白螺旋体
9. 淋病的潜伏期
   A. 3~5 日　B. 3~14 日　C. 2~10 日
   D. 5~20 日　E. 3~15 日
10. 晚期胎传梅毒的眼病是
    A. 疱疹性角膜炎　B. 间质性角膜炎　C. 青光眼
    D. 眼睑闭合不全　E. 眼球粘连
11. Ⅱ期梅毒疹的治疗首选
    A. 苄星青霉素　B. 头孢曲松　C. 青霉素
    D. 阿奇霉素　E. 大观霉素
12. 我国传染病防治法规定的性病种类不包括

A. 淋病　　B. 非淋菌性尿道炎　　C. 梅毒
D. 念珠菌性阴道炎　　E. 艾滋病

13. 二期梅毒最早出现的皮疹
A. 斑疹性梅毒疹　　B. 脓疱性梅毒疹　　C. 掌跖梅毒
D. 扁平湿疣　　E. 丘疹性梅毒疹

14. 感染梅毒后,梅毒血清反应最强的是
A. 一期梅毒　　B. 三期梅毒　　C. 二期梅毒
D. 晚期胎传梅毒　　E. 隐性梅毒

【A2 型题】

15. 男性,36 岁,20 天前有不洁性接触史,近日,尿道口稍红、有灼痛、有稀薄黏性分泌物,首先考虑他患有哪种疾病
A. 淋病　　B. 非淋病性尿道炎　　C. 非特异性尿道炎
D. 念珠菌病　　E. 包皮龟头炎

16. 女,29 岁,近 2 个月以来外阴及肛周相继出现淡红色或灰白色赘生物呈乳头状、菜花状,醋酸白试验阳性。根据患者病史及临床症状考虑诊断为
A. 扁平湿疣　　B. 尖锐湿疣　　C. 假性湿疣
D. 传染性软疣　　E. 外阴痒疹

17. 幼女,6 岁,近 1 个月以来外阴红肿,阴道口有脓性分泌物,其父母都有类似症状,先检查
A. 分泌物涂片　　B. 真菌培养　　C. PCR 检测
D. 衣原体培养　　E. 淋球菌培养

18. 4 岁,男孩,口角裂口,鞍鼻,近年来常有畏光流泪,角膜充血,其父母有“性病史”,临床诊断考虑为
A. 早期先天梅毒　　B. 晚期先天梅毒　　C. 淋菌性眼炎
D. 疱疹性角膜炎　　E. 急性卡他性角膜炎

【B 型题】

(19~20 题共用备选答案)
A. 1~2 天　　B. 3~5 天　　C. 半年~5 年
D. 2 年以上　　E. 2~3 周

19. 淋病的潜伏期是
20. 非淋菌性尿道炎潜伏期是

(21~22 题共用备选答案)
A. 硬下疳　　B. 结节性梅毒疹　　C. 扁平湿疣
D. 树胶样肿　　E. 播散性角膜炎

21. 后天一期梅毒特征损害是
22. 后天二期梅毒特征损害是

(23~24 题共用备选答案)
A. 乳头瘤病毒　　B. 梅毒螺旋体　　C. 衣原体、解脲支原体
D. 奈瑟淋球菌　　E. HSV-Ⅱ

23. 尖锐湿疣病原体是

24. 非淋菌性尿道炎是

【X 型题】

25. 二期梅毒可表现为
    A. 扁平湿疣　　B. 梅毒性秃发
    C. 掌跖领圈状脱屑的斑疹　　D. 硬下疳
    E. 口腔黏膜无痛性溃疡
26. 晚期先天梅毒的哈钦三联征包括
    A. 胸锁关节增厚征　　B. 桑椹齿　　C. 哈钦森齿
    D. 间质性角膜炎　　E. 神经性耳聋
27. 关于淋病叙述正确的是
    A. 由革兰染色阳性的淋病奈瑟菌引起
    B. 是泌尿生殖器官的化脓性感染
    C. 潜伏期短,传染性强
    D. 淋球菌对理化因子的抵抗力较强,离开人体可长期生存
    E. 可导致眼、咽、直肠感染及播散性淋球菌感染
28. 可用于尖锐湿疣治疗的包括
    A. CO_2 激光　　B. 冷冻　　C. 微波
    D. 电灼术　　E. 5%咪喹莫特乳膏

（二）名词解释

1. 性传播疾病
2. 硬下疳
3. 扁平湿疣

（三）简答题

1. 简述男性淋病的主要临床表现。
2. 简述后天梅毒病程分期,各期的主要症状。

第二十章　皮肤病学与性病学答案

第一节　皮肤疾病概论

（一）选择题

【A1 型题】

1. B　2. B　3. E　4. D　5. D

【X 型题】

6. ABCD

（二）名词解释

1. 丘疹是局限性、实质性、浅表性隆起性皮损，直径小于 1cm。

2. 糜烂是局限性表皮或黏膜上皮缺损形成的红色湿润创面，愈后不留瘢痕。

（三）填空题

1. 表皮　真皮　皮下组织

2. 保护功能

（四）简答题

请简述皮肤病外用药物的治疗原则。

（1）正确选择外用药物的种类：应根据皮肤病的病因与发病机制等进行选择。

（2）正确选用外用药物的剂型：应根据皮肤病的皮损特点进行选择剂型，仅有红斑、丘疹而无渗液时可选用粉剂或洗剂；炎症重，渗出糜烂较多时宜用溶液湿敷，有糜烂但渗出不多时则用糊剂；慢性皮炎可选用乳剂、软膏等；单纯瘙痒者可选用乳剂、酊剂等。

第二节　常见皮肤病

（一）选择题

【A1 型题】

1. D　2. B　3. E　4. D　5. A　6. D　7. A　8. A　9. C　10. D
11. C　12. E　13. B　14. D　15. E

【A2 型题】

16. C　17. A　18. D

【B 型题】

19. D　20. C　21. A　22. B　23. B　24. A　25. D　26. C　27. C　28. D

【X 型题】

29. CDE　30. ABCD　31. ABCDE　32. BCE　33. ABCE

（二）名词解释

1. 药疹是药物通过内服、注射、吸入、灌肠等任何途径进入人体后，引起皮肤和（或）黏膜的急性炎症反应，重者可累及内脏。

2. 荨麻疹是由于皮肤、黏膜小血管反应性扩张及渗透性增加而产生的一种局限性水肿反应，主要表现为伴瘙痒、刺痛的红或白色风团。

（三）填空题

1. 水疱鳞屑型 浸渍糜烂型 角化过度型

2. 斑贴实验

3. 变态反应 非变态反应

4. 寻常型 脓疱型 关节型 红皮病型

（四）简答题

1. 试述湿疹在临床分期及各期外用药物制剂的使用原则。

湿疹在临床上分为急性期、亚急性期和慢性期 3 期。外用药物制剂的使用原则是：①急性期：仅有红斑、丘疹而无渗液时，可选用粉剂或洗剂；糜烂、渗液明显时，用溶液湿敷；②亚急性期：用糊剂、油剂、乳剂；③慢性期：用乳剂、软膏、硬膏、酊剂等。

2. 请简述重症药疹的治疗原则。

重症药疹主要包括重症多形红斑型、大疱表皮坏死松解型及剥脱性皮炎型药疹，死亡率高。治疗原则是首先停用一切可疑致敏药物，并促进致敏药物排出，抗过敏治疗及全身支持治疗。应及时采用各种有效措施，尽早足量使用糖皮质激素激素，防治继发感染，可静脉给予人血丙种免疫球蛋白，加强营养支持，加强护理及外用药物治疗。

第三节 性传播疾病

（一）选择题

【A1 型题】

1. A 2. C 3. C 4. A 5. B 6. C 7. C 8. B 9. C 10. B
11. A 12. D 13. A 14. C

【A2 型题】

15. B 16. B 17. A 18. B

【B 型题】

19. B 20. E 21. A 22. C 23. A 24. C

【X 型题】

25. ABCE 26. CDE 27. BCE 28. ABCDE

（二）名词解释

1. 性传播疾病是一组以性接触，类似性行为及间接接触所感染的传染性疾病。

2. 硬下疳是感染梅毒后，在侵入部位发生 1～2cm 圆形或椭圆形无痛性溃疡，边界清楚，边缘隆起，基底平坦，呈肉红色，触之硬似软骨。

3. 扁平湿疣是二期梅毒中，发生在外生殖皮肤黏膜的扁平或分叶状的症状损害。损害内含大量梅毒螺旋体。

（三）简答题

1. 简述男性淋病的主要临床表现。

男性淋病主要表现为急性尿道炎，初起症状为尿道口红肿、发痒、有稀薄黏液流出，24 小时后症状加剧，尿道口排出大量黄绿色黏稠脓液，出现尿急、尿痛、尿道刺激症状，病情进一步发展可合并前列腺炎、附睾炎、精囊炎，如未及时治疗，最后导致尿道狭窄、不育等并发症。

2. 简述后天梅毒病程分期，各期的主要症状。

后天梅毒根据病程长短分为早期梅毒和晚期梅毒，早期梅毒包括一、二期梅毒，病程<2 年，有较强的传染性，三期梅毒称晚期梅毒病程>2 年。主要症状：一期梅毒表现为硬下疳和硬化性淋巴结炎；二期梅毒主要表现为皮肤黏膜损害，如梅毒疹，扁平湿疣，秃发等，也可以有骨骼及系统损害；三期梅毒表现为结节性梅毒疹，树胶肿及内脏损害。

第二十一章
肿瘤性疾病

第一节 总 论

一、学习目标

1. 熟悉 肿瘤的病因及发病机制、共性特征及诊断。
2. 了解 肿瘤的治疗。

二、重点及难点内容

肿瘤从本质上讲是一种基因病，是机体在外源及内源性致病因素的作用下，局部组织的细胞在基因水平上失去了正常的生长调控，导致细胞的异常增生而形成的新生物。肿瘤的发生是一个多步骤、多阶段、多因素的过程。

肿瘤的共性特征有生长信号的自给自足、对抑制生长信号不敏感、抵抗细胞死亡、无限的复制能力、持续的血管生成、侵袭和转移、免疫逃避、细胞能量异常、基因组不稳定和突变、引发炎症反应。

肿瘤的诊断需要借助肿瘤标志物、内镜、影像学诊断、病理诊断等。

三、习题

（一）选择题

【A1 型题】

1. 肿瘤的病因不包括
A. 化学因素　B. 物理因素　C. 生物因素
D. 自然因素　E. 心理因素

2. 下列哪项不是肿瘤生物因素
A. 多环芳烃类　B. 艾滋病病毒　C. EB 病毒
D. 幽门螺杆菌　E. 射线照射

3. 下列哪项不是肿瘤内源性因素
A. 癌基因　B. 抑癌基因　C. 遗传易感性
D. 持续的血管生成　E. 病毒感染

4. 肿瘤治疗最主要手段是
A. 外科　B. 化疗　C. 放疗
D. 靶向治疗　E. 保守治疗

【X型题】

5. 肿瘤的共同特征

A. 无限的复制能力　　B. 持续的血管生成　　C. 侵袭和转移

D. 免疫逃避　　E. 分叶

6. 肿瘤治疗手段包括

A. 手术　　B. 内分泌治疗　　C. 化疗

D. 靶向治疗　　E. 隔离观察

（二）名词解释

肿瘤分子靶向治疗

（三）简答题

1. 阐述肿瘤的共同特征。

2. 放射性核素治疗的适应证。

第二节　常见恶性肿瘤

一、学习目标

1. **熟悉**　甲状腺癌的病理分型及治疗，术后常见并发症；乳腺癌的临床表现、辅助检查及治疗。

2. **了解**　乳腺癌的病因与病理。

二、重点及难点内容

乳头状癌是最常见的甲状腺癌病理类型，约占成人甲状腺癌的60%和儿童甲状腺癌的全部。多见于30-45岁女性。此型分化好，恶性程度较低。虽常有多中心病灶，约1/3累及双侧甲状腺，且较早出现颈部淋巴结转移，但预后较好。滤泡状腺癌约占20%，常见于50岁左右中年人，肿瘤生长较快，属中度恶性，且有侵犯血管倾向，可经血运转移到肺、肝和骨及中枢神经系统。颈部淋巴结仅占10%，因此预后不如乳头状癌。乳头状癌和滤泡状腺癌统称为分化型甲状腺癌。未分化癌 约占15%，多见于70岁左右老年人。发展迅速，高度恶性，且约50%早期有颈部淋巴结转移，或侵犯气管、喉返神经或食管，常经血运向肺、骨等远处器官转移。预后很差，平均存活3~6个月，一年存活率仅5%~15%。髓样癌 仅占7%。来源于滤泡旁降钙素分泌细胞（C细胞）。10%的髓样癌有家族史。恶性程度中等，可有淋巴结侵犯和血行转移，预后不如甲状腺癌，但较未分化癌好。

乳腺癌的辅助检查有：

B超具有无创和可重复性，被列为乳腺普查的首选。可见瘤体形态不规则、无包膜、边缘不整齐、毛刺状、蟹足状表现，内部多呈低回声，分布不均，多数可见血流信号，部分可见伴声影的点状强回声（钙化灶）及坏死所致的无回声区。钼靶X线摄片：乳腺内密度增高的肿块，边缘模糊、毛糙，呈浸润状边缘，常伴有毛刺、分叶，合并微钙化，静脉增粗、病灶周围有细小血管丛。

乳腺MRI：可用于分期评估，以确定同侧乳腺肿瘤范围、多灶及多中心肿瘤，或在初诊时筛查对侧乳腺肿瘤；有助于评估术前治疗前后的肿瘤范围及疗效评估；另外，也有助于制定手术计划前评价肿瘤对周围软组织的浸润情况，并且判定能否行保乳手术；还可发现一些其他检查未发现的隐匿性癌肿。

细胞及组织学检查：①涂片细胞学检查：有乳头溢液者可取溢出液做涂片检查。②细针穿刺细胞学检查：可用6.5或7号细针穿刺肿块，抽吸组织液做涂片细胞学检查。③空芯针穿刺活检：用带有内针芯和外套管的活检针，可抽取肿瘤组织，进行病理检查以明确肿瘤性质，并可检测各种预后指标。④立体定位穿刺活检：B超或乳腺拍片立体定位下穿刺，有助于提高诊断准确率。⑤肿块切除活检：对各项检查均为阴性，而临床又难以排除恶性病变者，应行肿块切除送病理检查。

三、习题

（一）选择题

【A1型题】

1. 下列肿瘤标志物哪项与原发性肝细胞肝癌最相关
   A. AFP　B. CEA　C. CA199
   D. AUC　E. PSA
2. 甲状腺癌的病理分型**不包括**
   A. 乳头状癌　B. 未分化癌　C. 髓样癌
   D. 印戒细胞癌　E. 滤泡状腺癌
3. 甲状腺癌易早期发生淋巴结转移的是
   A. 乳头状癌　B. 未分化癌　C. 髓样癌
   D. 滤泡状癌　E. 印戒细胞癌
4. 哪项**不是**甲状腺癌的治疗手段
   A. 手术　B. 内分泌治疗　C. 化疗
   D. 放疗　E. 靶向治疗
5. 甲状腺癌的术后并发症**不包括**
   A. 呼吸困难　B. 喉返神经损伤　C. 喉上神经损伤
   D. 甲状旁腺功能亢进　E. 甲减
6. 甲状腺癌筛查的最主要手段是
   A. 超声　B. CT　C. MRI
   D. 穿刺　E. X线
7. 乳腺癌病因
   A. 内分泌因素　B. 遗传　C. 电离辐射
   D. A+B+C　E. 心理因素
8. 乳腺癌浸润性导管癌属于哪种病理类型
   A. 特殊型　B. 非特殊型　C. 罕见型
   D. 化生性　E. 未分化型
9. 肿瘤侵犯Cooper韧带时牵拉表面皮肤可出现凹陷称为
   A. 橘皮样改变　B. 酒窝征　C. 皮肤浸润
   D. 癌性淋巴管炎　E. 皮炎
10. 乳腺癌分期主要依据**不包括**

A. 原发肿瘤大小　B. 有无肺不张　C. 有无淋巴结转移
D. 有无远处转移　E. 淋巴结转移范围

11. 乳腺癌确诊的最主要手段是
A. 乳腺肿块活检病理确诊　B. PET-CT 检查　C. 乳腺 MRI
D. 乳腺彩超　E. 钼靶 X 线摄片

【X 型题】

12. 甲状腺癌主要治疗方式
A. 手术　B. 内分泌治疗　C. 核素治疗
D. 放疗　E. 化疗

13. 甲状腺癌术后并发症包括
A. 术后呼吸困难和窒息　B. 喉上神经损伤　C. 化疗
D. 甲状旁腺功能减退　E. 偏瘫

14. 乳腺癌常见转移部位
A. 肺　B. 骨　C. 肝
D. 脑　E. 四肢

15. 乳腺癌治疗手段包括
A. 手术　B. 内分泌治疗　C. 化疗
D. 靶向治疗　E. 保守观察

（二）名词解释

酒窝征

（三）简答题

乳腺癌新辅助化疗的适应证。

第二十一章　肿瘤性疾病答案

第一节　总　　论

（一）选择题

【A1 型题】

1. D　2. A　3. D　4. A

【X 型题】

5. ABC　6. ABCD

（二）名词解释

肿瘤分子靶向治疗是在肿瘤分子生物学的基础上，将与肿瘤相关的特异性分子作为靶点，利用靶标分子特异性抑制剂或药物进行治疗的手段。

（三）简答题

1. 阐述肿瘤的共同特征。

①生长信号的自给自足；②对抑制生长信号不敏感；③抵抗细胞死亡；④无限的复制能力；⑤持续的血管生成；⑥侵袭和转移；⑦免疫逃避；⑧细胞能量异常；⑨基因组不稳定和突变；⑩引发炎症反应。

2. 放射性核素治疗的适应证。

乳头状腺癌、滤泡状腺癌，术后应用^{131}I 适合于 45 岁以上病人、多发性癌灶、局部侵袭性肿瘤及存在远处转移者。

第二节　常见恶性肿瘤

（一）选择题

【A1 型题】

1. A　2. D　3. A　4. C　5. D　6. A　7. D　8. B　9. B　10. B
11. A

【X 型题】

12. ABCD　13. ABD　14. ABCD　15. ABCD

（二）名词解释

肿瘤侵犯 Cooper 韧带时牵拉表面皮肤可出现凹陷（酒窝征）。

（三）简答题

乳腺癌新辅助化疗的适应证。

适应证为肿块较大（>5cm）；腋窝淋巴结转移，HER-2 阳性，三阴性，或有保乳意愿，但肿瘤大小与乳房体积比例大，难以保乳者。